El ser humano y la salud

Edgar Lopategui Corsino

El ser humano y la salud

Publicaciones Puertorriqueñas
EDITORES

Créditos editoriales

Primera Edición 1987
Segunda Edición 1988
Tercera Edición 1990
Cuarta Edición 1991
Quinta Edición 1993
Sexta Edición 1995
Séptima Edición Revisada y Ampliada 1997

Edición 2004

ISBN 1-929441-20-6

Impreso por Panamericana Formas e Impresos S.A.
Quien sólo actua como impresor
Impreso en Colombia - Printed in Colombia

Editor	: Andrés Palomares
Diseño Tipográfico	: Eva Gotay Pastrana
Diseño Gráfico	: Narsés Rodríguez
Composición	: Venise Sepúlveda
Portada	: Staff PP
Corrector de estilo en español	: Dra. Pura Rivera
	: Prof. Ileana Fajardo
	: Dra. Zoraida Fajardo
Corrector de estilo en inglés	: Martha Brown
	: Prof. Gustavo Preston
Asesoría editorial	: Dr. Luis M. Parodi
	: Dra. Pura Rivera
Negativos y separación de colores	: Publicaciones Puertorriqueñas
Distribución:	Haydée Gotay
	: Waleska Arroyo
	: Ivette Cuadrado

Publicaciones Puertorriqueñas, Inc.
Calle Mayagüez 104
Hato Rey, Puerto Rico 00919
Tel. (787) 759-9673 Fax (787) 250-6498

CAPÍTULO 1
NATURALEZA, CONCEPTO Y CONTENIDO DE LA SALUD Y MODIFICACIÓN DE CONDUCTA

CAPÍTULO 2
ESTRÉS

CAPÍTULO 3
NUTRICIÓN

CAPÍTULO 4
APTITUD FÍSICA

CAPÍTULO 5
SALUD AMBIENTAL

CAPÍTULO 6
ENFERMEDADES INFECTO-CONTAGIOSAS

CAPÍTULO 7
USO Y ABUSO DE SUSTANCIAS NOCIVAS PARA LA SALUD

PREFACIO

Desde la primera publicación de este libro (1987), se ha estado incorporando información actualizada sobre salud con el fin de poder satisfacer las necesidades cambiantes de nuestra isla, a nivel colectivo y como ser individual. El objetivo principal de esta primera edición fue la de proveer a los estudiantes un manual básico que incluyera todos los tópicos del curso el se***r humano y la salud. Est***e curso pertenece a los cursos medulares que componen el programa de educación general. La enseñanza de salud dentro del programa de educación general está enfocada hacia la integración de las diferentes disciplinas del campo del conocimiento. El interés primordial es desarrollar en forma óptima los aspectos físicos, emocionales, mentales, espirituales y sociales que componen una buena salud individual y comunitaria por medio del examen e investigación de la vida individual, social, ambiental, económica y política de nuestro pueblo. Además, se espera que los estudiantes desarrollen una mentalidad crítica, analítica y constructiva, con el fin de ayudar a la resolución de problemas de salud que aquejan a nuestra sociedad. Además, se enfatiza la responsabilidad individual y comunitaria en los estilos de vida adecuados para la conservación y promoción de la salud.

En esta edición del libro, los siete capítulos han sido revisados y ampliados. El primer capítulo describe los diferentes conceptos relacionados con la salud. Se presenta una guía para poder abandonar aquellos hábitos que afectan negativamente la salud personal. Además, se discute el desarrollo de las primeras causas de muerte desde el principio de este siglo hasta los años recientes. A tono con crisis de salud la mental que ahoga nuestro pueblo, se describe en el capítulo 2 el concepto de estrés, sus causas y consecuencias y cómo podemos controlarlo o liberarnos de este mal muy común en nuestra vida social diaria. Las recomendaciones para una buena alimentación y para el control del peso corporal será discutido en el capítulo 3. En este capítulo se describirán los diversos nutrientes esenciales para mantener una salud óptima. El ejercicio juega un papel vital en nuestras vidas. El sedentarismo (falta de ejercicio) puede inducir enfermedades incapacitantes (ejemplo: enfermedades en las arterias coronarias del corazón). Este tópico será discutido en el capítulo 4. Dicho capítulo provee la descripción de una batería de pruebas que son utilizadas para medir los diversos componentes de la aptitud física. El maestro debe disponer un tiempo de laboratorio para implementar dichas pruebas a los estudiantes, de manera que sirva de estímulo para que éstos ingresen en un programa de ejercicio seguro y bien diseñado. En el capítulo 5 se abre a discusión la problemática de la contaminación a nivel atmosférica (aire), terrestre (tierra) y acuífera (agua). Se enfatizará en las medidas preventivas que ayudarán a conservar un ambiente más puro y limpio. Más aún, se plantearán diversas recomendaciones para conservar la calidad de nuestros cuerpos de agua y medidas preventivas dirigidas a economizar este preciado líquido. Muchos patógenos (microorganismos que causan enfermedades) de tipo infeccioso han sufrido mutaciones (por diversas razones, tales como el consumo desmedido de antibióticos) en los últimos años, lo cual les ha permitido atacar nuestras defensas inmunológicas naturales. Consecuentemente, muchos antibióticos se han convertido obsoletos para el tratamiento de varias enfermedades infecto-contagiosas recientes. Precisamente, este será el tópico a discutirse en el capítulo 6 del libro. El sida y otras enfermedades de infecto-contagiosas serán descritas en dicho capítulo. Finalmente, y no por menos importancia, se discutirá la crisis en el consumo diario de sustancias tóxicas. El abuso en cuanto el uso de drogas ilícitas, las que requieren receta médica y las que se pueden comprar en las farmacias sin receta son discutidas en este capítulo. Además, se ofrecerán recomendaciones que ayudarán a controlar el problema del alcoholismo, tabaquismo y el consumo crónico de cafeína.

Esperamos que la información dispuesta en este libro sirva de base para crear una mayor conciencia con respecto a la responsabilidad personal que todos tenemos poseer ante nuestra salud y la consideración del bienestar colectivo presente en nuestra bella islas del encanto.

Prof. Edgar Lopategui Corsino
Catedrático Auxiliar
Universid ad interamericana dePuerto Rico
Recinto Metropolitano

CAPÍTULO 1

NATURALEZA, CONCEPTO Y CONTENIDO DE LA SALUD Y MODIFICACIÓN DE CONDUCTA

Nuestro cuerpo busca continuamente alcanzar un nivel ***homeostático*** *(equilibrio del ambiente interno). Este estado homeostático ayuda al mantenimiento de una buena salud. Salud no solo significa estar libre de toda enfermedad, implica algo más. Por ejemplo, el bienestar espiritual es un aspecto importante de la salud total. En este capítulo se explorarán diversos conceptos relacionados con la salud y el bienestar; se explicarán aquellos factores apremiantes que determinan la salud y el comportamiento saludable. Se destacarán los estilos de vida saludables/correctos como uno de los principales factores que afectan a la salud. Esto implica que para poder alcanzar una salud óptima usted debe adoptar un papel activo y responsable en lo relacionado con con sus comportamientos/hábitos, los cuales son los que principalmente determinan su nivel de bienestar total.*

I. CONSIDERACIONES PRELIMINARES

A. ¿Por qué estudiar salud?

1. Para hacer que la vida sea más significante al tratar de mejorar lo que uno puede.
2. Para poder autoactualizarse:

   Esto quiere decir hacer lo que uno es capaz de hacer con el fin de alcanzar autosatisfacción.

B. El concepto "salud"

1. Definición de salud según el autor de este libro:

   Completo estado de bienestar físico, mental, social, espiritual y emocional y no solamente la ausencia de enfermedad o accidente.
2. Otras definiciones de salud:

   a. Organización Mundial de la Salud (OMS) (1946):

      "Salud es un completo estado de bienestar físico, mental y social y no meramente la ausencia de enfermedad o incapacidad".

   b. René Dubos (1956):

      "Salud es un estado físico y mental razonablemente libre de incomodidad y dolor, que permite a la persona en cuestión funcionar efectivamente por el más largo tiempo posible en el ambiente donde por elección está ubicado".

c. Milton Terris (1975):

"Salud es un estado de bienestar físico, mental y social y la capacidad para funcionar y no meramente la ausencia de enfermedad o incapacidad".

d. Herbert L. Dunn (1956):

1) Alto nivel de bienestar:

a) Un método integrado de funcionamiento orientado a maximizar el potencial de que es capaz el individuo.

b) Requiere que el individuo mantenga un continuo balance y dirección con propósito dentro del ambiente en que está funcionado.

2) Tres dimensiones: Orgánica o Física, Psicológica y Social:

El hombre debe ocupar una máxima posición en las tres dimensiones para gozar de buena salud o tener alto grado de bienestar, lo cual dependerá en gran medida del ambiente que lo rodea.

3) Buena salud:

Estado pasivo de adaptabilidad al ambiente de uno

4) Bienestar:

Un crecimiento dinámico hacia el logro del potencial de uno

e. John Fodor *et al* (1966) y Edward S. Rogers (1960):

"Un continuo con gradaciones intermedias que fluctúan desde la salud óptima hasta la muerte".

f. Alessandro Seppilli (1971):

"Una condición de equilibrio funcional, tanto mental como físico, conducente a una integración dinámica del individuo en su ambiente natural y social".

g. Modelo médico (teoría de un solo agente):

Ausencia de enfermedad

3. Salud holística:

a. Concepto:

Aquella definición de la salud que vislumbra las dimensiones físicas, mentales, sociales, emocionales y espirituales de manera interdependientes e integradas en el ser humano, el cual funciona como una entidad completa en relación al mundo que le rodea.

b. Características:

1) Se vislumbra la salud desde una perspectiva positiva.

2) Se enfatiza el bienestar en vez de la enfermedad.

3) El ser humano se desempeña como una unidad entera.

4) No existe salud si una de las dimensiones no se encuentra saludable.

5) Su filosofía/propósito principal es la enseñanza de prácticas básicas para una vida saludable.

4. Bienestar:
   a. Concepto:
      La adecuada adaptación e integración de las dimensiones físicas, mental, social, espiritual y emocional a cualquier nivel de salud o enfermedad.
   b. Implicación:
      Puedes experimentar bienestar, ya sea que te encuentres enfermo o saludable.
5. Malestar:
   La inadecuada adaptación e integración de lo físico, mental, social, espiritual y emocional.
6. Enfermedad:
   Un estado de malestar o condición patológica del ser humano en sus dimensiones físicas, mentales, sociales, espirituales y emocionales.
7. Salud pública:
   a. Definición clásica (Dr. Winstow-1920):
      Ciencia y arte que pretende:
      1) Prevenir la enfermedad.
      2) Prolongar la vida.
      3) Promover la salud física y mental.

      Mediante esfuerzos organizados de la comunidad para:
      1) El saneamiento del ambiente.
      2) El control de las enfermedades transmisibles.
      3) La educación para la salud.
      4) La organización de los servicios médicos y de enfermería para el diagnóstico temprano y el tratamiento preventivo de la enfermedad.
      5) El desarrollo de un mecanismo social que garantice el gozo del derecho natural de la salud.

C. Otras definiciones afines
   1. Sanidad:
      Arte y ciencia de prevenir la enfermedad y de preservar la salud y el bienestar
   2. Saneamiento:
      Control de los factores ambientales que pueden alterar la salud y el bienestar
   3. Higiene (véase Figura **1**-1):
      a. Definición:
         Conjunto de medidas aconsejables para preservar la salud.
      b. Tipos/clasificación:
         1) Higiene personal o individual:
            Es la que realiza el individuo en beneficio propio, con el objetivo de mejorar

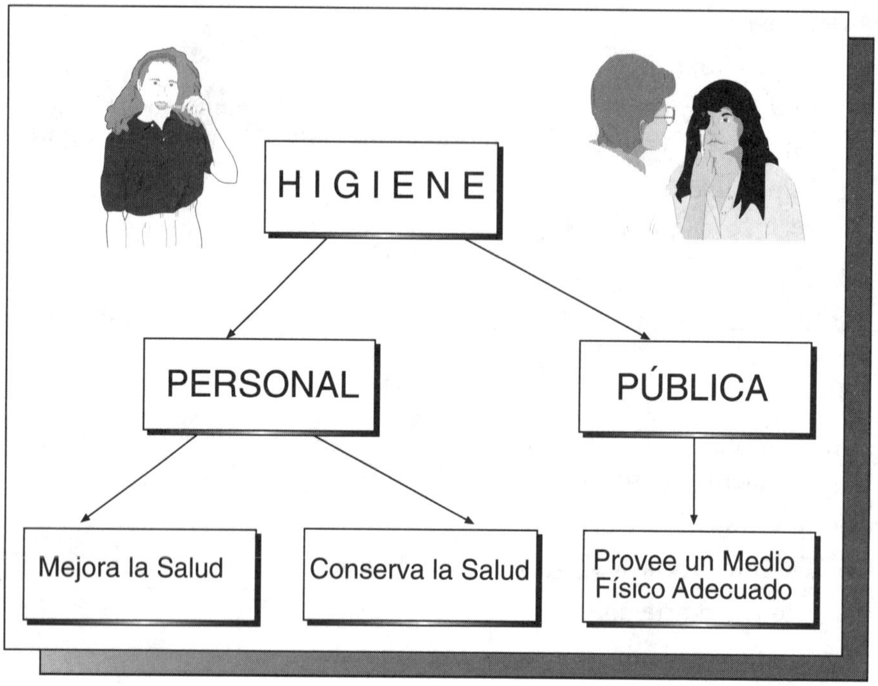

Figura 1-1

y conservar la propia salud al no hacer insaluble el medio e indirectamente no afectar el bienestar de los demás.

2) Higiene pública:

   Es la que realiza la comunidad por medio de sus funciones de sanidad, al proveer un medio físico adecuado.

3) Higiene social:

   Es la que realizan los gobernantes, maestros, escritores, sacerdotes, industriales, entre otros, al tratar de promover un medio social adecuado para lograr el óptimo bienestar social posible.

4. Salubridad:

   La situación de salud y bienestar.

5. Medicina: (según Ruiz Moreno):

   "Es la ciencia y arte de mejorar, conservar y restaurar la salud y de prevenir enfermedades y accidentes, teniendo en cuenta las interrelaciones de las personas con su medio físico, biológico y social".

6. Medicina de familia:

   Brinda cuidado primario a la persona en el contexto de su ambiente, comunidad y familia.

7. Medicina preventiva:

   Rama de la medicina que se ocupa de evitar la formación, el desarrollo, o la propagación de enfermedades o accidentes.

8. Educación para la salud:

   Un proceso con dimensiones físicas, intelectuales, psicológicas, emocionales, sociales y espirituales que mediante actividades educativas dirigidas a proveer experiencias de aprendizaje formal (actividades sistemáticamente organizadas, planificadas y con metas bien definidas, tal como el programa de salud escolar o clínico) o informal / indirecto relaciones con la salud, puede inducir cambios positivos en los patrones de comportamiento, hábitos, actitudes y conocimientos vinculados a la salud y el bienestar del individuo y/o la comunidad necesarios para vivir saludablemente.

9. Promoción de la salud:

   Aquellas actividades mediante las cuales el conocimiento, prácticas y valores adoptados que favorecen a la salud son transmitidos a la gente con el fin de que los apliquen para poder prevenir / reducir la incidencia de enfermedades y mantener, mejorar o alcanzar un estado óptimo de salud.

10. Evaluación de la salud:

    Medición y análisis del estado de salud, de los comportamientos, hábitos y estilos de vida que afectan la salud, con el fin de realzar / intensificar la conciencia en este aspecto y aumentar el bienestar de las personas.

11. Comportamiento (véase Figura 1-2):

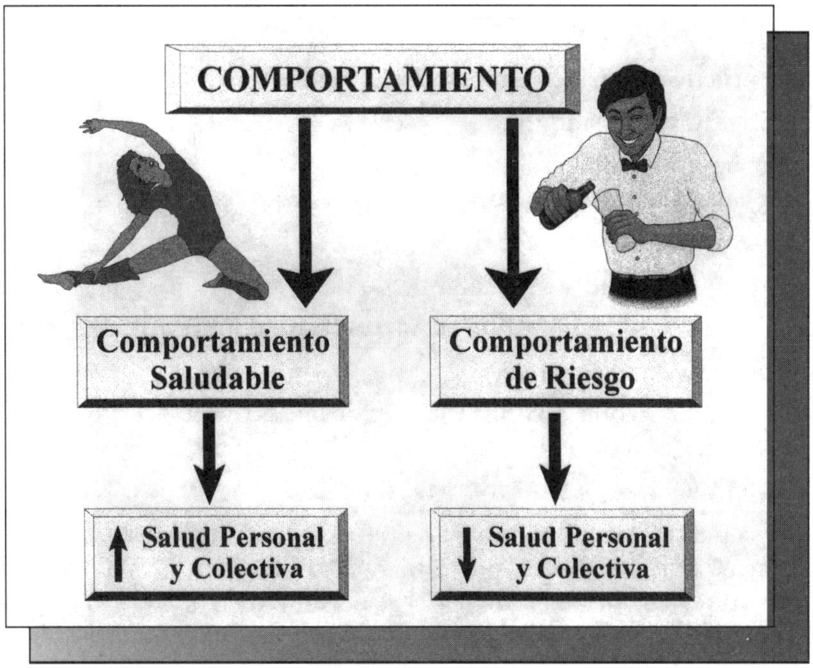

Figura 1-2

a. Definición:

Descripción de la interacción con las personas y el ambiente.

b. Tipos:

1) Comportamiento de salud:

Acciones o formas de actuar y reaccionar que afectan la salud personal y comunitaria.

2) Comportamiento saludable (de bienestar positivo):

Una acción que ayuda a prevenir la enfermedad y accidente, y promueve la salud individual y colectiva y/o mejora la calidad del ambiente.

3) Comportamiento de riesgo:

Una acción que incrementa la incidencia de enfermedades y accidentes, amenaza la salud personal y la de otros, y ayuda a destruir el ambiente.

12. Hábito:

Es todo aquello que comienza a practicarse mediante aprendizaje previo y termina convirtiéndose en automático.

13. Hábitos higiénicos:

Son las prácticas destinadas a mejorar y conservar la salud.

14. Estilos de vida:

a. Patrones de comportamiento, valores y forma de vida que caracterizan a un individuo, grupo o a las diferentes clases sociales.

b. La manera en que la gente decide vivir sus vidas.

15. Factores de estilos de vida:

Las prácticas diarias, hábitos y actividades que afectan la salud del individuo.

16. Estilos de vida saludables/correctos:

Patrones de vida que ayudan a los seres humanos a mantener, dentro de su ambiente, un continuo de balance y dirección con propósito.

17. Riesgo:

a. La posibilidad de que algo malo ocurra.

b. El grado de peligro que acompaña a una oportunidad.

18. Situación/estado de riesgo:

Circunstancia que amenaza la salud del individuo, en la cual generalmente no existe ninguna otra alternativa para contrarrestarla.

19. Calidad de vida (Dr. Antonio D. Thomas):

Concepto que se aplica mayormente a grupos o comunidades e incluye la existencia de salud física, salud mental, integración familiar, participación comunitaria activa y el lograr establecer estilos *adecuados* de vida, como es la alimentación y calidad ambiental.

20. Ambiente:
    a. Definición:
    Agregado de personas, cosas, condiciones o influencias que nos rodean.
    b. Tipos:
    1) Físico/ecológico:
    Todos los factores del medio ambiente viviente y climatológicos.
    2) Biológico:
    Todas las cosas vivientes, a excepción del hombre.
    3) Social/cultural:
    a) Comprende todas las interacciones entre las personas.
    b) Es único para el hombre, creado por él.

II. LA SALUD COMO RESPONSABILIDAD INDIVIDUAL

(Véase Figura **1**-3)

A. Principios
1. Cada uno de nosotros determina en gran manera la calidad de nuestra salud.
2. Nadie más puede regular nuestros hábitos personales de vida.
3. Buena salud no es un asunto de buena suerte o destino, sino de buenos hábitos.
4. El comportamiento individual que afecta nuestra salud es el factor más importante para el desarrollo de enfermedades principales y menores.

B. Acciones de Responsabilidad
1. ¿Qué es responsabilidad (tomar responsabilidad por nuestra salud)?:
    a. Significa escoger/decidir sobre alternativas saludables/correctas en vez de aquellas que envuelven un riesgo para la salud.
    b. Implica reconocer que tenemos la habilidad para modificar los riesgos inherentes en nuestra herencia y ambiente social, i.e., podemos modificar nuestros riesgos mediante cambios en nuestro comportamiento.
    c. Para poder estar consciente de los efectos potenciales peligrosos de hábitos/dependencias de riesgo, se requiere un esfuerzo reflexivo para examinar nuestras vidas desde la perspectiva de la salud y luego un esfuerzo concertado dirigido a cambiar/modificar nuestros hábitos negativos arraigados.
2. Conocimiento vs. acción:
    a. No sólo es poseer el conocimiento sobre comportamientos saludables, sino aplicar dichos comportamientos:
    1) Acción positiva de prevención:
    a) La determinación de hacer las prácticas correctas de salud parte integral de nuestra vida:
    Esto requiere ver el problema real envuelto en los comportamientos de riesgo.

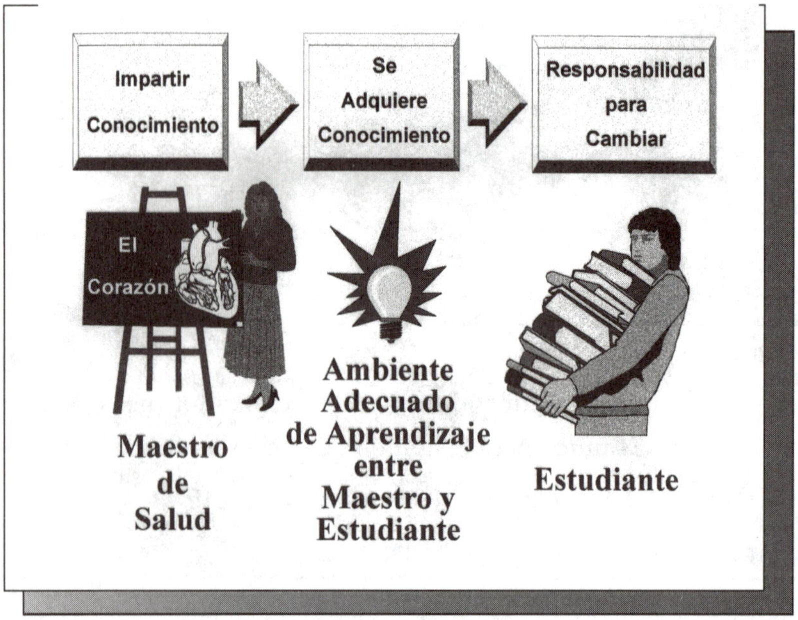

Figura **1**-3
Los papeles que juegan el maestro de salud como agente de cambio y el estudiante con la responsabilidad de un cambio favorable en su comportamiento de salud.

(**Adaptado de:** Fassbender, William. ***You and Your Health***. 3rd ed.; New York: John Wiley & Sons, 1984, p. xvii.)

III. ACCIONES DE SALUD (Véanse Figuras **1**-4 y **1**-5)

A. Prevención Primaria

1. Acciones de promoción/educación:

a. Meta:

Aumentar los conocimientos sobre las enfermedades para poder prevenirlas, así como la enseñanza de comportamientos que promuevan y mantengan una salud óptima.

b. Areas de educación para la salud (véase Figura **1**-6):

1) Educación sanitaria:

a) Indicadores de una buena educación sanitaria:

- Se poseen conocimientos básicos acerca de la importancia de la salud y los daños que acarrean las enfermedades.
- Se practican controles médicos periódicos para prevenir la enfermedad.
- Se brinda colaboración para mantener y mejorar las condiciones sanitarias de la comunidad en que vive.

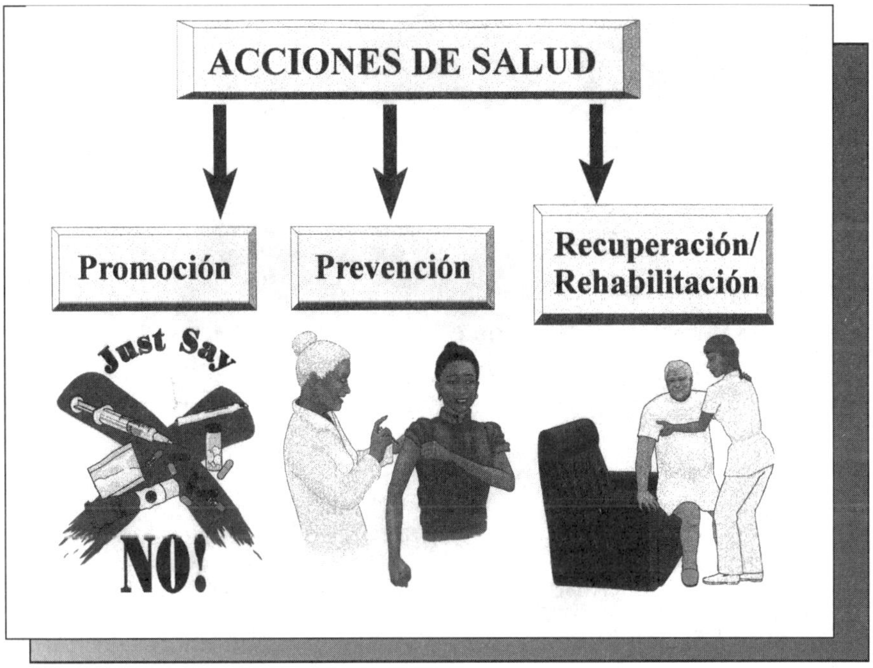

Figura 1-4
Acciones de Salud

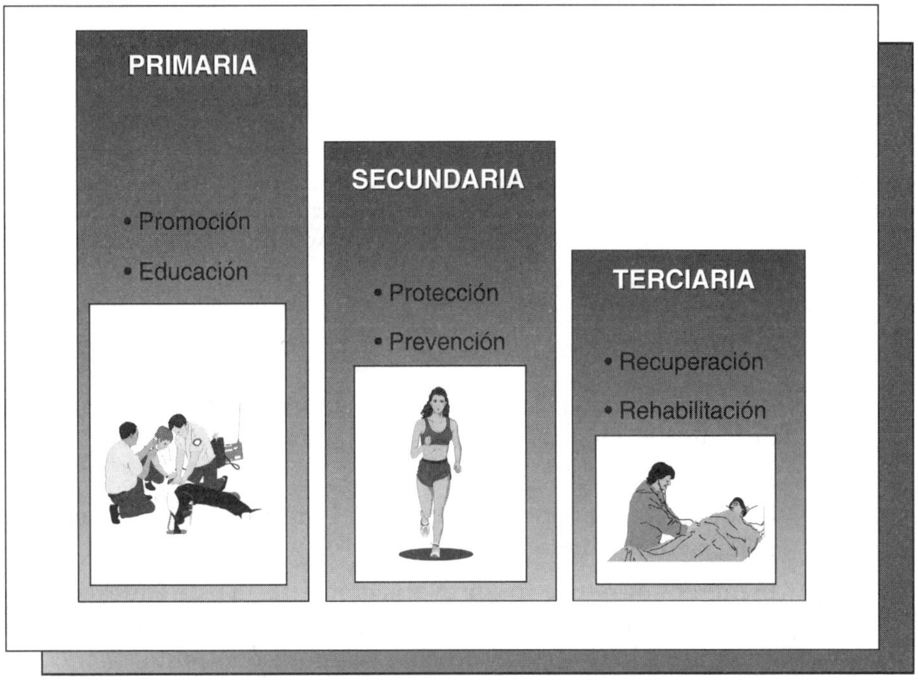

Figura 1-5
Niveles de aplicación para las medidas preventivas dirigidas a mantener una buena salud individual y colectiva, y a evitar la enfermedad o accidente

2) Higiene individual:
   a) Aseo personal
   b) Cuidado de los órganos y sus funciones
   c) Salud física y mental
3) Nutrición adecuada
4) Buena distribución del tiempo libre

B. Prevención Secundaria

1. Acciones de prevención/protección:

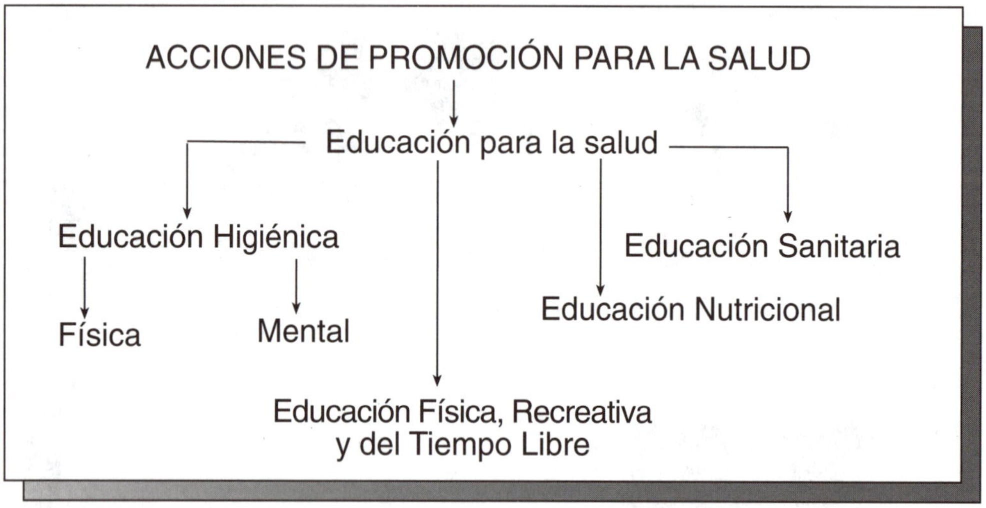

Figura 1-6

Ejemplos de algunas áreas de promoción y educación para la salud que proveen información/conocimientos y experiencias físico-psico-sociales al individuo, familia y/o comunidad con el propósito de facilitar adaptaciones y cambios adecuados en el comportamiento que aseguren una salud positiva.

a. Conceptos:
   1) Cualquier intervención o procedimiento que reduzca/suprima la posibilidad de que los factores causantes de una enfermedad o disturbio puedan desarrollarse.
   2) Medidas que se llevan a cabo con el fin de interrumpir el progreso de una enfermedad o daño irreversible.
   3) Esfuerzos organizados de evaluación directa o de educación al público para promover la detección de casos individuales con enfermedades, de manera que pueda detenerse el proceso patológico y limitar la incapacidad.

b. Objetivos
   1) Suprimir los riesgos que puedan dañar al individuo o que afectan al medio interno:

En otras palabras, este nivel de prevención está dirigido a eliminar o a disminuir la cantidad o la calidad de los factores de riesgo presentes en la comunidad y en el individuo.

2) Evitar la difusión de enfermedades
3) Diagnóstico precoz/temprano de la enfermedad
4) Tratamiento inmediato/oportuno y adecuado
5) Prevenir complicaciones y secuelas
6) Acortar el período de incapacidad

c. Características:

1) Actúa durante el período prepatogénico de la enfermedad.
2) Protección específica:

   Aquellas medidas que en forma más directa previenen el desarrollo de la enfermedad (ejemplo: inmunizaciones).

2. Componentes/aplicación de medidas preventivas (véase Tabla **1**-1):

Tabla **1**-1 **ACCIONES DE PREVENCIÓN/PROTECCIÓN**
♦ Comportamiento de salud responsable
♦ Higiene individual
♦ Evaluación médica temprana
♦ Inmunizaciones
♦ Saneamiento ambiental
♦ Protección contra accidentes
♦ Clínicas de enfermedades incapacitantes
♦ Vivienda confortable

a. Comportamientos, hábitos o estilos de vida responsables, correctos, adecuados o positivos (véase Tabla **1**-2):

1) Realizar ejercicios físicos regulares:

   a) Frecuencia:

      Como mínimo 3 veces a la semana.

   b) Tipo:

      ♦ Ejercicios que desarrollan la tolerancia cardio-respiratoria o capacidad aeróbica (ejemplos: caminar, trotar, correr, ciclismo, natación y otros).

      ♦ Aquellos ejercicios que fomentan el desarrollo músculo-tendinoso (ejemplos: estiramientos, sentadillas o "sit-ups", entre otros).

c) Importancia/valor para la salud:

- Ayuda a prevenir/evitar las enfermedades hipocinéticas (aquellas condiciones que podrían resultar de una vida sedentaria), tales como las enfermedades del corazón y de sus coronarias, la hipertensión, diabetes sacarina, osteoporosis, condiciones/dolores en la espalda baja, obesidad y otras.
- Mejora la capacidad para hacer trabajo físico.
- Mejora la calidad de vida.

2) Práctica de hábitos alimenticios correctos:

a) Las comidas deben ser balanceadas e incluir una variedad de alimentos.

b) Desayunar siempre.

c) Reducir el consumo de alimentos altos en grasas saturadas/colesterol, azúcar y sal a niveles no perjudiciales a la salud.

d) Preferir el consumo de grasas poliinsaturadas, alimentos altos en fibra y almidones.

e) Mantener el peso ideal/deseable y el por ciento de grasa corporal en proporciones no peligrosas a la salud.

3) Controlar efectivamente el estrés (las tensiones):

a) Aspectos muy importantes para la salud mental y emocional.

b) Recomendaciones para mantener una buena salud mental y emocional:

- Adaptarse a situaciones de la vida que provocan frustraciones y problemas emocionales (mediante la práctica de ejercicios de relajación, meditación, descanso adecuado y ejercicios o actividades recreativas constructivas).
- Eliminar las fuentes o causas de las tensiones, hasta donde sea posible.

4) No fumar cigarrillos, cigarros, pipa ni mascar tabaco:

a) Justificación:

- El fumar está relacionado con enfermedades del corazón/aterosclerosis coronaria, pulmonares, cáncer y otras.
- El mascar tabaco puede causar cáncer, problemas gastrointestinales y dentales.
- Se afecta de igual manera el no fumador expuesto constantemente y directamente al humo de los fumadores.
- Se ha encontrado que el no fumador posee el mismo (o mayor) riesgo para obtener las enfermedades inducidas por el fumar al compararse con los fumadores regulares cuando el primero frecuentemente se encuentre inhalando involuntariamente el humo de los fumadores.

Tabla 1-2

ESTILOS DE VIDA ADECUADOS

- Ejercicios físicos regulares
- Nutrición adecuada
- Control de las tensiones
- No fumar
- No ingerir alcohol (o su consumo moderado)
- Dormir de 7 a 8 horas
- Aplicar medidas de seguridad

5) Abstenerse de ingerir bebidas alcohólicas o, si se consumen, tomar con moderación:

   a) El alcohólico potencial no debe tomar bebidas alcohólicas.

   b) El consumo regular de alcohol puede ocasionar:

      - Enfermedades en el hígado (ejemplo: cirrosis) y otras condiciones físicas (ejemplos: diabetes sacarina y obesidad).
      - Deficiencias nutricionales
      - Problemas psicosociales
      - Accidentes de tránsito

6) Moderar o suprimir el consumo de bebidas que contengan cafeína (ejemplos: café cafeinado, té y gaseosas de cola):

   Aunque no se ha comprobado de manera conclusiva que la cafeína afecte físicamente o mentalmente a las personas, el riesgo para que se perjudique el estado de salud del individuo por su consumo se acrecienta en personas con condiciones cardíacas.

7) Evitar el uso y abuso de drogas:

   a) Sólo utilizar aquellas drogas controladas que son prescritas por su médico.

   b) Posibles consecuencias del abuso de drogas:

      - Adicción/dependencia
      - La posibilidad de una sobredosis
      - Enfermedades
      - Problemas familiares y con la sociedad
      - Accidentes
      - La muerte

8) Dormir las horas diarias que requiere el cuerpo para funcionar efectivamente y productivamente:

   a) Por lo general (aunque existen variaciones individuales) el cuerpo requiere de siete (7) a ocho (8) horas de sueño nocturno.

b) El no dormir lo suficiente está asociado con:
- ♦ Accidentes (ejemplo: de tránsito)
- ♦ Fatiga general
- ♦ Depresión

9) Utilizar medidas de seguridad y de precaución para evitar accidentes:

a) Obedecer las leyes de tránsito (tanto para los conductores de automóviles como para los peatones) y utilizar los cinturones de seguridad.

b) Almacenar, fuera del alcance de los niños, todo veneno potencial (medicamentos, productos de limpieza, insecticidas y otros) debidamente identificado o rotulado y cerrado.

c) Almacenar los utensilios de la cocina en lugares seguros, donde los niños no puedan cogerlos.

d) Mantener extinguidores y detectores de fuego en el hogar y, si es posible, en el automóvil.

e) No ingerir alcohol o drogas si se va a conducir y/o participar en actividades recreativas u ocupacionales potencialmente peligrosas.

f) Identificar fuentes de peligro potencial en toda actividad y lugar a los cuales usted asista, incluso en su hogar.

g) Evitar transitar por caminos, calles y entradas oscuras y/o desiertas.

h) Descongelar los alimentos en el refrigerador (no a temperatura ambiental).

i) Conocer sobre primeros auxilios y poseer un botiquín de primera ayuda, tanto en el hogar como en el automóvil.

10) Escoger con cuidado su compañero(a) sexual:

a) Antes de envolverte en relaciones íntimas con tu compañero(a) debes conocer mejor sus hábitos.

b) No tengas miedo en comunicarle tus preocupaciones.

b. Poseer una buena higiene personal:

1) Incluye higiene corporal (piel, cabello, uñas), bucal/dental, ocular y auditiva.

2) Ejemplos de hábitos higiénicos:

a) Tomar una ducha o baño diario, con atención particular a tus axilas, área púbica y pies.

b) Lavarte el cabello regularmente.

c) Lavarte las manos después de visitar los servicios sanitarios y antes de preparar los alimentos y, de comer.

d) Mantener tus pies limpios, de manera que no perspiren mucho.

d) Cambiar tus medias todos los días.

f) Usar cada día ropa interior limpia.
g) Lavarte los dientes frecuentemente, idealmente después de cada comida.
h) Hacer gárgaras antisépticas si posees una infección en la garganta o cavidad bucal.
i) Limpiarte los oídos diariamente con un paño húmedo.
j) Soplarte la nariz en un pañuelo limpio cada vez que tosas o estornudes.

c. Programas de salud ocupacionales e higiene industrial.
d. Evaluación/examen médico temprano con el fin de:
   1) Diagnosticar en sus comienzos enfermedades incapacitantes (ejemplos: hipertensión, diabetes sacarina, entre otras).
   2) Detección de factores de riesgo para enfermedades particulares.
   3) Realizar exámenes prenupciales.
e. Campañas de vacunación (inmunización).
f. Saneamiento ambiental:
   1) Control de la contaminación ambiental y la protección contra elementos cancerígenos:
      a) Evitar áreas de alta contaminación:
         - Se ha establecido con claridad una relación entre ciertos contaminantes y ciertos tipos de cáncer y otras enfermedades.
         - Conozca los peligros potenciales para la salud, en su trabajo, hogar y en los lugares que visite.
g. Medidas de protección contra accidentes y desastres naturales.
h. Servicios para la prevención de suicidios.
i. Programas de resucitación cardiopulmonar.
j. Clínicas de condiciones incapacitantes y factores de riesgo para dichas condiciones:
   1) Ejemplos de tipos de clínicas:
      a) Hipertensión
      b) Obesidad
      c) Diabetes sacarina
      d) Cáncer
      e) Hipercolesterolemia (altos niveles de colesterol en la sangre)
k. Vivienda confortable.
   1. Mejoramiento de los servicios de salud maternales y de los niños, tales como:
      a) Cuidado prenatal (control de la mujer embarazada)
      b) Consejería genética y planificación familiar

C. Prevención Terciaria (Véase Figura **1**-7)

1. Acciones de recuperación/rehabilitación:

   a. Concepto:

   Acciones médicas dirigidas a tratar de que el enfermo recobre la actividad/funcionamiento normal del órgano o parte afectada del cuerpo (recuperación), y de devolverle su condición física, psíquica y social y capacidad para trabajar/producir que tenía antes de la enfermedad o accidente (rehabilitación).

   b. Objetivos:

      1) Reparar daños causados por la enfermedad o accidente
      2) Conseguir rápida y eficaz recuperación de la enfermedad
      3) Lograr pronta reincorporación a sus actividades habituales (trabajo y actividades recreativas y deportivas) y reintegración a la comunidad/sociedad
      4) Evitar o minimizar el daño o las complicaciones
      5) Limitar la invalidez/incapacidad residual
      6) Aprender a vivir productivamente con incapacidades

   c. Características:

      1) Se aplica cuando han fracasado los niveles anteriores
      2) Debe proveerse de adecuadas facilidades para la readaptación del enfermo o incapacitado
      3) Consiste de tales actividades como:
         a) La administración apropiada de medicamentos para optimizar los efectos terapéuticos

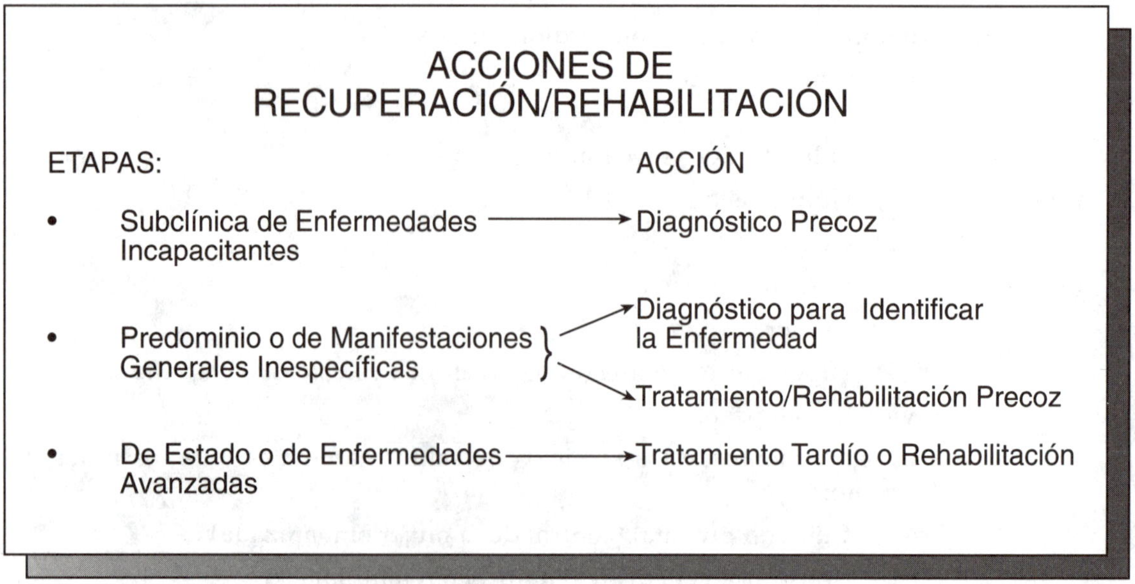

Figura **1**-7

b) Mover y posicionar para prevenir complicaciones de inmovilidad

c) Ejercicios pasivos y activos para prevenir la incapacidad

IV. MODIFICACIÓN/CAMBIO DEL COMPORTAMIENTO DE RIESGO

A. Motivando un comportamiento saludable / responsable

1. Generalizaciones:

a. El comportamiento es aprendido, por lo tanto, se puede "desaprender":

1) Pocos comportamientos se pueden cambiar únicamente a través de la fuerza de voluntad.

2) La reincidencia de los comportamientos de riesgo es un factor que determina el éxito que pueda obtener un programa de modificación de conducta.

b. Algunos comportamientos son más difíciles de cambiar que otros:

1) Entre más complejo sea el comportamiento, más difícil será de cambiar.

2) Algunos comportamientos son difíciles de modificar porque no son fácilmente controlables.

2. Factores esenciales para la motivación de un comportamiento saludable:

a. Poseer un conocimiento cierto y factual de cuáles son las formas de comportamiento saludable y por qué nos pueden ayudar a nuestro bienestar.

b. Actitudes saludables:

1) Importancia:

Nos ayudan a poseer un cuadro positivo de referencia mediante el cual se podrá aplicar nuestro conocimiento sobre salud y los hábitos positivos.

2) Tipos de actividades y perspectivas hacia la vida recomendadas:

a) Asumir una responsabilidad y compromiso individual para el desarrollo de una óptima calidad de nuestra salud:

- La creencia de que comportamientos responsables podrán resultar en beneficio a nuestro bienestar:

  Esto es reconocer que los estilos de vida poseen una gran influencia para nuestro nivel o estado de salud.

b) Desarrollar un sentimiento que manifieste el control de nuestra vida y destino:

- El autocontrol incita a la motivación y a la responsabilidad personal para vivir saludablemente.
- La capacidad para percibir que la vida se encuentra en nuestras manos ayuda a la salud emocional y mental.

c) Mantener un enfoque positivo / optimista hacia la vida:

- Esto significa querer y apreciar la vida y aspirar a todos los placeres que nos ofrece.

- Implica mantener expectativa de la vida dirigida hacia la salud (en vez de hacia la enfermedad), lo cual nos ayuda a sentirnos autorrealizados.

d) Buena percepción de nuestra autoestima:

- Sentirnos de valía ante las situaciones que nos ofrece la vida:
- El apreciar nuestro mérito individual hacia la vida nos ayuda a cuidar mejor de nuestra salud y a disfrutar lo mejor que la vida nos puede ofrecer.

e) Tener la intrepidez y coraje de enfrentar nuevos retos en la vida:

- Vislumbrar los cambios o retos recientes como nuevas oportunidades.
- Se requiere tomar riesgos para lograr comportamientos que promuevan la salud (ejemplo: las relaciones íntimas).

f) Ser tolerante / paciente hacia las imperfecciones que usted y otros poseen:

- Sólo frustraciones y predisposiciones a sentencias de fracaso se obtienen en situaciones donde usted demanda perfección con metas imposibles de alcanzar.
- El exigir perfección a otros crea dificultad en sus relaciones.

g) Concentrar su atención personal hacia otros en vez de hacia usted mismo:

La autocentralización tiende a enfocar la atención en toda mínima molestia presente, la cual puede crear incomprensiones provocadas por problemas triviales o de poca importancia.

3. Factores que interfieren con el desarrollo de hábitos de salud preventivos/ responsables:

a. Factores de predisposición:

1) Concepto:

Aquellas cosas que acarreamos a la situación.

2) Ejemplos:

a) Nuestro conocimiento (o falta de conocimiento), creencias y valores:

- La adquisición de información adecuada sobre salud es esencial para poder comprender las posibles consecuencias de nuestras acciones.

  Con frecuencia, la información incompleta conduce a ideas y prácticas erróneas debido a la distorsión de los conceptos de salud.

b) Nuestras actitudes

c) Nuestro patrimonio cultural / étnico

d) Variables demográficas selectas (edad, sexo, ingreso, educación, entre otras)

b. Factores permisores:

   1) Concepto:

      Aquellos factores que permiten que nuestras decisiones que afectan nuestra salud sean más convenientes (factor permisor positivo) o más difíciles (factor permisor negativo).

   2) Ejemplos:

      a) La disponibilidad y accesibilidad de las facilidades deportivas o recreativas:

         La localización de una piscina en un vecindario peligroso no motiva a la práctica de la natación (factor permisor negativo) como lo sería una piscina cerca de su residencia (factor permisor positivo)

      b) El compromiso y prioridad hacia aspectos que promuevan la salud que se posea a nivel comunitario y gubernamental

      c) Las destrezas relacionadas con la salud

c. Factores de refuerzo:

   1) Concepto:

      La presencia o ausencia de apoyo, aliento/estímulo o desaliento que traen a una situación específica personas allegadas a su vida.

   2) Ejemplos:

      a) El apoyo de la familia para aquellos fumadores tratando de dejar el vicio:

         Si la familia continuamente fuma en su presencia, la probabilidad de que evite la tentación de fumar disminuye.

      b) El apoyo o falta de apoyo de:

         - Amigos/compañeros
         - Compañeros de trabajo
         - Maestros
         - Los proveedores de salud

d. Otros factores:

   1) Una política económica que enfatiza la producción y consumo sin énfasis recíproco sobre una responsabilidad individual por sus consecuencias:

      a) Mercadeo de productos y anuncios (ejemplos: productos para rebajar, vitaminas, ayudas para hacer ejercicio, productos de higiene personal, promoción de gimnasios, de cereales azucarados, juguetes peligrosos, bebidas alcohólicas, programas para dejar de fumar, entre otros) basado en atracciones seductivas que ofrecen una promesa/expectativa con resultados inmediatos y fáciles:

         - La salud no es una comodidad que se puede comprar.
         - La responsabilidad requiere que se realicen esfuerzos por evaluar los diferentes reclamos/demandas hechas por

productos y servicios de salud y luego actuar sobre la base de ese conocimiento.

2) Centros de salud donde el enfoque es tratar enfermedades (responder a dolencias) en vez de enfatizar la promoción del bienestar (mantenimiento de la salud):

Se debe educar y motivar a las personas, de manera que entiendan los factores de comportamiento, culturales y ambientales que afectan la salud.

B. Métodos disponibles para la modificación del comportamiento

1. Total abstinencia:

a. Desventajas:

1) Frecuentemente fomenta una obsesión con el hábito que ya no es considerado aceptable.

2) Usualmente esto resulta en un rebote:

En este caso el comportamiento original regresa en una forma más virulenta (peor que antes).

3) Por lo general ignora la causa que promueve el comportamiento no deseado:

En aquellos casos donde ocurre una reincidencia del comportamiento de riesgo, éste método no provee los medios de aprendizaje necesarios para ayudar al individuo afectado a reintegrarse al comportamiento responsable deseado.

2. Psicoterapia:

a. Propósito:

Descubrir fuentes de conflicto interno que dirigen el comportamiento no deseado.

b. Desventaja:

No necesariamente se orienta hacia un cambio en el comportamiento de riesgo que afecta la salud.

3. Métodos de automanejo/autocontrol:

a. Concepto:

Aquel tipo de técnica utilizada para cambiar un comportamiento de riesgo, la cual se fundamenta sobre el supuesto de que las personas poseen la capacidad propia para manejar o controlar aquellos factores presentes en su ambiente que incitan al comportamiento negativo que afecta la salud.

b. Ventaja:

1) Comúnmente es exitoso:

a) Esto se debe a que ubica al individuo en control propio de su programa de modificación del comportamiento:

Aprendiendo los métodos que ayudan a la modificación del comportamiento de riesgo, las personas tendrán la oportunidad de ellos mismos poseer la regencia del comportamiento no deseado que ha de ser cambiado.

c. Tipos de automanejo / autocontrol:

1) Evaluación del comportamiento:

a) Concepto:

- Primer paso que debe seguirse en cualquier programa de modificación del comportamiento.
- Consiste en realizar una evaluación precisa del comportamiento que debe ser modificado utilizando técnicas de monitoreo y de recopilación de la información.

b) Técnicas de automonitoreo:

- Ejemplo:

  Mantener una contabilidad diaria de un comportamiento específico.

c) Período de la recolección del comportamiento monitoreado / observado:

- Determinar la frecuencia del comportamiento
- Describir las situaciones en que ocurre dicho comportamiento
- Observar las consecuencias

2) Control de las contingencias (riesgos que pueden ocurrir):

a) Concepto:

El proceso de cambiar el comportamiento mediante el control de sus consecuencias.

b) Formas de controlar las consecuencias o contingencias:

- Refuerzos positivos (recompensas / premios)
- Refuerzos negativos (penalidades / castigos)

c) Contratos de comportamiento / contingencia:

- Concepto:

  Un convenio escrito entre personas.

3) Control del estímulo que ocasiona el comportamiento de riesgo:

a) Concepto:

La eliminación / modificación del estímulo o de las circunstancias que evocan el comportamiento indeseado, o la introducción de un estímulo que fomente el comportamiento deseado.

b) Eliminación del estímulo:

- Eliminación de la oportunidad de condiciones / situaciones que instigan el comportamiento indeseado:

  Por ejemplo, el deseo de comer mantecado puede suprimirse si la persona evita ir a la tienda de mantecado o si ya se encuentra en ella, marcharse.

- Eliminación directa del estímulo:

  En un fumador sería no poseer cigarrillos (el estímulo).

c) Modificar la situación (manipular o cambiar el estímulo) con el fin de promover el comportamiento deseado:

Si el ver televisión (el estímulo) te impulsa a comer grandes cantidades de alimentos, simplemente con reducir o eliminar la frecuencia con la cual se observa televisión (modificar la situación), se podrá promover el comportamiento de una dieta adecuada o baja en calorías.

4) Participar en comportamientos incompatibles:

a) Concepto:

Consiste en sustituir un nuevo comportamiento por el comportamiento indeseado o comprometerse con un comportamiento responsable para que reemplace el comportamiento de riesgo.

b) Ejemplos:

- El mascar chicle (nuevo comportamiento) puede reducir la necesidad de fumar (comportamiento indeseado).
- Efectuar ejercicios de relajación (nuevo comportamiento responsable) para controlar las ansiedades y preocupaciones (comportamiento de riesgo a ser sustituido).

C. Técnicas y recomendaciones autorrealizables utilizadas para la modificación del comportamiento (véase Tabla **1**-3)

1. Contrato/convenio:

   Debe tener como objeto el cambio de un comportamiento específico.

2. Adaptación:

   a. Ajustar un cambio de comportamiento a tu propio estilo de vida, limitaciones y metas:

   Cualquier programa de modificación de conducta debe adaptarse a tus necesidades e intereses.

3. Reducción gradual:

   Disminuir el comportamiento de riesgo paulatinamente a lo largo de un período de tiempo.

4. Apoyo social:

   a. Es importante para motivación y ayuda:

   1) Posibles labores de asistencia (de alguna persona):

   a) Preguntarte cómo te va.

   b) Felicitarte o recompensarte si vas bien.

   c) Trabajar contigo para ajustar tus metas o actividades según sea necesario.

5. Ayuda profesional:

   a. Matricúlate en clases y gimnasios que te educan/entrenan en cuanto a la modificación del comportamiento.

b. Participa en clubes / organizaciones (ejemplo: "weight watchers") dirigidos por profesionales.

c. Ventaja / importancia:

Se adquiere la necesaria información y asistencia para alcanzar tus metas de comportamiento.

6. Sistemas de recordatorio:

a. Escribir notas para la meta que deseas alcanzar para un cambio de comportamiento específico:

1) Se pueden colocar en:

a) Las puertas del baño o nevera

b) El espejo del baño

7. Eslabones de comportamientos encadenados:

a. Concepto:

Frecuentemente los comportamientos son creados por una serie de comportamientos, como eslabones en una cadena.

b. Comportamiento de riesgo que se desea abandonar:

1) Tratar de que dicho comportamiento sea difícil de realizar:

a) Añadiendo eslabones (o dificultades, obstáculos o barreras, lo cual lo hace más complejo), es menos probable que se ejecute el comportamiento no deseado:

Tabla **1**-3

TÉCNICAS PARA LA MODIFICACIÓN DE CONDUCTA
♦ Apoyo social
♦ Contrato/Convenio
♦ Sistemas de recordatorio
♦ Adaptación
♦ Ayuda Profesional
♦ Eslabones de comportamiento encadenados
♦ Comportamientos responsables visualizados

♦ Ejemplo:

Asume que quieres dejar de tomar cerveza. Si ubicas una botella de cerveza dentro de una media y la amarras con una cinta adhesiva (un eslabón o dificultad añadido), luego la colocas en un gabinete cerrado con su llave guardada en otro cuarto (un segundo eslabón o dificultad), estarás menos dispuesto a ingerir esa cerveza, especialmente si tienes que esperar que se enfríe (lo cual sería otro eslabón y dificultad que se tendría que añadir).

c. Comportamiento responsable / saludable que se desea adoptar:

1) Intentar facilitar la participación del comportamiento saludable:

a) Eliminando eslabones (se reducen los obstáculos, barreras o dificultades, lo cual hace el comportamiento deseado más sencillo y fácil de alcanzar), es más factible que usted lleve a cabo el comportamiento deseado:

♦ Ejemplo:

Supongamos que quieres hacer más ejercicios. Si colocas toda tu indumentaria requerida para realizar los ejercicios sobre la cama antes de salir a la escuela o universidad, será mas fácil para ti llevar a cabo los ejercicios al llegar a tu casa más tarde, ya que se elimina el eslabón (y la dificultad, obstáculo o barrera) de tener que buscar y recoger tu vestimenta del guardarropa a la hora planificada para hacer los ejercicios.

8. Técnicas que utilizan comportamientos responsables refugiados en tu mente:

a. Concepto:

Utilizar la imaginación para visualizar comportamientos responsables o métodos que han sido comprobados como efectivos para poder ayudar a cambiar de un comportamiento de riesgo a uno que sea saludable.

b. Tipos de técnicas:

1) El ensayo:

a) Concepto:

La visualización de una imagen lo más real y vívidamente posible de estar realizando un comportamiento responsable específico:

b) Características:

♦ Se intenta vivir realmente el comportamiento saludable, hasta el punto de poder percibir mediante nuestros cinco sentidos todos los detalles posibles de lo que nos rodea en el ambiente:

Por ejemplo, percibir en un ambiente ecológico natural olores gratos, escuchar sus sonidos (ejemplo: pajaritos cantando o las olas de una playa), el palpar con su cuerpo cosas específicas (ejemplo: la arena caliente, el agua de la playa o de un riachuelo) y otros detalles similares.

2) El modelaje:

a) Concepto:

Visualizar lo que otra persona (que sirve de modelo o ejemplo de comportamiento) podría experimentar al ésta participar en su comportamiento responsable que normalmente practica, el cual es desconocido por uno.

b) Indicación:

Cuando el comportamiento es tan extraño a uno que no podría imaginarse ejecutándolo.

3) El refuerzo / motivación:

a) Concepto:

Recompensa que uno mismo se otorga por haber visualizado la práctica de un comportamiento responsable que desea adoptar.

b) Ejemplos de recompensas:

- Varios minutos de una visualización placentera (ejemplo: un día en la playa)
- Unos minutos de relajación muscular profunda

D. Desarrollo de un plan de autoayuda para promover un cambio hacia un comportamiento saludable (véase Tabla **1-4**)

1. Educarse en cuanto a la información / literatura científica disponible sobre salud personal y colectiva:

a. Importancia de poseer conocimientos sobre salud:

Te encontrarás mejor preparado para diferenciar entre comportamientos saludables y comportamientos de riesgo.

2. Identificar el problema(s) o estilos de vida incorrectos:

a. Medios / herramientas utilizadas para identificar nuestros comportamientos de riesgo:

1) Autoevaluación de la salud utilizando un cuestionario de salud (véase Inventario de salud al final del capítulo):

a) Concepto:

Un análisis de los comportamientos de salud y el estado de salud con el fin de identificar nuestros comportamientos de riesgo / problemas que afectan la salud y realzar la conciencia sobre nuestra responsabilidad para mantener y / o mejorar la salud y el bienestar.

b) Areas que incluye la evaluación de la salud:

- Prácticas que afectan nuestra salud y comportamiento (ejemplo: vida sedentaria, cuidado médico, entre otros)
- Estado de salud (ejemplo: condiciones / enfermedades)
- Apariencia personal (ejemplo: vestimenta)

2) Autoconciencia

3. Reconocimiento del problema(s) o hábitos incorrectos de salud:

Para poder iniciar modificaciones sobre los comportamientos de riesgo primero se requiere reconocer que dichos comportamientos existen y que pueden afectar negativamente nuestra salud.

4. Monitorear y analizar los comportamientos de riesgo:

   a. Concepto:

      Observación, compilación y auto-examen de datos/detalles empleando un registro diario sobre un comportamiento específico que ha de ser cambiado/alterado.

   b. Técnica/método utilizado para recoger la información adquirida vía el automonitoreo/autoobservación:

      1) Manteniendo un diario:

         Registro donde se anota y contabiliza cada día un comportamiento específico.

   c. Justificación para este autoanálisis del comportamiento de riesgo:

      1) Ayuda a desarrollar estrategias e intervenciones encauzadas a efectuar el cambio o modificación del comportamiento analizado.

Tabla 1-4

PASOS PARA ALCANZAR UNA SALUD ÓPTIMA

- Aquirir conocimientos sobre salud
- Identificar los comportamientos de riesgo o problema
- Reconocer/aceptar que existe el problema
- Examinar y analizar los comportamientos de riesgo vía observación y colección de información
- Delinear metas personales
- Diseñar un plan de acción específico para alcanzar cada meta
- Escribir un contrato de comportamiento
- Establecer recompensas y castigos
- Realizar decisiones de salud responsables
- Evaluar tus acciones/resultados
- Mantener el cambio positivo permanente

      2) Fomenta la postura de asumir responsabilidad ante nuestros comportamientos.

   d. Procedimientos para analizar el comportamiento:

      1) Observar/monitorear el comportamiento.

      2) Anotar la frecuencia con que ocurre el comportamiento (ejemplo: por hora, días, semanas, meses, entre otros).

3) Describir y registrar las circunstancias bajo las cuales ocurren el o los comportamientos de riesgo:
   a) ¿Dónde ocurren?
   b) ¿Dónde no ocurren?
   c) ¿Cuándo ocurren más frecuentemente?
   d) ¿Cuándo no ocurren del todo?
   e) ¿Quién se encuentra presente la mayoría de las veces que ocurre?

5. Establecer metas de salud personales para cada comportamiento de riesgo que se desea cambiar / modificar:
   a. Definición de *Meta:*
      Un logro deseado por el cual se trabaja.
   b. Recomendaciones al redactar las metas:
      1) Las metas deben ser escritas lo más específicamente posible.
      2) Los comportamientos complejos pueden ser modificados con mayor facilidad si se desglosan en pequeños pasos progresivos, comenzando con aquellos que sean los más factibles de alcanzar.
      3) Las metas deben ser alcanzables / realistas.
      4) Estructurar las metas de comportamiento alrededor del concepto de moderación:
         a) Excepción:
            El fumar
         b) Propósito:
            Limitar o suprimir dicho comportamiento
6. Diseña y desarrolla un plan de acción para alcanzar cada meta:
   a. Concepto:
      Es una descripción detallada de los pasos que darás para alcanzar cada meta fijada.
   b. Componentes:
      1) Los hábitos de salud que se desea desarrollar o cambiar
      2) Las metas a largo y corto plazo
      3) Las estrategias / tácticas que se seguirán
      4) Posibles personas que te pueden apoyar y ayudar en la consecución de tus metas
      5) Evaluación del plan de acción
7. Escribir un contrato personal de comportamiento (véase Figura **1**-8):
   a. Concepto / descripción:
      1) Es un plan específico creado para poder alcanzar la meta de salud establecida.
      2) Representa convenios / acuerdos escritos entre personas.

CONTRATO DE COMPORTAMIENTO DE SALUD

Fechas de efectividad: De: _______________ A: _______________

Nosotros, las partes suscritas, acordamos llevar a cabo los siguientes comportamientos:

Si **Juan del Pueblo** puede perder doce (12) libras durante las próximas doce (12) semanas, entonces **María del Pueblo** le comprará una vestimenta completa de trotar ("jogging").

Bono: Si **Juan del Pueblo** pierde peso a una frecuencia mínima de una (1) libra por semana durante las próximas doce (12) semanas consecutivas, **María del Pueblo** le añadirá un par de zapatillas de trotar.

Penalidad: Si **Juan del Pueblo** pierde menos de doce (12) libras, él le comprará a **María del Pueblo** una vestimenta completa de trotar. Si él fracasa en perder como mínimo una (1) libra por semana, él le comprará a **María del Pueblo** un par de zapatillas de trotar.

____

Juan del Pueblo

____

María del Pueblo

____

Testigo

Este contrato se revisará todos los _______ (día) durante el pesaje a las ______ (hora), durante las próximas doce (12) semanas.

Figura 1-8
Ejemplo de un contrato escrito para cambiar un comportamiento de riesgo a uno positivo

(**Adaptado de:** Hamrick, Michael H., David J. Anspaugh y Gene Ezell. ***Health***. Columbus, Ohio: Charles E. Merrill Publishing Company, 1986, p. 24.)

3) Demuestra un compromiso con un acuerdo.

b. Elementos / componentes:

1) Fechas del convenio:

a) De comienzo

b) En que termina

c) Fecha de renovación

2) El o los comportamientos que han de ser modificados

3) Cuándo se entregará el premio / recompensa

4) Itinerario que se seguirá para reevaluar el progreso

5) Cláusula de bono:

Otorgado a un desempeño firme o excepcional

6) Declaración de penalidades que serán impuestas si un comportamiento específico no se lleva a cabo

7) Firmas:

a) Participante

b) Personas envueltas en la recompensa y penalidad

c) Testigo(s)

8. Determinar contingencias (recompensas y penalidades)

9. Tomar desiciones de salud responsables / correctas (véase Figura **1**-9):

a. Modelo / sistema que debe seguir:

1) Identifica / plantea la situación de riesgo o problema:

a) ¿Qué decisión debe ejecutar?

2) Identifica posibles opciones existentes que puedan resolver el problema:

a) ¿Yo he examinado minuciosamente todas mis posibles alternativas?

3) Examina posibles consecuencias / resultados de tu decisión:

a) ¿Yo he considerado todas las posibles consecuencias de mi decisión, incluso aquellas no relacionadas con la salud?

b) ¿Cuáles serían los posibles resultados positivos y negativos de esa decisión?

c) ¿Serían saludables?, ¿legales?

d) ¿Muestra respeto a mi persona y a otros?

e) ¿Siguen los consejos de mis padres?, ¿aprobarían mi decisión?

f) ¿Me sentiré cómodo con esta decisión en el futuro?

g) ¿Las oportunidades de éxito son reales?

4) Recopila más información según se necesite, antes de tomar la decisión (ejemplo: de libros, de su médico, entre otros).

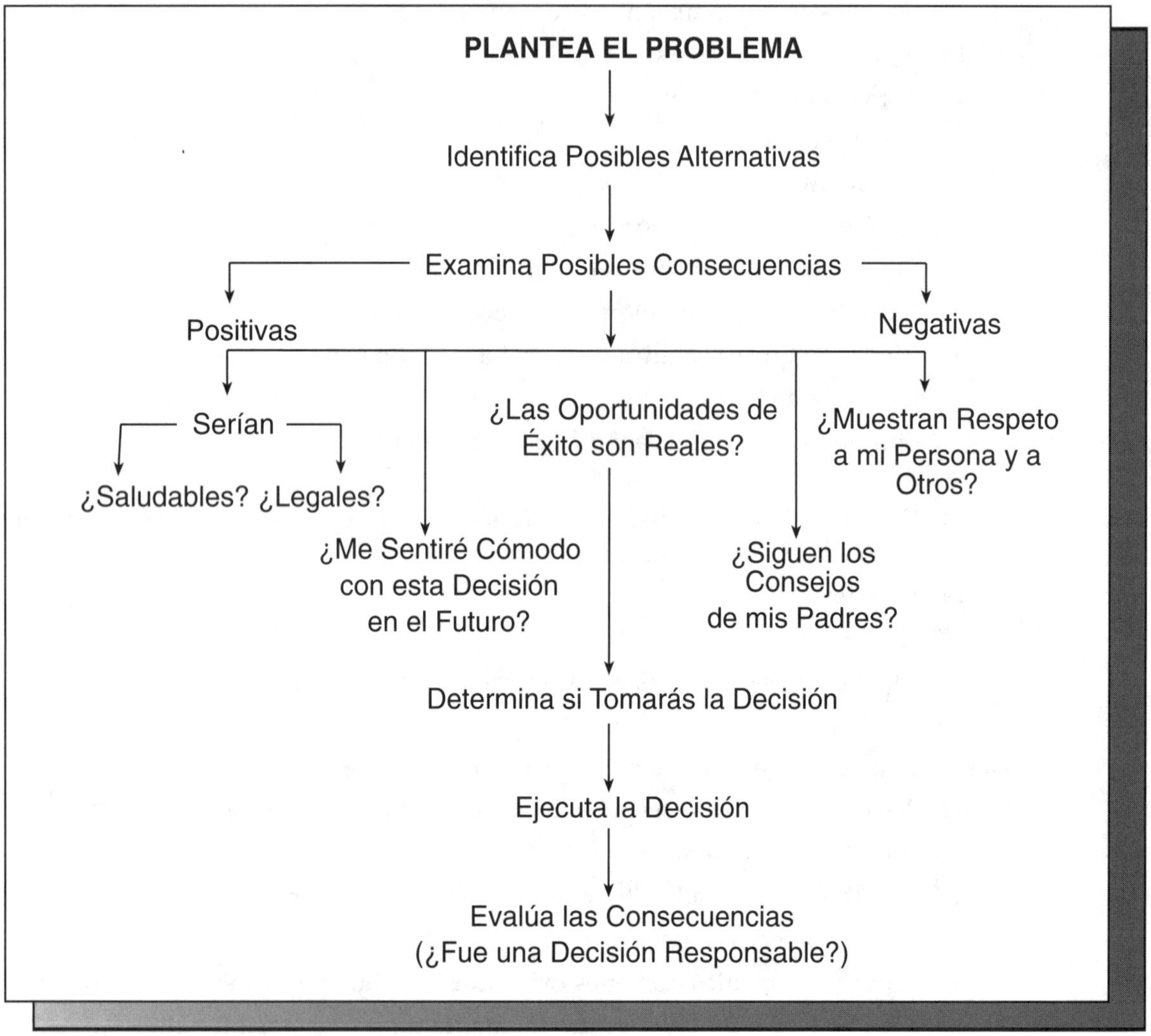

Figura **1**-9
Modelo que ayuda a realizar decisiones responsables ante una situación de riesgo o problema

(**Adaptado de**: Bruess, Clint y Glen Richarson. ***Decisions for Health.*** Dubuque, IA: Wm. C. Brown Publishers, 1992, p. 21.)

5) Determina si tomarás la decisión/alternativa seleccionada:
   ¿Yo debería escoger esta alternativa o elegir otra opción y evaluarla?
6) Ejecuta la decisión y actúa sobre ella.
7) Revisa y evalúa tus resultados:

a) ¿Cuáles fueron las consecuencias reales?

b) ¿Fue una decisión responsable?:

¿Se confirma la decisión/alternativa original?

c) ¿Qué yo he aprendido de esta experiencia?, ¿qué la lección me ha enseñado?

b. Técnicas/destrezas de rechazo (véase Tabla **1**-5):

1) Ofrece razones que justifiquen la decisión de negarte como una responsable.

2) Utiliza tu comportamiento como modelo para demostrar que en realidad esa era tu intención.

Tabla **1**-5

RECOMENDACIONES QUE DEBEN APLICARSE EN SITUACIONES DONDE LA MEJOR DECISION ES DECIR QUE NO ANTE UN COMPORTAMIENTO DE RIESGO

- Justifica tu decisión de rechazo
- Ejemplifica (demuestra/reafirma) tu decisión mediante tu comportamiento
- Motiva a otros en comportamientos saludables
- Establece autocontrol y mantén tu decisión
- Apártate de la situación

3) Motivar a otros para que seleccionen comportamientos saludables y responsables.

4) Mantén el autocontrol y sigue firme con tu decisión.

5) Retírate de la situación.

10. Evalúa los resultados de tus acciones (evaluación a corto plazo del progreso):

a. Puntos de cotejo para la evaluación

1) Evaluación inicial

a) A corto plazo

Dentro de una semana después de haber implementado el plan de acción.

11. Mantenimiento:

a. Concepto

Plan a largo plazo para un cambio permanente en el comportamiento.

b. Refuerzos motivadores

Para algunas personas, el reforzar con recompensas es de vital importancia para poder mantener el comportamiento responsable deseado.

V. "CONTINUUM"/NIVELES O ESCALA CONTÍNUA DE LA SALUD

A. Consideraciones Preliminares

1. Definiciones:

a. "Continuum" (escala continua):

Una progresión / sucesión de grados infinitos de alguna característica entre dos extremos.

2. Principios / bases de justificación:

a. La salud es un proceso dinámico que cambia continuamente a través de nuestra vida:

Nadie posee un estado fijo de completo bienestar físico, emocional, social y espiritual.

b. No existe ningún límite para el grado de salud que podamos alcanzar:

En la marcha de los procesos evolutivos de la vida, el individuo puede seguir creciendo y desarrollándose hacia el logro de niveles de bienestar aún más altos.

3. Características:

a. Existen dos extremos en el "continuum" de la salud:

1) En el extremo izquierdo:

La muerte prematura o enfermedad

2) En el extremo derecho:

La salud o bienestar positivo u óptimo (i.e., alto nivel / grado de salud / bienestar)

b. Hay unos grados o niveles de salud y / o de enfermedad / riesgo entre los dos extremos del "continuum" (etapas intermedias):

Su salud en cualquier tiempo dado se encontrará en algún punto del "continuum".

c. Existe un punto neutral en el centro del "continuum" de salud:

1) ¿Qué significa?:

a) Representa la salud promedio de la gente:

La salud de la mayoría de las personas se encuentra en alguna parte cerca de este centro.

d. Cada punto en el "continuum" es compuesto de cinco dimensiones de salud (véase Figura **1**-23):

En cualquier punto del "continuum" una persona puede tener algunos componentes / dimensiones de la salud a niveles altos y otros componentes / dimensiones a niveles bajos.

4. Interpretación:
   a. El lado de la enfermedad del "continuum" ilustra los resultados de los comportamientos detrimentales a la salud o por riesgos autoimpuestos:
      1) En gran medida, usted puede seleccionar el nivel de salud que desee alcanzar y/mantener:
         a) Se debe hacer un esfuerzo diario consciente para mejorar el lado de la salud del "continuum".
         b) Efecto sinergético:
            - Mientras más patrones de conducta y costumbres de comportamiento positivo/responsables puedan ser incorporados en el diario vivir cotidiano de tu estilo de vida, mayor será el potencial para alcanzar un nivel alto de bienestar/salud.
            - Lo mismo aplica para los comportamientos de riesgo, es decir, el posible efecto detrimental a la salud (o la probabilidad de enfermedades críticas) es mayor cuando se combinan muchos comportamientos de riesgo/negativos, en comparación con el efecto perjudicial a la salud que pueda ocasionar cada comportamiento considerado individualmente.
   b. Alto nivel de bienestar o salud positiva/óptima en el "continuum" de salud/bienestar:
      1) Concepto:
         a) Alternativas, decisiones y comportamientos responsables que toma la persona continuamente en el proceso evolutivo de su vida dirigidos a integrar y sintonizar/armonizar a niveles óptimos/positivos las dimensiones físicas, mentales, sociales, emocionales y espirituales de la salud, y, en última instancia, a lograr un mayor o constante estado de felicidad.
         b) Un proceso continuo y activo que requiere actitudes y comportamientos que contribuyan constantemente a mejorar la calidad de tu vida y a desarrollar tu potencial al máximo.
         c) Un estado de bienestar donde se asume responsabilidad por la salud y se diseña un estilo de vida con el propósito de alcanzar o mantener un alto grado de bienestar en las cinco dimensiones que componen la salud, y con el fin de realizar el potencial inherente en cada persona.
      2) Cualidades de una salud positiva/óptima:
         a) Alto nivel de energía, desarrollado mediante el mejoramiento de la aptitud física, especialmente de los sistemas circulatorio y respiratorio (aeróbicos).
         b) Bajo riesgo para enfermedades o ausencia de enfermedades o incapacidades.
         c) Pocos o ausencia de patrones de comportamiento negativos.

d) Desarrollo muscular (fuerza, tolerancia y flexibilidad) a niveles óptimos vía ejercicios especializados regulares.

e) Por ciento de grasa y peso corporal ideales, tomando en consideración la edad, talla (estatura) y somatotipo.

f) La habilidad para relajarse completamente a voluntad y de dormir adecuadamente.

g) Aceptarse a uno mismo como uno es y hacerlo con amor, comprensión y gratitud.

h) Crecimiento emocional efectivo y con energía renovadora para buscar una excelente salud mental y la felicidad.

i) Alto funcionamiento intelectual, con mente constructiva.

j) Creativamente envuelto con aquellos alrededor suyo.

k) Interés por su ambiente físico y psicosocial.

l) Práctica de una fe religiosa.

m) Personalidad adecuadamente integrada, resultado de todo lo arriba mencionado.

5. Definición de los grados de enfermedad y de salud o etapas intermedias del "continuum":

a. Enfermedades críticas o disturbios de vida o muerte:

Una condición patológica grave, cerca de la muerte.

b. Enfermedades principales:

1) Una enfermedad o incapacidad en sus comienzos o en manifiesto

2) De naturaleza grave o incapacitante, pero no de vida o muerte

c. Enfermedades menores:

1) Una condición benigna

2) Dolencia que no es incapacitante

d. Salud promedio (o neutral):

1) Concepto:

Implica la ausencia de enfermedad, pero con una salud sub-óptima, es decir, no se vive a su potencial máximo.

2) Características:

a) No poseen suficiente energía para sus actividades cotidianas.

b) No poseen un adecuado autoconcepto (sentido de sí mismo, de la propia identidad).

c) Aparentan estar saludables (no aparentan estar enfermos).

d) Los posibles riesgos que afectan su salud no son fatales, pero sí crónicos (de duración prolongada y/o recurrentes).

e. Buena Salud:

Bienestar aceptable (pero no completo ni excelente) de las cinco dimensiones de la salud, donde normalmente no hay enfermedades presentes.

f. Alto nivel de bienestar / salud:

Realización de todo el potencial de un individuo.

B. Modelos / Tipos de "Continuum" de Salud

1. "Continuum" de enfermedad a salud (veáse Figura **1**-10):

a. Concepto:

Salud es un estado que existe a un extremo del "continuum" y tiene la enfermedad en su extremo opuesto.

b. Meta:

Mantener su estado de salud en el lado derecho o lado saludable de ese "continuum".

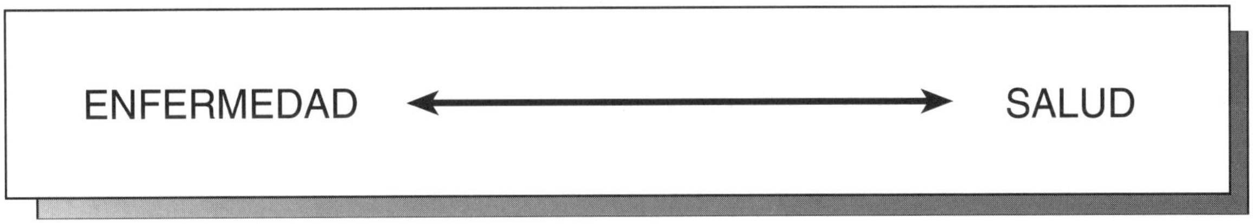

Figura **1**-10
"Continuum" de Enfermedad a salud"

c. Autoevaluación:

A base de esta conceptualización de la salud y tomando en consideración los muchos aspectos dimensionales que componen la salud, es posible examinar tu estado actual de salud según cómo lo percibas (véase Figura **1**-11).

2. "Continuum" de muerte a salud óptima (véase Figura **1**-12):

Los grados de salud se determinan en por cientos (según Rogers).

3. Escala continua de salud perfecta a muerte (véase Figura **1**-13):

a. Descripción:

1) Se considera la enfermedad y la salud como entidades separadas.
2) La enfermedad ocupa la mitad derecha del "continuum" y termina en el punto medio / central.
3) La salud comienza desde dicho punto central y ocupa la mitad izquierda del "continuum".
4) Es importante mencionar que el extremo de la salud perfecta es solo un punto de referencia, ya que no es posible alcanzar dicho nivel de salud.

Valoriza cada dimensión de tu salud, según la percibes actualmente, para cada una de las cinco dimensiones delineadas abajo.

	Baja							Alta		
Física	1	2	3	4	5	6	7	8	9	10
Social	1	2	3	4	5	6	7	8	9	10
Mental	1	2	3	4	5	6	7	8	9	10
Emocional	1	2	3	4	5	6	7	8	9	10
Espiritual	1	2	3	4	5	6	7	8	9	10

Suma el total de las cinco dimensiones ____. Divide la suma total entre 5, y coloca el número en la escala enfermo-saludable de abajo.

Figura **1**-11
Estimación de tu estado presente de salud

(**Tomado de:** Fassbender, William. ***You and your Health,*** 3rd ed.; New York: John Wiley & Sons, 1984, p. xvi.)

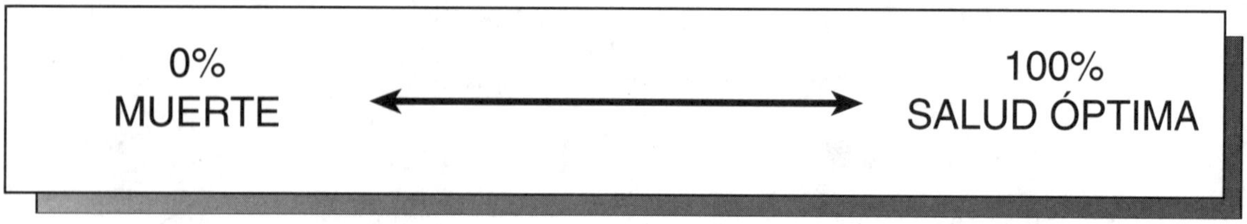

Figura **1**-12
"Continuum" de muerte a salud óptima

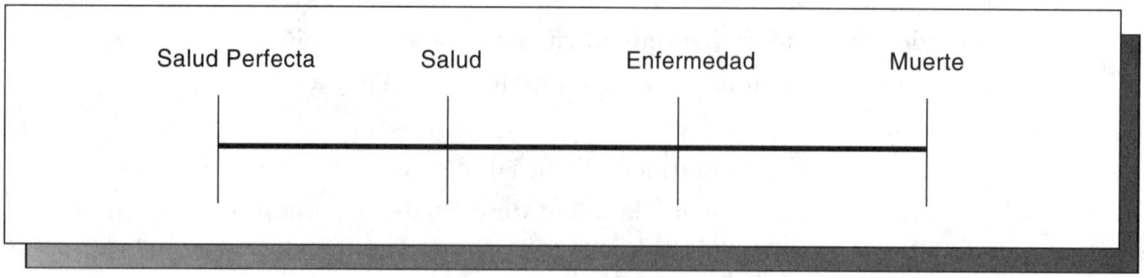

Figura **1**-13
Escala continua de salud perfecta a muerte

(**Tomado de:** Dintiman, George B. y Jerrold S. Greenberg. ***Health Through Discovery.*** 3rd ed.; New York: Newbery Award Records, 1986, p. 8.)

4. Escala continua ("continuum") de salud óptima a muerte (véase Figura **1**-14):
   a. Descripción:
      1) Representa la salud potencial del ser humano moderno.
      2) La amplitud de los niveles de salud y enfermedad se extienden desde cero salud (muerte) en un extremo del "continuum" hasta la salud óptima en el otro extremo.

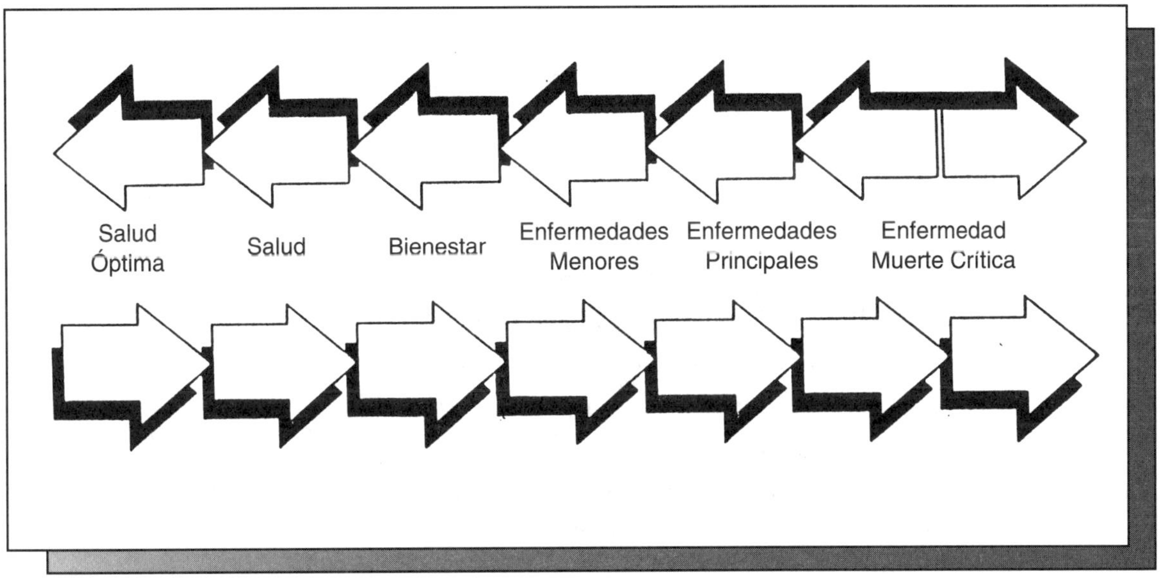

Figura **1**-14
Escala continua ("Continuum") de salud óptima a muerte

(Tomado de: Ensor, Phyllis G., Means y Barbra M. Henkel. ***Personal Health: Appraising Behavior.*** 2nd ed.; New York: John Wiley & Sons, 1985, p. 14.)

5. "Continuum" de Muerte prematura a alto nivel de bienestar / salud (salud positiva / óptima) (véase Figura **1**-15):
   a. Concepto:

      La salud no es estática y se encuentra en unos niveles a lo largo de un "continuum" que se extiende desde la muerte prematura a un extremo y hasta una salud positiva u óptima (alto nivel de bienestar) en el otro.
   b. La flecha indica que no existe ningún límite para el nivel de bienestar que pueda ser alcanzado.
6. La escala del bienestar / salud (véase Figura **1**-16):
   a. La amplitud / extensión de la calidad del estilo de vida: 0 a 100
   b. Varía de día en día.

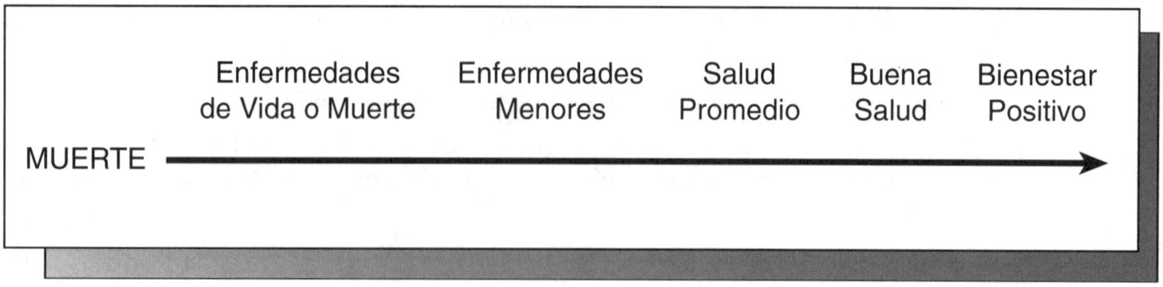

Figura 1-15
"Continuum" de muerte prematura a alto nivel de bienestar/salud

(Tomado de: Jones, Kenneth L. Louis Shainberg y Curtis O. Byer, ***Health Science***. New York: Harper & Row Publisher, Inc., 1985. p. 3)

c. Fluctuación de la mayoría de la gente: 30 a 60

d. Preguntas que los estudiantes deben hacerse:

a) ¿Dónde se ubican la mayor parte del tiempo?

b) ¿Qué afecta la calidad de su estilo de vida?

7. "Continuum" de salud utilizado en medicina (según el Dr. John W. Traves del "Wellness Resource Center") (véase Figura 1-17):

a. Concepto:

Desde el extremo de la salud positiva/óptima hasta el extremo de la muerte prematura hay un continuo que se mueve desde el punto neutral en el centro hasta un extremo o el otro.

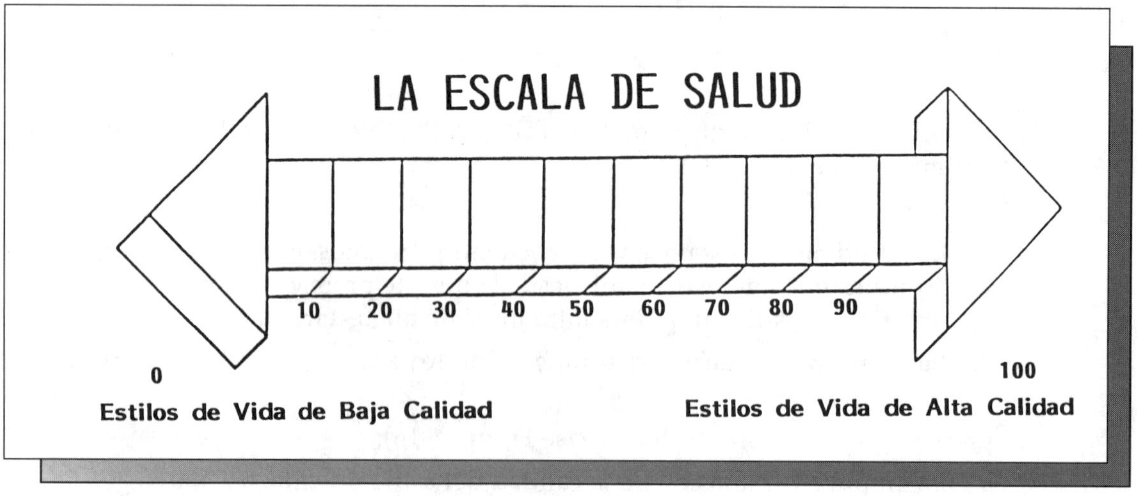

Figura 1-16
La escala del bienestar/salud

b. Submodelos de este "continuum" (Feliciano, Mildred. "La Salud y los Estilos de Vida", pp. 2-3; Caroll, Charles y Dean Miller, 1982, p. 4.):

1) Modelo de salud (salud primaria y secundaria):

a) Estado de alerta:

- Inicia este modelo
- La persona evalúa cómo vive al presente

b) La educación:

- Segunda etapa / nivel a la cual se mueve la persona.
- Es un proceso mediante el cual se consideran alternativas, se internalizan mensajes y se aceptan retos para el mejoramiento personal.

c) Toma de alguna acción:

- Concepto:

  Ejecutar las opciones / decisiones seleccionadas para iniciar aquellos esfuerzos que promuevan el crecimiento y desarrollo del potencial al máximo y que llevan a la persona a un estado completo de bienestar.

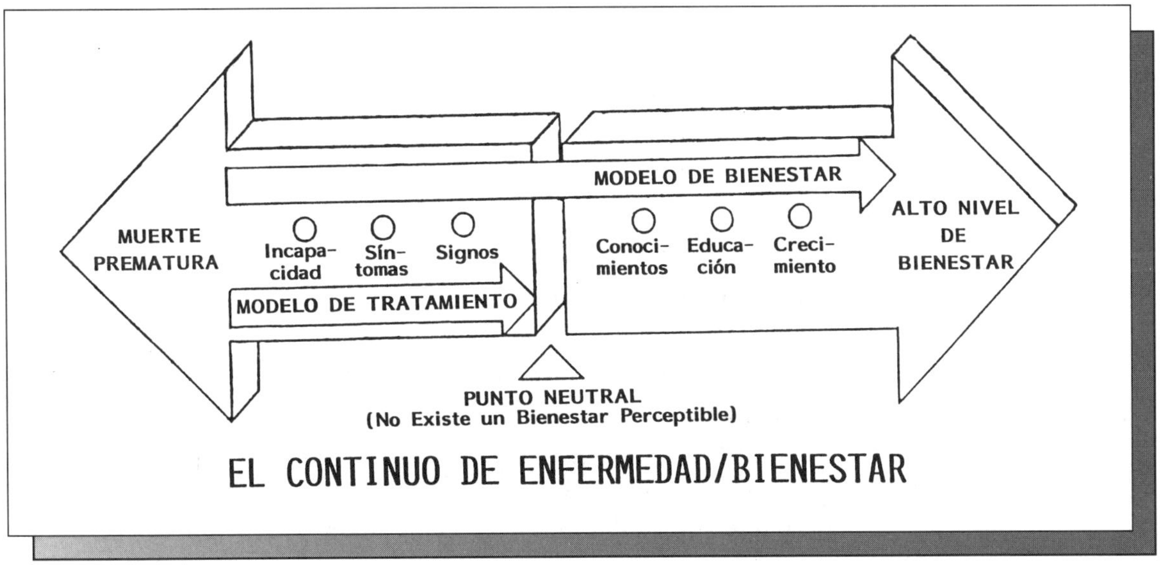

Figura 1-17
"Continuum" de salud utilizado en medicina

(**Tomado de:** Olsen, Larry K., Kerry J. Redican y Charles R. Baffi. ***Health Today.*** 2nd ed.; New York: Macmillan Publishing Company, 1986, p. 2.)

d) Salud óptima / alto nivel de bienestar:

- Resultado final.
- Un estado de completo bienestar que no se limita a la ausencia de enfermedad.
- Estimula a la persona a estar constantemente alerta evaluando su vida:

  De esta forma se repite el ciclo de un continuo indefinido.
- Determinantes principales de la salud óptima:
  - Los patrones de comportamiento o estilo de nivel individual.
  - La aportación gubernamental para proveer servicios de salud necesarios en un momento dado.

2) Modelo de tratamiento (prevención terciaria):

Se mueve desde el punto neutral hasta el próximo:

a) Signos / señales:

La persona está consciente de dichas señales en su cuerpo.

b) Síntomas:

Los signos pueden convertirse en síntomas que son mensajes que emite el cuerpo para que la mente actúe.

c) Daño o incapacidad:

- Resulta cuando los signos y síntomas no son atendidos a tiempo.
- Indica que según la condición de salud se deteriora, la habilidad para funcionar declina hasta un punto de detrimento permanente para sí mismo.
- Incapacidad reversible:

  Es aquella condición que no deja secuelas o daño.
- Incapacidad irreversible:

  Aquel disturbio tan severo que eventualmente produce daño permanente (ejemplo: alcohólicos crónicos).
- Comentario:

  Es posible que una persona incapacitada pueda ser más saludable que aquellas personas que poseen todas sus capacidades físicas, pero que sufran de limitaciones mentales o emocionales.

NOTA: La medicina tradicional nos ayuda a alcanzar un punto neutral ("0"), donde no hay enfermedad definida.

VI. PRINCIPALES CAUSAS DE MUERTE Y FRECUENCIA DE LAS ENFERMEDADES EN PUERTO RICO Y ESTADOS UNIDOS

A. Informe Anual de Estadísticas Vitales

1. Concepto:

   Informe escrito sobre la cuantificación numérica e interpretación/análisis de los eventos biológicos (i.e., nacimientos, defunciones, matrimonios y muertes fetales) que acontecen en una población o lugar geográfico durante un año.

2. Fuente principal de los datos:

   Oficinas Centrales del Registro Demográfico.

3. Importancia/utilidad:

   a. Para la planificación de servicios de salud.

      1) Justificación:

         a) Reflejan básicamente:

            - Los cambios en el patrón de morbilidad
            - La expectativa de vida alcanzada
            - Las causas de muerte

4. Limitación de su uso:

   a. Las muertes violentas:

      1) Razón:

         Por lo general se desconoce el estado de salud de las personas al momento de la muerte.

B. Estadísticas Vitales Preliminares de Puerto Rico

1. Fuente:

   a. La oficina de Estadística de Salud:

      Se publica mediante su *Boletín Informativo.*

C. Definiciones

1. Epidemiología:

   Aquella rama/campo de la ciencia médica que estudia los varios factores y condiciones que determinan la frecuencia/incidencia y distribución de la salud, la enfermedad, el efecto, la incapacidad y la muerte dentro de grupos de individuos/comunidad humana.

2. Estadística:

   a. Una rama de la matemática que ayuda a determinar la posibilidad o probabilidades de que algo ocurra (estudia la variación de algún fenómeno).

   b. Método científico (conjunto de procedimientos) utilizado para recolectar, ordenar/elaborar e interpretar en términos numéricos (medición/expresión cuantitativa) de un conjunto de hechos/datos, personales o cosas, los cuales deben ser pertinentes, comparables, confiables, completos y actualizados.

3. Estadísticas vitales:
   a. El registro de los acontecimientos biológicos que están ocurriendo en la población, tales como nacimientos, defunciones, matrimonios, etcétera.
   b. Un indicador de éxito o fracaso en los seres humanos al confrontarse a retos ambientales y hereditarios.
4. Riesgo:
   a. El grado de peligro que conlleva una oportunidad.
   b. La posibilidad de que algo malo acontezca.
5. Riesgo estadístico:
   a. La información de la posibilidad.
   b. Se basa sobre lo que le sucedió a un grupo de personas (población específica o general) en el pasado reciente.
6. Tasa:
   a. Concepto:
      1) Número de eventos (nacimientos, defunciones, enfermedades, entre otros) en un período de tiempo dado (usualmente 1 año) dividido entre la población de riesgo durante ese período, expresado en por ciento o en miles.
      2) Mide la probabilidad de ocurrencia de un evento particular.
   b. Determinantes:
      1) Las características del evento en cuestión
      2) El área geográfica en que sucede el evento
      3) El período de tiempo
   c. Clasificación general de las tasas:
      1) Tasa cruda:

         Aquella tasa computada para toda la población.
      2) Tasa específica:

         Tasas computadas para subgrupos específicos.
7. Mortalidad:

   Número total de muertos que ocurrieron en una población específica durante un año dado.
8. Tasa de mortalidad:
   a. Concepto:
      1) La frecuencia de las muertes en poblaciones particulares para un año dado.
      2) Uno de los indicadores comúnmente utilizados para medir el estado de salud de una comunidad.
   b. Parámetros utilizados para su cómputo:
      1) Intérvalo de tiempo (normalmente anual)
      2) Lugar geográfico definido

c. Ventaja / utilidad de su estudio:

1) Pueden visualizarse:

a) La relación de las defunciones por habitantes, ya sea en la población general o en un grupo particular.

b) El efecto de ciertas enfermedades y condiciones como causas de estas muertes.

9. Mortalidad general:

Defunciones en un área dada para un año.

10. Mortalidad por edades:

Defunciones de un grupo de determinada edad durante un año.

11. Tasa de mortalidad por edad específica:

Se utiliza para comparar la mortalidad en diferentes edades o los cambios en la misma edad a través del tiempo.

12. Mortalidad infantil:

La muerte de niños menores de un año.

13. Muerte prematura:

Defunciones antes de los 65 años de edad.

14. Años de vida potencial que se pierden:

a. Cálculo:

La sustracción de la edad de la persona en el momento de la muerte de 65 años (Edad de Muerte - 65 años).

15. Morbilidad:

a. Número vital de enfermedades / problemas de salud o condición incapacitante que acontece durante un período de tiempo (i.e., de un año) para una población o lugar determinado.

b. Pueden ser remediadas, curadas o controladas.

c. Algunas de ellas pueden ser prevenidas.

16. Tasa de morbilidad:

a. Concepto:

La frecuencia de la enfermedad en proporción a una población.

b. Aspectos que deben especificarse:

1) El período de tiempo

2) El lugar

c. Tasas de morbilidad más frecuentemente usadas:

1) Prevalencia:

La frecuencia de todos los casos (antiguos y nuevos) de una enfermedad *en un momento dado del tiempo* (prevalencia de punto) o *durante un período definido de tiempo* (prevalencia de período).

2) Incidencia:

1) La rapidez con la que ocurre una enfermedad.

2) La frecuencia con que se agregan (desarrollan o descubren) nuevos casos de una enfermedad/afección durante un período específico de tiempo y en un área determinada.

17. Accidente:

Aquel acaecimiento en secuencia de eventos que frecuentemente produce lesión, muerte o daño a la propiedad de forma no intencional.

18. Muertes por causas externas:

Las muertes por accidentes, suicidios, homicidios y otras causas externas donde no se pudo determinar el tipo de muerte.

D. Desarrollo Histórico de la Mortalidad y Morbilidad en Puerto Rico (**Información Tomada de:** Lecturas Curso INTD - 4005: *"Salud: Una Perspectiva Integral"*, 1985-86, Tomo I, II, pp. 9-10, 16-19; Departamento de Salud de P.R., Oficina de Estadística de Salud: "Estadísticas Vitales Preliminares, Puerto Rico, Año 1993", ***Boletín Informativo.*** Año XI, Serie D-2, Núm. 2, 14 de noviembre de 1994.) (Véanse Tablas **1**-6, **1**-7, y **1**-8)

1. Tasa bruta/cruda de la mortalidad general:

a. Para comienzos del siglo veinte (1907):

1) Dicha tasa era de 38.1 muertos por mil habitantes:

a) Causa/explicación:

Las pobres condiciones de higiene individual, saneamiento y de salud general que prevalecían en Puerto Rico.

b. Para los años subsiguientes:

1) La tendencia de la tasa bruta de mortalidad es a descender:

a) Datos cronológicos manifestantes:

- En el 1930 baja a 18.6 muertes por mil habitantes (una diferencia porcentual de reducción de –51 al compararse con la tasa de mortalidad general a principios de siglo).
- Entre los años 1966 y 1984 se mantuvo la mortalidad entre 6.4 y 6.7 muertes por 1,000 habitantes.
- Para el 1980 obtuvo su cifra más baja de 6.4 muertes por mil habitantes.

b) La razón para dicha tendencia se debe a las mejorías en:

- Las condiciones sanitarias
- Los servicios médicos
- Las condiciones socioeconómicas del país en general

Tabla **1**-6

PRIMERAS QUINCE CAUSAS DE MUERTE

PARA AMBOS SEXOS EN PUERTO RICO, AÑO 1994*

ORDEN	CAUSA DE MUERTE	TASA por 100,000 Habitantes	Por ciento de Todas las Muertes
1	Enfermedades del Corazón	157.7	20.4
2	Tumores Malignos (Cáncer)	116.6	15.1
3	Diabetes Mellitus (Sacarina)	50.7	6.6
4	Infección Virus Inmunodeficiencia Humana (SIDA)	42.0	5.4
5	Enfermedades Cerebrovasculares	38.7	5.0
6	Todos los Accidentes	35.6	4.6
7	Neumonías e Influenza	32.2	4.2
8	Enfermedad Pulmonar Obstrutiva Crónica	32.2	4.2
9	Homicidios e Intervención Legal	27.6	3.6
10	Enfermedades Hipertensivas	24.9	3.2
11	Enfermedad del Hígado y Cirrosis	17.7	2.3
12	Septicemia	13.7	1.8
13	Condiciones Originadas en el Período Perinatal	12.7	1.6
14	Nefritis y Nefrosis	10.5	1.4
15	Arteriosclerosis	6.6	0.9

* **Tomado de:** Departamento de Salud, Administración de Facilidades y Servicios de Salud, Oficina de Estadísticas de Salud. "Estadísticas Vitales Preliminares en Puerto Rico, 1994". ***Boletín Informativo.*** Año XI, Serie D-6 Núm. 1 (27 de junio de 1996). p. 4

Tabla **1**-7

PRIMERAS DIEZ CAUSAS DE MUERTE PARA AMBOS SEXOS

EN ESTADOS UNIDOS DE NORTEAMÉRICA, AÑO 1995*

ORDEN	CAUSA DE MUERTE	TASA por 100,000 Habitantes	Cantidad
1	Enfermedades del Corazón	281.2	738,781
2	Tumores Malignos (Cáncer)	1204.7	537,969
3	Enfermedades Cerebrovasculares	60.2	158,061
4	Enfermedad Pulmonar Obstructiva Crónica	39.9	104,756
5	Todos los Accidentes	34.1	89,703
6	Neumonías e Influenza	31.8	83,528
7	Diabetes Mellitus (Sacarina)	22.5	59,085
8	Infección Virus Inmunodeficiencia Humana (SIDA)	16.2	42,893
9	Suicidio	11.8	30,893
10	Enfermedad del Hígado y Cirrosis	9.5	24,848

* **Tomado de:** Rosenberg HM, Ventura SJ, Maurer JD, et al. Births and deaths: United States, 1995. ***Monthly Vital Statistics Reports;*** Vol. 45, No. 3, Supp.2, p. 31. Hyattsville, Maryland: National Center for Health Statistics, 1996. (World Wide WEB: http://www.cdc.gov/nchswww/datawh/statab/pubd/453s216h.htm)

Tabla 1-8

PRINCIPALES CINCO CAUSAS DE MUERTE EN PUERTO RICO (1993)
POR GRUPOS DE EDAD, PARA AMBOS SEXOS*

10-14 años	Tasas	%
1. Todos los Accidentes	7.5	29.0
2. Homicidios	2.9	14.5
3. Tumores malignos (Cáncer)	2.3	11.6
4. Enfermedades Cerebrovasculares	0.6	2.9
5. Anomalías Congénitas	0.6	2.9
15-19 años	**Tasas**	**%**
1. Homicidios	52.7	49.0
2. Todos los Accidentes	25.3	23.5
3. Enfermedades del Corazón	4.5	4.2
4. Suicidios	3.6	3.3
5. Tumores Malignos (Cáncer)	3.0	2.8
20-24 años	**Tasas**	**%**
1. Homicidios	86.0	46.4
2. Todos los Accidentes	41.0	22.1
3. SIDA	11.5	6.2
4. Suicidios	9.1	4.9
5. Tumores Malignos (Cáncer)	5.8	3.1
25-29 años	**Tasas**	**%**
1. SIDA	56.8	25.6
2. Homicidios	51.0	23.0
3. Todos los Accidentes	36.7	16.5
4. Enfermedades del Corazón	9.7	4.4
5. Tumores Malignos (Cáncer)	8.6	3.9
30-34 años	**Tasas**	**%**
1. SIDA	113.2	33.6
2. Todos los Accidentes	47.4	14.1
3. Homicidios	33.7	10.0
4. Enfermedades del Corazón	13.4	4.0
5. Tumores Malignos (Cáncer)	19.1	5.7
35-39 años	**Tasas**	**%**
1. SIDA	139.5	34.6
2. Todos los accidentes	53.0	13.1
3. Homicidios	42.8	10.6
4. Tumores malignos (cáncer)	25.1	6.2
5. Enfermedades del corazón	12.7	3.2
40-44 años	**Tasas**	**%**
1. SIDA	107.6	25.0
2. Tumores malignos (cáncer)	45.6	10.6
3. Todos los accidentes	39.6	9.2
4. Enfermedades del corazón	32.3	7.5
5. Homicidios	25.0	5.8

45-49 años	Tasas	%
1. Tumores Malignos (Cáncer)	84.7	17.1
2. SIDA	68.2	13.7
3. Enfermedades del Corazón	57.2	11.5
4. Cirrosis del Hígado	43.6	8.8
5. Todos los Accidentes	32.6	6.6
50-54 años	**Tasas**	**%**
1. Tumores Malignos (Cáncer)	143.6	21.3
2. Enfermedades del Corazón	118.4	17.6
3. Diabetes Mellitus	54.7	8.1
4. Cirrosis del Hígado	45.7	6.8
5. SIDA	44.5	6.6
55-59 años	**Tasas**	**%**
1. Tumores Malignos (Cáncer)	211.1	23.0
2. Enfermedades del Corazón	185.6	20.2
3. Diabetes Mellitus	71.8	7.8
4. Cirrosis del Hígado	69.7	7.6
5. Enfermedades Cerebrovasculares	34.5	3.8
60-64 años	**Tasas**	**%**
1. Enfermedades del Corazón	359.9	24.4
2. Tumores Malignos (Cáncer)	338.8	22.9
3. Diabetes Mellitus	139.4	9.4
4. Cirrosis del Hígado	77.9	5.3
5. Enfermedades Cerebrovasculares	62.3	4.3
65-69 años	**Tasas**	**%**
1. Enfermedades del Corazón	535.2	25.8
2. Tumores Malignos (Cáncer)	453.0	22.3
3. Diabetes Mellitus	195.9	9.6
4. Enf. Pulmonar Obst. Crónica	90.6	4.5
5. Hipertensión	80.2	3.9
70-74 años	**Tasas**	**%**
1. Enfermedades del Corazón	855.0	25.4
2. Tumores Malignos (Cáncer)	747.2	22.2
3. Diabetes Mellitus	311.9	9.3
4. Enf. Pulmonar Obst. Crónica	187.4	5.6
5. Enfermedades Cerebrovasculares	176.2	5.2
75-79 años	**Tasas**	**%**
1. Enfermedades del Corazón	1,152.9	25.0
2. Tumores Malignos (Cáncer)		
3. Diabetes Mellitus		
4. Enfermedades Cerebrovasculares		
5. Enf. Pulmonar Obst. Crónica		

Tomado de:** Departamento de Salud, Administración de Facilidades y Servicios de Salud, Oficina de Estadísticas de Salud. ***Informe Anual de Estadísticas Vitales, 1993. San Juan, Puerto Rico: ELA., Departamento de Salud, pp. 115-119.

Tabla 1-9

PRINCIPALES CINCO CAUSAS DE MUERTE EN ESTADOS UNIDOS DE NORTEAMERICA (1995) POR GRUPOS DE EDAD, PARA AMBOS SEXOS*

1-4 años	Tasas	#	25-44 años	Tasas	#
1. Todos los Accidentes	14.5	2,277	1. SIDA	36.6	30,465
2. Anomalías Congénitas	4.4	692	2. Todos los Accidentes	31.2	25,995
3. Tumores Malignos (Cáncer)	3.1	487	3. Tumores Malignos (Cáncer)	26.4	21,983
4. Homicidios/Interven. Legal	2.6	414	4. Enfermedades del Corazón	20.1	16,719
5. Enfermedades del Corazón	1.6	256	5. Suicidios	15.0	12,518
5-14 años	**Tasas**	**#**	**45-64 años**	**Tasas**	**#**
1. Todos los Accidentes	22.1	3,481	1. Tumores Malignos (Cáncer)	552.5	131,80
2. Tumores Malignos (Cáncer)	2.6	999	2. Enfermedades del Corazón	195.3	101,97
3. Homicidios/Interven. Legal	1.3	494	3. Todos los Accidentes	28.8	15,021
4. Anomalías Congénitas	1.2	457	4. Enfermedades Cerebrovasculares	28.8	15,015
5. Suicidios	0.9	327	5. Enf. Pulmonar Obst. Crónica	24.7	12,889
15-24 años	**Tasas**	**#**	**≥-65 años**	**Tasas**	**#**
1. Todos los Accidentes	37.6	13,56	1. Enfermedades del Corazón	1,842	677,84
2. Homicidios/Interven. Legal	19.0	6,82	2. Enfermedades Cerebrovasculares	1,136	831,00
3. Suicidios	13.3	4,78	3. Enf. Pulmonar Obst. Crónica	415	90,299
4. Tumores Malignos (Cáncer)	4.4	1,59	4. Tumores Malignos (Cáncer)	269	74,995
5. Enfermedades del Corazón	2.7	964	5. Neumonías e Influenza	223	44,472

Tomado de:** Rosenberg HM, Ventura SJ, Maurer JD, et al. Births and deaths: United States, 1995. ***Monthly Vital Statistics Reports; Vol. 45, No. 3, Supp.2, p. 31. Hyattsville, Maryland: National Center for Health Statistics, 1996. (World Wide WEB: http://www.cdc.gov/nchswww/datawh/statab/pubd/453s216h.htm)

2) Se observa un aumento gradual en el número de muertes y en la tasa cruda de mortalidad desde el 1980 al 1991:

a) Datos cronológicos manifestantes:

- ♦ El informe de los datos preliminares de las Estadísticas Vitales en Puerto Rico mostró un total de 26,328 defunciones, comparadas con 26,148 en el 1988 y 20,486 en el 1980 (lo que representa aumentos de 0.7 por ciento entre 1988 y 1989 y 28.5 por ciento de 1980 - 1989).
- ♦ La tasa cruda de mortalidad general fue de 7.4 por mil habitantes en el 1991, 1990 y 1989, en contraste con una tasa de 7.3 registrada en el 1988 (un 1.4 por ciento más alto) y 6.4 en el 1980 (un aumento de 16 por ciento).

b) Análisis de esta propensión:

- ♦ Refleja una población con una proporción cada vez mayor de personas envejecientes, i.e., la estructura de edad (avanzada) de la población de Puerto Rico está más favorable / propicia a una tasa de mortalidad general más elevada que la población del 1980:

Esto implica que el envejecimiento de la población a través de los años se manifiesta en un aumento progresivo en la tasa cruda de mortalidad.

2. Tasas de mortalidad por causas específicas:
   a. De 1907 hasta alrededor de 1950:
      1) Las enfermedades infecto-contagiosas y parasitarias ocupaban los primeros lugares como causas de muerte en Puerto Rico:
         a) El 48 por ciento de todas las muertes en el 1930 se atribuía a enfermedades de tipo infeccioso:
            - La diarrea-enteritis ocupaba el primer lugar.
            - Esta era seguida por la tuberculosis como segunda causa.
            - La malaria (responsable de 96.8 muertes por cien mil habitantes en el 1940) y neumonía (con una tasa de 77.2 muertes) también ocupaban lugares prominentes.
         b) Solo el 9 por ciento de las muertes se debían a las principales enfermedades crónicas (enfermedades del corazón, cáncer, enfermedades cerebrovasculares, arteriosclerosis y diabetes sacarina).
         c) Relación con el estado socioeconómico del país:
            - Característica de los países subdesarrollados
            - Patrón típico de una sociedad agrícola
   b. Para el año 1960:
      1) Las muertes por enfermedades degenerativas sobrepasan a las muertes por enfermedades infecciosas y parasitarias:
         a) La efectiva implementación de estrategias y métodos de salud pública y las mejoras en los niveles de vida general explican esta reducción en las muertes por enfermedades de tipo infeccioso:
            - Inmunización
            - Saneamiento ambiental
            - Detección y tratamiento precoz de las enfermedades
            - Progreso en los suministros de agua potable
            - Mejoras en vivienda
            - Adelantos en promoción y aplicación de una adecuada nutrición
         b) Vínculo con la situación socioeconómica de la Isla para dicha década:

            Patrón propio de países desarrollados.
      2) Los patrones de morbilidad de la población puertorriqueña también se modifican por las mismas razones:
         a) La efectividad de estas estrategias de salud pública han podido controlar y hasta erradicar algunas de las enfermedades infecto-contagiosas:

            Las enfermedades crónicas han reemplazado a las condiciones infecciosas como las principales causas de mortalidad y morbilidad en Puerto Rico.

3) Factores causales para el auge de las enfermedades crónicas y degenerativas como las principales causas de incapacidad y muerte en Puerto Rico:
   a) Alteraciones en nuestro desarrollo económico, social y moral:
      - La industrialización
      - El medio ambiente social
      - Valores individuales y colectivos
   b) El descuido en los patrones/estilos de vida y hábitos particulares del puertorriqueño.

      Los comportamientos de riesgo que prevalecen en la Isla promueven la alta incidencia de enfermedades incapacitantes y el aumento en la tasa de mortalidad originado por estas enfermedades.
4) Posibles estrategias para cambiar las estadísticas actuales de mortalidad y morbilidad en Puerto Rico:
   a) Una política pública que establezca programas de promoción y educativos (prevención primaria y secundaria) lo suficientemente intensos y amplios, de suerte que lleguen a todos los niveles socioeconómicos, a las industrias/corporaciones y, en general, a toda la Isla.
      - La meta es reorientar las estrategias y recursos hacia la medicina preventiva (contrario a la medicina curativa):
      - Los puertorriqueños deben aprender a cuidar su salud antes de que se enfermen, i.e., a ser más responsables de su bienestar total y del de los demás.
5) Para la década del 60 aparecen como las primeras causas de muerte las enfermedades del corazón, los tumores malignos (cáncer) y las enfermedades cerebrovasculares:
   a) Estas enfermedades prevalecen como las tres principales causas de muerte en los años siguientes hasta el 1987.
   b) Las enfermedades cardíacas y el cáncer se mantienen actualmente como las dos primeras causas de muerte.
6) Otras enfermedades degenerativas/incapacitantes cobran importancia en el patrón de mortalidad:
   a) La arteriosclerosis:

      Desde el 1950, la tasa de esta causa fue aumentando de 16.7 hasta un máximo de 39.3 muertes por 100,00 habitantes registrado en el 1973. A partir de ese año fue disminuyendo. Para el 1991 ocupaba la causa de muerte número catorce en Puerto Rico, con una tasa de 11.2 por 100,000 habitantes.
   b) Diabetes sacarina (mellitus):

      La diabetes sacarina ha registrado aumentos progresivos en su tasa hasta el 1989. En este año su tasa aumentó a 46.1 por 100,000 habitantes, adjudicándose la muerte de 1,611 personas y pasando a ser la tercera causa de muerte. Posiblemente, la falta de conocimiento sobre esta enfermedad y de sus complicaciones pudo haber contribuido a su alza en la tasa.

c) Las enfermedades hipertensas:

En el 1991 fueron la octava causa de mortalidad general, con 944 casos y una tasa de 26.6. En Puerto Rico, la hipertensión se considera como el factor más importante para las muertes por enfermedades cardiovasculares.

d) La enfermedad pulmonar obstructiva crónica (COPD, siglas en inglés) (incluye las muertes por bronquitis, enfisema, asma, bronquiectasia, alveolitis alérgica extrínseca y otras condiciones respiratorias afines):

En los últimos años, se observa un patrón ascendente en la mortalidad por condiciones crónicas pulmonares. Su tasa ha subido de 21.5 en el 1986 a 25.3 en el 1991 (un 17.7% de aumento), año donde ocupó la novena posición entre las causas de mortalidad general. Entre los posibles factores que puedan explicar esta tendencia en la Isla, se incluyen: (1) una mayor contaminación de nuestra atmósfera, (2) el alto número de fumadores crónicos en Puerto Rico, (3) la ausencia o pobre protección de personas que trabajan en contacto con polvo y gases tóxicos o irritantes y (4) la necesidad de planificar e implementar masivas y efectivas campañas publicitarias y de educación dirigidas a la prevención de estas condiciones.

e) Enfermedades del hígado y cirrosis:

La mortalidad por estas causas ocupó el décimo lugar en el 1991. El total de muertes aumentó de 739 a 818 con tasas de 20.9 en el 1990 a 23.0 en el 1991 (representa aumentos de 11 y 10 por ciento, respectivamente). El problema del alcoholismo en Puerto Rico puede ser uno de los factores viables para este auge en las muertes por cirrosis y sus complicaciones (ejemplo: hepatitis crónica o alcohólica).

7) Ciertas condiciones de tipo infeccioso se han mantenido o surgido entre las primeras quince causas de muerte en Puerto Rico:

a) Las neumonías e influenza (gripe):

Estas causas registraron un descenso en la década del 1950-60; de ahí en adelante prevalecen con una tasa relativamente alta. En el 1989 fueron responsables de la muerte de 1,271 puertorriqueños, con una tasa de 36.4 por 100,000 habitantes y ocuparon el cuarto lugar entre las causas de mortalidad general en el país.

b) La infección por virus de inmunodeficiencia humana, causante del Síndrome de Inmunodeficiencia Adquirida (SIDA):

Al presente, la mortalidad del SIDA se encuentra haciendo estragos en Puerto Rico. En apenas pocos años, la mortalidad general del SIDA se ha desplazado rápidamente. Contrario a las estadísticas actuales (1995) de mortalidad para todas la edades en los Estados Unidos de Norteamérica (donde el SIDA ocupa el cuarto lugar - véase Tabla **1-7**), en nuestra isla el SIDA se desplazó de la posición décimo tercera que ocupaba en el 1987 a la cuarta causa de muerte para el 1991 (tasa de 35.7). En el 1992, el SIDA bajó a la quinta posición, pero al año siguiente (1993) regresó como cuarta causa de mortalidad para todas las edades, con una tasa de 42.2 (véase

Tabla **1-6**). Aún más, esta mortal enfermedad afecta principalmente a la población puertorriqueña y norteamericana que se encuentra en sus edades productivas (véase Tabla **1-8**, y **1-9**). Tanto en Puerto Rico como en los Estados Unidos de Norteamérica el SIDA representa la principal causa de muerte en los grupos de edades que fluctúan entre los 25 a 44 años. Además, en Puerto Rico, las estadísticas vitales del 1994 muestran que el SIDA ha ocupado la segunda causa de muerte para los grupos de 45 a 49 años (véase Tabla **1-8**). De hecho se ha estimado que el SIDA le ha arrebatado un año a la expectativa de vida del puertorriqueño.

8) El apogeo de las muertes por causas externas (accidentes, homicidios y suicidios) surgen como "enfermedades sociales" o la "epidemia de la violencia" de nuestra sociedad actual (Millán Pabón, Carmen, "Provocan Estragos la Violencia y el SIDA". ***El Nuevo Día***, 15 de septiembre de 1991, pp. 4-6):

Lamentablemente, estas causas, similar al SIDA, son responsables de arrebatar la vida a la población en edad más productiva (véanse Tabla **1-8**, y **1-9**). Al igual que en los Estados Unidos continentales, este patrón alarmante en la mortalidad por causas externas o violentas de los jóvenes es el producto de una pobre salud mental, emocional, y espiritual de nuestra sociedad. La violencia familiar, el problema del alcoholismo y el tráfico y uso ilícito de drogas son factores que se manifiestan en la criminalidad y en los accidentes, principalmente los de tránsito. Los homicidios pueden ser el resultado de diversos factores de salud (fisiológicos, psicológicos, ambientales, y de estilos de vida - véase Tabla **1-10**).

Tabla **1-10**

FACTORES DE SALUD RELACIONADOS CON EL HOMICIDIO

Factor de Salud	Característica
Fisiológico	varón, joven, disfunción biológica
Psicológico	compromiso con estilos de vida violentos, inhibiciones alteradas ante la violencia, agresiones reprimidas, la violencia como meta, y reacciones a condiciones provocativas
Ambiental	zona urbana de depresión económica, aceptación cultural de la violencia, y violencia en los medios de comunicación
Estilos de Vida	Abuso de drogas, uso ilegal de drogas, comportamiento antisocial, y sistema de valores enfatizando la violencia

Tomado de: Floyd, Patricia A., Sandra E. Mimms, y Caroline Yelding-Howard. ***Personal Health: A Multicultural Approach***. Englewood, CO: Morton Publishing Company, 1995, p. 6.

¿Qué podemos hacer para deterner esta ola de violencia en Puerto Rico? Mi opinión personal es que la violencia nace principalmente en el seno del hogar de las familias puertorriqueñas. Los valores espirituales que se le enseñen a los hijos determina en gran medida el comportamiento social que habrán de desarrollar éstos. Posiblemente otros ambientes sociales relacionados con el proceso de aculturación del individuo y que pueden influir en el desarrollo de acciones violentes son las escuelas, y las comunidades. A continuación se presentan algunas recomendaciones dirigidas a reducir/prevenir la violencia en Puerto Rico (Floyd, Mimms, Mimms, & Yelding-Howard, 1995, p. 7):

a) Campañas de educación y divulgación de información:

Por medio de los medios de comunicación (prensa escrita, radio, televisión, e internet) se puede llegar al pueblo, de manera que esté consciente de este mal presente en la isla, y que el ciudadano puertorriqueño pueda ofrecer posibles soluciones a dicho problema.

b) Crear coaliciones:

Asociaciones/fraternidades o ligas cívicas, religiosas, políticas, agencias para la juventud, y líderes comunitarios pueden reunirse con regularidad para intercambiar ideas y desarrollar programas preventivos contra la violencia.

c) Reducir la violencia en la televisión:

Los padres pueden evitar que los hijos vean películas televisadas violentas. Además, por medio de diversos grupos que protegen al consumidor, a nivel cívico, religioso, y gubernamental se pueden establecer políticas públicas para controlar la violencia como un medio de entretenimiento en la televisión.

e) Reducir la violencia familiar:

Es imperativo poder desarrollar e implementar programas de orientación y educación en toda la isla que ayuden a las familias puertorriqueñas en el control de posibles acciones agresivas y castigos violentos contra sus hijos. Es un hecho que la violencia engendra más violencia. El exceso de castigos corporales a los hijos puede eventualmente desarrollar un comportamiento agresivo en éstos, lo cual puede manifestarse más tarde dentro de la comunidad donde vive.

f) Desarrollar programas educativos escolares que promuevan la NO-violencia:

Los ***educadores en salud*** para todos los niveles (elemental, secundario, y universitario) son responsables, mediante el modelaje y la enseñanza en las aulas de clase, de promover posibles medidas y recomendaciones que asistan en el control de la hostilidad y agresión mediante acciones NO-violentas.

g) Mejorar los programas de salud mental:

La base para el desarrollo de comportamientos sociales adecuados que no resulten en acciones violentas en los niños reside en intervenciones tempranas para niños con problemas de salud emocional y mental. Por consiguiente, para evitar posibles comportamientos violentos de niños con actitudes antisociales, se deben mejorar los programas actuales de salud mental que existen a nivel gubernamental y privado.

h) Desarrollar campañas y programas dirigidos a combatir el uso de tóxicos:

Las drogas y el alcohol representan factores de gran peso que determinan el comportamiento violento que se vive en nuestra sociedad. Por lo tanto, se requiere crear e implementar programas que promuevan el uso correcto de alcohol y fármacos.

E. Expectativa de Vida (Véanse Figuras **1**-18 y **1**-19)

1. Introducción:

En la actualidad, la mayoría de las enfermedades que eran comunes a principios de este siglo pueden prevenirse o tratarse con efectividad, gracias a los esfuerzos y logros médicos que han resultado de las intensas investigaciones biomédicas realizadas en las décadas pasadas. Por ejemplo, la viruela ha sido casi por completo erradicada y otras enfermedades infecciosas pueden ser evitadas o controladas por medio de inmunizaciones (ejemplo: difteria, poliomielitis, tos ferina, tuberculosis, influenza, tétano, sarampión regular y rubéola). Evidentemente, estos descubrimientos de la ciencia médica han permitido que hoy día se pueda vivir por más tiempo. Otros factores que posiblemente han contribuido a la prolongación de la vida podrían ser: (1) mejoras en el saneamiento ambiental (ejemplo: disposición adecuada de excretas y basura), (2) mejores hábitos higiénicos (ejemplos: secarse las manos, usar ropa limpia, entre otros), (3) mejoras en la vivienda, vestimenta y nutrición, (4) el descubrimiento de medicamentos y antibióticos efectivos, (5) facilidad para el acceso a los servicios de salud (ejemplo: hospitales, asistencia médica, educación higiénica), (6) efectivas campañas y clínicas preventivas, y (7) mejor nivel socioeconómico. Al presente, tanto en Puerto Rico como en Estados Unidos continentales, se estima que la expectativa de vida al nacer para ambos sexos ha rebasado los 70 años de edad. Sin embargo, las mujeres poseen una mayor expectativa de vida en comparación con los varones.

2. Expectativa de vida al nacer en Puerto Rico para el 1992 (Departamento de Salud, ***Informe Anual de Estadísticas Vitales***, Puerto Rico, 1993, p. 319.):

a. Población general (ambos sexos):

75.2 años (para el 1950 era de: 60.9 años).

b. Varones:

69.3 años (para el 1950 era de: 59.5 años).

c. Hembras:

78.8 años (para el 1950 era de: 62.4 años).

3. Expectativa de vida al nacer en Estados Unidos para el 1990 ("Longevity Gains Continue", ***Statistical Bulleting***, julio-septiembre, 1991, pp. 19-25.):

a. Población general:

75.3 años (entre 1949 y 1951 era de 60.8 años).

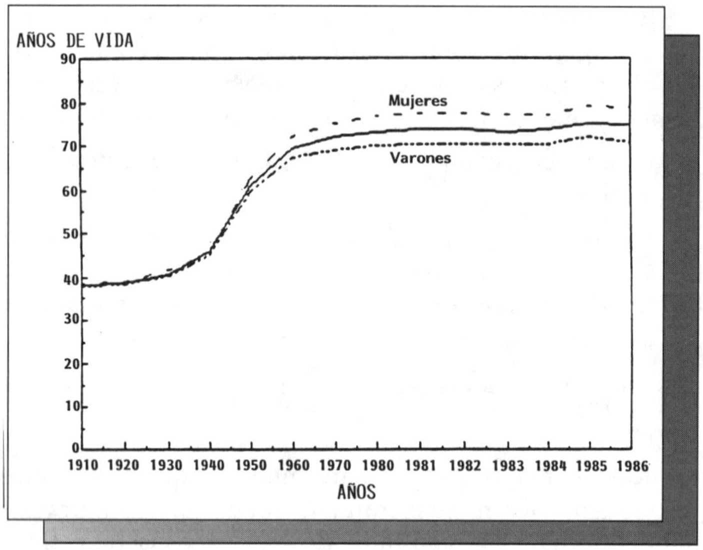

Figura 1-18
Esperanza de vida al nacer, por sexo, en Puerto Rico, años 1910-1986

(**Tomado de:** Departamento de Salud, Administración de Facilidades y Servicios de Salud, Oficina de Estadísticas de Salud. ***Informe Anual de Estadísticas Vitales, 1987.*** San Juan, Puerto Rico: E.L.A., Departamento de Salud, 1989, p. 325.)

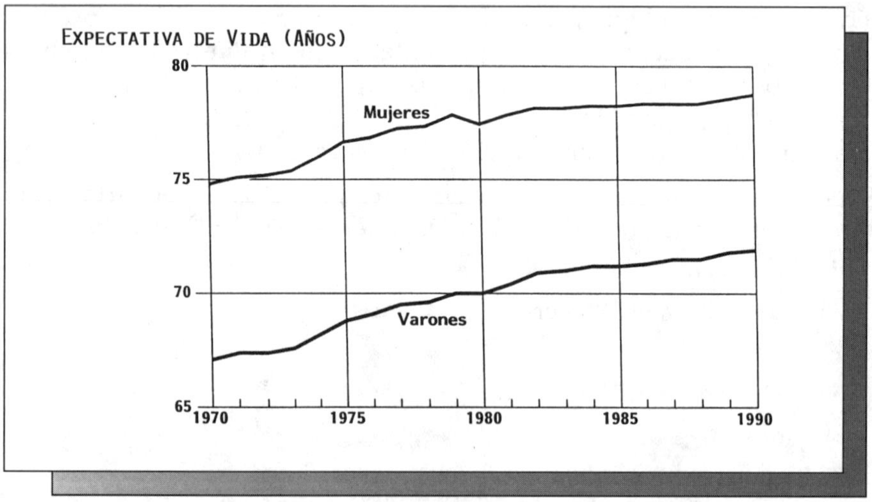

Figura 1-19
Expectativa de vida al nacer, por sexo, en Estados Unidos

(**Tomado de:** ***Statistical Bulleting.*** "Longevity Gains Continue". Julio-septiembre, 1991, p. 21.)

b. Varones:
   71.9 años (entre 1949 y 1951 era de 58.9 años).

c. Hembras:
   78.7 años (entre 1949 y 1951 era de 62.7 años).

4. Japón, 1991:
   a. El número de japoneses que tienen por lo menos 100 años de edad continúa aumentando debido a mejoras introducidas en la dieta y en la atención médica.
   b. Las mujeres representan la gran mayoría de las personas con cien años o más.

VII. FACTORES QUE AFECTAN LA SALUD DEL ESTUDIANTE

(Véase Figura **1**-20 y **1**-21, y **1**-22)

A. Herencia/factores genéticos

1. Concepto:
   a. El traspaso de características biológicas de los padres al niño.
   b. Puede causar una predisposición genética hacia una enfermedad.

2. Características:
   a. No es controlable

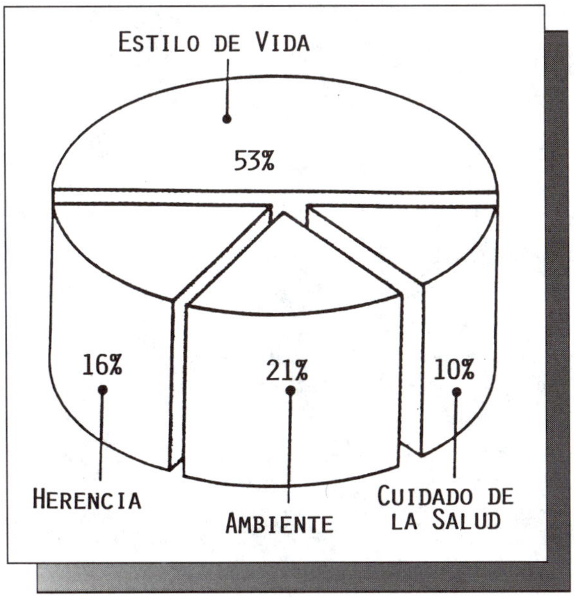

Figura **1**-20
Factores que determinan la salud

(**Adaptado de:** Insel, Paul M. y Walton T. Roth. ***Core Concepts in Health.*** 3rd ed.; California: Mayfield Publishing Company, 1982, p. 4.)

3. Enfermedades que se pueden heredar:
   a. Disturbios mentales (ejemplo: esquizofrenia).
   b. Enfermedades infecciosas.
   c. Cardiopatías coronarias (enfermedad en las arterias coronarias del corazón).
   d. Diabetes sacarina (producción o utilización inadecuada de insulina, manifestado por hiperglucemia).
   e. Hemofilia (ausencia de coagulación sanguínea, manifestado por hemorragias).
   f. Anemia drepanocítica (eritrocitos anormales / enfermos).
4. Dirección principal de la investigación científica:
   a. Hacia la eliminación de las enfermedades genéticas a través de:
      1) La ingeniería genética

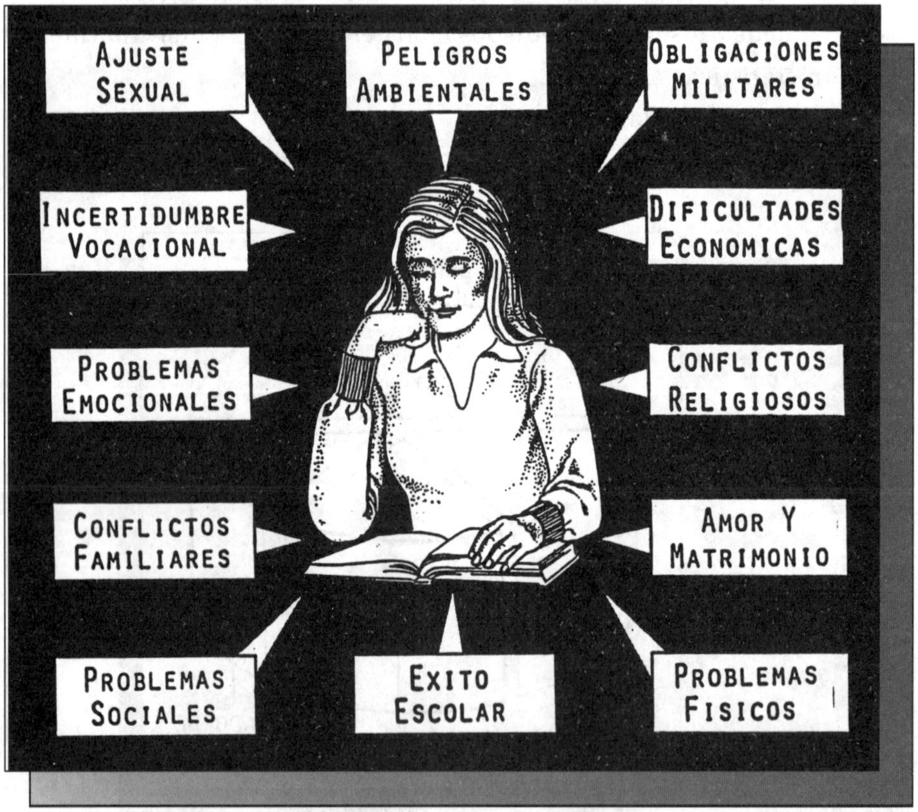

Figura 1-21
Factores que afectan la salud del estudiante

(**Tomado de:** Ensor, Phyllis G., Richard K. Means y Barbara M. Henkel. ***Personal Health: Appraising Behavior.*** 2nd ed.; New York: John Wiley & Sons, 1985, p. 12.)

2) Consejería genética
3) Educación para la salud

5. Magnitud de su afección:

Este factor compone 16% de lo que determina el grado de salud de un individuo.

B. Ambiente

1. Concepto:

Todo aquel elemento externo al cuerpo humano, que rodea o se interrelaciona con el individuo, sobre el cual la persona tiene cierto grado de control.

2. Tipos:

a. Físico:

Condiciones del tiempo y clima, estaciones, vivienda, suelo / tierra, condiciones sanitarias, agua, luz, provisiones de alimentos, medicamentos, radiación, aire limpio o contaminado, facilidades recreativas, automóviles, hospitales, solares y edificios escolares, entre otros.

b. Factores biológicos:

1) Todas aquellas cosas que poseen vida:

Fauna (animales), flora (plantas), otras personas, gérmenes, vectores de enfermedades, reservorios, agentes de enfermedades, entre otros.

c. Factores sociológicos o culturales (aquellos factores que son creados únicamente por el ser humano):

a. Social:

1) Comprende las interaciones entre la gente.
2) Incluye también:

Hacinamiento, calidad de vivienda, condiciones de trabajo, seguridad física y social, afecto, comunicación, asistencia médica, trabajo, progreso, distribución de la riqueza, entre otros.

b. Cultural:

1) Patrones de cultura en un tiempo y lugar dado:

a) Patrón de vida que sigue de generación en generación:

Hábitos / comportamiento, modo de pensar, crear y sentir.

2) Conjunto de capacidades que el hombre adquiere como miembro de la sociedad en que vive:

Conocimientos, creencias, costumbres, estatus social, derecho, moral, artes, entre otros.

3. Magnitud de su influencia en la salud del estudiante:

21% de la capacidad del individuo para controlar la enfermedad resulta de su medio ambiente.

C. El cuidado de la salud (médico y hospital)
   1. Constituyentes:
      a. Medicina preventiva.
      b. Cuidado del enfermo.
   2. Magnitud de su influencia hacia la salud:
      10% de este factor que afecta nuestra salud puede ser controlado por la persona.

D. Comportamiento o estilo de vida
   1. Decisiones personales sobre las cuales el individuo tiene cierto grado de control:
      Puede afectar la salud de forma positiva o negativa.
   2. Factor principal que afecta al estudiante.
   3. Es un asunto de selección de responsabilidad individual.
   4. Resulta de la interacción de los factores sicológicos, sociales y espirituales.
   5. Factores que afectan la calidad de tu estilo de vida (véase Figura **1**-22):
      a. Tus comportamientos:
         1) Comportamientos de bienestar (salud)
         2) Comportamientos de riesgo
      b. Tus relaciones:
         1) Relaciones que mejoran la calidad de vida:
            Dichas relaciones ayudan al buen funcionamiento de todas las áreas/facetas de la vida.
         2) Otras relaciones desmerecen la calidad de vida:
            Estas relaciones obstaculizan cualquier gestión que se intente para alcanzar un nivel de salud positivo.
      c. Tus decisiones:
         1) Decisiones responsables:
            Decisiones que promueven el bienestar personal y la de otros.

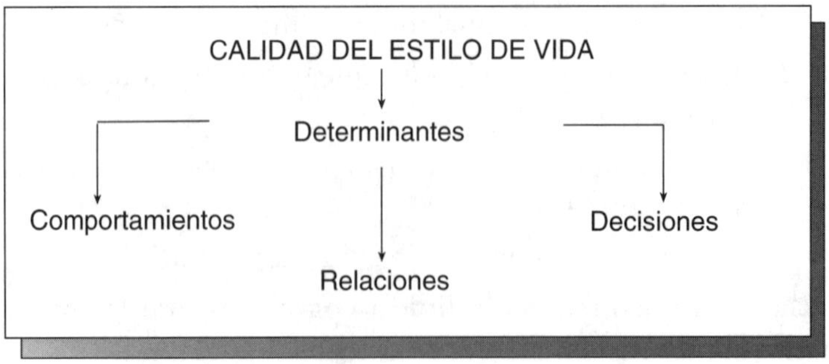

Figura **1**-22
Factores que afectan la calidad de tu estilo de vida

2) Destrezas de rechazo:

Son maneras para decir no a los comportamientos de riesgo.

6. El 53% de la habilidad de la persona para manejar la enfermedad es determinado a través de su propio estilo de vida.

E. Conclusiones

1. El factor principal que determina nuestra salud (el cual puede eventualmente provocarnos una muerte prematura) es nuestro comportamiento de salud o estilos de vida:

   Es nuestra responsabilidad modificar todo comportamiento de riesgo hacia aquellos que sean saludables/correctos.

2. El 84 por ciento de todos los factores que puedan causarnos la muerte pueden ser controlados por nosotros mismos.

3. El único determinante de nuestra salud que no es posible modificar es el factor genético.

VIII. LOS COMPONENTES O DIMENSIONES DE LA SALUD

(Véase Figura **1-**23)

A. Salud Física:

1. Concepto:

   a. Nivel de suceptibilidad a una enfermedad, peso corporal, acuidad/agudeza visual, fuerza, potencia, coordinación, nivel de tolerancia y rapidez de recuperación.

   b. La persona tiene la sensación (subjetiva) de que ninguno de sus órganos o funciones se encuentran menoscabadas.

2. Características:

   a. Funcionamiento eficiente del cuerpo

   b. Resistencia a enfermedades

   c. La capacidad física de responder apropiadamente a una diversidad de eventos

   d. Nivel adecuado de aptitud física

3. En muchas situaciones la dimensión física puede ser la más importante:

   En la mayoría de los programas de salud y aptitud física (establecidos o en promoción/mercadeo) el enfoque o base es la salud física como el instrumento principal diseñado para operar el organismo humano.

B. Salud Mental/Intelectual

1. Concepto:

   a. Según la Organización Mundial de la Salud (OMS):

      La capacidad para mantener relaciones armoniosas con los demás, satisfacer necesidades instintivas potencialmente en conflicto sin lesionar a los demás y ser capaz de participar en las modificaciones positivas del ambiente físico y social.

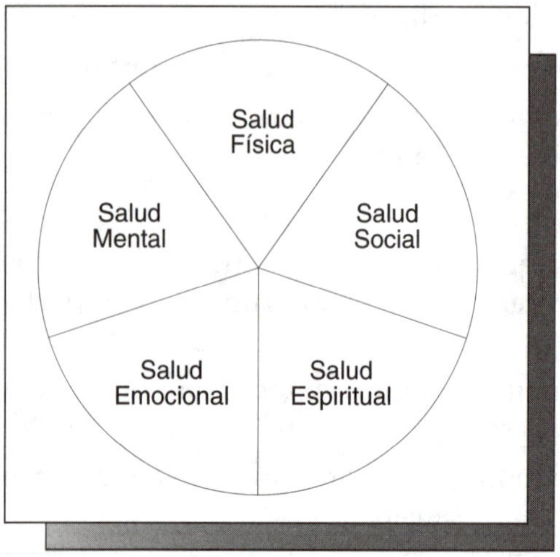

Figura 1-23
Los componentes / dimensiones de la salud

(**Tomado de:** Greenber, Jerrolds S. ***Health Education-Centered Instructional Strategies.*** 2nd ed.; Dubuque, IA: Wm. C. Brown Pub., 1989, p. 6.)

a. Otras definiciones:
   1) La habilidad de:
      a) Aprender y poseer capacidades intelectuales
      b) Procesar información y actuar en base a ella
      c) Clarificar valores y creencias
      d) Ejecutar tu capacidad de hacer decisiones
      e) Entender las ideas nuevas

2. Características:
   a. Existe un equilibrio interior, intelectual y afectivo
   b. El individuo:
      1) Vive satisfecho de sí mismo
      2) Se siente bien con relación a las demás personas
      3) Puede hacer frente a las exigencias de la vida

C. Salud Social:

1. Concepto:

   La habilidad de interaccionar bien con la gente y el ambiente, habiendo satisfecho las relaciones interpersonales.

2. Sinónimos:
   a. Gracias o destrezas sociales
   b. Perspicacia social
3. Características:
   a. La persona se encuentra integrada a su medio social
   b. Incluye:
      1) Buenas relaciones con otros
      2) Una cultura apoyadora
      3) Adaptaciones exitosas en el ambiente

D. Salud Espiritual:
1. Concepto:
   a. Creencias y prácticas religiosas
   b. La creencia en una fuerza unificante (de un ser supremo):
      Para algunos, dicha fuerza será la naturaleza, para otros será las leyes científicas y para otros será la fuerza de Dios.
   c. La habilidad para:
      1) Descubrir y articular un propósito personal en la vida
      2) Aprender, cómo experimentar amor, disfrute, paz y sentido de logro (autorrealización)
2. Características:
   a. Como ayudarse a uno mismo y a otros para que alcancen su potencial máximo.
   b. Incluye:
      1) Tus relaciones con los seres vivientes
      2) El papel/función de una dirección espiritual en tu vida
      3) La naturaleza del comportamiento humano
      4) La disposición/complacencia para servir a otros

E. Salud Emocional
1. Concepto:
   a. La habilidad de controlar las emociones, es decir, sentirse cómodo al expresarlas, y de realizarlo en forma apropiada.
   b. Características emocionales que te ayudan a crecer y a desarrollarte:
      1) Grado en el cual tú eres capaz de controlar/combatir el estrés
      2) Ser flexible
      3) Compromiso para resolver conflictos
2. Las personas que consistentemente tratan de mejorar su salud emocional tienden a disfrutar mejor la vida.

IX. COMENTARIOS FINALES DEL AUTOR

La información que ustedes han leído en este capítulo representa la base para entender y aplicar los conceptos que se cubrirán en los capítulos que siguen. No obstante, solo será de utilidad si ustedes como individuos responsables de su salud aplican estos conocimientos y los promueven entre sus familiares y amigos. Para que ustedes puedan efectivamente alcanzar su meta de estudio y hacer uso de todo su potencial y habilidades particulares (i.e., que puedan autoactualizarse) es requisito que posean un estado de salud positivo. Posiblemente, para que ustedes puedan llegar a este nivel, tendrán que explorar nuevos cambios que conllevan frustraciones o recaídas al comportamiento de riesgo. Sin embargo, todo esto les servirá de experiencia práctica para que continúen experimentando hacia la consecución de ese estado de autoactualización, principalmente mediante unos estilos de vida que promuevan su salud y la de otros.

INVENTARIO DE SALUD*

Nombre del Estudiante:____ Fecha:____/____/____
Día Mes Año

Curso: ____ Sección:____________

OBJETIVO DEL INVENTARIO:

Ayudarte a identificar áreas de tus estilos de vida que puedan ser mejorados, con el fin de alcanzar y/o mantener un nivel alto de bienestar, y reducir tus riesgos a largo plazo de alguna enfermedad degenerativa-crónica (ejemplo: enfermedades del corazón, cáncer, diabetes, enfermedades cerebrovasculares, entre otras).

INSTRUCCIONES:

Lee cada aseveración y encierra en un círculo el número que mejor describa tu comportamiento. El **5** corresponde a SIEMPRE, **4** indica FRECUENTEMENTE, **3** describe un comportamiento que se realice A VECES, **2** indica RARA VEZ, y **1** implica que NUNCA se lleva a cabo.

SECCIÓN I: Auto-Responsabilidad Médica

1. Yo trato de no utilizar medicamentos cuando me siento enfermo.	5	4	3	2	1
2. Yo me cuestiono el uso de rayos-x diagnósticos.	5	4	3	2	1
3. Yo trato de cambiar aquellos estilos de vida que representan factores de riesgo para enfermedades del corazón, cáncer, y otras condiciones degenerativas-crónicas.	5	4	3	2	1
4. Yo apoyo el proceso de inmunización para todos los niños, el cual se encuentra dirigido a evitar las enfermedades comunes de la infancia.	5	4	3	2	1
5. Yo estoy consciente de los efectos secundarios que pueden ocasionar las medicinas que consumo.	5	4	3	2	1
6. Yo buscaría otras opiniones médicas si mi doctor me recomienda cirugía (operación).	5	4	3	2	1
7. Yo le pregunto a mi médico por qué se me prescribe cierto tipo de medicamento y examino otras posibles alternativas.	5	4	3	2	1
8. Yo busco ayuda médica solamente cuando posea signos/síntomas o perciba que cierta condición (potencial) necesi-					

ta una evaluación médica, en vez de sólo concentrarme en exámenes médicos anuales de rutina.	5	4	3	2	1
9. Yo le pido a mi médico que me explique el diagnóstico de mi condición hasta que me sienta satisfecho de haber entendido todo lo que necesito conocer.	5	4	3	2	1
10. (sólo para mujeres) Yo me examino con frecuencia mis senos.	5	4	3	2	1
(sólo para varones) Yo estoy consciente de los signos del cáncer testicular.	5	4	3	2	1

Puntuación Total: ______________

SECCIÓN II: Salud Emocional

1. En muy pocas ocasiones pierdo la concentración de un trabajo que me encuentro realizando (ejemplo: estudiando para un examen) por estar preocupado de otras cosas.	5	4	3	2	1
2. Yo evito tomar píldoras para dormir.	5	4	3	2	1
3. Yo llevo un registro de mis sentimientos y pensamientos en un diario.	5	4	3	2	1
4. Yo no poseo dificutades para dormir.	5	4	3	2	1
5. Yo soy capaz de aceptar mis sentimientos de tristeza, depresión, y ansiedad, estando consciente que éstos son casi siempre pasajeros.	5	4	3	2	1
6. Duermo lo suficiente diariamente.	5	4	3	2	1
7. Yo recuerdo y pienso mis sueños nocturnos.	5	4	3	2	1
8. Yo puedo controlar mis problemas emocionales sin la necesidad de recurrir al consumo de bebidas alcohólicas, u otras drogas que alteren mi estado de humor.	5	4	3	2	1
9. Yo trato de relacionarme con personas que posean una actitud positiva sobre la vida.	5	4	3	2	1
10. Yo trato de evitar asociarme con aquellas personas que siempre poseen actitudes negativas/pesimistas ante la vida, y que también provocan estados de depresión a otros individuos que rodean.	5	4	3	2	1

Puntuación Total: ______________

SECCIÓN III: Estrés

1. Yo soy capaz de identificar las situaciones y factores que me causan un estrés excesivo.	5	4	3	2	1
2. Yo no tomo tranquilizantes u otras drogas como un medio para poder relajarme.	5	4	3	2	1
3. Yo soy capaz de identificar ciertas respuestas corporales y enfermedades como consecuencias del estrés.	5	4	3	2	1
4. Trato de alcanzar aquellas metas que yo mismo establezco.	5	4	3	2	1
5. No me molesta cuando otras personas y situaciones me hacen esperar o perder tiempo.	5	4	3	2	1
6. Cada día yo reservo un tiempo para tranquilizar mi mente y relajarme.	5	4	3	2	1
7. Yo estoy dispuesto a establecer y sostener amistades muy allegadas y relaciones íntimas.	5	4	3	2	1
8. Yo rara vez padezco de tensiones o migraña, o dolores en el cuello y hombros.	5	4	3	2	1
9. Establezco como prioridad atender mis necesidades personales en cuanto a tiempo y espacio psicológico al decir que "NO" ante aquellas peticiones que me hacen otras personas.	5	4	3	2	1
10. Yo me encuentro satisfecho con mi institución educativa (escuela / universidad) y / o trabajo.	5	4	3	2	1

Puntuación Total: ______________

SECCIÓN IV: Nutrición

1. Yo me alimento solamamente cuando tengo hambre.	5	4	3	2	1
2. Yo evito el comprar alimentos que tengan colorantes artificiales.	5	4	3	2	1
3. Yo trato de no consumir alimentos que posean ingredientes altos en azúcares refinadas o mermeladas (ejemplo: "corn sugar").	5	4	3	2	1
4. Yo controlo el consumo en exceso de la sal.	5	4	3	2	1
5. Yo me alimento con frutas y vegetales frescos.	5	4	3	2	1

6. Yo leo las estiquetas de los alimentos para poder determinar sus ingredientes.	5	4	3	2	1
7. Yo obtengo un aporte diario adecuado de vitaminas mediante los alimentos que consumo o de suplementos vitamínicos.	5	4	3	2	1
8. Mi desayuno contiene alrededor de un tercio de mis necesidades diarias de calorías, proteínas, y vitaminas.	5	4	3	2	1
9. Yo trato de incluir fibra o celulosa (granos íntegros, frutas y vegetales frescos, o salvado) en mi dieta diaria.	5	4	3	2	1
10. Yo trato de no consumir meriendas que incluyan golosinas/dulces, productos de repostería, y otros alimentos de bajo contenido nutricional (alto en azúcares simples, grasas saturadas, colesterol, y sal).	5	4	3	2	1

Puntuación Total: ______________

SECCIÓN V: Aptitud Física y Cuidado Personal

APTITUD FÍSICA:

1. Yo realizo ejercicios de estiramiento por varios minutos diariamente para mantener mi cuerpo flexible.	5	4	3	2	1
2. Yo prefiero subir escaleras en vez de tomar el elevador.	5	4	3	2	1
3. Yo me involucro en algún tipo de actividad física de intensidad moderada o vigorosa como mínimo tres veces por semana.	5	4	3	2	1
4. Cuando me sea posible, prefiero caminar en vez de guiar el automóvil.	5	4	3	2	1
5. Yo estoy consciente de las calorías gastadas a través de las actívides físicas y/o ejercicios que llevo a cabo	5	4	3	2	1

CUIDADO PERSONAL:

6. Yo trato de mantener un peso corporal deseable.	5	4	3	2	1
7. Yo estoy consciente del contenido calórico de los alimentos que consumo.	5	4	3	2	1
8. Yo estoy consciente de aquellas situaciones y factores emocionales que me conducen a comer de forma exagerada.	5	4	3	2	1

9. Yo me lavo los dientes luego de cada comida.	5	4	3	2	1
10. Yo uso el hilo dental como mínimo una vez al día.	5	4	3	2	1

Puntuación Total: ______________

SECCIÓN VI: Salud Ambiental, uso de Sustancias Nocivas, y Seguridad

SALUD AMBIENTAL:

1. Yo apoyo los esfuerzos de mi comunidad para reducir la contaminación ambiental.	5	4	3	2	1
2. Mi jefe / supervisor inmediáto o institución educativa (escuela, universidad) toman las medidas necesarias para asegurar que mi ambiente físico de trabajo (o lugar de estudio) sea seguro.	5	4	3	2	1

SUSTANCIAS NOCIVAS:

3. Estoy de acuerdo que las mujeres embarazadas fumadoras pueden perjudicar la salud de su criatura.	5	4	3	2	1
4. Yo prohibo que se fume en mi hogar.	5	4	3	2	1
5. Estoy de acuerdo de que las personas que no fuman no deben estar expuestas a respirar el humo que emana de los cigarrillos en lugares públicos.	5	4	3	2	1

SEGURIDAD:

6. Yo tomo las medidas preventivas necesarias para reducir al mínimo los accidentes en mi hogar.	5	4	3	2	1
7. Yo utilizo los cinturones de seguridad cuando conduzco mi automóvil.	5	4	3	2	1
8. Yo requiero que en mi automóvil todo niño se asegure con un asiento de infantes o cinturón de seguridad para hom bros.	5	4	3	2	1
9. Yo evito conducir mi automóvil luego de ingerir alcohol.	5	4	3	2	1
10. Yo trato de evitar que mis amigos conduzcan el automóvil luego de que ellos hayan consumido bebidas alcohólicas.	5	4	3	2	1

Puntuación Total: ______________

INTERPRETACIÓN DEL INVENTARIO:

Las puntuaciosnes para cada sección serán evaluadas en forma independiente. Para evaluar tu nivel de salud en cada una de las seis categorías, compara tu puntuación total para cada sección individual utilizado la siguiente escala de clasificación:

45 - 50: Excelente. Estas consciente de la importancia de esta área (sección evaluada) para tu salud y estás practicando hábitos correctos o saludables. Mientras continúes de este modo, esta área no deberá imponerte ningún riesgo peligroso para tu salud.

35 - 44 : Bueno. En general, tus hábitos de salud en estas áreas (secciones evaluadas) son buenos, pero hay espacio para mejorar. Coteja los renglones que marcaste A VECES, RARA VEZ, o NUNCA. ¿Qué cambios puedes hacer para mejorar tu puntuación? El sólo cambiar un hábito de salud puede mejorar grandemente tu bienestar general.

0 - 34: Necesita Mejorar. Has identificado áreas en las cuales estas tomando riesgos innecesarios y peligrosos para tu salud. Quizás no estás consciente de los riesgos inherentes y de qué manera los puedes reducir o eliminar. Tal vez necesitas ayuda para decidir cómo realizar exitosamente cambios positivos en tus patrones de vida actuales. Este curso te puede proveer toda la información que necesitas para entender cómo los estilos de vida afectan tu salud y cómo puedes modificar tus comportamientos de riesgos hacia unos saludables. El próximo paso esta en tus manos.

*__Adaptado de:__ Edlin, Gordon, Eric Golanty, y Kelli McCormack Brown. ***Essential for Health and Wellness.*** Boston: Jones and Bartlett Publishers, 1997.

REFERENCIAS

1. Biblioteca Práctica Salvat. ***El Libro Guía de Salud.*** Barcelona, España: Salvat Editores, S.A. 1980.
2. Brooks, Steward M. y Natalie A. Brooks. ***Turner's Personal and Community Health.*** 16th ed.; St. Louis: The C.V. Mosby Company, 1983.
3. Bruess, Clint y Glenn Richardson. ***Decisions for Health.*** Dubuque, IA: Wm. C. Brown Publishers, 1992, pp. 4-48.
4. Byer, Curtis O. y Louis W. Shainberg. ***Living Well: Health in Your Hands.*** New York: Harper Collins Publishers, Inc., 1991, pp. 2-15.
5. Carroll, Charles y Dean Miller. ***Health: The Science of Human Adaptation.*** Dubuque, IA: Wm. C. Brown Publishers, 1982, pp. 1-19.
6. De Vattuone, Lucy F. y María Lina Graig. ***Educación Para la Salud.*** 11ma. ed.; Buenos Aires: Librería "El Ateneo" Editorial, 1985.
7. Departamento de Salud, Administración de Facilidades y Servicios de Salud, Oficina de Estadísticas de Salud. "Estadísticas Vitales Preliminares, Puerto Rico, Año 1991". ***Boletín Informativo.*** Año VII, Serie D-6, Núm. 1 (6 de agosto de 1992), San Juan, P.R.
8. Departamento de Salud, Administración de Facilidades y Servicios de Salud, Oficina de Estadísticas de Salud. ***Informe Anual de Estadísticas Vitales, 1990.*** San Juan, Puerto Rico: E.L.A., Departamento de Salud, 1992.
9. Devries, Herbert A. ***Health Science: A Positive Approach.*** California: Goodyear Publishing Company, Inc., 1979, pp. 3-16.
10. Dintiman, George B. y Jerrold S. Greenberg. ***Health Through Discovery.*** 3rd ed.; New York: Newberry Award Records, Inc., 1986, pp. 3-25.
11. Donatelle, Rebecca J., Lorraine G. Davis y Carolyn F. Hoover. ***Access to Health.*** Englewood Cliffs, New Jersey: Prentice-Hall, Inc., 1988, pp. 4-24.
12. Dorfman, John, Sheila Kitzinger y Herman Schuchman. ***Well-Being: An Introduction to Health.*** Glenview, Illinois: Scott, Foresman and Company, 1980.
13. Edlin, Gordon, Eric Golanty, y Kelli McCormack Brown. ***Essential for Health and Wellness***. Boston: Jones and Bartlett Publishers, 1994. 350 pp.
14. Ensor, Phyllis G., Richard K. Means y Barbara M. Henkel. ***Personal Health: Appraising Behavior.*** 2nd ed.; New York: John Wiley & Sons, 1985, pp. 7-29.
15. Fassbender, William. ***You and Your Health.*** 3rd ed.; New York: John Wiley & Sons 1984. pp. xv-xvii.
16. Feliciano, Mildred. "La Salud y los Estilos de Vida". (Material Fotocopiado). Mayagüez, Puerto Rico: UPR, Recinto Mayagüez, Colegio de Ciencias Agrícolas.
17. Floyd, Patricia A., Sandra E. Mimms, y Caroline Yelding-Howard. ***Personal Health: A Multicultural Approach.*** Englewood, CO: Morton Publishing Company, 1995, p. 6.
18. Giordano Daniel A., Dorothy Dusek y George Stotelmyer Everly. ***Experiencing Health***. Englewood Cliffs, New Jersey: Prentice Hall, Inc. 1985, pp. 1-10.
19. Greenber, Jerrolds S. ***Health Education: Learners-Centered Instructional Strategies.*** 2nd ed.; Dubuque, IA: Wm. C. Brown Publishers, 1989, pp. 3-14.
20. Hales, Dianne. ***Your Health.*** California: The Benjamin/Cummings Publishing Company, Inc. 1991, pp. 2-10.

21. Hamrick, Michael H., David J. Anspaugh y Gner Ezell. ***Health.*** Columbus, Ohio: Charles E. Merrill Publishing Company, 1986, pp. 1-27.

22. Higashida Hirose, Bertha Yoshiko. ***Ciencias de la Salud.*** 2da. ed.; México: McGraw Hill Interamericana de México, 1991, pp. 1-32, 266-272, 285,289, 395, 448-453.

23. Insel, Paul M. y Walton T. Roth. ***Core Concepts in Health***. 3rd ed.; California: Mayfield Publishing Company, 1982, pp. 1-21.

24. Jones, Kenneth L., Louis W. Shainberg y Curtis O. Byer. ***Health Science.*** New York: Harper & Row Publishers, Inc. 1985, pp. 1-16.

25. Kane, William, editores. ***Healthy Living: An Active Approach to Wellness***. Indianapolis: The Bobbs-Merill Company, Inc. 1985.

26. La Place, John. ***Health.*** 5th ed.; Englewood Cliffs, New Jersey: Prentice Hall, Inc. 1987.

27. Last, John M. ***Public Health and Human Ecology.*** New Jersey: Appleton & Language. A Publishing Division of Prentice Hall, 1987.

28. Markus, Zalmón. ***El Cuidado de la Salud.*** Buenos Aires: Editorial Educar, 1979, pp. 1-21.

29. Mendoza, Juan Solá. ***Introducción a las Ciencias de la Salud.*** México: Editorial Trillas, S.A., 1982, pp. 83-90.

30. Mercado Bosch, Carmen M. ***¡Podemos Vivir Mejor!: ¿Por qué no lo intentamos?.*** Barcelona: María del Carmen Mercado Bosch.

31. Millan Pabón, Carmen. "Provocan Estragos la Violencia y el SIDA: 'Suicidio' a Largo Plazo". ***El Nuevo Día.*** 15 de septiembre de 1991, pp. 4-6.

32. Miller, Benjamín F. y Burt John J. ***Salud Individual y Colectiva.*** 3ra. ed.; México: Nueva Editorial Interamericana, 1983.

33. Olivieri, Félix, et. al.; ***Cátedra de Medicina Preventiva y Social.*** Argentina: Editorial Universitaria de Buenos Aires, 1982.

34. Olsen, Larry K., Kerry J. Redican y Charles R. Baffi. ***Health Today.*** 2da. ed.; New York: MacMillan Publishing Company, 1996, pp. 1-8.

35. Payne, Wayne A. y Dale B. Hayn. ***Understanding Your Health***. St. Louis: Times Mirror/Mosby College Publishing, 1986, pp. 2-10.

36. Pender, Nola J. ***Health Promotion in Nursing Practice.*** East Norwalk, CT: Appleton-Century-Croffs, 1982, pp. 23-40.

38. Rosenberg HM, Ventura SJ, Maurer JD, et al. Births and deaths: United States, 1995. ***Monthly Vital Statistics Reports;*** Vol. 45, No. 3, Supp.2, p. 31. Hyattsville, Màryland: National Center for Health Statistics, 1996. (World Wide WEB: http://www.cdc.gov/nchswww/datawh/statab/pubd/453s216h.htm)

39. Speedhouse, David. ***Health: The Foundations for Achievement.*** New York: John Wiley & Sons, 1986.

40. Statistical Bulleting. "Longevity Gains Continue". Julio-Septiembre, 1991, pp. 19-25.

41. Universidad de Puerto Rico, Recinto de Ciencias Médicas, Colegio de Profesiones Relacionadas con la Salud, División de Educación Interdisciplinaria. ***Lecturas Curso INTD- 4005: "Salud: Una Perspetiva Integral".*** Tomo I, II, Año Académico 1985-86.

42. U.S. Department of Health and Human Services. ***Health Style: Self Test.*** Washington, D.C.: Public Health Service, 1981.

43. Vaquero Puerta, José Luis. ***Salud Pública***. Madrid: Ediciones, S. A., 1982.

PRUEBA AUTOEVALUATIVA DEL CAPITULO

Cierto o Falso

C F 1. Salud es únicamente la ausencia de enfermedad.

C F 2. La causa principal de muerte en Puerto Rico se le atribuye al cáncer.

C F 3. La calidad de nuestra salud está determinada principalmente por nuestro estilo de vida.

C F 4. La salud se encuentra integrada por 5 componentes, independientes y estáticos.

C F 5. La expectativa de vida para los años 50 era mayor que para los años 70 en adelante.

C F 6. La habilidad para controlar las emociones describe la salud física.

C F 7. La salud holística vislumbra al cuerpo, mente y espíritu interdependientes, y considera las diversas dimensiones del ser humano como un todo.

C F 8. Todo estudiante tiene el potencial de alcanzar una salud perfecta.

C F 9. La salud es un asunto de buena suerte.

C F 10. Estudiamos salud para hacer nuestra vida más significativa, satisfactoria y productiva.

Pareo

___ 1. Factor principal que afecta nuestra salud.

___ 2. Recomendaciones para preservar la salud.

___ 3. Mejoramiento de las destrezas para aprender.

___ 4. Control de los factores ambientales que afectan el bienestar.

___ 5. Servir a Dios y a otros.

___ 6. Factores genéticos.

___ 7. Manejo efectivo de las tensiones.

___ 8. La función de la salud.

a. Salud espiritual.

b. Salud emocional.

c. No es controlable por el individuo.

d. Estilos de vida.

e. Saneamiento.

f. Salud mental.

g. Higiene.

h. Vivir una vida productiva y satisfactoria

Preguntas

1. ¿Qué significa salud?

2. ¿Cuáles son los componentes de la salud?

3. ¿Qué estilos de vida se consideran adecuados?

4. ¿Cuál es la primera causa de muerte e incapacidad en Puerto Rico y en Estados Unidos?

5. ¿Cuál es el factor más importante que afecta la salud del estudiante?

CAPÍTULO 2

ESTRÉS

*Nuestro organismo es una máquina muy eficiente y siempre trata de mantener una **homeostasia** (equilibrio del ambiente interno). La homeostasia se caracteriza por un nivel adecuado de salud en todos sus componentes. Vivimos en una época en la cual todos estamos expuestos diariamente a cierto grado de estrés. Si la intensidad del estrés es alta, nuestro nivel homeostático se altera, lo cual afecta negativamente la salud. El estrés siempre ha existido en nuestro mundo y lo experimentan también los animales. Nuestro cuerpo está diseñado para afrontar efectivamente amenazas y peligros; el estrés es un mecanismo utilizado para combatir estos peligros. Por ejemplo, si la amenaza es la posibilidad de que un perro nos muerda, el estrés nos ayuda a correr, de manera que podamos evitar que el perro nos muerda. Por consiguiente, el estrés no es malo, lo importante es cómo canalizarlo y utilizarlo a favor nuestro. El problema del estrés moderno es que la causa principal es de origen psicosocial y muchas veces no podemos liberarnos de éste. En este capítulo discutiremos el origen del estrés y los conceptos asociados con éste; luego exploraremos cómo funcionan los órganos del cuerpo bajo el estrés y el vínculo existente de un estrés excesivo y constante con enfermedades de procedencia psicosomática. Finalmente, se discutirán las alternativas disponibles para poder combatir el estrés que afecta negativamente nuestra salud.*

I. CONSIDERACIONES GENERALES

A. Pionero Científico del Estrés

1. Dr. Hans Selye:

   En el 1935 Hans Selye, de la Universidad McGill de Montreal, hizo un descubrimiento accidental que lo lanzó a una carrera que duraría toda su vida y que le hizo concebir la idea de la reacción general de alarma. Selye, tratando de descubrir si había otra hormona sexual además de las ya conocidas, encontró tres cambios consistentes en todas las ratas estudiadas, a saber: (1) aumento en el volumen (hipertrofia) de las glándulas suprarrenales, (2) órganos linfáticos encogidos (atrofia) y (3) úlceras gastrointestinales sangrantes. Eventualmente, concluyó que estos tres cambios eran un síndrome (un grupo de signos y síntomas que ocurren juntos y que son característicos de una enfermedad particular) de lesión.

II. EL CONCEPTO DE ESTRÉS

A. Definiciones

1. Según Hans Selye:

   "El estrés es una respuesta no específica del organismo ante cualquier demanda que se le imponga".

2. Según la literatura científica:

   a. Cualquier factor que actúe internamente o externamente al cual se hace difícil adaptar y que induce un aumento en el esfuerzo por parte de la persona para mantener un estado de equilibrio dentro de él mismo y con su ambiente externo.

   b. Un evento o cualquier estímulo ambiental que ocasiona que una persona se sienta tensa o excitada:

      En este sentido, el estrés es algo externo a la persona.

   c. Respuesta subjetiva hacia lo que está ocurriendo:

      1) En este sentido el estrés es el estado mental interno de tensión o excitación.

      2) Es el proceso de manejo interpretativo, emotivo y defensivo del estrés que ocurre dentro de la persona.

   d. Reacción física del cuerpo hacia una demanda o hacia una intrusión perjudicante.

   e. Pruebas a que un organismo vivo se ve sometido por parte de su entorno (ambiente); la respuesta del organismo a esas pruebas.

3. Según el autor de este libro:

   La respuesta fisiológica y sicológica del cuerpo ante un estímulo (estresor), que puede ser un evento, objeto o persona.

B. Ansiedad

1. Concepto:

   Una respuesta a un peligro indefinido, confuso o imaginario (el temor es una respuesta a un peligro inmediato y real).

2. Características:

   a. El individuo anticipa una desgracia o ruina.

   b. Hay tirantez, inquietud y un sentido de desamparo.

3. Síntomas y signos:

   Sudoración, músculos tensos, quejidos / lamentos, pulso rápido, respiración rápida, indigestión, diarrea, frecuente orinación, disfunción sexual.

C. El Estrés como una Causa Externa

1. Estresores:

   a. Estímulo externo que induce al estado de estrés

   b. Demandas que ponen presión sobre nosotros

D. Tipos / Formas de Estrés (Véase Tabla **2**-1)

1. Eustrés (estrés positivo):

Tabla **2-1**
COMPARACION ENTRE EL EUSTRES Y EL DISTRES

EUSTRES	DISTRES
El eustrés inspira:	***El distrés inspira:***
Buena Salud	Pobre Salud
Ejercicio Regular	Estilos de Vida Sedentario
Buenas Relaciones	Pobres Relaciones
Alta Auto-estima	Baja Auto-estima
Dinámica Intelectualidad	Estancamiento
Estabilidad Emocional	Inestabilidad Emocional
Habilidad para dar Amor	Inhabilidad para Amar
Habilidad para recibir Amor	Rechazo
Disfrute de la Vida	Percepción Pesimista de la Vida
y resulta en:	***y resulta en:***
Satisfacción	Descontento
Felicidad	Tristeza
Vida Prolongada	Enfermedad
Bienestar	Muerte Prematura

Tomado de: Floyd, Patricia A., Sandra E. Mimms, y Caroline Yelding-Howard. ***Personal Health: A Multicultural Approach.*** Englewood, CO: Morton Publishing Company, 1995, p. 43.

a. Concepto:
   1) Aquel estrés cuando el individuo interacciona con su estresor, pero mantiene su mente abierta y creativa, y prepara el cuerpo y mente para una función óptima.
   2) Aquel estrés cuando se deriva placer, alegría, bienestar y equilibrio:
      Experiencias agradables y satisfacientes.
b. Características:
   1) Se estimula la creatividad e iniciativa:
      Existe un grado adecuado de motivación.
   2) Se enfrentan y resuelven problemas.
c. Ejemplos de estresores positivos:
   1) Una gran alegría
   2) Un éxito profesional, el éxito en un examen

3) Una satisfacción sentimental, la satisfacción de un trabajo agradable
4) Una reunión de amigos
5) Las muestras de simpatía o de admiración
6) Una cita amorosa
7) Participación en una ceremonia de casamiento
8) La anticipación a una competencia de un evento deportivo principal
9) Una buena noticia
10) Desempeño de un papel en una producción teatral

d. Beneficios/efectos positivos:
   1) Mejora el nivel de conocimiento
   2) Frecuentemente conduce a ejecuciones cognocitivas y de comportamientos superiores
   3) Provee la motivación excitante de, por ejemplo:
      a) Crear un trabajo de arte
      b) Crear la urgente necesidad de una medicina
      c) Crear una teoría científica
   4) Es un estrés para ser buscado con avidez y utilizado como auxiliador para el crecimiento personal y profesional.

e. La importancia/valor del estrés positivo:
   1) Indispensable para nuestro funcionamiento y desarrollo.
      a) No es posible concebir la vida sin estímulos externos
      b) La ausencia del estrés positivo es la muerte:
         Selye señala que "la completa libertad del estrés es la muerte".

2. Distrés (estrés negativo/nocivo) (véase figura **2-1**):
   a. Concepto:
      1) Según Hans Selye:
         "Estrés perjudicante o desagradable".
      2) Aquel tipo de estrés que produce una sobrecarga de trabajo no asimilable, la cual eventualmente desencadena un desequilibrio fisiológico y psicológico que termina en una reducción en la productividad del individuo, la aparición de enfermedades psicosomáticas y en un envejecimiento acelerado.
      3) Es todo lo que produce una sensación desagradable.
   b. Ejemplos de estresores negativos:
      1) Un mal ambiente de trabajo
      2) Un fracaso
      3) Una ruptura familiar
      4) Un duelo

E. Interrelacionarse con los estrés negativo y positivo

1. Un mismo estrés puede ser positivo para unos y negativo para otros:

   a. Ejemplo:

   La promoción profesional

2. Un estrés en principio positivo puede convertirse en nocivo debido a su intensidad:

   a. Ejemplo:

   La crisis cardíaca del afortunado jugador de quinielas o de lotería.

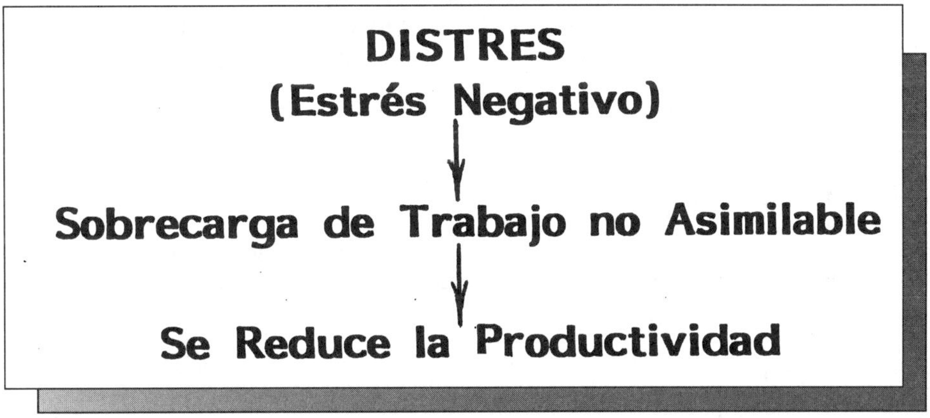

Figura 2-1
El Concepto del Estrés Negativo

III. ORIGEN Y DESARROLLO DEL ESTRÉS

A. Tan antiguo como el hombre

1. En otra época:

   a. Objetivo de la reacción del cuerpo ante el estrés:

   Movilizar los recursos energéticos del hombre para prepararle para el esfuerzo físico y permitirle responder al peligro mediante la lucha o con la huida.

   b. Causas:

      1) Hambre

      2) Frío

      3) Necesidad para defenderse

2. Hoy en día (civilización moderna):

   a. Sobre-estimulación:

   Esto induce a una hiperactividad cerebral.

b. Nueva forma de estrés:
   Estrés de adaptación
c. Perpetua mutación.
d. Causas:
   1) Demandas de nuestra sociedad:
      a) Rentabilidad
      b) Competencia
   2) Agresión psicológica
e. Efectos:
   1) Acumulación de sustancias energéticas liberadas, las cuales provocan en:
      a) Diversas alteraciones fisiológicas y sicosociales
      b) Aparición de enfermedades

IV. CAUSAS DEL ESTRÉS

La causa del estrés son los *estresores* (o estresantes), los cuales son agentes que estimulan los procesos de estrés nerviosos y hormonales. Los *estresores* se pueden dividir en tres categorías:

A. Psicosociales (mentales y sociales)
   1. Descripción:
      Estos son una función de una interacción entre el comportamiento social y la manera en que nuestros sentidos y nuestras mentes interpretan estos comportamientos. En otras palabras, el estrés social se determina por el *significado que le asignamos a los eventos de nuestras vidas*. Aquí debemos, por ende, comprender que como cada persona tiene un patrón diferente, también su estrés será diferente.
   2. Ejemplos:
      a. Desengaños, conflictos, coacción
      b. Cambios de trabajo
      c. Pérdidas personales
      d. Problemas económicos
      e. Presión de tiempo
      f. Jubilación
      g. Dificultades para tomar una decisión
      h. Cambios en la familia

B. Bioecológicas (funciones orgánicas y medio ambiente)
   1. Tipos/ejemplos:
      a. Cualquier tipo de actividad corporal:
         Son aquellos estresores que demandan al cuerpo una mayor cantidad de energía para realizar un esfuerzo deportivo o actividad física, como lo son el correr, nadar, recortar la grama, entre otros.

b. Factores ambientales:

Son condicionamientos del medio físico que nos obligan, de vez en cuando, a una reacción de estrés, tales como: calor, frío, ruido, estímulos ópticos, la contaminación del aire, heridas o traumas, entre otras.

c. Funciones orgánicas (factores biológicos):

Aquí se incluye todo tipo de enfermedad causada por bacterias, virus, sustancias tóxicas (drogas, nicotina, alcohol), deficiencias alimenticias (de vitaminas, sales, etc.), obesidad, el hambre, la sed y todo tipo de estímulo químico-fisiológico que cause dolor (ejemplo: enfermedades).

C. Personalidad (manejo de ansiedad) (Véase Tabla **2-**2)

1. Descripción:

Estas causas se reflejan en la dinámica del individuo, su percepción sobre sí mismo y las actitudes y comportamientos que exhibe en las dificultades. Es el propio individuo el que le da significado a las manifestaciones síquicas y somáticas que resultan de los estresores. Es por eso que algunas personalidades parecen ser más propensas al estrés que otras.

2. Tipos de personalidades:

a. Consideraciones preliminares:

Dos cardiólogos de San Francisco, Meyer Friedman y Ray H. Rosenman estudiaron los patrones de comportamiento del individuo y su relación con enfermedades cardíacas. Estos cardiólogos llegaron a la conclusión que existen dos tipos de personalidades, tipo A y tipo B.

b. Tipo A:

1) El patrón de comportamiento de este tipo de personalidad resulta en un estrés negativo.

2) Las personas del tipo A son tres veces más propensas a los ataques del corazón que las del tipo B.

3) Características:

a) Alto sentido de urgencia y muy impaciente:

Hace que las cosas se hagan rápidamente; tiene obsesión por estar siempre a tiempo, y se impacienta o irrita cuando sufre algún retraso o si lo tienen esperando por alguna razón; se mueve, camina y come rápidamente; habla de prisa y explosivamente; está muy consciente del tiempo, le gusta fijarse plazos límites y cumplirlos.

b) Bien competitivo en el trabajo y actividades recreativas:

Busca continuamente su promoción en los negocios o en la sociedad; ávido de reconocimiento público; siempre juega para ganar, aun jugando con niños.

c) Manifiesta diversas acciones físicas, en forma inconsciente, en un esfuerzo por liberarse de la tensión:

Pestañea o mueve los ojos rápidamente cuando habla; a menudo mueve inquietamente las rodillas, o tamborilea con sus dedos.

d) Tratan de hacer dos o más cosas a la vez:

Se supera a sí mismo cuando ha de pensar o trabajar en más de un asunto a la vez.

e) Se irrita fácilmente con las personas o los acontecimientos:

Muestra señales de ira cuando relata sucesos pasados que provocaron indignación; risa hostil y desagradable; usa obscenidades al hablar.

f) Se aburre cuando está ocioso:

Tiene problemas en estar sentado sin hacer nada.

g) Desconfía de los motivos de otras personas.

c. Tipo B:

1) La persona con el patrón de comportamiento del tipo B es todo lo contrario al sujeto con personalidad tipo A.

2) Características:

a) Rara vez tiene deseos de hacer muchas cosas en un reducido período de tiempo.

b) Solo se siente a gusto con una idea o una actividad a la vez.

c) Posee paciencia, confianza y seguridad.

d) Participa de actividades recreativas y deportivas, y/o de pasatiempos durante su tiempo libre.

e) Es responsable, pero si se retrasa no se afecta y no se encuentra continuamente pendiente de la hora.

Tabla **2**-2

TIPOS DE PERSONALIDADES

TIPO A	TIPO B
♦ Competitivo	♦ No es competitivo
♦ Impaciente	♦ No le afectan los retrasos
♦ Todo lo hace rápido	♦ Hace las cosas sin prisa
♦ Ávido por reconocimiento	♦ No busca fama
♦ Le aburre el ocio	♦ Disfruta el tiempo libre
♦ Consciente del tiempo	♦ No está pendiente del tiempo

V. ESTRÉS VS. SALUD

A. Relaciones entre Estrés y Salud

1. El estrés afecta la salud.
2. La salud afecta la habilidad para manejar el estrés:
   a. Una pobre salud reduce la capacidad individual para combatir efectivamente el estrés.
   b. Una pobre salud le imparte más estrés al sistema.

VI. RESPUESTA NORMAL DEL ORGANISMO ANTE UN ESTRÉS AMENAZANTE

A. Alarma

El cuerpo se prepara para combatir la amenaza. Aumentan los niveles energéticos del organismo (ejemplo: un carro se dirige a arrollar a un individuo).

B. Acción

El cuerpo ejecuta las acciones necesarias para combatir o evadir la amenaza. Utiliza la energía producida durante la etapa inicial de alarma (ejemplo: el individuo corre para evadir el carro).

C. Relajamiento

Bajan los niveles energéticos y retorna la homeostasia fisiológica y síquica hacia sus niveles normales (el individuo siente un alivio subjetivo físico y emocional luego de haber pasado el susto).

VII. REACCIONES DEL CUERPO ANTE EL ESTRÉS

A. Fisiología del estrés (Véase Figuras **2**-2 y **2**-3):

El Dr. Hans Selye sentó las bases para el conocimiento y estudio posterior de los cambios funcionales orgánicos de nuestro organismo que ocurren durante un estado de estrés que experimente una persona. Los sistemas orgánicos iniciales y principales que se activan como respuesta al estrés son, a saber: (1) *el sistema nervioso* y (2) el *sistema endocrino*. Ambos sistemas se conocen como el *sistema neuro-endocrino*. Otros sistemas orgánicos se envuelven y son eventualmente afectados durante las etapas del estrés, tal como el *sistema inmunológico*, el *sistema cardiovascular*, el *sistema gastrointestinal (digestivo)*, entre otros. A continuación una descripción funcional de los sistemas orgánicos que juegan un papel importante durante la respuesta física del cuerpo al confrontarse con el estrés:

1. El sistema nervioso:
   a. El sistema nervioso central (SNC):
      1) El cerebro:
         a) El hipotálamo:

Esta estructura, localizada en la base del cerebro, posee un centro que controla las emociones y ciertos impulsos básicos, a saber: el apetito, la

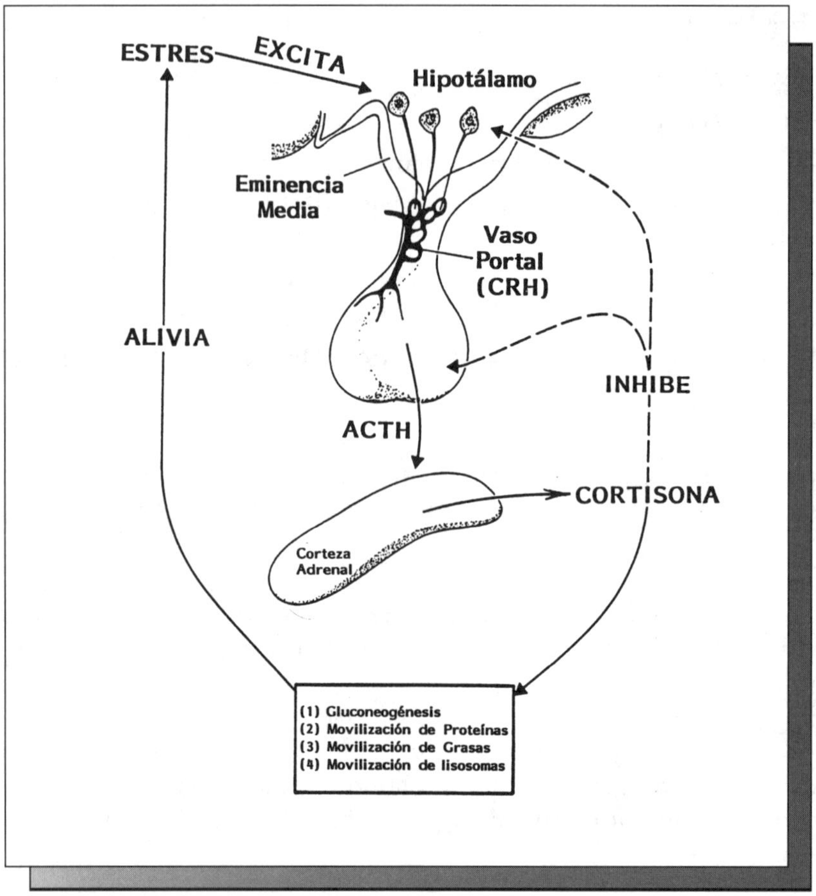

Figura **2**-2
Excitación del estrés e inhibición adrenal en el sistema/eje hipotálamo-pituitaria-adrenal

(**Tomado de**: Rice, Phillip L. ***Stress and Health: Principles and Practice for Coping and Wellness***. California: Wadsworth, Inc., 1987, p. 48.)

sed, el sueño, la temperatura y el metabolismo. En los inicios del estrés, el hipotálamo estimula a la *pituitaria (hipófisis)* para que secrete diversas hormonas, incluso la *hormona adrenocorticotrofina (ACTH)*. La ACTH se transporta mediante la circulación y estimula la *corteza suprarrenal* (localizada sobre el riñón) para que libere *cortisol (cortisona)*. Inicialmente esta hormona aumenta la capacidad del ser humano para afrontar afectivamente el estrés debido a que promueve la producción de glucosa (para la generación de energía) y produce efectos antiinflamatorios. Sin embargo, eventualmente el *cortisol* provoca el degradamiento de proteínas y la disminución de las reacciones inmunitarias, lo cual resulta en una mayor propensión para la adquisición de enfermedades (etapa final del estrés).

2) La médula espinal.

b. El sistema nervioso periférico (SNP):

1) El sistema nervioso somático:

Lleva información sensorial al Sistema Nervioso Central, y transmite las órdenes motoras de éste hacia los órganos de los sentidos y músculos involuntarios. Regula los intercambios con el ambiente *externo*.

2) El sistema nervioso autonómico (SNA):

Regula el equilibrio *interno* del cuerpo, manteniendo los valores fisiológicos dentro de lo normal (homeostasia). Este sistema posee dos grandes ramas:

a) El sistema nervioso simpático:

Prepara el cuerpo para la acción. Durante la etapa de *alerta* del estrés, el sistema simpático se encarga de activar el organismo (véase Tabla **2-2**) vía el aumento de la frecuencia respiratoria, la presión arterial, la frecuencia y volumen de las contracciones cardíacas (las palpitaciones del corazón) la manufacturación de glucosa (azúcar) en el hígado, la circulación en los músculos (lo cual agiliza el sistema esqueleto-muscular), la liberación de epinefrina (adrenalina) de la médula suprarrenal, dilatación de las pupilas, la disminución de la circulación en los órganos abdominales (estómago, intestinos), riñones y piel, y la reducción de la actividad digestiva. La actividad constante del sistema simpático puede ser detrimental para los órganos del cuerpo, donde el resultado final sería un estado de sobrecarga evidente en la *fase de agotamiento* que describe Selye.

b) El sistema nervioso parasimpático:

Controla la recuperación, relajación y asimilación.

2. El Sistema endocrino:

Este es un sistema del cuerpo compuesto de órganos internos (glándulas endocrinas) que secretan *hormonas*. Las *hormonas* son mensajeros (mediadores) químicos liberados dentro de la sangre con el fin de ser transportados hacia células particulares (células meta) sobre las cuales regulará su función metabólica. El sistema endocrino interacciona con el sistema nervioso para coordinar e integrar la actividad de las células corporales. A lo largo del transcurso de las fases del estrés, las glándulas y hormonas que participan con mayor intensidad son las siguientes:

a. La glándula pituitaria (hipófisis):

La pituitaria se encuentra conectada estructural y funcionalmente con el hipotálamo. Posee dos principales lóbulos:

1) Lóbulo anterior (adenohipófisis).

La adenohipófisis ha sido tradicionalmente conocida como la "glándula endocrina maestra" debido a sus numerosos productos hormonales, muchos de los cuales regulan la actividad de otras glándulas endocrinas. Agentes estresores estimulan a la adenohipófisis para que secrete cantidades aumentadas de ACTH. La producción de la hormona ACTH es consecuencia directa de un factor hormonal liberado por el hipotálamo como respuesta al estresor. La ACTH actúa sobre la corteza suprarrenal para estimular la producción de *cortisol*. El *cortisol* es el principal regulador de las respuestas adaptativas al estrés.

2) Lóbulo posterior (neurohipófisis). La neurohipófisis se localiza en la prolongación del hipotálamo y tiene una relación directa con éste. Está formada por fibras nerviosas, células gliales y una red capilar. Las neurosecreciones emitidas por el hipotálamo pasan por el sistema portahipofisario a la neurohipófisis, donde son almacenadas en las protuberancias de las fibras nerviosas y luego liberadas en los capilares, que las distribuyen en la circulación general. La neurohipófisis segrega dos hormonas: la occitonina y la vasopresina u hormona antidiurética.

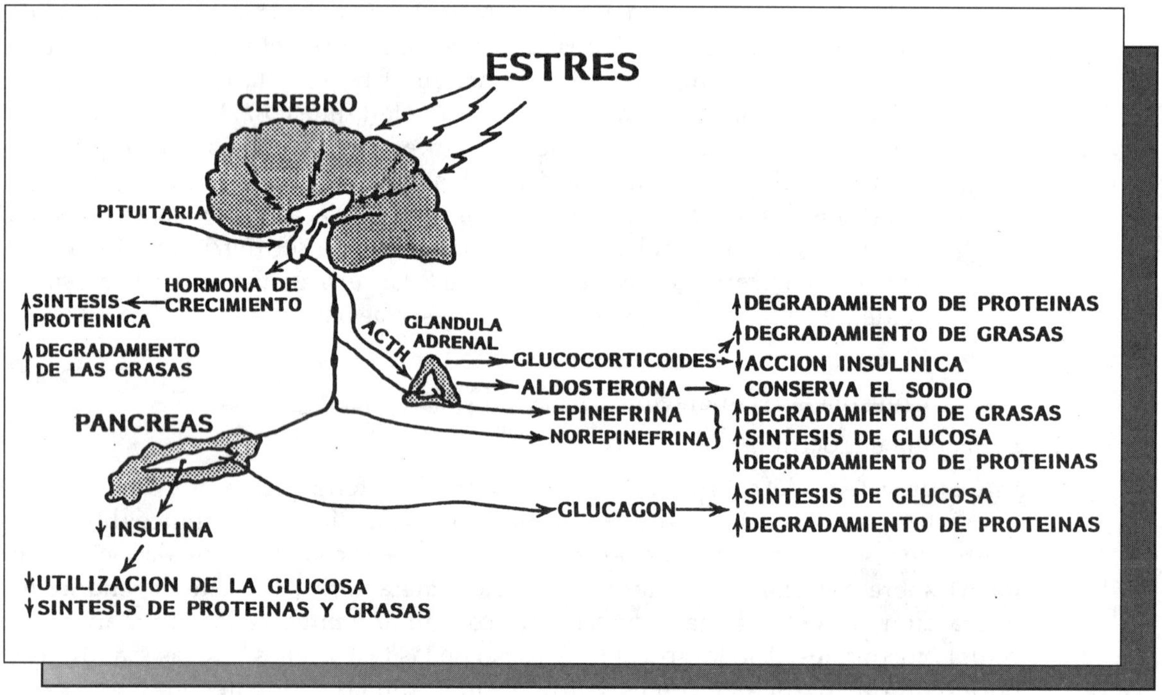

Figura 2-3
Representación esquemática del efecto del estrés sobre la cascada hormonal/metabólica

(**Tomado de:** Berdanier, Carolyn D. "The Many Faces of Stress". ***Nutrition Today.*** Marzo/abril, 1987, p. 13)

b. La glándula suprarrenal:

Órganos pares, con formas de pirámide, ubicadas sobre la porción superior de cada riñón. Estas glándulas se componen estructural y funcionalmente de dos glándulas endocrinas:

1) La corteza suprarrenal (adrenal):

La corteza adrenal produce una serie de hormonas que en colectividad se conocen como *glucocorticoides.* La hormona destacada durante el estrés que pertenece al grupo de los *glucocorticoides* es el *cortisol.* Los *glucocorticoides* tienen acción sobre el metabolismo de la glucosa y son anti-inflamatorios. En un estrés prolongado, los *glucocorticoides* pueden inducir a hiperglucemia (altos niveles de azúcar en la sangre) puesto que mantendrían una producción constante de glucosa.

2) La médula suparrenal (adrenal):

Dos poderosas hormonas produce la médula adrenal, a saber: *epinefrina* (o *adrenalina*) y la *norepinefrina* (o *noradrenalina*). La *epinefrina* prolonga las respuestas que producen el sistema simpático.

c. La glándula tiroide:

Un estrés sicosocial o físico estimula la producción de *tiroxina* de la glándula tiroidea. Esta hormona aumenta la tasa metabólica de los tejidos del cuerpo. Tales cambios afectan el humor, la energía, la irritabilidad nerviosa y el nivel de alerta mental. El flujo sanguíneo aumenta marcadamente, lo que ocasiona un aumento en la presión sanguínea.

B. El síndrome general de adaptación (SGA) (véase Figura **2-4**):

1. Concepto:

a. Conjunto de respuestas fisiológicas y psicológicas generales (no específicas) ante las demandas de un estrés (positivo o negativo).

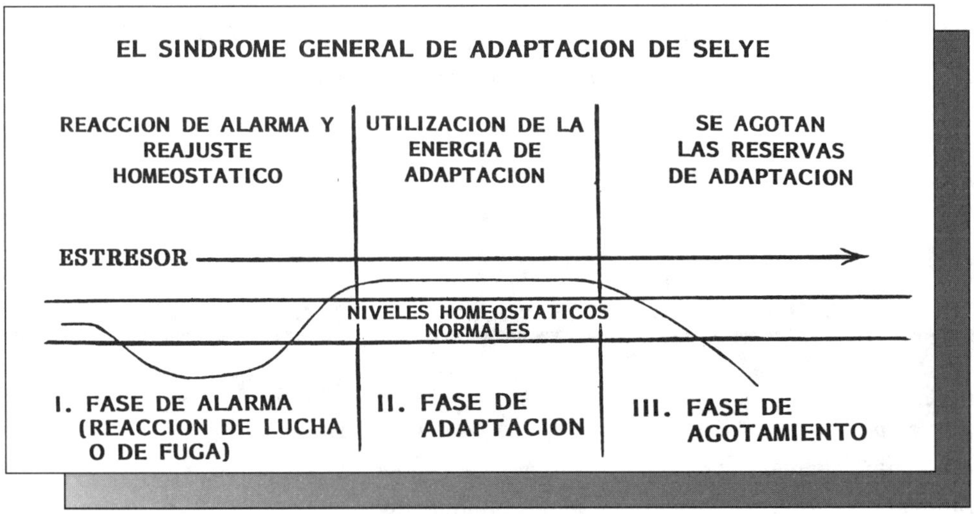

Figura **2-4**

Las tres fases del síndrome general de adaptación

(**Adaptado de:** Selye, Hans. ***Stress Without Distress.*** New York: Harper & Row, Publishers, 1974, p. 27.)

b. Tríada de procesos de adaptación sucesivos como respuesta a los estímulos continuos (a largo plazo o crónicos) del estrés.

c. Desglose del SGA:

1) Síndrome:

Variedad o grupo de signos y síntomas concurrentes de carácter físico, mental y de comportamiento indicativo de una enfermedad.

2) General:

El síndrome es producido únicamente por distintos agentes estresores que inducen efectos generales (no específicos) a niveles de gran magnitud en el organismo.

3) Adaptación:

El síndrome de cambios hace posible que el cuerpo se adapte para poder afrontar con efectividad el estrés. Las funciones orgánicas del cuerpo humano se modifican automáticamente, de manera que puedan ajustarse a los estresores constantes que lo perturban en su medio ambiente sicosocial y físico.

2. Fases/etapas:

a. La fase de alarma (reacción de lucha o fuga) (véase Tabla **2**-2):

1) Concepto:

Respuesta fisiológica aguda (temporera) inicial del organismo ante una amenaza.

2) Descripción:

El cuerpo reacciona al estresor y causa que el hipotálamo produzca un mediador bioquímico, el cual a su vez provoca que la glándula pituitaria

Tabla **2**-3

CAMBIOS FISIOLÓGICOS DURANTE LA FASE DE ALARMA

Aumenta:	La frecuencia cardíaca	**Aumenta:**	La dilatación de pupilas
Aumenta:	La presión arterial	**Aumenta:**	El metabolismo
Aumenta:	La respiración	**Aumenta:**	El azúcar de la aangre
Aumenta:	La sudoración	**Aumenta:**	La coagulación de la sangre
Aumenta:	La secreción de saliva y lagrimeo	**Aumenta:**	La contracción del bazo
Aumenta:	La erección de los vellos	**Aumenta:**	La constricción de los vasos sanguíneos en los órganos abdominales y piel
Aumenta:	La actividad mental		

secrete ACTH hacia la sangre. Esta hormona estimula la glándula adrenal a que libere epinefrina y otros corticoides. Como consecuencia, se atrofia el timo (glándula constituyente del sistema glandular endocrino ubicada detrás de la porción superior del esternón o hueso del pecho) y los glanglios linfáticos. La actividad del sistema nervioso simpático aumenta (véase Tabla **2-**2). Esta etapa se caracteriza por una baja resistencia ante los agentes productores de tensión.

b. La fase de resistencia:

1) Concepto:

El organismo trata de adaptarse al estrés continuo que lo afecta. Esta es una etapa de reparación como resultado del deterioro ocurrido en la primera etapa.

2) Síntomas y signos físicos:

a) Frecuentes dolores de cabeza

b) Tensión y dolor en los músculos (cuello, espalda y pecho)

c) Molestias en el pecho

d) Fatiga frecuente

e) Elevada temperatura corporal (manifestada como una fiebre)

f) Desórdenes estomacales (indigestión, diarrea)

g) Insomnio y pesadillas

h) Sequedad en la boca y garganta

3) Síntomas mentales:

a) "Tics" nerviosos (morder las uñas o un lápiz, halar o torcer un mechón de cabello, tocarse repetidamente la cara, cabello o bigote, rascarse la cabeza)

b) Irritabilidad y dificultad para reír

c) Ansias de comer algo

d) Dificultad para concentrarse y para recordar datos

e) Complejos, fobias y miedos, y sensación de fracaso

c. La fase de fatiga o desgaste:

1) Concepto:

Ante la incapacidad de afrontar la tensión (estresor) por más tiempo, ocurre un desbalance homeostático (equilibrio interno) y fisiológico en el cuerpo, el organismo colapsa y cede ante la enfermedad.

2) Enfermedades psicosomáticas (que resultan del estrés negativo continuo):

a) Hipertensión

b) Ataque al corazón

c) Derrame cerebral
d) Ulceras
e) Asma
f) Cáncer
g) Trastornos gastrointestinales (colitis, entre otras)
h) Migraña

VIII. CÓMO COMBATIR EL ESTRÉS

A. Estrategias generales

1. Eliminar toda o parte de las cargas estresoras:
    a. Ejemplos:
        1) Renunciar a un trabajo adicional a tiempo parcial que provoca mucha tensión negativa.
        2) Darse de baja de una clase electiva que le afecta sus clases de concentración en la universidad.
        3) Simplemente decir NO a un favor o solicitud de un trabajo que usted humanamente no podría realizar en el tiempo que requiere para que se cumpla.
2. Adaptarse a los niveles/cargas del estrés mediante técnicas de relajamiento, meditación y el ejercicio y/o actividades deportivas/recreativas.

B. Medidas prácticas para reducir el estrés

1. No trabajes más de diez horas al día.
2. Descansa entre tareas.
3. Duerme de 7 a 8 horas al día.
4. Cultiva el hábito de escuchar música relajante.
5. Practica un "hobby" creativo.
6. Haz ejercicios moderados regularmente.
7. Evita el uso de drogas (incluso el alcohol) y de otros medios artificiales para aliviar el estrés.
8. Reserva uno o dos días a la semana para descansar de toda rutina del trabajo.
9. Planea cada año unas vacaciones, lejos del trabajo y del ruido.
10. Visita al médico cuando sea necesario.
11. Expresa tus sentimientos, sin antagonismos ni hostilidad.
12. Discute sobre tus problemas con alguna persona de confianza.
13. Pide ayuda cuando la necesites, y visita a grupos que te puedan ayudar.

14. Planifica y ordena tu trabajo.
15. Haz una cosa a la vez, y establece un orden de prioridades.
16. No estés pendiente siempre a la hora.
17. Haz las cosas sin prisa (caminar, hablar, comer, etc.).
18. Evita las discusiones.
19. Olvida los resentimientos, agravios y odios (perdona).
20. Evita la competencia en el trabajo y en los juegos.
21. Concéntrate en el presente.
22. Delinea objetivos reales (alcanzables) en tu vida.
23. No hagas cambios en tus patrones de vida que te puedan afectar mucho (poco a poco).
24. Nunca pierdas la fe en ti mismo y en tus facultades.

C. Biofeedback

1. Concepto:

   Mediante aparatos especiales conectados en el cuerpo (mientras se llevan a cabo ejercicios de relajamiento) se recibe información de retorno de reacciones físicas involuntarias (pulso, temperatura, presión sanguínea y otras), con el fin de aprender a ejercer una influencia voluntaria sobre ésta, en el sentido deseado.

2. Importancia:

   a. Ayuda a controlar las funciones biológicas involuntarias del cuerpo, la cual asiste en el manejo efectivo de los síntomas que resultan del estrés.

   b. Ayuda a la persona a aliviar y prevenir por sí misma condiciones físicas y mentales causadas por el estrés.

D. Técnicas de relajamiento

1. Medidas preparatorias generales:

   a. Si estás cansado, no te relajes. La técnica de relajamiento es un aprendizaje y hay que estar alerta.

   b. Escoge un lugar tranquilo, cómodo, ventilado y solitario.

   c. Suelta cualquier ropa apretada y quítate los zapatos.

   d. Recuéstate boca arriba, con las piernas derechas y separadas, brazos a los lados y palmas abiertas.

   e. Deja tu mente en blanco.

   f. Cierra los ojos y comienza inhalando y exhalando lenta y profundamente de 4-5 veces corridas.

2. Beneficios:
   a. Alivio de los síntomas producidos por el estrés, y la prevención de las enfermedades psicosomáticas.
   b. Habilidad para descansar la mente por unos minutos.
3. Meditación (Técnica de Benson):
   a. Siéntate o tiéndete en silencio en una postura cómoda.
   b. Cierra los ojos.
   c. Relaja todos los músculos, empezando por los pies y progresando hacia el rostro. Manténlos relajados repitiendo el procedimiento si es necesario. No te preocupes por conseguir un nivel profundo de relajación; manténte completamente pasivo y deja que la relajación llegue a su ritmo natural.
   d. Respira por la nariz. Toma conciencia de tu respiración. Al exhalar, di la palabra "uno", en silencio y lentamente, para ti mismo. Respira con naturalidad. Continúa durante 10 a 20 minutos. Cuando se presenten pensamientos que te distraigan, procura apartarlos no preocupándote por ellos, y repite la palabra "uno".
   e. Al terminar, no te levantes inmediatamente; sigue sentado o tendido en silencio durante unos minutos, primero con los ojos cerrados y luego abiertos.
4. Relajación muscular (Técnica de Tensión y Relajación):
   a. Coja aire - tense las plantas de los pies - cuente del 1 al 6 - suelte el aire y relaje las plantas de los pies - respire profundamente 1 vez.
   b. Coja aire - tense las piernas hasta las rodillas - cuente del 1 al 6 - suelte el aire y relaje las piernas - respire profundamente 1 vez.
   c. Coja aire - tense los muslos - cuente del 1 al 6 - suelte el aire y relaje los muslos - respire profundamente 1 vez.
   d. Coja aire - tense el vientre - cuente del 1 al 6 - suelte el aire y relaje el vientre - respire profundamente 1 vez.
   e. Coja aire - tense las asentaderas - cuente del 1 al 6 - suelte el aire y relaje las nalgas - respire profundamente 1 vez.
   f. Coja aire - tense el pecho - cuente del 1 al 6 - suelte el aire y relaje el pecho - respire profundamente 1 vez.
   g. Coja aire - deje caer la cabeza y tense el cuello - cuente del 1 al 6 - suelte el aire y relaje el cuello - respire profundamente 1 vez.
   g. Coja aire - apriete los puños fuertemente hasta sentir la presión de los brazos - cuente del 1 al 6 - suelte el aire y relaje el brazo - respire profundamente 1 vez.
   i. Coja aire - tense todos los músculos de su cuerpo - cuente del 1 al 6 - suelte el aire y relaje los músculos - respire profundamente 1 vez.

E. El Valor del Ejercicio Físico

1. Beneficios:

TABLA **2**-4

CÓMO EL EJERCICIO MEJORA LA TOLERANCIA DEL ESTRÉS

Disminuye	Aumenta
La tensión neuromuscular	El sentido de control e imagen
Perturbaciones sicológicas	El sentido de bienestar propio y la auto-estima
La hostilidad	El estado de ánimo
La depresión	La tranquilidad y relajación
La actividad del sistema nervioso simpático	La profundidad en el sueño
Los riesgos de enfermedades sicosomáticas	La actividad del sistema nervioso parasimpático
Los niveles de adrenalina en la sangre como respuesta a cualquier estrés	El disfrute de vivir

2. Mecanismo: (Véase Figura **2**-5, **2**-6, **2**-7, y **2**-8)

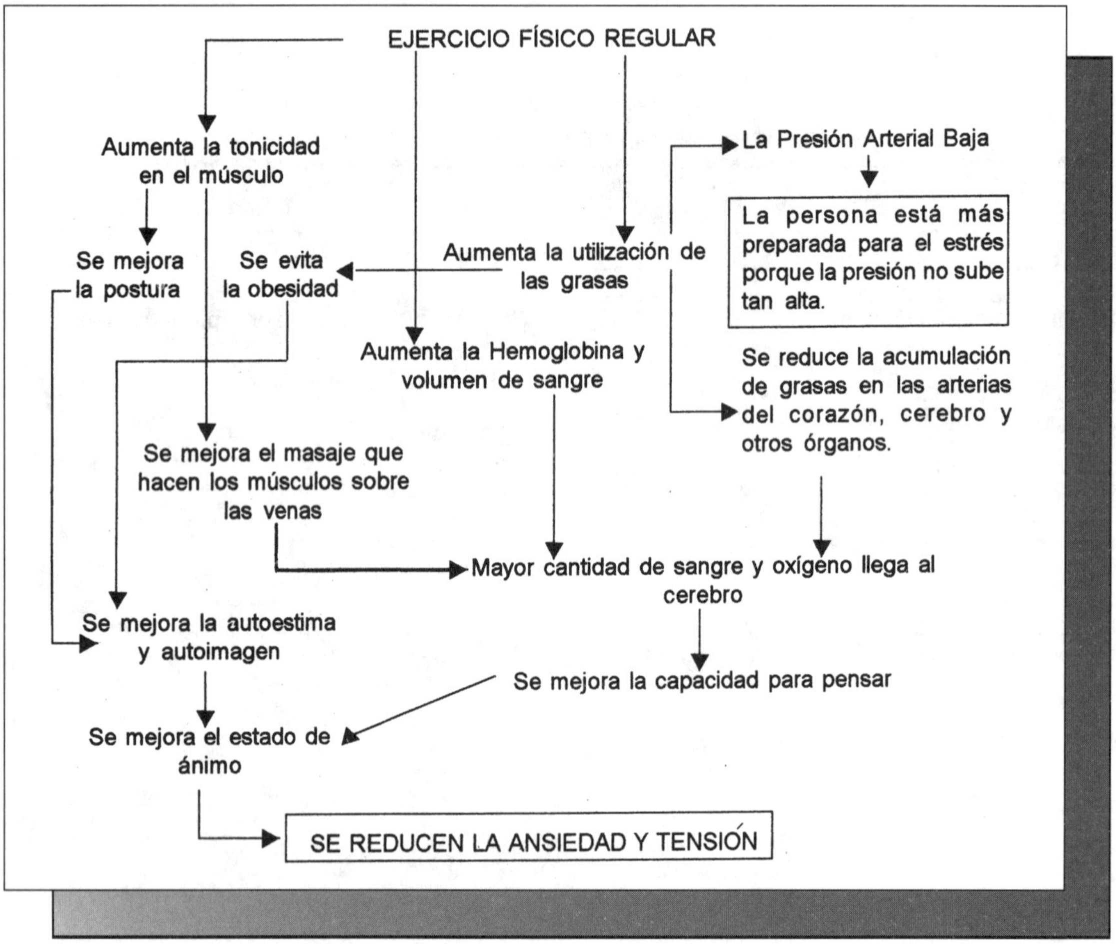

Figura **2**-5
Adaptaciones del ejercicio que ayudan a disminuir los niveles de estrés

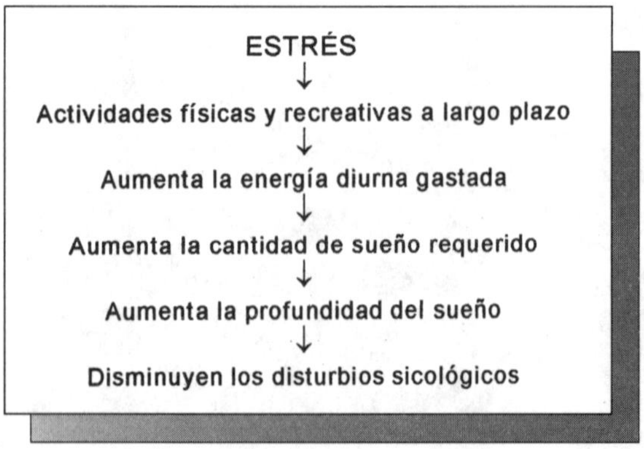

Figura **2**-6

ESTRÉS

↓

Se activan los mecanismos energéticos que preparan el cuerpo para huir o pelear

↓

ACTIVIDAD FÍSICA

↓

La energía que produce el estrés se disipa equitativamente entre los diferentes sistemas del cuerpo durante la actividad física,

↓

Esto promueve los sentimientos de bienestar, relajamiento u otros estados que permiten al individuo manejar el estrés de una manera más efectiva

Figura 2-7

DEMANDAS MENTALES/INTELECTUALES DE TRABAJO

↓

Tensión emocional y mental

↓

Se ejecuta el ejercicio

↓

Se activan los músculos

↓

Los músculos distraen momentáneamente la tensión emocional (Se substituye la musculatura por el intelecto)

↓

Se le da descanso al cerebro

↓

Se alivia la tensión mental y emocional

Figura 2-8

3. Tipos de ejercicios recomendados:
   a. Ejercicios de flexibilidad (estiramiento).
   b. Ejercicios calisténicos.
   c. Ejercicios aeróbicos (caminar, trotar, nadar, correr bicicleta, patinar, remar, brincar cuica, baile, subir y bajar escaleras o un banco, y deportes que envuelven correr [baloncesto, tenis, balompié y otros]).
   d. Actividades físicas recreativas y deportes.

IX. OTRAS FORMAS PARA CONTROLAR EL ESTRÉS O DESARROLLO DE DESTREZAS PARA EL RELAJAMIENTO

A. Consideraciones Preliminares

La evidencia es clara, el componente psicofísico de nuestra salud mejora considerablemente cuando practicamos diariamente las técnicas de relajamiento. De hecho, la práctica de los ejercicios de relajamiento provee los siguiente beneficios:

1. Es disfrutable.
2. Puede reducir los síntomas de enfermedades, tales como dolor de cabeza, náusea, alergias dermatológicas, y diarreas.
3. Puede aumentar los niveles de energía física.
4. Puede aumentar la concentración.
5. Puede aumentar la habilidad para manejar los problemas.
6. Puede aumentar la satisfacción social al relacionarse uno con la familia, amigos, y compañeros de trabajo, y puede aumentar los sentimientos de autoconfidencia.
7. Ayuda en el tratamiento del insomnio.
8. Puede reducir la presión arterial.
9. Puede reducir los niveles de excitación emocional.

B. Relajamiento psicosomático (central)

Estas técnicas comienzan con la mente y terminan con el cuerpo. Entre las más comunes contamos con las siguientes:

1. Meditación:

   La meditación representa uno de los métodos sistemáticos más antiguos utilizados para la relajación. La meditación se introdujo a gran escala en nuestro ámbito cultural durante los años sesenta. Este método produce un estado de relajamiento consciente mediante la concentración de nuestros pensamientos. La meta principal de la meditación es poder reducir las reacciones negativas (provocadas por estímulos/estresores) que afectan a nuestra mente y cuerpo (psicofisiológicas). Todos los métodos de meditación coinciden en las características que se decriben a continuación:

   a. Un ambiente tranquilo:

      Es importante evitar distracciones. Intente meditar en una habitación tranquila o al aire libre. Algunas personas acuden a la iglesia para mitigar los ruidos del mundo exterior.

      Conforme vaya adquiriendo práctica, podrá meditar en cualquier lugar donde se encuentre.

   b. Postura correcta/cómoda:

      No es preciso contorsionarse para ponerse en la tradicional (y, para muchos occidentales, incómoda) posición del loto. Si no está suficientemente cómodo, no podrá dejar de pensar en la incomodidad y sus músculos se tensarán. Sin embargo, si está demasiado cómodo puede dormirse, así que no intente meditar rescostado sobre el suelo o en una cama. Siéntese cómodamente. O bien, si encuentra relajante pasear, puede optar por caminar lentamente en círculos durante la meditación.

Inicialmente se recomienda que la persona se siente con su espalda plana contra un objeto (ejemplo: el espaldar de una silla o una pared, en el caso de sentarse en el suelo). Las manos deben estar abiertas y descansar sobre los muslos a nivel de rodilla.

c. Un objeto de meditación:

Este objeto puede ser cualquier cosa que repita (tal como el "Tic-Tac" de un reloj) o que no cambia (ejemplo: una roca). El objeto puede ser real o imaginario.

d. Dispositivo mental:

En las formas de meditación tradicional se canturrean expresiones como ***om*** (un mantra), que contribuye a centrar la concentración y a apartar los pensamientos que distraen. Lo mismo sucede cuando se está produciendo la respuesta de relajación, pero se puede utilizar cualquier palabra corta que venga a la mente. Muchas personas utilizan palabras como ***uno*** o ***paz***. Se puede decir la palabra en voz alta o bien a sí mismo (en la mente) cada vez que se respira.

e. Una actitud pasiva:

Esto implica que la mente vague, de manera que la persona que medita no se preocupe por ella. Los momentos de meditación son aquellos en los que hay que dejar que la mente se relaje, deteniendo la lucha incesante por pensar o resolver cosas.

Inevitablemente, cuando se comienza a meditar acuden a la mente pensamientos que distraen. Antes que preocuparse por ellos, es mejor dejar que se dispersen: no hay que prestarles atención, ni preocuparse porque se tengan. Utilice la palabra de meditación para apartar estas distracciones de la mente.

Entre las formas de meditación más comunes practicadas en nuestra sociedad se encuentran las siguientes:

a. Meditación Trascendental (MT):

La MT es la forma de meditación con la que han estado en contacto la mayor parte de los occidentales. La MT representa un método para la reducción del estrés que envuelve períodos cortos de concentración sobre una palabra que se repite. La MT es una adaptación de antiguas técnicas de meditación orientales. Fue inventada por un gurú indio, el Maharishi Mahesh Yogi. Esta técnica puede practicarse una o dos veces al día (mañana y tarde) durante veinte minutos. El meditador se sienta tranquilamente en una posición cómoda y repite una palabra conocida como ***mantra*** o ***Sanskrit***. Un ***mantra*** es un sonido que se repite. La repetición del ***mantra*** evita que los pensamientos y las distracciones le interrumpan o le estresen. La repetición del ***mantra*** tranquiliza a muchas personas, relajando su mente y su cuerpo. Después de escoger un ***mantra*** y repetirlo unas cuantas veces, observará que cuando recurre a él se calma automáticamente. El meditador debe repetir esta palabra una y otra vez para poder liberarse de los pensamientos que le distraen. Se recomienda que practique luego de dos horas de la última comida, de manera que la digestión no afecte el proceso de meditación.

b. La respuesta de relajación:

Esta técnica fue desarrollada por el Dr. Herbert Benson, cardiólogo de la Facultad de Medicina de la Universidad de Harvard. El Dr. Benson fue el primero en practicar minuciosos estudios sobre los meditadores. Observó que la MT tiene muchos efectos físicos beneficiosos. Por ejemplo, reduce la frecuencia cardíaca y el consumo de oxígeno, dos fenómenos que suceden de forma natural durante el sueño. La MT también aumenta la actividad de las ondas alfa cerebrales (el cerebro emite ondas alfa cuando se encuentra relajado y alerta, pero no cuando se está dormido). En general, los meditadores tienen la presión arterial baja y reducidos los niveles de lactato, un subproducto/desecho del metabolismo muscular que puede acumularse en la sangre y provocar la ansiedad. La meditación contrarresta, al parecer, los cambios fisiológicos de la respuesta de enfrentamiento-huida (fase de alarma), dejando el organismo en un estado de alerta relajada. El Dr. Benson observó que estos cambios no eran exclusivos de la meditación, sino que formaban parte de una respuesta general que nuestro organismo puede aprender para contrarrestar el estrés. La denominó ***respuesta de relajación***. Durante la práctica de la técnica del Dr. Benson, como puede que le preocupe el paso del tiempo mientras está meditando, ajuste un despertador y colóquelo lo suficientemente lejos para no oír su "tic-tac". De esta forma, no necesitará detenerse para observar el reloj. Sabrá que puede seguir con la respuesta de relajación hasta que éste suene.

2. Retroalimentación biológica ("Biofeedback"):

Algunas personas consideran muy difícil relajarse porque no tienen ni idea de hasta qué punto se encuentran tensos y agobiados. La retroalimentación biológica o "biofeedback" puede ofrecerles algunas clarificaciones sobre cómo está reaccionando su organismo y sobre cómo relajarlo. Esta técnica requiere el empleo de ciertos instrumentos/equipo particulares. Los artefactos utilizados durante la retroalimentación biológica miden cambios fisiológicos/información biológica (ejemplos: potenciales eléctricos, presión arterial, frecuencia cardíaca o pulso, tensión muscular, temperatura de la piel, ondas cerebrales, entre otros), los cuales son retrasmitidos hacia el individuo, de manera que éste pueda controlarlos o aprenda a dominarlos. Los instrumentos de medida del potencial eléctrico corporal se suelen utilizar para ayudar a una persona a saber cuándo está tensa y cómo puede relajarse. Por ejemplo, imagínese que está usted conectado a un aparato que registra las ondas cerebrales o la tensión muscular en una parte del cuerpo, o a un aparato que registra los cambios mínimos en la electricidad cutánea (piel) que indican tensión. Cuando el instrumento detecta que está usted tenso, emite un sonido. A continuación, usted recibe instrucciones para que haga desaparecer el sonido por el medio (técnica de relajamiento) que desee. A medida que se relaja, el sonido va bajando de volumen, hasta que desaparece por completo. Gracias al sonido, el proceso de aprendizaje de la relajación es mucho más rápido, ya que le ayuda a controlar su progreso: le enseña cómo se siente su cuerpo cuando está tenso. También pueden ayudarle a descubrir qué tipo de situaciones, personas o actividades son estresantes para usted. Las técnicas de retroalimentación biológica se emplean, también, como función terapéutica ante ciertas condiciones patológicas (enfermedades). Por ejemplo, es posible enseñar a los personas que padecen de migraña a dominar total o parcialmente el dolor utilizando esta técnica. También se puede utilizar el biofeedback para ayudar a algunas personas a controlar funciones fisiológicas como la presión arterial y la secreción ácida del estómago. Antes el biofeedback era sólo una técnica de laboratorio. Hoy día pueden adquirirse numerosos instrumentos de esta técnica a precios económicos, para uso doméstico, que ayudan a aprender cómo controlar la tensión.

3. Ejecicios / técnicas de visualización:

   Se refiere a un grupo de ejercicios que emplean imaginación consciente intencional, utilizando la autosugestión para propósitos psicológicos y fisiológicos. La técnica consiste en comenzar un proceso de meditación durante el cual el practicante de la técnica viaja mentalmente hacia lugares que ha visitado anteriormente y en los cuales ha experimentado un estado de relajamiento y paz. En otras palabras, es como coger unas "vacaciones mentales". Uno de los aspectos importantes de esta técnica es tratar de visualizar la mayor cantidad posible de detalles. Por ejemplo, si el practicante viaja hacia el Yunque, cerca de un riachuelo y cascada, debería visualizar y vivir el sonido del agua que corre a través del riachuelo, la cascada que baja, los pajaritos o cotorras cantando, el fresco y las caricias de la brisa sobre su piel, y observar cómo éstas mueven las hojas de los árboles, sentir el aire fresco y puro que entra por sus pulmones, en fin, detalles de la naturaleza ecológica en la cual se encuentra sumido e integrado el visualizante, los cuales promueven la relajación. Todos estos detalles ayudarán para la respuesta de relajamiento. Cuando regrese de dichas vacaciones "mentales", habrá de sentirse bien relajado y preparado para las tareas que le esperan en su día de trabajo. Estas técnicas se han utilizado también con frecuencia para combartir ciertas condiciones patológicas (enfermedades) terminales, tales como los tumores cancerosos y el SIDA. Desde el decenio de los veinte, los médicos saben que muchos casos de verrugas pueden curarse por sugestión hipnótica. Aunque este fenómeno ha sido objeto de numerosos estudios científicos durante largos años, nadie sabe exactamente cómo se produce. La mayoría de los investigadores creen que de alguna forma la hipnosis (visualización) permite que todo el sistema inmunitario se movilice y combata el virus causante de la verruga. Entre las verrugas y el cáncer parece haber un gran salto, pero algunos médicos están utilizando técnicas de visualización para potenciar los efectos de la terapia tradicional contra el cáncer, y para combatir enfermedades como la artritis reumatoide y ciertas infecciones. Esto no quiere decir en modo alguno que las técnicas psicológicas por sí solas sean suficientes para tratar el cáncer, pero en algunos casos las técnicas de visualización pueden estimular el sistema inmunitario. La mayoría de los médicos que utilizan técnicas psicológicas junto con medicación convencional están convencidos de que no causa ningún daño y siempre es una ayuda. En primer lugar, se explica al paciente de forma simple, cuáles son las funciones del sistema inmunitario. A continuación, se le enseña autohipnosis o alguna otra técnica de relajación y se le dan instrucciones para que visualice el sistema inmunitario en funcionamiento y enfrentándose al invasor. En el caso del cáncer, el paciente debe intentar imaginar los agentes del sistema inmunitario rodeando y combatiendo las células cancerosas; debe visualizarlo como una batalla de verdad. El Dr. Bernard Newton, psicólogo, que dirige el Newton Center for Clinical Hypnosis, en Los Angeles, ha estudiado los casos de 203 pacientes con cáncer avanzado que no respondían a tratamientos convencionales y que fueron remitidos a ese centro. A estos pacientes se les enseñó autohipnosis y se les dieron instrucciones para que formaran imágenes lo más reales posibles de su sistema inmunitario combatiendo el cáncer. También se les dieron sugestiones hipnóticas para aumentar el sentimiento de autocontrol y para reducir los sentimientos negativos sobre sus probabilidades de supervivencia. De los 203 pacientes estudiados, el 54% de los que habían sido tratados durante al menos diez sesiones en un período de tres meses seguía vivo en el momento del estudio, mientras que sólo vivía el 11% de los que habían sido sometidos a menos de diez sesiones de visualización, en el mismo período de tiempo. Estas diferencias en los resultados no estaban relacionadas con la gravedad de la dolencia, el tipo de cáncer, la edad, el sexo o el tipo de tratamiento médico. Cuando el Dr. Newton analizó los resultados obtenidos, observó que las personas con más probabilidades de combatir el cáncer con éxito eran aquéllas capaces de responder de un modo positivo y enérgico, sin rendirse.

4. Entrenamiento autogénico:

   Esta técnica fue desarrollada originalmente por el Dr. H.H. Shultz, un psiquiatra alemán. El témino ***autogénesis*** (auto-generativo) describe casi todo tipo/forma de ejercicio de relajamiento; sin embargo, el nombre ***autogenia*** se refiere a una forma de relajamiento que emplea imagenes mentales de estados de relajamiento autodirigidas. El ***entrenamiento autogénico*** involucra autohipnosis. Esta técnica se concentra alrededor de patrones de respuestas condicionadas que son asociadas con pensamientos particulares. Básicamente, utiliza la imaginación y sentimientos sugeridos de pesadez y calor en las extremidades, de manera que el sujeto aprenda a reconocer un estado de relajamiento y lo invoque cuando lo necesite. Fundamentalmente, el que practica esta técnica lo que hace es "hablarle a su cuerpo y decirle que se relaje". Dicha técnica es de gran ayuda si usted es capaz en forma real de vivir imaginariamente una escena o sentimiento en la cual usted ha alcanzado previamente un estado físico de tranquilidad. Si se practica correctamenta, el entrenamiento autogénico induce a respuestas de relajamiento que alivian el distrés, tales como: disminución de la frecuencia respiratoria y frecuencia cardíaca, reducción en la tensión muscular, y aumento en las ondas alfa cerebrales. Una técnica autogénica común se concentra en la habilidad del cuerpo para seguir comandos provenientes de los centros conscientes del cerebro. Por ejemplo, si puedes imaginar una sensación de calor o de sensación pesada en tus extremidades, tu cuerpo tratará de reproducir este estado. Como respuesta hacia la demanda consciente, se aumentará el flujo sanguíneo hacia las áreas deseadas, lo cual produce el calor deseado.

C. Relajamiento somatopsíquico (Periférico)

Esta técnica es recomendada para individuos que experimentan la misma reacción fisiológica ante un estresor, sin importar la situación o tipo de estresor. Se ha encontrado que estas técnicas de relajamiento ayudan a reducir la tensión muscular, ciertos tipos de dolores de cabeza y otras afecciones que resultan del distrés mediante la disminución en la tasa metabólica, respiración, latidos del corazón, utilización del oxígeno y presión arterial.

1. Relajación progresiva (o técnica de Jacobson):

   La ventaja de la relajación progresiva es que puede practicarse donde se desee, sin que nadie se dé cuenta. Se llama ***progresiva*** porque comienza con los músculos en una parte del cuerpo y progresa hacia otras partes. Se le enseña al individuo a alternadamente contraer y relajar los músculos, de manera que la tensión pueda ser reconocida y autotratada inmediatamente. La premisa es que si el individuo reconoce cuándo el músculo se encuentra tenso y cuándo el músculo se encuentra relajado, entonces el cuerpo (y la mente) podrá aprender a buscar un estado de relajamiento. La técnica de Jacobson requiere tensar un grupo muscular específico en ambos lados del cuerpo (ejemplo: apretando un músculo), sostener dicha postura durante cinco a diez segundos y luego relajar la postura por alrededor de treinta a cuarenta segundos. Este proceso se repite varias veces para cada grupo muscular principal. Por ejemplo, siéntese o tiéndase en un lugar tranquilo. Comenzando por los dedos de los pies, ponga en tensión una parte del cuerpo y seguidamente libere conscientemente la tensión de esa parte, ordenándole que se relaje y que se libere de la tensión. Vaya ascendiendo por todo el cuerpo, hasta llegar al cuero cabelludo. Asegúrese de nuevo de estar en una actitud pasiva. Si aparece algún pensamiento, y observa que está de nuevo en tensión, vuelva atrás y relaje otra vez los músculos tensos. Cuando se sienta completamente relajado, intente permanecer en ese estado de tranquilidad. Haga una pausa de diez o quince minutos, sin pensar absolutamente en nada.

2. Control de la respiración (dominar el arte de respirar):

   Uno de los procedimientos que tenemos más a la mano para controlar la ansiedad en el momento en que ésta se produce es la respiración profunda. No importa lo que suceda: si mentalmente puede abstraerse un momento y hacer unas cuantas respiraciones profundas, se sentirá más tranquilo y con más dominio de la situación. Probablemente muchos de ustedes en un momento dado de tensiones han cogido aire profundo y luego exhalado. Al inhalar profundamente y exhalar lentamente, vas experimentando un estado de relajamiento. Cuando la gente se encuentra bajo situaciones estresantes, éstas tienden a respirar de forma rápida y llana (poco profunda). Al inhalar conscientemente de forma profunda, el diafragma es forzado a expandirse y a tensarse, y el estómago tiende a expandirse. Cuando exhalas, el diafragma se relaja y el estómago se contrae, de ahí el término de respiración diafragmática" (Véase Tabla **2-5**). Cantar puede ser un excelente método reductor de estrés. Cantar también le obliga a respirar profundamente, lo que le ayuda a liberarse de la tensión.

   a. Cómo respirar:

      1) La respiración profunda tiene una secuencia de tres fases. Comience sentándose bien erguido e inspirando profundamente con la parte inferior de su estómago, por debajo del diafragma. Deje que se infle su área abdominal mientras inhala lentamente el aire. Piense en el aire que está entrando desde la base de sus pulmones, cerca de su cintura, hasta la parte superior del pecho, justo por debajo de los hombros. Deje que su pecho se infle.

      2) Si nota un área particularmente tensa en su cuerpo, piense en dirigir el flujo de aire hacia ese lugar.

3) Mantenga dentro de sí el aire nutritivo durante un momento, luego déjelo salir tan lentamente como lo dejó entrar. El tamaño de su pecho disminuirá, y su estómago se contraerá. Utilice los músculos de su estómago para expulsar hasta la última partícula de aire. Repita el ejercicio hasta que respire cómodamente con este ritmo tranquilo en tres fases.

4) Conforme se vaya familiarizando con esta técnica, observará que podrá respirar de esta forma sin pensar en todos los pasos. Cuando esté en una situación de tensión, confíe en los efectos tranquilizantes de la respiración profunda, aunque su corazón lata con fuerza y se sienta con ganas de gritar a aquella cosa o persona que le está alterando. Si reacciona desde un estado de tranquilidad interna obtendrá más beneficios a largo plazo que si pierde los estribos.

3. Yoga:

El término ***yoga*** se deriva de la raíz de "Sanskrit", lo cual significa "acoplando" o "unión" y es un método de desarrollo físico, mental, y espiritual basado en un antiguo indú filósofo. El tipo de yoga más popular es el "Hatha Yoga", el cual utiliza posiciones corporales y ejercicios para promover la armonía física y mental. El Hatha Yoga promueve la fuerza, flexibilidad, y reducción de la tensión muscular, y es utilizado como una técnica para tranquilizar el cuerpo al prepararse para la meditación. El asumir ciertas posturas y el control de la respiración aumenta la capacidad vital de los pulmones, flexibilidad, balance, y relajación.

4. Masaje:

Cuando nos encontramos en una situación de estrés, las hormonas producidas por la respuesta de enfrentamiento-huida (fase de alarma), unidas a las sustancias metabólicas de desecho, pueden hacer que los músculos se tensen hasta alcanzar el umbral del dolor. Sin una correcta relajación, esta tensión muscular puede hacerse crónica, situación particularmente problemática en el cuello, los hombros y la parte superior de la espalda. Una de las formas más placenteras y eficaces de aliviar la tensión muscular y elevar el ánimo es someterse a un masaje:

a. El ***shiatsu***, de origen japonés y chino, es una técnica de masaje profundo en puntos de presión específicos. En algunos casos, el masajista de ***shiatsu*** se pone de pie sobre la espalda del paciente para deshacer nudos difíciles.

b. El masaje sueco se basa en masajear y golpear los músculos para relajar los nudos y mejorar la circulación sanguínea.

5. Ejercicio físico: (véase Figuras **2**-5, **2**-6, **2**-7, **2**-8 y Tabla **2**-3)

Aunque no es comúnmente utilizado como un medio de relajamiento, el ejercicio físico regular promueve tanto la salud mental como la física. Al integrarse el individuo en un programa de entrenamiento físico, los efectos a largo plazo producen una mejor autoestima, lo cual ayuda grandemente a la salud mental y a afrontar más efectivamente las situaciones de tensión. Además, el ejercicio físico regular remueve/elimina diversos desechos metabólicos que resultan de experiencias estresoras. Más aún, fortalece todos los sistemas orgánicos de nuestro organismo y ayuda a que se alcance una autoimagen positiva.

Tabla **2-5** PASOS RECOMENDADOS A SEGUIR CUANDO SE REALICE EL EJERCICIO DE RESPIRACION ABDOMINAL O DIAFRAGMATICO
◆ Coloca tus manos sobre tu abdomen, justamente debajo del ombligo. ◆ Respira lentamente a través de tu nariz hacia "dentro" de tu abdomen, como si estuvieras llenándolo con aire, empujando tus manos hacia afuera tan lejos como puedas. ◆ Mientras inhalas, mueve lo menos posible tu pecho. ◆ Exhala lentamente a través de tu boca, manteniendo tu quijada relajada y labios ligeramente separados ◆ Concéntrate en tus sonidos y sensaciones de respiración conforme inhalas y exhalas de forma lenta y profunda. ◆ Cada vez que suba y baje tu abdomen, debes de percibir un estado progresivo de relajamiento, donde usted se concentre en sí mismo
Tomado de: "Abdominal Breathing Exercise", p. 5 (WEB: HTTP://www.campuslife.utoronto.ca/Handbook/health/stress.html#breathing)

X. OTRAS TÉCNICAS EMPLEADAS PARA INDUCIR UNA RESPUESTA DE RELAJAMIENTO

A. Aromaterapia

Las cosas que huelen bien contribuyen a aliviar la ansiedad, las cefaleas (dolores de cabeza), la hipertensión y otras enfermedades relacionadas con el estrés. Los naturópatas y los denominados aromaterapeutas lo saben desde hace mucho tiempo. En la actualidad, los aromas son objeto de interés en los círculos médicos más acreditados. El Dr. Gary Schwartz, profesor de psiquiatría y psicología en la Universidad de Yale, utiliza el poder curativo del aroma para el tratamiento de muchas enfermedades y alteraciones. De todos los aromas que ha analizado, el mejor para reducir el estrés parece ser un olor a manzana que recuerde a la sidra o al pastel de manzana. En un estudio, realizado por él, la fragancia aromática a manzana hizo que la presión arterial sistólica (el valor superior) de los individuos analizados descendiera de 3 a 4 milímetros de mercurio (mm. Hg.). Usted puede experimentar qué aromas funcionan en su caso. Para algunas personas, el aceite de rosas es muy tranquilizante, y la menta o el espliego son estimulantes. Si usted reacciona a un aroma en particular, ¿por qué no lleva consigo un frasquito al que pueda recurrir, cuando necesite ayuda?

B. Hipnosis

La ***hipnosis*** es un estado psicológico, inducido por un procedimiento ritualístico, en el cual el sujeto experimenta cambios de percepción, memoria, y comportamiento como respuesta a sugestiones del hipnotista. La ***hipnosis*** se utiliza en ocasiones como una forma de terapia para el estrés excesivo, para dejar de fumar, para disturbios alimentarios (ejemplos: anorexia, obesidad, entre otros), y otros problemas de comportamiento. El procedimiento hipnótico consiste de dos etapas: ***inducción hipnótica***, en la cual el sujeto es hipnotizado (inducido a un estado hipnótico), y ***sugestión hipnótica***, en la cual se efectúan sugestiones para la modificación del comportamiento. La hipnosis es un estado de concentración intensamente localizada, propio de hombres y animales. Siempre que centramos la atención en algo en particular, entramos en una especie de trance hipnótico. Pero la hipnosis no tiene por qué ser una situación que se produzca sólo al azar. La hipnosis (en la que un terapeuta le hipnotiza) y la autohipnosis (donde uno se hipnotiza a sí mismo) son procedimientos muy valiosos y eficaces para dominar malos hábitos, para relajarse o para controlar el tiempo. Cuando se está hipnotizado, se está más abierto a las sugerencias. Si cuando se está hipnotizado se ordena uno a sí mismo dejar de fumar, o estar tranquilo y relajado, o ponerse a trabajar, probablemente una vez despierto seguirá estas instrucciones. La técnica no es difícil de aprender. Penetrar con éxito en el estado hipnótico supone relajar mente y cuerpo, y seguidamente recibir sugerencias en un estado receptivo profundo y muy localizado. Las técnicas de inducción varían. La hipnosis es en gran medida como la meditación, sólo que es posible llegar a autohipnotizarse en dos minutos o incluso menos cuando se tiene cierta experiencia en esta técnica.

C. Reduciendo el Ritmo de Vida Psicosocial

Una de las maneras más simples para reducir el estrés es simplemente disminuir la velocidad que resulta de estresores psicosociales.

D. Depósitos de relajación (recipientes o tanques de agua termal en movimiento)

Si se siente atraído por la idea de disolver sus problemas en una minipiscina con agua a la temperatura del cuerpo, puede que desee probar uno de los más recientes instrumentos de control del estrés: los depósitos de relajación. Estos depósitos, que son como bañeras de gran tamaño situadas en una pequeña habitación, están ideados para que usted se ponga en un estado de privación sensorial, lo que significa que todos los sentidos quedarán en reposo, sin ser utilizados. En el interior de la habitación del depósito hay una oscuridad total, de forma que los ojos no tienen de qué ocuparse. El depósito está bien aislado, así que los oídos no oyen nada, a menos que se agite el agua o haya algún otro ruido. Una vez que se acostumbre al olor de las sales de sulfato magnésico disueltas en el agua para hacerle flotar, su nariz se habrá quedado sin trabajo. Como la temperatura del agua es exactamente igual a la de su piel, pierde usted el sentido de los límites entre su cuerpo y el agua. Las sales que se añaden al agua le hacen flotar, de forma que no tiene que hacer ningún esfuerzo para mantenerse a flote. Simplemente estará allí tendido en un relajamiento completo. El Dr. Ovide Pomerleau, investigador sobre el estrés, de la Universidad de Connecticut, afirma que para cierto tipo de personas los depósitos de relajación son un buen sistema para dejar de fumar, para combatir el estrés y, en general, para aumentar el nivel de lucidez y la capacidad de concentración. En Wisconsin, un hospital realizó un estudio y llegó a la conclusión de que los depósitos de relajación contribuyen a curar las cefalgias (dolores de cabeza), las algias (dolores crónicos), la ansiedad y las úlceras: flotar, al igual que el ejercicio aeróbico intenso, estimula la liberación de endorfinas, junto con otras hormonas del estrés. Las endorfinas son sustancias similares a la morfina que nuestro organismo libera con las hormonas del estrés (adrenalina, noradrenalina y cortisol). En la actualidad, en muchas ciudades de los Estados Unidos y pueblos de Puerto Rico hay establecimientos con depósitos de relajación, y los gimnasios/centros de salud están comenzando a instalarlos.

E. Acupuntura (según: Luis R. Colón Rivera, MD; ex-Director de la Unidad Biopsicosocial en el Centro SADCE, Albergue Olímpico)

En los últimos 3,000 años de existencia humana, más gente ha sido tratada exitosamente con acupuntura que con todas las modalidades de tratamiento que conocemos hoy en día.

El profesional idóneo para la administración de la acupuntura es un médico con adiestramiento y certificación especializada en acupuntura. Este es un tratamiento simple que dura alrededor de veinte (20) minutos.

1. Concepto:

   La acupuntura es un método de sanación que promueve el restablecimiento natural y espontáneo de las funciones del cuerpo-mente. Esto ocurre a partir de la inserción correcta de agujas especiales.

2. Mecanismo de acción:

   La inserción de la aguja en el lugar apropiado estimula el sistema nervioso a liberar sustancias químicas en el músculo, el cordón espinal y el cerebro; la tensión muscular se alivia; la circulación de la sangre se moviliza hacia el equilibrio, eliminando excesos de bioxido de carbono y ácido láctico, y llevando oxígeno y nutrientes a los tejidos; el sistema nervioso se armoniza, reduciendo el dolor y la ansiedad.

XI. EVITANDO LA FATIGA MENTAL Y FÍSICA QUE RESULTA DE UN ESTRÉS CONTÍNUO ("QUEMARSE" O "FUNDIRSE")

Muchas personas utilizan la expresión de "fundirse" o "quemarse" para referirse al estado de agotamiento físico y mental que muchas veces induce a un estado de depresión. Durante este estado, la persona puede experimentar dolor de cabeza, molestias musculares, posible indigestión, y fatiga general.

¿Qué podemos hacer para prevenir este estado? En primera instancia, se recomienda compartir nuestros sentimientos con aquellos grupos o individuos que nos puedan ofrecer apoyo social. Por ejemplo, con un amigo o amiga íntimo puedes confiar tus problemas. Otro sugerencia sería buscar algún pasatiempo o actividad recreativa que te distraiga de la rutina diaria. Finalmente, simplemente participa en una actividad que puedas disfrutar. Debes sacar tiempo "reírte".

CUESTIONARIO DE HOLMS & RAHE (1967)*
ADAPTACION POR CAMBIOS OCURRIDOS (PROCESOS DE VIDA)
EN LOS DOCE MESES PREVIOS -Estudiantes-

Instrucciones: Coloca una marca de cotejo (3) en el blanco provisto, a todos los eventos de tu vida que has experimentado en los últimos 12 meses.

		Nivel de estrés
______	Muerte de un miembro de la familia	100
______	Cárcel	80
______	Primer/último año de universidad	63
______	Embarazo (estar en estado o causarlo)	60
______	Lesión o enfermedad	53
______	Matrimonio	50
______	Problemas interpersonales	45
______	Dificultades económicas	40
______	Muerte de un amigo cercano	40
______	Dificultades con compañeros de hospedaje	40
______	Dificultades con tu familia	40
______	Cambios de hábitos de vida	40
______	Cambios de ambiente de vida	30
______	Empiezas o terminas un trabajo	30
______	Problemas con tu jefe o profesor	30
______	Nuevos logros personales	25
______	Fracaso en algún curso	25
______	Exámenes finales	25
______	Aumento o disminución de citas amorosas ("dating")	20
______	Cambios en las condiciones de trabajo	20
______	Cambio de concentración en los estudios	20
______	Cambio en los hábitos de sueño	20
______	Algunos días de vacaciones	18
______	Cambio en los patrones alimenticios	15
______	Reuniones de familia	15
______	Cambios en hábitos recreacionales	15
______	Lesiones leves o enfermedad	15
______	Alguna violación menor a la ley	11

Sume las puntuaciones del nivel de estrés que haya cotejado:

(TOTAL) ________________

RESULTADOS

0 - 149 = Eustrés (Estrés positivo)
150 - 299 = Estrés moderado
$\geq$ 300 = Distrés (Estrés negativo)

Adaptado de:** Holmes, Thomas H. y Richard H. Rahe, "The Social Readjustment Scale," ***Journal of Psychosomatic Research, Vol. 11, (1967) p. 213.

ESCALA DE SINTOMOLOGÍA FÍSICA

Allen y Hide (1980)

Nombre______________________ Sección_______ Fecha_____________

Instrucciones: En el espacio provisto, favor de indicar la frecuencia de los efectos mencionados cuando usted experimente estrés o que surjan luego de estar expuesto a un estresor significante. Responda a cada renglón con un número entre 0 y 5, utilizando la siguiente escala:

0 = Nunca; **1** = Una o dos veces al año; **2** = Cada par de meses; **3** = Cada par de semanas; **4** = Una o más veces a la semana; **5** = A diario

Síntomas Cardiovasculares:

______________ Palpitaciones súbitas del corazón
______________ Ritmo acelerado o errático del corazón
______________ Manos frías y sudorosas
______________ Dolores de cabeza (dolor palpitante)
Subtotal __________

Síntomas Respiratorios:

______________ Respiración rápida, errática o corta
______________ Falta de respiración
______________ Ataque de asma
______________ Dificultad en el habla (debido a un deficiente control respiratorio)
Subtotal __________

Síntomas Gastrointestinales:

______________ Estómago descompuesto, náuseas o vómitos
______________ Constipación (estreñimiento)
______________ Diarrea
______________ Dolores abdominales agudos
Subtotal __________

Síntomas Musculares:

______________ Dolores de cabeza (dolor sostenido)
______________ Dolores en los hombros o espalda
______________ Temblores musculares o temblor en las manos
______________ Artritis
Subtotal __________

Síntomas de la Piel:

_______________ Acné
_______________ Caspa
_______________ Perspiración
_______________ Piel o cabello reseco
Subtotal ___________

Síntomas del Sistema Inmunológico:

_______________ Alergias
_______________ Catarros
_______________ Influenza (monga)
_______________ Alergias en la piel
Subtotal ___________

Síntomas Metabólicos:

_______________ Aumento de apetito
_______________ Aumento en las ansias por tabaco o dulce
_______________ Pensamientos o dificultad para dormir
_______________ Ansiedad o nerviosismo
Subtotal ___________

TOTAL: (Suma de los siete subtotales) _________

INTERPRETACIÓN:

Luego de haber calculado el total de todos los tópicos de sintomología física, clasifique su puntuación en los siguientes límites apropiados:

0 a 35 = **Sintomología Física Moderada:**

Existe un nivel bajo de síntomas físicos de estrés; por lo tanto, posee un riesgo mínimo de sufrir enfermedades sicosomáticas en un futuro cercano.

36 a 75 = **Sintomología Física Promedio:**

La mayoría de la gente experimenta síntomas físicos de estrés dentro de esta escala. Representa un aumento en la propensión de enfermedades sicosomáticas, pero no es un peligro inmediato.

76 a 140 = **Sintomología Física Excesiva:**

Si te encuentras en esta categoría, experimentas un número de frecuencias alarmantes de síntomas físicos de estrés. Indica el padecimiento de una o más enfermedades sicosomáticas algún día en el futuro. Debes tomar acción inmediata para reducir tu nivel de estrés.

INVENTARIO DE ESTILO DE VIDA*
(Análisis de Personalidad)

OBJETIVO:
Determinar tu estilo de vida o tipo de personalidad

INSTRUCCIONES:
Para cada renglón, encierra en un círculo el número que mejor describa tu comportamiento. Al final del inventario, suma todos los números.

1. No me preocupa dejar las cosas temporeramente sin terminar.	1 2 3 4 5 6 7	Debo terminar las cosas tan pronto las comienzo.
2. Soy casual con relación a mis citas.	1 2 3 4 5 6 7	Nunca debo llegar tarde a las citas.
3. No soy competitivo.	1 2 3 4 5 6 7	Soy muy competitivo.
4. Escucho, permito que otros terminen de hablar.	1 2 3 4 5 6 7	Anticipo lo que van a decir, interrumpo la conversación.
5. Nunca me apresuro, aun bajo presión.	1 2 3 4 5 6 7	Siempre estoy de prisa.
6. Capaz de esperar pacientemente.	1 2 3 4 5 6 7	Me inquieta cuando tengo que esperar.
7. Tomo las cosas con calma.	1 2 3 4 5 6 7	Todo lo hago con prisa.
8. Hago las cosas una a la vez.	1 2 3 4 5 6 7	Hago muchas cosas a la vez.

Adaptado de:** Bootner, Raymond W. "The Glazer-Stress Control Life-Style Questionnaire: A Short Scale as a Potential Measure of Pattern of Behavior." ***Journal of Chronic Diseases. Vol. 22, (1969).

9. Soy lento al hablar.	1 2 3 4 5 6 7	No pienso las cosas, hablo ligero y gesticulo mucho.
10. Preocupado por satisfacer mis necesidades, no las de los demás.	1 2 3 4 5 6 7	Necesito el reconocimiento de los demás por mi buena labor.
11. Soy lento en hacer las cosas.	1 2 3 4 5 6 7	Hago todo de prisa.
12. Soy llevadero.	1 2 3 4 5 6 7	Exijo mucho.
13. Expreso mis sentimientos libremente.	1 2 3 4 5 6 7	No soy muy expresivo con mis sentimientos.
14. Tengo muchas actividades e intereses.	1 2 3 4 5 6 7	Tengo pocos intereses.
15. Estoy satisfecho con el trabajo.	1 2 3 4 5 6 7	Soy ambicioso.
16. Nunca me trazo fechas límites.	1 2 3 4 5 6 7	A menudo me impongo fechas límites.
17. Asumo responsabilidad parcial.	1 2 3 4 5 6 7	Siempre me siento responsable por todo.
18. Nunca juzgo las cosas en términos cuantitativos.	1 2 3 4 5 6 7	Siempre mido lo que hago en términos cuantitativos.
19. Soy casual con relación a mi trabajo.	1 2 3 4 5 6 7	Tomo mi trabajo muy en serio.
20. No me considero muy preciso.	1 2 3 4 5 6 7	Soy muy preciso y detallado en mis cosas.

INTERPRETACIÓN:

110 - 140: Tipo A_1 -Si te encuentras en esta categoría, y en especial si te encuentras sobre los 40 años y fumas, posees un alto riesgo de sufrir enfermedades cardiovasculares.

80 - 109: Tipo A_2 -Estás propenso a enfermedades cardiovasculares, pero tu riesgo no es tan alto comparado con el tipo A_1. Debes tomarlo con calma.

60 - 79: Tipo AB -Posees una personalidad mixta (A y B). Estás propenso al comportamiento del Tipo A_1.

40 - 59: Tipo B_2 -Generalmente eres una persona calmada, que maneja situaciones estresoras en forma adecuada.

20 - 39: Tipo B_1 -Respondes adecuadamente y manejas bien situaciones estresoras. Posees un bajo riesgo de sufrir enfermedades cardiovasculares.

RECOMENDACIONES:

Ahora que conoces tu estilo de vida, ¿qué piensas hacer? Si usted es tipo **A** comience a reducir la velocidad y a tomar las cosas con más calma. Comience a modificar su estilo de vida incorporando las actitudes y patrones de comportamiento del tipo **B**. Si su condición está muy avanzada en su personalidad, es posible que necesite de ayuda profesional para mejorar su estilo de vida.

CARACTERÍSTICAS DE LA CONDUCTA DEL TIPO A:

1. A menudo trata de hacer dos cosas a la vez.
2. Camina rápido, come rápido, y abandona la mesa tan pronto termina de comer.
3. Tiene obsesión por estar siempre a tiempo.
4. Tiene problemas en estar sentado sin hacer nada.
5. El cónyuge (esposa o esposo), le ha dicho frecuentemente que coja las cosas con calma.
6. Pestañea o mueve los ojos rápidamente cuando habla.
7. A menudo mueve inquietamente las rodillas, o tamborilea con sus dedos.
8. Cierra los labios, mueve la cabeza y aspira aire cuando habla.
9. Se apresura a interrumpir la conversación de otros.

REFERENCIAS

1. Allen, Roger J. y David Hyde. ***Investigations in Stress Control.*** Minneapolis, MN: Burgess, 1980.
2. Allsen, Philip E., Joyce M. Harrison y Barbara Vance. ***Fitness For Life: An Individualized Approach.*** 3rd ed.; Debuque. Iowa: Wm. C. Brown Publishers, 1984.
3. Benson, Herbert. ***The Relaxation Response.*** New York: William Morrow and Company, Inc., 1975.
4. Bootner, Raymond W. "The Glazer - Stress Control Life-Style Questionnaire; A short Rating Scale as a Potential Measure of Pattern of Behavior." ***Journal of Chronic Diseases.*** Vol. 22, (1969).
5. Colón Rivera, Luis A. "Acupuntura". (Unidad Biopsicosocial Centro SADCE - Albergue Olímpico). Hoja Suelta.
6. Curtis, J., y T Detert. ***How to Relax.*** Palo Alto: Mayfield, 1981.
7. Davis, Martha, Elizabeth Robbins Eshelman y Matthew Mckay. ***The Relaxation & Stress Reduction Workbook.*** Oakland, CA: New Harbinger Publications, 1982.
8. Gutwirth, Samuel W. ***You can Learn to Relax.*** California: Hal Leightor Printing Company, 1957.
9. Holmes, Thomes H. y Richard H. Rahe. "The Social Readjustment Scale." ***Journal of Psychosomatic Research.*** Vol. 11 (1967), p. 213.
10. Huber, Günther K.M. ***Stress y Conflictos: Métodos de Superación.*** Madrid: Paraninfo, S.A., 1980.
11. Humphrey, James H. ***A Textbook of Stress for College Students.*** Springfield, Illinois: Charles C. Thomas, Publishers, 1982.
12. Kertesz, Roberto y Bernardo Kerman. ***El Manejo del Stress.*** Argentina: Editorial IPPEM, 1985.
13. Mason, L. John. ***Guide to Stress Reduction.*** California: L. John Mason; Peace Press Inc., 1980.
14. Monneret, Simon. ***Saber Relajarse: Manuales del Bienestar.*** 2da. ed.; España: Ediciones Mensajero, 1985.
15. Northfield, Wilfrid. ***Cómo Relajarse.*** 2da. ed.; Buenos Aires: Ediciones Lidiun, 1983.
16. Rice, Phillip L. ***Stress and Health: Principles and Practice for Coping and Wellness.*** California: Brooks/Cole Pub. Co., 1987.
17. Roquebrune, Jean-Paul y Renés Joussemet. ***Cómo Prevenir y Combatir el Estrés, Angustia y Depresión.*** Barcelona: Editorial Molino, 1983.
18. Selye, Hans. ***Stress Without Distress.*** New York: Harper & Row Publishers, Inc., 1974.
19. Sharp, Robert y David Lewis. ***El Stress.*** Barcelona: Luis de Caralt Editor, S.A., 1979.
20. Troch, Achin. ***El Stress y la Personalidad.*** Barcelona: Editorial Herder S.A., 1982.
21. Whittlesey, Marietta. ***Estrés.*** España, Barcelona: Ediciones CEAC, S.A. 1988.

PRUEBA AUTOEVALUATIVA DEL CAPITULO

Cierto o Falso

C F 1. Durante la fase de desgaste o fatiga, el cuerpo pierde su equilibrio fisiológico y sucumbe a las enfermedades sicosomáticas.

C F 2. El ejercicio físico reduce la profundidad del sueño, ya que la energía diurna gastada disminuye.

C F 3. El propósito de los ejercicios de relajamiento es reducir o eliminar los síntomas y signos que resultan del estrés, evitanto así las enfermedades sicosomáticas.

C F 4. Si la persona se sobrecarga de trabajo, reduciendo su rendimiento, esto le ocasiona un estrés negativo.

C F 5. La muerte de un miembro de la familia puede considerarse como un estrés de tipo bioecológico.

C F 6. Los niveles de azúcar disminuyen durante la fase de alarma del estrés.

C F 7. Una persona que experimente estrés durante la fase de resistencia puede sentir dolor de cabeza y tensión en el cuello.

C F 8. Si se hace ejercicio durante demandas mentales de trabajo, los músculos distraen momentáneamente la tensión emocional.

C F 9. La energía que produce el estrés se disipa equitativamente entre los diferentes sistemas del cuerpo durante la actividad física.

C F 10. Las úlceras y la hipertensión son enfermedades sicosomáticas.

Pareo

___ 1. Respuesta fisiológica y sicológica ante un estímulo.

___ 2. Ocurre un desequilibrio homeostático en la fisiología del cuerpo.

___ 3. Se irrita pocas veces y no está pendiente del tiempo.

___ 4. Migraña, colitis, asma, ataque al corazón.

a. Fase de desgaste.

b. Enfermedades sicosomáticas.

c. Estrés.

d. Personalidad tipo B.

Preguntas:

1. ¿Cuáles son las fases del estrés?

2. ¿Qué tipo de enfermedades pueden producirse en la fase de desgaste del estrés?

3. ¿Qué implica estar en un estado de estrés positivo?

4. ¿Cuáles son las dos técnicas de relajamiento utilizadas para combatir el estrés.

CAPÍTULO 3

NUTRICIÓN

Gran parte de las enfermedades incapacitantes manifiestas en nuestra sociedad pueden ser atribuidas a pobres hábitos de alimentación. Por ejemplo, nuestra cultura se caracteriza por la venta y consumo de frituras, carne y chicharrones de cerdo, morcillas, gandinga, cuajo, entre otros, los cuales son altos en colesterol y grasas saturadas. Eventualmente esto puede promover diversas condiciones degenerativas, tales como la aterosclerosis prematura, enfermedades del corazón, obesidad, diabetes sacarina, y ***cáncer****. En este capítulo se destacará el desarrollo de prácticas saludables de nutrición. No tenemos que dejar de comer aquellos "antojos" que nos gustan mucho. Lo importante es moderar la cantidad y frecuencia de su consumo, la forma como se preparan estos alimentos, el tipo de alimento ingerido, y el tipo de corte de carne que compramos. Además, es muy importante el mantenernos realizando ejercicios físicos regulares, de manera que la restricción de alimentos que nos gusta no sea tan severa y que se pueda conservar el tejido magro (tejido libre de grasa, tales como los músculos esqueléticos) en situaciones donde estamos bajo el régimen de una dieta hipocalórica (reducidas calorías). Además, se hablará de los nutrientes vitales que nuestro cuerpo necesita diariamente, y sobre obesidad y control del peso corporal.*

CONCEPTOS BÁSICOS DE NUTRICIÓN

I. NUTRICIÓN

A. El concepto de nutrición

1. Ciencia que estudia los nutrientes de los alimentos, su función y cómo interaccionan respecto a la salud y a la enfermedad.
2. Ciencia que estudia el proceso por el que el organismo ingiere, digiere, absorbe, transporta, utiliza y elimina las sustancias alimenticias.

B. Tiempos de la Nutrición (Véase Figura **3-**1)

1. Alimentación:

a. Propósito:

Degradar los alimentos en sustancias absorbibles y utilizables.

b. Etapas:

1) Prescripción:

Función del médico.

2) Realización:

Elección de alimento, compra, preparación, distribución del horario, entre otros.

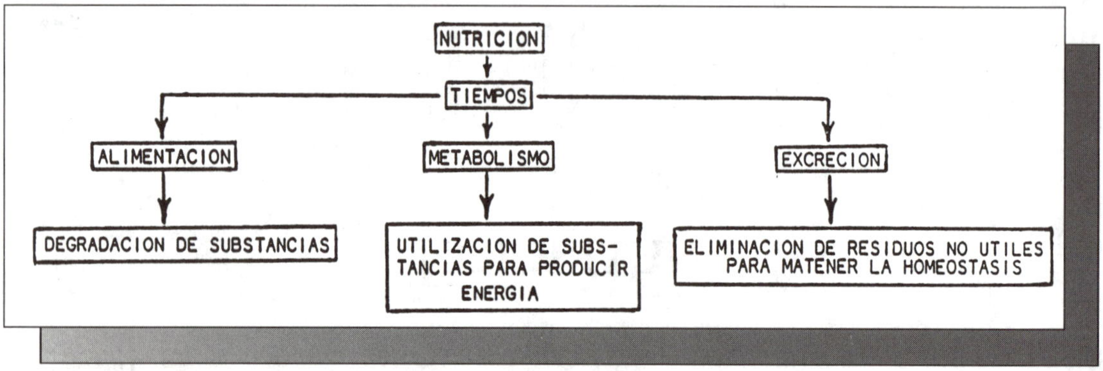

Figura 3-1
Los Tres Tiempos de la Nutrición

(**Adaptado de:** Markus, Zalmón. ***El Cuidado de la Salud.*** Buenos Aires: Editorial Educar, 1979, p. 86.)

2. Metabolismo:
   a. Propósito:
      La correcta utilización de la materia y energía suministradas.
   b. Características:
      1) Tiene lugar en una serie de tejidos, sobre todo en el hígado y músculos.
      2) Se regula por el sistema nervioso y las glándulas endocrinas.
      3) Los principios nutritivos se distribuyen a través del aparato circulatorio.
3. Excreción:
   a. Propósito:
      Mantener constante el medio interno.
   b. Órganos envueltos:
      1) Riñones
      2) Intestinos
      3) Piel
      4) Pulmón
   c. Producto final de la excreción:
      Liberación de los deshechos, es decir, residuos no útiles.

C. Los Nutrientes.
1. Concepto:
   Sustancias químicas importantes que aparecen en los alimentos y que efectúan diversas funciones vitales en el organismo.
2. Funciones:
   a. Específica:
      Relacionada con la nutrición en sí.

b. Energética

   1) Proporciona al cuerpo el combustible que necesita para producir energía que es liberada por medio de oxidaciones.

   2) Esta energía química es transformada por los seres vivos en calor y trabajo mecánico.

c. Plástica:

   Provee las sustancias de las cuales se encuentra formado el individuo con el fin de la construcción y reconstrucción de los tejidos corporales.

d. Reguladora:

   Suple las sustancias necesarias para la regulación de las reacciones químicas que ocurren en las células.

e. Paraespecífica:

   Relacionada con las funciones de inmunidad, saciedad, apetito, psiquismo, entre otras.

3. Clasificación:

   a. De acuerdo con sus funciones (Véase Figura **3**-2 y Tabla **3**-1):

      1) Función energética:

         a) Suministran material para la producción de energía:

            Función principal de los carbohidratos, grasas y proteínas.

      2) Función plástica:

         a) Forma nuevos tejidos:

            Función principal de las proteínas y de algunos minerales.

      3) Función reguladora:

         a) Favorece la utilización adecuada de las sustancias plásticas y energéticas:

            Función principal de las vitaminas y sales minerales.

   b. De acuerdo con su provisión de energía (véase Figura **3**-3):

      1) Nutrientes que proveen calorías:

         a) Carbohidratos

         b) Grasas

         c) Proteínas

      2) Nutrientes que no proveen calorías:

         a) Vitaminas

         b) Minerales

         c) Agua

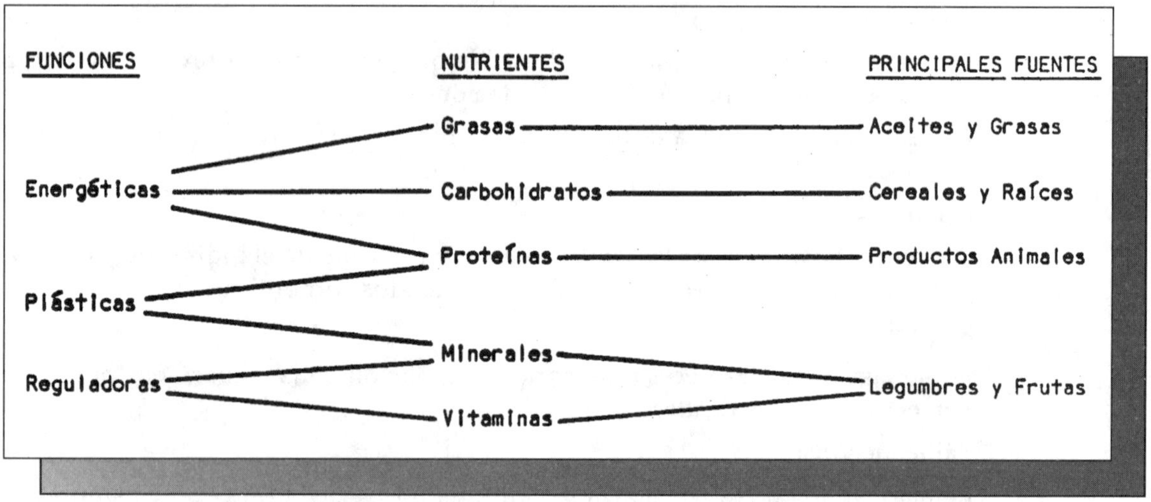

Figura 3-2
Clasificación de los nutrientes a base de su función

(**Tomado de:** Icaza, Susana J. y Moisés Béhar. ***Nutrición***. 2da. ed.; México: Interamericana, 1982, p 7.)

Tabla **3**-1*
CLASIFICACIÓN DE LOS NUTRIENTES SEGÚN SU FUNCIÓN

NUTRIENTES	CLASIFICACIÓN	FUNCIÓN
Carbohidratos Grasas Proteínas	Energéticos o Dinamogénicos	Producen calor y movimiento
Proteínas Sales Minerales Agua	Plásticos o Histógenos	Reparan tejidos y células
Vitaminas Sales Minerales Agua	Reguladores del Metabolismo	Regulan los procesos metabólicos

Adaptado de**: De Vattuone, Lucy F. ***Educación para la Salud. Buenos Aires: Librería "El Ateneo" Editorial, 1985, p. 84.

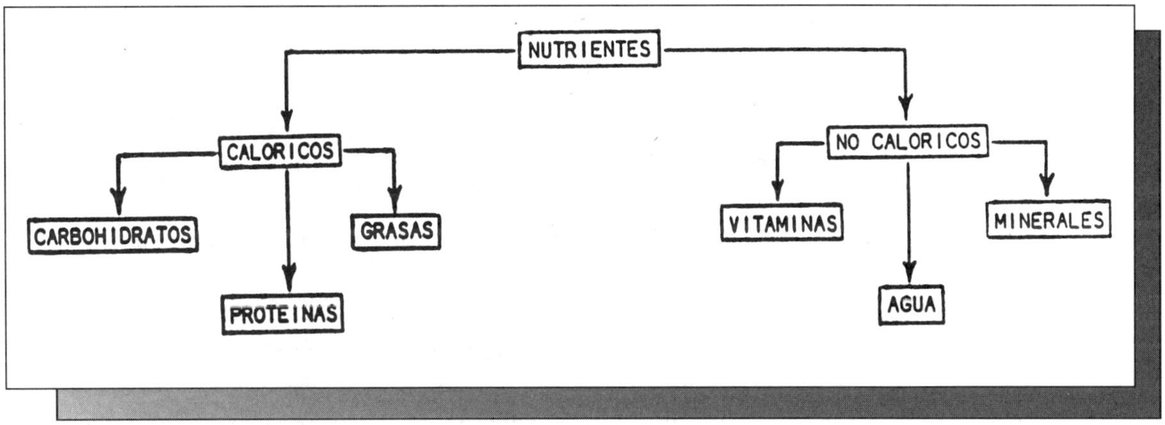

Figura 3-3
Clasificación de los Nutrientes de acuerdo a su Contenido Calórico

D. Guías generales sobre hábitos correctos de alimentación

1. Consuma una variedad de alimentos:

   Incluya en su alimentación diaria frutas, hortalizas, carnes o sustitutos, leche y cereales o sustitutos. No coma siempre lo mismo.

2. Manténgase en su peso ideal:

   Para perder peso:

   a. Aumente la actividad física.
   b. Ingiera menos grasas y alimentos grasosos.
   c. Ingiera menos azúcares y dulces.
   d. Evite tomar mucho alcohol.

   Para mejorar los hábitos alimenticios:

   a. Coma lentamente.
   b. Prepare raciones más pequeñas.
   c. Evite repetir.

3. Controle el consumo de grasas saturadas y colesterol:

   a. Prefiera las carnes magras (con poca grasa), tales como pescado, carnes de ave (pollo, pavo, etc.) ternera, filete, faldilla, pernil trasero, o legumbres como sustitutos proteínicos (habichuelas secas, guisantes, garbanzos, entre otros.)
   b. Limite el consumo de mariscos (camarones, langosta, jueyes) y de carnes orgánicas (hígado, gandinga, mondongo, cuajo, mollejas, entre otros), ya que estos dos grupos son altos en colesterol.

c. Coma no más de tres yemas de huevos a la semana, incluso las que utilice en la preparación de las comidas.
d. Reduzca el consumo de mantequilla, cremas, margarinas hidrogenadas, manteca, y aceite de coco, y alimentos preparados con dichos productos. Prefiera aceites vegetales y margarinas líquidas que son ricas en grasas no saturadas (polisaturadas).
e. Restrinja el uso de cortes fríos y variedades de carnes, como "salami", salchichón, chorizo, salchichas, entre otros.
f. Elimine el exceso de grasa de las carnes.
g. Evite freír las comidas; se sugiere que los alimentos sean horneados, hervidos, asados, guisados o cocidos.
h. Lea las etiquetas cuidadosamente a fin de determinar la cantidad y tipos de grasas contenidas en los alimentos.
i. Disminuya el consumo de productos lácteos ricos en grasa (leche íntegra, mantecado, queso); prefiera leche descremada o desnatada, o con baja cantidad de crema.

4. Consuma alimentos altos en carbohidratos complejos (almidones y fibra):
a. Sustituya las grasas y azúcares por almidones (arroz, maíz, pan y cereales de grano entero).
b. Seleccione alimentos altos en fibra y almidones, tales como pan y cereales de grano íntegro (no refinados), frutas y vegetales, habichuelas, guisantes y nueces.

5. Controle el consumo de azúcar:

Para evitar la obesidad y caries dentales:
a. Disminuya el consumo de todo tipo de azúcar, incluso azúcar blanca, azúcar negra, azúcar sin refinar, miel y mermeladas ("syrups").
b. Coma menos alimentos que contengan dichos tipos de azúcares, tales como dulces, bombones, jaleas, mermeladas, bizcochos, pasteles, mantecados, galletas dulces, bebidas alcohólicas y carbonatadas, maltas y otras golosinas.
c. Seleccione frutas frescas o enlatadas sin azúcar o con un "syrup" ligero.
d. Lea las etiquetas para indicaciones sobre el contenido de azúcar: si es el caso que aparezcan primero nombres como sucrosa, glucosa, maltosa, dextrosa, lactosa, fructosa, o "syrups", significa que hay un gran contenido de azúcar.

6. Evite el consumo excesivo de sal.

Para controlar el consumo de sodio:
a. Cocine con sólo pequeñas cantidades de sal.
b. Remueva el salero de la mesa, o añada muy poca sal a los alimentos en la mesa.
c. Controle los alimentos salados tales como: platanutres, papitas fritas, chicharrones, maní y rositas de maíz salados, condimentos (salsa de soya, salsa para bistec, sal de ajo), queso, alimentos adobados, y carnes conservadas en sal.
d. Lea cuidadosamente las etiquetas a fin de determinar la cantidad de sodio en los alimentos procesados.

7. Modere su consumo de alcohol:

   Recuerde que el alcohol es alto en calorías, bajo en valor nutritivo y puede afectar el hígado y el sistema nervioso. Si toma alcohol, hágalo con moderación.

E. Metas y Recomendaciones Dietéticas (Véase Figura **3**-4)

El "Committee on Nutrition and Human Needs", de Estados Unidos, publicó en 1977 un informe en torno a los problemas de la salud, de acuerdo con el tipo de dieta del norteamericano promedio, y llegó a las siguientes recomendaciones:

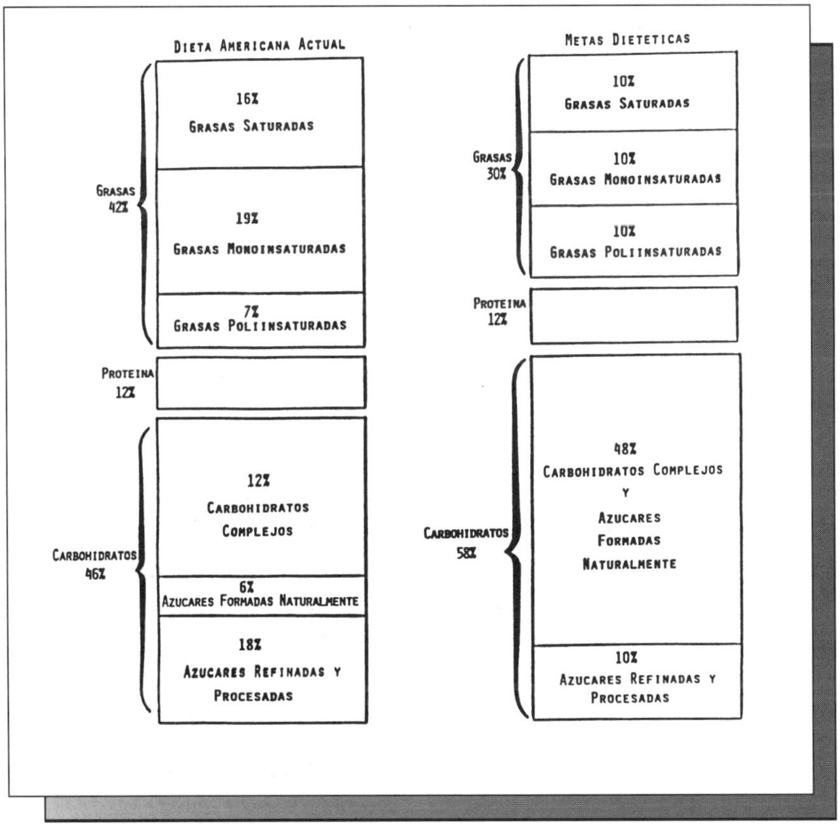

Figura **3**-4
Por Ciento de Calorías de Diferentes Nutrientes

(**Tomado de:** ***Dietary Goals for the United States,*** 1977; preparado por el Senate Select Committee on Nutrition and Human Needs.)

1. Reducir el consumo total de grasas a un 30% de la ingesta calórica:
   a. grasas saturadas — 10% de la ingesta calórica
   b. grasas monoinsaturadas — 10% de la ingesta calórica
   c. Grasas poliinsaturadas — 10% de la ingesta calórica

2. Reducir el consumo de colesterol a unos 300 miligramos por día (1 huevo = 250 miligramos de colesterol)
3. Mantener el consumo de proteínas a un 12% de la ingesta calórica.
4. Aumentar la ingestión de carbohidratos complejos (los azúcares que ocurren naturalmente, como las frutas, verduras y granos) a un 48% de la ingestión calórica.
5. Reducir el consumo de azúcares refinados y procesados, a un 10% de la ingestión total de energía (calórica).
6. Reducir el consumo de sal a unos 5 gramos al día.

II. LOS GRUPOS DE ALIMENTOS

A. Leche y otros productos lácteos

1. Alimentos incluidos:

   Leche, mantecado, yogurt, queso y otros.

2. Raciones recomendadas:
   a. 2 raciones diarias de cada uno
   b. Para niños, 3 a 4 vasos de leche (de 8 onzas)
   c. Para adolescentes, 4 vasos o más de leche
   d. Para adultos, 2 vasos o más de leche

B. Carnes y sustitutos altos en proteína

1. Alimentos incluidos:

   Carne roja, pescado, aves, huevos o queso; como sustitutos, legumbres (lentejas, guisantes, habichuelas, soya y otras), garbanzos, gandules y otros granos, y alimentos del tipo de la nuez (avellana, almendras, etc.)

2. Raciones recomendadas:
   a. 2 raciones diarias de 2 onzas
   b. Por ejemplo, 2 raciones de 2 onzas de pollo, ó 2 rebanadas (2 onzas) de queso de papa.

C. Frutas y vegetales

1. Alimentos incluidos:

   Vegetales amarillos o verdes oscuros, frutas cítricas o tomate, mango, papaya, etc.

2. Raciones recomendadas:
   a. 4 raciones diarias
   b. Por ejemplo, 4 raciones de 2 ó más frutas, una rica en vitamina C; ó 4 raciones de vegetales, 1 verde (espinaca, hojas de nabo) o amarillo (calabaza, zanahoria).

D. Granos y Cereales

1. Alimentos incluidos:

   Pan, pastas, cereales, viandas, arroz y otros tipos de almidones.

2. Raciones recomendadas:

   4 raciones diarias (ejemplo: 4 rebanadas de pan).

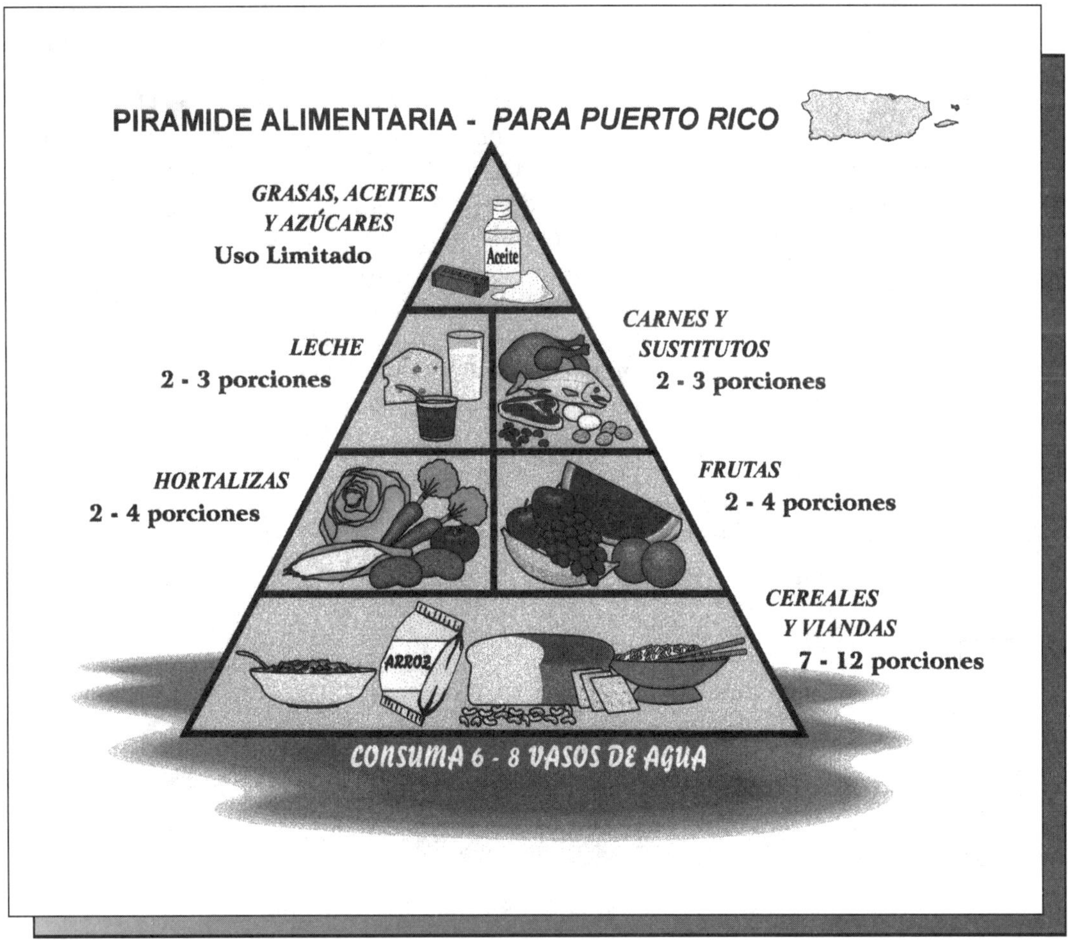

Figura 3-5
La Guía Alimenticia Piramidal
Una guía para la selección de alimentos diarios

(**Adaptado de**: The United States Department of Agriculture. *"The Food Guide Pyramid"*. 1995; Universidad de Puerto Rico. *"Pirámide Alimentaria para Puerto Rico"*. 1995)

III. LA PIRÁMIDE ALIMENTARIA PARA PUERTO RICO

A. Consideraciones Generales

Una buena salud no se encuentra completa si no seguimos una nutrición sana que asegure el consumo diario de todos los nutrientes que el cuerpo necesita para funcionar efectivamente. La ***Pirámide Alimentaria*** provee esta guía para individuos mayores de

2 años, la cual describe las raciones de los grupos de alimentos que el organismo necesita para mantener una salud óptima. La Pirámide nos invita a seleccionar una variedad de alimentos de cada grupo diariamente. De esta manera, podemos conseguir todos los nutrientes que son necesarios para estar saludables y, a la vez, obtener la cantidad adecuada de calorías para mantener el peso óptimo. Este modelo piramidal ubica a los almidones/féculas (carbohidratos complejos) como la base para una alimentación adecuada. Originalmente, la recomendación era de 6-11 raciones (1992), pero recientemente fue adaptado por el Comité de Nutrición de Puerto Rico y la Universidad de Puerto Rico a 7-12 porciones (1994). Por lo tanto, la Pirámide indica la importancia de consumir con regularidad los grupos de alimentos que pertenecen al grupo de los almidones y cereales. Las frutas y vegetales se han separado en la pirámide y se encuentran en el segundo nivel de importancia. Además, se enfatiza consumir menos azúcares (carbohidratos simples) y grasas. Utilice la Pirámide como guía para comer bien. Al planificar las comidas del día comience seleccionando los cereales y viandas, las hortalizas y frutas. Añada 2 ó 3 porciones del grupo de la leche y 2 ó 3 porciones del grupo de las carnes y sustitutos. No olvide incluir entre 6 y 8 vasos de agua. Cada grupo de alimentos provee algunos nutrientes. Sin embargo, ningún grupo, ni alimento en particular posee todos los nutrientes que necesitamos.

B. Primer nivel piramidal:

1. Pan, cereales y viandas: 7-12 raciones/porciones diarias:

a. Los ***cereales***:

1) Alimentos que incluyen:

Arroz, avena, trigo, maíz, centeno, cebada, y productos elaborados de éstos como panes, galletas, pastas alimentarias y cereales listos para comer.

2) Definición de ***una (1) porción***:

a) De arroz, pasta alimentaria o cereal cocido es de 1/2 taza.

b) De pan, 1 rebanada, y de cereal listo para comer, 1 onza.

3) Recomendación:

Al seleccionar los cereales, prefiera los de grano íntegro.

b. Las ***viandas***:

1) Alimentos que incluyen:

Apio, batata, guineo verde, malanga, ñame, pana, panapén, papa, plátano, yautía, y yuca.

2) Definición de ***una (1) porción***:

Equivale a aproximadamente 2 onzas cocidas ó 1/3 de taza majada.

c. Nutrientes principales que provee:

Carbohidratos y celulosa, vitaminas del complejo B, hierro.

C. Segundo nivel piramidal

1. Hortalizas/vegetales: 2-4 raciones/porciones diarias:

a. Alimentos que incluyen:

Todas las hortalizas que no sean viandas ni cereales. Se recomienda el consumo regular de hortalizas crucíferas, tales como el repollo, brécol, coliflor y coles de bruselas. Estas últimas proveen una cantidad significativa de fibra/celulosa, lo cual ayuda a combatir el cáncer y a controlar la absorción de colesterol en el cuerpo.

Además, se sugiere consumir de tres (3) a cuatro (4) veces en semana hortalizas de color anaranjado, tales como calabaza y zanahorias, u hojas de color verde intenso como espinacas, acelga, entre otras.

b. Nutrientes principales que provee:

Vitamina A, minerales, celulosa (fibra) y ácido fólico.

c. Definición de ***una (1) porción***:

Equivale a 1/2 taza de hortalizas cocidas o a 1 taza de hojas crudas.

2. Frutas:

a. Alimentos que incluyen:

Todas las frutas que se usan como aperitivo, postre o merienda. Prefiera las frescas.

b. Nutrientes principales que proveen:

Acido fólico, vitamina C, A, hierro y calcio.

c. Definición de ***una (1) porción***:

Es igual a una fruta del tamaño de una china mediana, 1/2 taza de frutas picadas ó 6 onzas de jugo.

D. Tercer nivel piramidal

1. Leche y sustitutos: 2-3 raciones/porciones diarias

a. Alimentos que incluyen:

El grupo incluye toda clase de leche y derivados de ésta con la excepción de crema y mantequilla.

b. Nutrientes principales que provee la leche:

Calcio, proteínas, vitaminas del complejo B y vitamina A.

c. Definición de ***una (1) porción***:

De leche o yogur es de 8 onzas fluidas y la de queso de 1 1/2 onza.

Los adultos y los niños entre los 2 y 12 años deben consumir diariamente de 16 a 24 onzas de leche, o su equivalente; los adolescentes y las mujeres embarazadas o lactantes, de 24 a 32 onzas. Se recomienda a las personas de 4 años en adelante consumir productos lácteos bajos en grasa.

2. Carnes y sustitutos: 2-3 raciones/porciones diarias:

a. Alimentos que incluyen:

Carnes, aves, mariscos y pescado, huevos, granos (legumbres) y nueces.

b. Nutrientes principales que provee este grupo:

Proteínas, hierro y vitaminas del complejo B.

c. Definición de ***una (1) porción***:

De 1 a 3 onzas de carne, pescado, mariscos o aves; 1 huevo; 1/2 taza de habichuelas, gandules, garbanzos y otros granos; ó 2 onzas de nueces.

D. Cuarto nivel piramidal

1. Grasas y azúcares: Consumo limitado diario

En el tope de la Pirámide hay dibujado círculos que representan las grasas y triángulos que representan las azúcares. También aparecen círculos y triángulos en otros grupos de alimentos que contienen grasas o azúcares en forma natural o añadidas. La palabra grasas se refiere a aceite, manteca, mantequilla, margarina, aderezo, mayonesa, tocino, tocineta, sebo y otras. En las azúcares se incluyen miel de abeja, melao, azúcar de caña y remolacha, y todo alimento endulzado con éstos como los dulces, jaleas, mermeladas, refrescos, maltas, bebidas, entremeses dulces, postres y productos de repostería. ***El uso de estos alimentos debe ser limitado.***

E. Agua:

La Pirámide refleja en su base la importancia de tomar agua. Un vaso equivale a 8 onzas.

REFERENCIAS

1. Comité de Nutrición de Puerto Rico, Universidad de Puerto Rico (Servicio de Extensión Agrícola). "Pirámide Alimentaria para Puerto Rico: Guía para Seleccionar Alimentos Diariamente". Río Piedras: UPR (Mayo, 1994).
2. "Prepárate para una Vida Sana y Productiva Alimentándote Bien". ***El Nuevo Día***. Suplemento Especial. Lunes 21 de noviembre de 1994, p. S8.
3. The United States Department of Agriculture. "The Food Guide Pyramid". 1992.
4. Ramos, Zenaida. "La Pirámide de Alimentos". ***Buena Salud***. (Noviembre), p. 43-47.

GUÍAS DIETARIAS REVISADAS

I. GUÍAS DIETARIAS GENERALES - 1995

A. Cambios Nuevos (Véase Tabla **3**-2)

1. Enfasis en patrones dietéticos generales:

La nueva revisión se concentra en el consumo total de los alimentos, en vez de concentrarse en alimentos particulares, dando énfasis a la variedad, proporcionalidad, y moderación en la dieta general de la persona.

Tabla **3**-2
TABLA COMPARATIVA DE LAS GUÍAS DIETARIAS, 1985-1995

1985	1990	1995
• Consuma una variedad de alimentos	• Consuma una variedad de alimentos	• Consuma una variedad de alimentos
• Mantenga su peso deseable	• Mantenga un peso saludable	• Equilibra los alimentos que consumes con actividad física (mantenga o mejore su peso)
• Evite el consumo en exceso de grasas, grasas saturadas, y colesterol	• Seleccionar una dieta baja en grasas, grasas saturadas, y colesterol	• Seleccionar una dieta rica en productos de granos, vegetales, y frutas
• Consuma alimentos altos en almidon y fibra	• Seleccionar una dieta rica en vegetales, frutas, y productos de grano	• Seleccionar una dieta baja en grasas, grasas saturadas y colesterol
• Evitar el consumo excesivo de azúcar	• Consuma azúcar con moderación	• Seleccione una dieta moderada en azúcar
• Evitar el consumo excesivo de sodio	• Consuma sal y sodio con moderación	• Seleccione una dieta moderada en sal y sodio
• Si ingieres bebidas alcohólicas, hacerlo con moderación	• Si ingieres bebidas alcohólicas, hacerlo con moderación	• Si ingieres bebidas alcohólicas, hacerlo con moderación

Adaptado de: Kennedy, Eileen, Linda Meyers, & William Layden. "The 1995 Dietary Guidelines for Americans: An overview", ***Journal of the American Dietetic Association.*** Vol. 96, No. 3 (Marzo, 1996), p. 235

2. Actividad física y dieta:

   Por primera vez las guías dietarias enfatizan la importancia de la actividad física (junto con una dieta adecuada) para mantener o mejorar el peso corporal.

   Además, las nuevas guías enfatizan tanto la pérdida de peso como el mantenimiento de éste. El nuevo enfoque contempla la importancia de prevenir un aumento de peso, y de mantener su peso corporal. Se parte de la premisa que el mantenimiento del peso es el primer paso a seguir para poder alcanzar un peso corporal saludable.

3. Consumir una variedad de alimentos:

   Variedad en el consumo de alimentos sigue siendo la primera prioridad en la lista de recomendaciones dietéticas. Esta representa la base para las demás guías. La ***variedad*** en los alimentos nos asegura una ingesta de todos los nutrientes que requiere nuestro cuerpo para funcionar efectivamente.

4. Escoger una dieta rica en productos de granos, vegetales y frutas:

   Debido a la importancia de esta guía, las nuevas recomendaciones dietéticas del 1995 la subieron del cuarto al tercer ordenen de la lista actual. Con el fin de ser consistente con la ***Pirámide Alimentaria***, el consumo de productos de granos se menciona primero en la guía.

5. Escoger una dieta baja en grasas, grasas saturadas y colesterol:

   Se sigue enfatizando la ingesta de no más de 30% de grasas (general) en relación al total de calorías consumidas y menos de 10% para la ingestión de grasas saturadas. Se continúa dando importancia en el consumo de no mayor de 300 mg de colesterol diario. Algo revelante que se menciona en esta guía dietética es la recomendación de: comenzar una reducción gradual para el consumo de grasas en niños entre las edades de 2 y 5 años. La guía sugiere que el consumo de grasas para niños de edad escolar no sobrepase el 30%.

6. Escoger una dieta moderada en azúcares:

   A diferencia de las guías de los años anteriores, se le dá mucha importancia a la relación entre el consumo de azúcar y el mantenimiento del peso. La guía postula que aquellos alimentos que posean sustitutos de azúcar no necesariamente significa que sean más bajos en calorías en comparación con productos similares que contienen azúcar. En adición, se menciona que el consumo de sustitutos de azúcares sin la incorporación de un programa de control calórico (dieta adelgazante y ejercicio/actividad física) no conduce a la pérdida de peso.

7. Escoger una dieta moderada en sal y sodio:

   Conforme a las investigaciones científicas más recientes, se han remodelado las recomendacones en torno a esta guía. A este respecto la evidencia indica que el consumo de calcio y potasio (en adición al consumo de sodio, control de peso, e ingesta de alcohol) interaccionan con nuestro organismo y pueden afectar negativamente la presión arterial.

8. Si consumes bebidas alcohólicas, hazlo con moderación:

   Bajo esta guía, se recalca la importancia de evitar el consumo de alcohol en niños y adolescentes. Por otro lado, esta revisada guía menciona que el consumo moderado de alcohol puede mejorar el disfrute de las comidas y ofrece alguna protección contra las cardiopatías coronarias (enfermedades en las arterias coronarias del corazón). Yo personalmente no creo que se debió incluir esta aseveración en las nuevas guías dietarias. Me parece que el alcohol no es una sustancia de vital importancia para el mantenimiento de una buena salud. Además, las personas alcohólicas no deben de tomar nada de alcohol, de manera que el tomar de forma moderada puede inducir su condición.

II. DELINEAMIENTOS DIETARIOS PARA LA PREVENCION DEL CÁNCER

A. Recomenaciones

1. Prevenir un estado de obesidad:

   Es importante mantener su peso corporal dentro de sus límites deseables. Más aún, su porciento de grasa debe encontrarse por debajo del 20% en varones, y 30% en mujeres. Usted puede mantener su peso saludable siguiendo hábitos alimentarios adecuados (según las guías dietarias generales previamente discutidas) y ejercicios o actividad física regular. La obesidad implica un riesgo que puede conducir a una variedad de tumores malignos (cáncer), tales como en el colon, seno y útero. Además, el almacenamiento exagerado de grasa corporal puede resultar en otras condiciones patológicas (enfermedades), tales como cardiopatías coronarias, hipertensión, diabetes sacarina, entre otras.

2. Bajar la ingesta total de grasas:

   La aplicación de esta guía le ayudará a mantener y / o reducir su peso corporal. Pero más importante, un consumo reducido de grasas (particularmente las saturadas) le ayudará a prevenir el cáncer en el colon, senos y próstata. Prefiera carnes magras (aves de corral sin la piel o pellejo y sin la grasa visible, pescado, entre otras), productos lácteos con bajo contenido de grasa, hortalizas, frutas frescas, y cereales de grano íntegro. Evite los productos de repostería, dulces, caramelos, y aderezos / mayonesa altos en grasas.

3. Incluya en su dieta alimentos ricos en fibra (celulosa):

   El efecto peristálgico (movimiento de los intestinos) que produce la fibra ayuda a que las heces fecales se movilicen, lo cual previene la constipación (estreñimiento). Esto a su vez reduce la incidencia de diverticulosis. Esta condición resulta cuando las heces fecales endurecidas ocasionan presión contra las paredes intestinales, causando unas evaginaciones (bolsitas) en los intestinos, las cuales eventualmente se infectan e inflaman. Como consecuencia, se puede producir cáncer en el colon. Además, la fibra dietética ayuda a evitar el contacto de sustancias carcinogénicas con las paredes del intestino y su flora natural (que resulta durante la digestión de las grasas), evitando de esta forma el crecimiento de pólipos (masas / bultos de tejido) de posible naturaleza maligna. Para poder incluir en su dieta una alta cantidad de fibra, se recomienda consumir pan y cereales de grano entero o salvado, avena y sus productos, maíz fresco y pan de maíz, habichuelas / legumbres, frutas con la cáscara, los gajitos de las frutas cíticas, vegetales de tallo y hojas, entre otros productos altos en fibra.

4. Consuma diariamente alimentos altos en vitamina **A** y **C**:

   La vitamina **A** (beta-caróteno) y **C** (ácido ascórbico) poseen una función antioxidante. Esto significa que ayudan a reducir la disponibilidad de oxígeno a las estructuras celulares de nuestro cuerpo, de manera que evita su oxidación (destrucción vía el proceso oxidativo que utiliza oxígeno). Específicamente, esta función antioxidante ayuda a prevenir alteraciones en el DNA (ácido desoxirribonucleico, o material genético/hereditario de las células). Como resultado, se podrá bajar la incidencia de cáncer, particularmente aquel que aparece en la laringe, esófago, y pulmón. La vitamina **A** fomenta el desarrollo de una división celular normal, y posiblemente reduce el riesgo de cáncer en la cavidad oral, pulmones, colon, esófago, estómago, vejiga, próstata y cuello cervical en la vagina femenina (Garrison & Somer, 1985, p. 139; Ritenbaugh, 1987). La vitamina **A** (en su forma de beta-caróteno) abunda en los vegetales/hortalizas de color amarillo (ejemplos: zanahorias, calabaza, batata mameya), y aquellos verdes intenso (ejemplo: espinaca, brécol, col de brucelas, acelga), frutas amarillas (mangó, papaya, melón amarillo, melocotones, albaricoques). Por otro lado, la vitamina **C** puede inhibir la formación de las ***nitrosaminas***, las cuales representan sustancias potencialmente carcinogénicas.

   Los fumadores adquieren grandes cantidades de este químico letal. Otras fuentes de las ***nitrosaminas*** son algunos alimentos que se consumen diariamente (Garrison & Somer, 1985, p. 140). Las ***nitrosaminas*** se pueden producir cuando frien o asan las carnes, tales como la tocineta, "hot dogs, carnes enlatadas, entre otras.

   La vitamina **C** se encuentra en las frutas frescas del país, tales como la guayaba, acerola, mangó, china, piña, toronja, entre otras. También abunda en los pimientos rojos y verdes. El tomate posee vitamina **A** y **C**. Recientemente, este tipo de fruta se ha asociado con una reducción en el cáncer de la próstata. Posiblemente esto se deba a que el tomate posee un alto contenido de un antioxidante conocido como ***lycopene***.

5. Aumente su consumo de vegetales crucíferos:

   La tendencia científica nos indica que este grupo de vegetales (ejemplos: repollo, coliflor, col de bruselas, remolacha, entre otros) nos pueden proteger contra el cáncer (especialmente aquel que aparece en el tracto gastrointestinal y respiratorio).

6. Reduzca el consumo de alimentos curados con sal, curados con nitrato/nitrito, y ahumados (cocidos al carbón o barbacoa):

   Los nitratos y nitritos son utilizados como preservativos en las carnes, y para curar o adobar alimentos. Esto químicos pueden formar ***nitrosaminas***, los cuales pueden causar cáncer. Fundamentado por estudios epidemiológicos en diversas partes del mundo, existe evidencia de que el consumo frecuente de estos alimentos puede resultar en neoplasmas malignos (cáncer) en el esófago y estómago. Evite el consumo frecuente de tocineta, jamón, mortadella, perros calientes ("hot dogs"), salchichas enlatadas y quesos ahumados, y pescado preservado o curado en sal. Los alimentos cocinados en barbacoa (ahumados) pueden contener sustancias pro-carcinogénicas. Estas se producen cuando la carne que se esté asando gotea sobre el carbón y se quema, generando así humo que penetra en el alimento. Este humo se compone de ***hidrocarburos policíclicos*** (un conocido pro-carcinógeno). Para poder prevenir que estas carnes a la barbacoa adquieran los hidrocarburos, acustumbre cocinar carnes magras, quítele toda la grasa a la carne antes de asarla, utilice papel de aluminio entre las brazas de carbón y la carne, o coloque el carbón alrededor del borde de la parrilla y no directamente debajo de la carne.

7. Evite ingerir bebidas alcohólicas, Si bebe, trate de hacerlo con moderación:

   El consumo de alcohol, juntamente con el fumar cigarrillos, tabaco o pipa, incrementa las posibilidades de adquirir tumores malignos en el tracto gastrointestinal (boca, esófago, y estómago) y respiratorio (laringe, garganta, y pulmones).

REFERENCIAS

1. American Cancer Society, Inc. "La Nutrición y el Cáncer: Cuestión de Sentido Común". 1984. (84-250-No. 2700-LE).
2. American Cancer Society, Inc. "Tomando el Control: 10 Pasos a Seguir para Lograr una Vida más Saludable y Reducir el Riesgo de Contraer Cáncer", 1985. (85-500M-No. 2019-06-LE).
3. Departamento de Salud. Programa Prevención del Cáncer."Guía de Alimentos para la Prevención de Cáncer". 1995.
4. Department of Agriculture and U.S. Department of Health and Human Services. ***Nutrition and Your Health: Dietary Guidelines for Americans,*** 1995. Washington, D.C.: U.S. Goverment Printing Office. (HTTP: / / www.nalusda.gov / fnic / dga / dguide95.html)
5. Garrison Jr., Robert H. & Elizabeth Somer. ***The Nutrition Desk Reference.*** Connecticut: Keats Publishing, Inc., 1985. pp. 127-145.
6. Kennedy, Eleen, Linda Meyers, & William Layden. "The 1995 Dietary Guidelines for Americans: An overview". ***Journal of the American Dietetic Association.*** Vol. 96, No. 3 (March, 1996), pp. 234-238.
7. Ritenbaugh, Cheryl. "Carotenoids and Cancer". Nutrition Today. (January / February, 1987), pp. 14-19.

LOS NUTRIENTES

I. LOS CARBOHIDRATOS

A. Concepto

Compuestos orgánicos sintetizados por las plantas con la ayuda de la luz solar, el agua y el bióxido de carbono.

B. Funciones

1. Principal fuente de energía para ejercicios vigorosos.
2. Combustible para la transmisión de impulsos nerviosos.
3. Asiste en la formación de nuevos compuestos químicos.
4. Evita que la proteína se utilice como suministro de energía.

C. Clasificación (Véase Figura **3**-6 y **3**-7)

1. Monosacáridos (azúcares simples):
   a. Glucosa:
      Es el azúcar que se encuentra en la sangre del cuerpo.
   b. Fructosa:
      Abunda en las frutas, verduras y miel.
   c. Galactosa:
      Se produce en las glándulas mamarias mediante la glucosa.
2. Disacáridos (azúcares dobles):
   a. Sacarosa:
      Se encuentra en el azúcar de mesa (blanca o negra) y en las melazas.
   b. Lactosa:
      Es el azúcar de la leche formada en las glándulas mamarias.
   c. Maltosa:
      Se elabora al degradarse los carbohidratos complejos en la digestión.
3. Polisacáridos (azúcares o carbohidratos complejos):
   a. El almidón (o fécula):
      Abunda en los granos, cereales (trigo, maíz, arroz), en los productos de repostería (pan, bizcochos, entre otros), pastas, viandas (batata, malanga, entre otros) y en otros granos (guisantes, habichuelas, entre otros).
   b. Celulosa:
      Se encuentran en la cascarilla externa de los granos y frutas, en los vegetales con hojas (Ej.: lechuga) y legumbres (Ej.: guisantes).
   c. Glucógeno (almidón animal):
      Los carbohidratos que se almacenan en el músculo, hígado y cerebro.

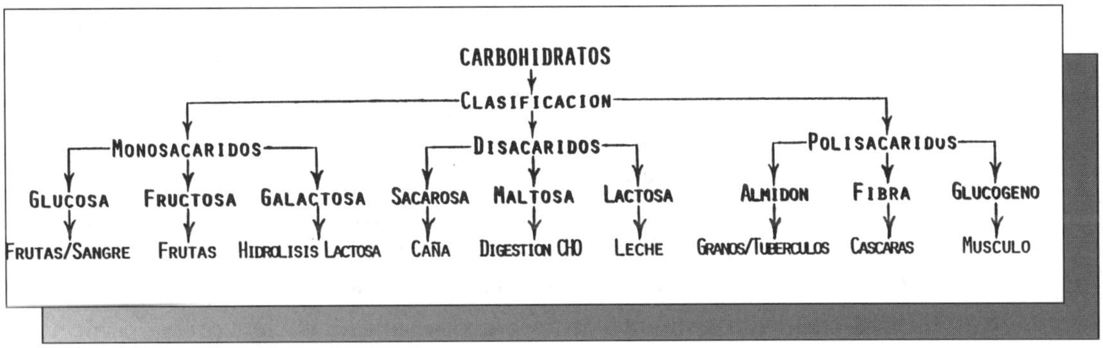

Figura 3-6
Clasificación de los carbohidratos

Nombre	número de monómeros	Principales representantes
Monosacáridos		Glucosa Fructosa Galactosa
Disacáridos		Sacarosa Lactosa Maltosa
Polisacáridos	Más de 10 hasta varios cientos de miles	Féculas (vegetales) Amilopectina Amilosa Glucógeno

Figura 3-7
Principales polímeros de los carbohidratos

(**Tomado de:** Konopka, Peter. ***La Alimentación del Deportista***. Barcelona: Ediciones Martínez Roca, 1988, p. 59.)

D. El Índice Glucémico (IG) de los Carbohidratos (Véase Tabla 3-2a, y Tabla 3-2b)

1. Concepto:

   a. Una razón que compara la habilidad relativa de un carbohidrato en elevar los niveles de glucosa sanguínea con la habilidad del pan blanco (o glucosa) en aumentar los niveles de glucosa en la sangre.

   b. Es un índice que mide el grado en el cual la glucosa sanguínea se eleva sobre los niveles basales durante un período de tiempo luego de haber ingerido un alimento que contenga 50 gramos de carbohidratos:

      La magnitud del aumento en la glucosa sanguínea se expresa como un por ciento relativo al aumento observado luego de consumir un tipo de carbohidrato estándar (ejemplo: pan blanco o glucosa), el cual se tasa/valora como 100.

2. Fórmula/ecuación:

$$IG = \frac{\text{Glucosa Sanguínea luego de 2 hrs de haber Comido}}{\text{Glucosa Sanguínea luego de 2 hrs de Comer Pan Blanco}}$$

3. Clasificación de los valores (por ciento) del índice glucémico de los alimentos:

   a. Alto índice glucémico:

      1) Por ciento:

         Sobre 85

      2) Ejemplo de alimentos: Azucar de caña, miel de abeja, pasas, papas, bebida con una concentración de polímero de glucosa (maltodextrin) de 20%.

   b. Moderado índice glucémico:

      1) Por ciento:

         De 60 a 85 porciento.

      2) Ejemplo de alimentos:

         Avena, arroz, espaguetti, pan de centeno de grano íntegro, uvas, chinas/naranjas, maíz, habichuelas.

   c. Bajo índice glucémico:

      1) Por ciento:

         Menos de 60.

      2) Ejemplo de alimentos:

         Manzanas, peras, ciruelas, dátiles, toronja, garbanzos, guisantes, lentejas rojas, leche descremada e íntegra, yogurt (sin nada).

4. Predicciones utilizando el índice glucémico de un alimento:

   a. Determinantes:

      1) La cantidad de fibra dietética en el alimento:

         Algunos alimentos (ejemplo: la avena) contiene una alta cantida de fibra soluble. Este tipo de fibra dietética causa que el alimento en el intestino se

Tabla **3**-3
ÍNDICE GLUCÉMICO DE LOS ALIMENTOS

Alimento	Índice	Alimento	Índice
Granos y Cereales:		**Vegetales:**	
Pan blanco	100	Papa horneada	135
Pan integral	99	Papas instantáneas	116
arroz integral	96	Papas nuevas	81
arroz blanco	83	Batatas mameyas	74
Espaguetti blanco	66	Guisantes congelados	74
Cereales de Desayuno:		Batatas blancas	70
Hojuelas de maíz	119	**Legumbres secas:**	
"Shredded Wheat"	97	Habichuelas enlatadas cocinadas	60
"All Bran"	73	Habichuelas coloradas	54
Avena	85	"Butter bean"	52
Frutas:		Garbanzos	49
Pasas	93	Lentejas	43
Guineos	79	Habichuelas soyas	20
Jugo de china	67	**Productos Lácteos:**	
Chinas	66	Mantecado	52
Uvas	62	Yogurt	52
Manzanas	53	Leche íntegra	49
Peras	47	Leche descremada	46
Melocotón	40		
Toronjas	36		
Ciruelas	34		

Modificado por: Jenkins, D.A., y otros. "The Glycemic Response of Carbohydrate Foods. ***Lancet, 2*** (388), 1984.

transforme en gel, lo cual produce una reducción en el aumento de la glucosa sanguínea luego de consumir el alimento.

2) La velocidad de la digestión de los alimentos:

Algunos alimentos (ejemplo: la papa) son rápidamente digeridos, ocasionando un rápido aumento en la glucosa sanguínea luego de comer.

Tabla **3**-4 ÍNDICE GLUCÉMICO DE LOS ALIMENTOS: * Endulzadores *	
ALIMENTO	ÍNDICE GLUCÉMICO
Maltosa	152
Glucosa	138
Miel de abeja	126
Sucrosa	86
Fructosa	30
Modificado por: Jenkins, D.A., y otros. "The Glycemic Response of Carbohydrate Foods. ***Lancet, 2*** (388), 1984.	

3) El contenido total de grasa en el alimento:

a) El mantecado posee un índice glucémico bajo (52) en comparación con el pan (100):

La razón de esto se debe a la alta cantidad de grasa que posee el mantecado. La grasa reduce la velocidad del vaciado gástrico.

b. Alimentos que poseen un bajo índice glucémico:

Son aquellos que al ingerirse causan un aumento gradual en los niveles de glucosa sanguínea.

E. Endulzadores Artificiales

1. Ciclamato:

a. Este endulzador artificial fue prohibido en el 1970 por la "Federal Drug Administration" (FDA) debido a su relación con cáncer y defectos de nacimiento.

b. Los oficiales de la FDA establecen que una sustancia prohibida puede volver al mercado si hallazgos de investigaciones prospectivas (en el futuro) así lo ameritan.

2. Sacarina:

a. Descripción general:

Representa el primer sustituto de azúcar manufactorado.

b. Característica:

Es 300 veces más dulce que la azúcar de mesa.

c. Nombre comercial del azucar:

"Sweet'nLow."

d. Resultados de investigaciones con animales de laboratorio:

1) Cáncer en la vejiga:

   Cuando se administraron altas dosis (ejemplo: 850 latas de soda por día) de sacarina, particularmente animales expuestos en la segunda generación.

e. Decisiones de la FDA:

1) En el 1977 la FDA trató de prohibir la venta de sacarina debido a su relación con cáncer.

   Debido a la demanda de la gente por este tipo de endulzador, el congreso de los Estados Unidos evitó que la FDA prohibiera la venta de sacarina.

3. Aspartame:

a. Descripción:

   Un endulzador artificial creado en el 1981 compuesto de dos aminoácidos fenilalaninos y ácido aspártico, con la adición de metanol.

b. Nombres comerciales:

1) "NutraSweet":

   Cuando se añade a los alimentos.

2) "Equal":

   Cuando se vende como azucar granulada.

c. Aporte calórico:

1) 4 kilocalorías por gramo:

   Esto se debe a que, debido a que principalmente se compone de aminoácidos, pertenece al grupo de las proteínas.

d. Características:

1) Capacidad endulzadora:

   Es de 180 a 200 veces más dulce que la sucrosa.

2) Metabolismo:

   a) En la misma manera que la proteína dietética:

      Los aminoácidos que compone el aspartame se encuentran también en las carnes, productos lácteos y vegetales.

e. Otros usos en los alimentos:

   Actualmente el aspartame es utilizado en bebidas, postres de gelatina, gomas de mascar, entre otros.

f. Relación con la salud:

1) Nunca ha sido vinculado con cáncer.

2) Se han reportado alrededor de 4,000 quejas al FDA de consumidores de este endulzador:

   Estos individuos se quejan de dolores de cabeza, mareos, convulsiones, reacciones alérgicas, entre otros.

3) Este grupo de personas sensitivos al aspartame es relativamente pequeño con la población restante.

4) Resultados de experimentos bien controlados:

   Se dudó si el aspartame causaba dolor de cabeza.

5) Los niveles de aminoácidos sanguíneos pueden aumentar a niveles muy altos si el aspartame no se consume con otros aminoácidos que comunnmente se encuentran en los alimentos proteínicos.

6) Consumo diario seguro de aspartame según la FDA:

   a) 50 miligramos por kilogramo del peso corporal por día:

      Esto equivale al consumo de 14 latas de gaseosas de dieta por día en un adulto.

7) Personas que padecen de fenilquetonuria (particularmente los niños):

   No pueden metabilizar el fenilalanino que contiene el aspartame.

4. Acesulfame ("sunette"):

   a. Descripción:

      Endulzador artificial más reciente aprobado en el 1988 por la FDA, el cual no provee kilocalorías en la dieta debido a que no se degrada en el cuerpo.

   b. Característica:

      Es 200 veces más dulce que la sucrosa.

   c. Utilidad:

      1) Utilizado en gomas de mascar, bebidas en polvo, gelatinas, pudín, cremas no lacticineas.

      2) Puede ser utilizado para hornear, mientras que el aspartame no, debido a que el aspartame se degrada cuando se calienta.

   d. Relación con la salud:

      1) Resultados de investigaciones:

         a) Cáncer:

            La FDA analizó estos estudios y concluyeron que son de esperarse estos tumores cancerosos encontrados en las especies de animales utilizados, lo cual le dió el visto bueno para su venta.

II. LAS GRASAS

A. Concepto

Compuestos orgánicos formados de glicerol y ácidos grasos en proporción de uno a tres. Provienen de las plantas y se almacenan en los animales.

B. Funciones

1. Principal fuente de energía durante el descanso y para ejercicios prolongados de baja intensidad (aeróbicos).
2. Protege los órganos vitales del cuerpo.
3. Protege al cuerpo contra el frío (insulación).

4. Transporta las vitaminas A, D, E y K.
5. Reduce las ansias de hambre.

C. Tipos de ácidos grasos (Véase Figura **3**-8)

1. Ácidos grasos saturados:
   a. Están saturados de hidrógenos, y no caben más.
   b. Son sólidos a temperatura ambiente.
   c. Ejemplos de alimentos son: la mantequilla y manteca, la grasa de la carne animal, los productos lácteos (leche, mantecado, etc.), algunos vegetales (aceite de coco, cocoa y otros) y en algunos mariscos (camarón, langosta y cangrejo).

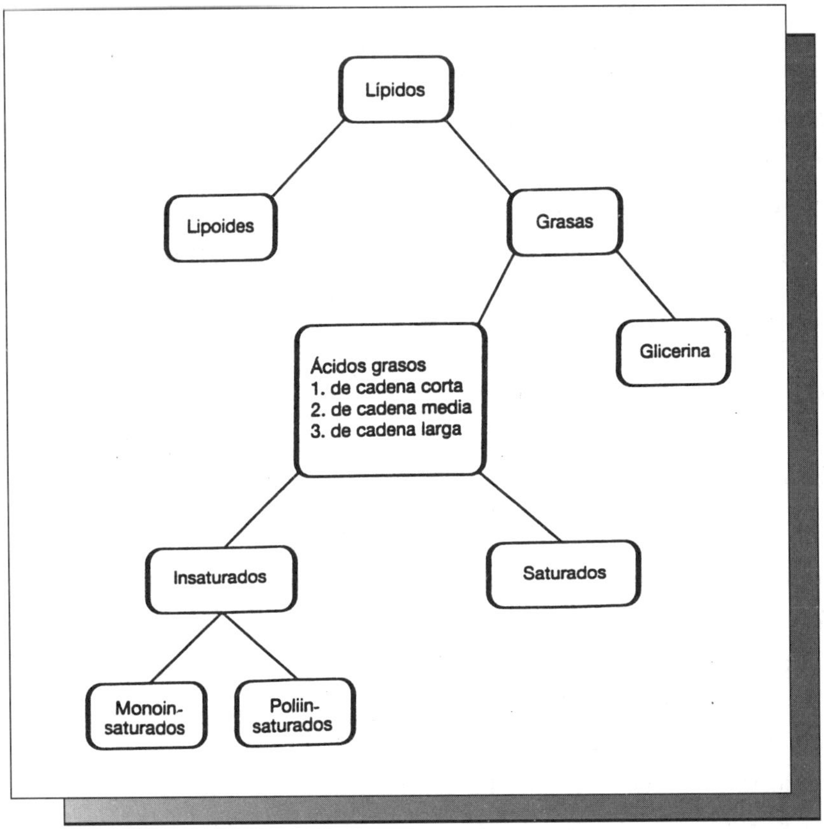

Figura **3**-8
Los Componentes de las Grasas

(**Tomado de**: Konopka, Peter. ***La Alimentación del Deportista.*** Barcelona: Ediciones Martínez Roca, 1988. p. 66.)

2. Ácidos grasos insaturados:
   a. Pueden aceptar uno o más hidrógenos.
   b. Son líquidos a temperatura ambiente (aceites) y provienen de fuentes vegetales.
   c. Los ácidos grasos monoinsaturados sólo pueden aceptar un hidrógeno, y se encuentran en los aceites de maní, oliva y aguacates.
   d. Los ácidos grasos poliinsaturados pueden aceptar más de dos hidrógenos, y abundan en los aceites de maíz, girasol, ajonjolí y soya.

D. Otros tipos de grasas

1. Triglicéridos:

   Grasa saturada; representa un riesgo para acelerar las enfermedades en las arterias coronarias del corazón.

2. Colesterol:

   Grasa saturada producida por el hígado (80%) y obtenida de los alimentos (20%). Mucho colesterol acelera la acumulación de grasa en las arterias, aumentando así el riesgo de enfermedades coronarias.

3. Lipoproteínas de alta densidad (HDL):

   Trasportan el colesterol de los tejidos al hígado, para luego ser excretado.

4. Lipoproteínas de baja intensidad (LDL):

   Transportan el colesterol del hígado a los tejidos, donde se almacena.

III. LAS PROTEÍNAS

A. Concepto

Compuestos orgánicos complejos que contienen nitrógeno, sintetizados por las plantas y animales.

B. Funciones

1. Componente de los tejidos y células del cuerpo.
2. Asiste en el crecimiento y reparación de los tejidos del cuerpo.
3. Formación de compuestos esenciales para el cuerpo (enzimas, hormonas, anticuerpos, hemoglobina y otros).
4. Transmisión de las características genéticas.
5. Producción de leche durante la lactancia.
6. Transporta nutrientes.
7. Esencial para la contracción muscular.

D. Clasificación

1. Aminoácidos:

   Las unidades básicas de las proteínas.

2. Aminoácidos esenciales:

a. 8 aminoácidos que el cuerpo no sintetiza (se adquieren de los alimentos).
b. Se obtienen de las carnes animales o sustitutos (combinación de legumbres con granos, huevo) y de los productos lácteos (leche, queso, entre otros).

3. Aminoácidos no esenciales:
   a. 14 aminoácidos que el cuerpo produce.
4. Proteínas completas:
   a. Proveen todos los aminoácidos esenciales.
   b. Se incluyen las carnes (res, cerdo, ave, pescado), el huevo y los productos lácteos.
5. Proteínas incompletas:
   a. Le faltan uno o más de los aminoácidos esenciales
   b. Provienen de las plantas:
      1) Legumbres (soya, guisantes, lentejas, maní y otros).
      2) Nueces y semillas (almendras, ajonjolí, avellanas, pistacho, entre otros).
      3) Cereales (trigo, maíz, arroz, avena, cebada, centeno, millo).

IV. LAS VITAMINAS

A. Concepto

Compuestos orgánicos diferentes entre sí, que requiere el cuerpo en muy pequeñas cantidades.

B. Origen

1. Plantas verdes (mediante fotosíntesis)
2. El cuerpo no las produce, lo cual implica que deben ser obtenidas mediante los alimentos.

C. Funciones Generales

1. Para la utilización y absorción de otros nutrientes.
2. Regulan reacciones químicas del metabolismo celular.
3. Ayudan al crecimiento, mantenimiento y reparación de los tejidos en el cuerpo.

D. Clasificación

1. Vitaminas liposolubles (solubles en grasa):
   Vitaminas que se almacenan en la grasa (**A**, **D**, **E**, **K**).
2. Vitaminas hidrosolubles (solubles en agua):
   Se incluyen las del complejo vitamínico **B** y la vitamina **C**.

E. Suplementos vitamínicos

1. Una dieta balanceada (que consuma de los grupos de alimentos incluidos en la Guía Alimenticia Piramidal) provee un suministro adecuado de vitaminas.
2. Casos particulares que requieren suplementos de vitaminas:

a. Alcohólicos
b. Ancianos
c. Cancerosos
d. Luego de operaciones quirúrgicas
e. Embarazadas y las que amamantan a sus hijos
f. Mujeres con mucha menstruación
g. Infantes
h. Vegetarianos puros
i. Fumadores crónicos

3. La importancia del ácido fólico:

   El ácido fólico o folacina representa una vitamina del complejo B. Esta vitamina abunda principalmente en el hígado, huevos, pan de grano entero, habichuelas, gandules, garbanzos, frutas (china, toronja, limones, guineo, fresas, "cantaloupes" o melones amarillos, entre otras) y vegetales (espinaca, brecol, zanahorias, espárragos, lechuga, tomate, entre otras). Recientemente se ha encontrado que una deficiencia en el ácido fólico en las mujeres previo al embarazo puede ocasionar que el bebé nazca con ***espina bífida oculta*** (médula o cordón espinal / neural defectuoso).

VITAMINAS SOLUBLES EN GRASA

Vitamina **A** (Retinol, Caroteno)			
Fuente	Función	Deficiencia	Exceso
Hígado, mantequilla, leche, huevos (yema), zanahorias, espinaca	Visión, piel sana, crecimiento, reproducción	Ceguera nocturna, retardo en el crecimiento	Pérdida de cabello, piel seca y agrietada, falta de apetito

Vitamina **D** (Colacalciferol)			
Fuente	Función	Deficiencia	Exceso
Pescado, huevos, mantequilla, baños de sol	Absorción de calcio y fósforo en los huesos	Raquitismo (niños), pérdida de masa y ablandamiento óseo	Piedras renales, retardación del crecimiento

Vitamina **E** (Tocoferol)			
Fuente	Función	Deficiencia	Exceso
Aceites vegetales, germen de trigo, mayonesa, margarina	Protege estructuras celulares, formación de glóbulos rojos	Anemia en niños prematuros	Dolor de cabeza, Fatiga, interfiere con la coagulación

Vitamina **K** (Konakion)			
Fuente	Función	Deficiencia	Exceso
Verduras con hojas, queso, hígado, bacterias intestinales la produce	Coagulación normal de la sangre	Enfermedad hemorrágica del recién nacido	Daño al hígado, anemia hemolítica

VITAMINAS SOLUBLES EN AGUA

Vitamina $\mathbf{B_1}$ (Tiamina)			
Fuente	Función	Deficiencia	Exceso
Cereales integrales, legumbres, nueces, carne de cerdo	Libera la energía de los carbohidratos, función nerviosa	Beriberi, pérdida de apetito, fatiga	Se expulsa por la orina

Vitamina $\mathbf{B_2}$ (Riboflavina)			
Fuente	Función	Deficiencia	Exceso
Leche, hígado, huevos, cereales enriquecidos	Utilización de la energía de los alimentos	Fatiga, piel y labios lastimados	Se expulsa por la orina

Niacina (Ácido Nicotínico)			
Fuente	Función	Deficiencia	Exceso
Carnes, aves, pescado, legumbres, cereales integrales	Utilización de energía de los alimentos (metabolismo)	Piel oscura y escamosa, debilidad, disturbios mentales	Picor y sonrojación de la piel, pulso elevado

Vitamina $\mathbf{B_6}$ (Piridoxina)			
Fuente	Función	Deficiencia	Exceso
Pollo, pescado, hígado, huevos (yema) cereales integrales	Metabolismo de los aminoácidos, producción de anticuerpos	Anemia, piedras renales, pobre crecimiento	Daño neurológico, enfermedad hepática

Ácido Pantoténico			
Fuente	Función	Deficiencia	Exceso
Hígado y vísceras, pescado, granos enteros, huevos (yema)	Metabolismo general, crecimiento, producción de anticuerpos	Anemia, infecciones, retardación en el crecimiento	Diarrea

Folacina (Ácido Fólico)			
Fuente	Función	Deficiencia	Exceso
Hígado, huevos, espárragos, jugo de china, guineos, pan	Metabolismo aminoácidos, producción glóbulos rojos y blancos. Ayuda en el crecimiento.	Anemia, infecciones, retardación en el crecimiento	Diarrea

Vitamina B_{12} (Cianacobalina)			
Fuente	Función	Deficiencia	Exceso
Hígado, carnes, huevos, ostras, queso, levadura	Metabolismo de los aminoácidos, producción glóbulos rojos, crecimiento	Anemia perniciosa, daño en tejido nervioso	Puede almacenarse en el hígado

Biotina			
Fuente	Función	Deficiencia	Exceso
Hígado, leche, huevo (yema), levadura, bacterias intestinos	Metabolismo de las grasas	Cambios de la piel, pérdida de apetito, depresión	Se elimina por la orina

Vitamina **C** (Ácido Ascórbico)			
Fuente	Función	Deficiencia	Exceso
Frutas cítricas, acerola, pimientos, tomates, verduras con hojas	Formación de colágeno, dientes y encías saludables, absorbe hierro	Escorbuto, encías sangrantes, lenta cura de heridas	Piedras renales, náusea, diarrea

Esta condicíon se forma durante los primeros 28 días del embarazo. ¿Cómo se puede evitar? Las mujeres deben de estar muy alertas en consumir alimentos que contengan ácido fólico, debido a que debe estar presente antes del embarazo. Si no se sigue una dieta balanceada que incluya alimentos ricos en folacina, posiblemente será indicativo un suplemento de esta vitamina.

V. LOS MINERALES

A. Concepto

Elementos inorgánicos que el cuerpo posee en muy pequeñas cantidades, los cuales provienen de la naturaleza, plantas y árboles.

Calcio			
Fuente	Función	Deficiencia	Exceso
Leche, queso, harina de pescado, verduras, frutas	Huesos y dientes sanos, contracción muscular, funciones nerviosas, coagulación normal de la sangre	Raquitismo (niños) osteomalacia (pérdida de minerales en huesos), osteoporosis (reducción masa ósea), espasmos	Retardación del crecimiento

Fósforo			
Fuente	Función	Deficiencia	Exceso
Carne, pescado, aves, huevos, leche, queso, granos enteros	Liberación de energía, calcificación de huesos y dientes	Reducción de minerales en huesos: falta de apetito, debilidad	No se ha reportado

Magnesio			
Fuente	Función	Deficiencia	Exceso
Vegetales, legumbres, mariscos, nueces, cereales, leche	Componente óseo, constituyente celular, función nerviosa y muscular	Piedras renales, espasmos, enanismo, debilidad	Diarrea

Azufre			
Fuente	Función	Deficiencia	Exceso
Alimentos proteínicos	Constituyente de tejidos corporales	Depende de su consumo	Pobre crecimiento

Sodio			
Fuente	Función	Deficiencia	Exceso
Sal de mesa, alimentos elaborados y enlatados (tocineta, queso, "cornflakes")	Equilibrio del agua, función nerviosa y muscular	Calambres musculares, agotamiento, pérdida de apetito	Hipertensión, edema

Potasio			
Fuente	Función	Deficiencia	Exceso
Aguacate, papas, guineo, hígado, salmón, leche, repollo	Regula el balance de agua, función neuromuscular	Fallo cardíaco, debilidad muscular, parálisis	Debilidad cardíaca, pobre función respiratoria

Cloruro			
Fuente	Función	Deficiencia	Exceso
Sal de mesa, productos animales	Balance hídrico, formación ácido estomacal	Calambres musculares, pérdida de apetito	Vómito

Hierro			
Fuente	Función	Deficiencia	Exceso
Hígado, carne, legumbres, granos íntegros, frutas, verduras, nueces	Transporte de oxígeno, constituyente de hemoglobina, producción glóbulos rojos	Anemia, debilidad, infecciones	Siderosis (Tipo de anemia), cirrosis del hígado

Yodo			
Fuente	Función	Deficiencia	Exceso
Mariscos (langostas, camarones, ostras), sal yodada, algas	Formación de la hormona tiroxina	Reduce metabolismo (aumenta de peso), glándula tiroide se agranda (bocio), enanismo (niños)	Aumenta metabolismo (reduce el peso), bocio, nerviosismo, intolerancia al calor, gran apetito

Flúor			
Fuente	Función	Deficiencia	Exceso
Agua flouridada, té, pescado (en especial los huesos)	Huesos y dientes fuertes, resistencia a caries	Mayor frecuencia de caries	Moteado óseo, retención de calcio (aumenta masa ósea)

Cinc (Zinc)			
Fuente	Función	Deficiencia	Exceso
Ostras, germen de trigo, carne, legumbres	Constituyente de enzimas, cicatrización de heridas	Enanismo, glándulas sexuales pequeñas	Fiebre, náusea, vómito, diarrea

Cobre			
Fuente	Función	Deficiencia	Exceso
Hígado, nueces, legumbres	Utilización de hierro	Anemia	Náusea, vómito

B. Origen / formación

1. En la naturaleza:

   Los minerales se encuentran en el agua de los ríos, lagos, y océanos, en la capa superficial de la tierra, y debajo de la superficie de la tierra.

2. En las plantas y árboles:

   Las raíces de las plantas y árboles absorben los minerales y los incorporan en los nutrientes que producen (carbohidratos, grasas, y proteínas).

3. En los animales:

   Los minerales se convierten en parte de la estructura del cuerpo de los animales (y de los seres humanos) al éstos consumir agua, alimentos producidos por las plantas, y carne animal.

C. Funciones Generales

1. Regulación de la excitabilidad del sistema nervioso y de la contracción muscular.
2. Forma parte de la estructura de varios compuestos esenciales del cuerpo (hormonas, enzimas, vitaminas, hemoglobina, entre otros), que ayudan a regular las reacciones químicas dentro de las células.
3. Ayudan a mantener la reacción alcalina, ácida o neutra de los tejidos y líquidos de los tejidos.

4. Aceleran el proceso de las reacciones biológicas que ocurren dentro de las células.
5. Ayudan a mantener un balance constante de agua en los compartimientos extracelular (intravascular e intercelular) e intracelular, que posee el cuerpo.
6. Son esenciales para el crecimiento de los tejidos del cuerpo, como los huesos y dientes.

D. Clasificación

1. Elementos macronutrientes (o macroformadores) esenciales para la nutrición humana:
    a. Son elementos que están presentes en cantidades relativamente altas en el tejido animal, y que requieren ser consumidos a través de los alimentos en niveles mayores de 100 miligramos por día.
    b. Se consideran macronutrientes el calcio, fósforo, potasio, azufre, cloro, flúor, silicio, vanadio, níquel y arsénico.
3. Elementos no esenciales para la nutrición humana:
    a. Estos son elementos que no se han establecido como imprescindibles para el organismo, aunque hay evidencia de que participan en algunas reacciones biológicas.
    b. Incluidos en esta categoría se encuentran el bario, estaño, bromo, estroncio, y cadmio.
4. Elementos del cuerpo sin función metabólica:
    a. Estos son elementos que pueden hallarse en el tejido animal en forma de contaminantes ambientales, pero hasta ahora no se sabe si desempeñan algún papel esencial en la nutrición.
    b. Algunos de estos elementos son el oro, plata, mercurio, bismuto, galio, plomo, antimonio, boro, litio y otros 20 elementos más.

VI. EL AGUA

A. Concepto

Nutriente compuesto de hidrógeno con oxígeno (H_2O).

B. Distribución del Agua en el Cuerpo.

1. De 40 a 60% del peso total corporal se compone de agua.
2. Compartimientos de agua en el cuerpo:
    a. Intracelular:

       Agua que se encuentra dentro de la célula (62% de agua total corporal).
    b. Extracelular:

       Agua que se encuentra fuera de la membrana celular (38% de agua).

C. Ingreso y excreción de agua (Véase Figura **3**-9)

1. Fuentes de agua para el cuerpo (Ingreso de agua):

a. Líquidos (leche, bebidas, entre otros)
b. El agua misma
c. Agua en alimentos sólidos (frutas y hortalizas)
d. El agua producida durante el metabolismo

2. Vías para perder agua normalmente (Excreción de agua):
   a. Piel (sudor)
   b. Pulmones (vapor de agua en el aire expirado)
   c. Riñones (orina)
   d. Intestinos (heces fecales)

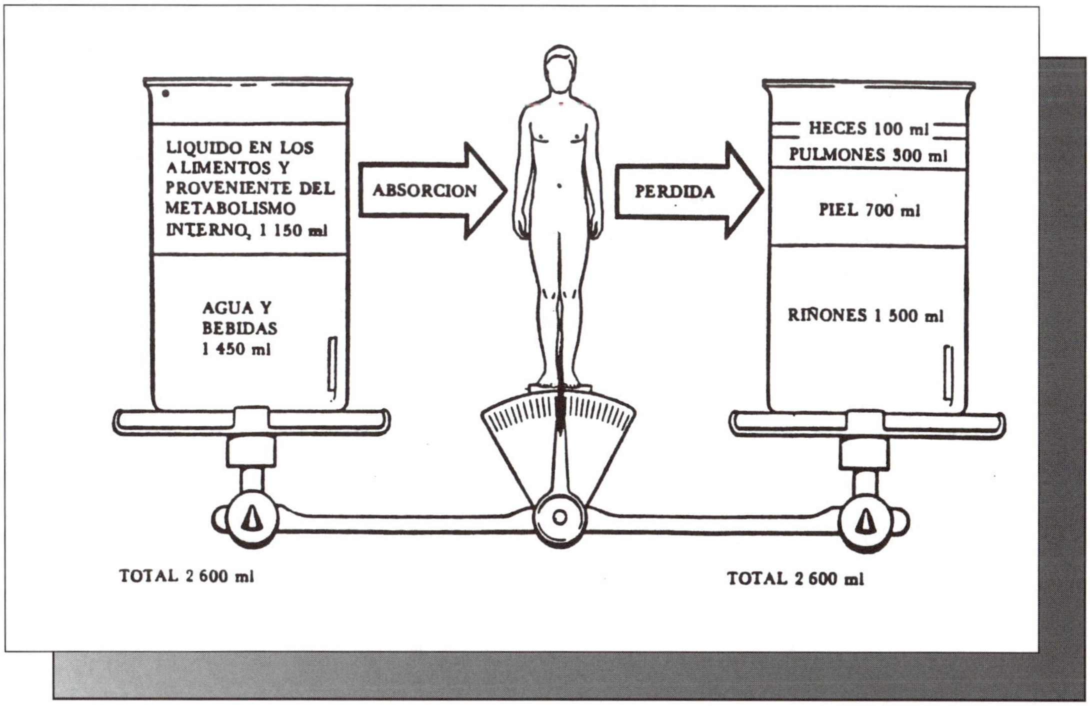

Figura 3-9
Equilibrio del líquido del cuerpo. Este diagrama muestra las fuentes y las cantidades de líquidos que necesita el individuo corriente moderadamente activo y la manera de eliminarla.

D. Funciones del agua
   1. Transporta substancias vitales (nutrientes, hormonas entre otras).
   2. Regula la temperatura corporal.
   3. Participa en la digestión, absorción, circulación y excreción.
   4. Da estructura y forma al cuerpo.
   5. Provee lubricación (coyunturas, cavidad abdominal, pasajes respiratorios).

E. Requerimientos diarios
   1. 8 vasos de 8 onzas (2 litros).

F. Deficiencia de agua
   1. Causas:
      a. Vómito, diarrea, sudoración excesiva, quemaduras
   2. Efectos:
      a. Deshidratación, reducción en volumen de sangre y presión arterial, aumento del pulso, calambres musculares, dolor de cabeza, mareo, temperatura corporal elevada, confusión, coma, muerte

G. Exceso de agua
   1. Causas:
      a. Consumo alto de sal
      b. Hipertensión
   2. Efectos:
      a. Aumento del volumen de sangre en el cuerpo
      b. Aumento de la presión arterial
      c. Dolores de cabeza
      d. Edema (acumulación de líquidos en los tejidos del cuerpo)

OBESIDAD Y CONTROL DE PESO

I. EL CONCEPTO DE ENERGÍA

A. Definición de energía

La capacidad para llevar a cabo un trabajo

B. Origen de la energía

1. Sol (energía radiante)
2. Plantas verdes (energía química)
3. Adenosina de trifosfato (ATP):
   a. Compuesto químico que provee energía para las diferentes funciones vitales del cuerpo.

C. Unidad de medición para la energía

1. La caloría o kilocaloría:

   Unidad de calor que expresa el valor energético de los alimentos y actividades.

D. Valor energético de los nutrientes

Nutrientes:	**Calorías por Gramo:**
Carbohidratos	4.0
Proteínas	4.0
Grasas	9.0

II. BALANCE CALÓRICO

A. Tipos de balance calórico

1. Equilibrio calórico:

   Las calorías ingeridas se aproximan a las calorías gastadas, manteniéndose el peso estable.
2. Equilibrio calórico positivo:

   Se ingieren más calorías que las gastadas, de lo que resulta un aumento de peso.
3. Equilibrio calórico negativo:

   El consumo total de calorías es menor en relación con el gasto, y pierde peso el individuo.

III. OBESIDAD

A. Concepto

1. Definición:

   Exagerada acumulación de grasa en el cuerpo.

2. Estándares de obesidad:

   Varones: Mayor o igual a 20% de grasa

   Mujeres: De 28% a 30% ó más de grasa

B. Causas de la obesidad
   1. Se ingieren más calorías que las gastadas (balance calórico positivo)
   2. Poca producción de tiroxina (hipotiroidismo)
   3. Exceso de células grasas (hipercelularidad)
   4. Ansiedad y tensiones
   5. Madres que sobre-alimentan a sus hijos

C. Peligros de la obesidad
   1. Aterioesclerosis (acumulación de grasas en las arterias)
   2. El corazón tiene que trabajar más fuerte
   3. Alto riesgo para sufrir un ataque cardíaco
   4. Hipertensión
   5. Diabetes
   6. Dificultad en la respiración
   7. Problemas en la espalda baja y en las rodillas
   8. Pies planos
   9. Venas varicosas
   10. Hernias en la pared abdominal

D. Control de peso
   1. Consultar un médico especialista en dietología o una nutricionista
   2. Tener un gran deseo y fuerza de voluntad para rebajar
   3. Establecer las razones por las cuales quieres rebajar
   4. Seleccionar una dieta que se pueda adaptar a tus patrones de alimentación, a fin de poder adoptarla en forma permanente
   5. Mantener dieta adelgazante, debe ser balanceada (que incluya los cuatro grupos alimenticios)
   6. Reducir las calorías ingeridas: consumo mínimo de calorías permitidas:
      a. Varones adultos (mínimo): 1,600 Cal/día
      b. Mujeres adultas (mínimo): 1,200 Cal/día
      c. Adolescentes (mínimo): 1,400 Cal/día
   7. No perder más de 3 libras por semana (para perder 1 libra de grasa debes quemar 3,500 calorías).
   8. Reducir el tamaño de las comidas (especialmente por la noche), aunque se tenga que aumentar el número de comidas al día (mínimo 3 comidas al día).

9. Aumentar tu actividad física.
10. Llevar un registro de tu progreso.

E. Recomendaciones para una dieta adelgazante

1. Reduzca el consumo de grasas:
   a. Utilice leche desnatada o en polvo
   b. Evítese los alimentos fritos (cocine al vapor)
   c. Escoja carnes bajas en grasas (pollo sin el cuero, pescado, cortes de ternera y de res bajas en grasa)
   d. Evítese los aderezos grasosos, como el francés y la mayonesa (substitúyase por vinagre o zumo de limón)
2. Disminuya el consumo de azúcares simples:
   a. Reduzca la ingestión de postres
   b. Evítese el comer dulces, jaleas, miel, gaseosas y otras golosinas dulces
   c. Disminuya el azúcar añadida a los platos que confeccionamos
   d. Controle el consumo de bizcochos, pasteles, donas y galletas (substitúyanse por frutas y vegetales)
   e. Reduzca el consumo de bebidas alcohólicas

F. Prácticas no científicas para perder peso

1. Uso de anfetaminas (causan nerviosismo y alta presión)
2. Uso de café, cigarrillos o laxantes
3. Ayunos (producen debilidad, irritabilidad y falta de concentración)
4. Eliminación del agua del cuerpo (saunas o baños turcos, quita-grasa, sudaderas plásticas, cremas reductoras, diuréticos), esto causa deshidratación (pérdida excesiva de agua), problemas para enfriar el cuerpo e incluso un colapso circulatorio (no rebaja la grasa)
5. Uso de vibradores mecánicos y el rodillo masaje. Estos sólo dan masaje, pero no queman la grasa
6. Dietas en las que sólo se ingieren grasas y proteínas. Causa deshidratación (porque el exceso de proteína, y su nitrógeno, provoca la eliminación de agua); náusea (por comer mucha grasa); acelera el proceso de aterioesclerosis (por el exceso de grasa ingerida), debilidad, falta de concentración, dolores de cabeza, cetoácidosis o un aumento de cetones en los tejidos del cuerpo como resultado de un incremento en el metabolismo de las grasas (todo esto es causado por una deficiencia de carbohidratos en el cuerpo).
7. Dieta sólo de frutas. Causa deshidratación, acidosis, piedra e hiperglucemia.

TEMAS DE INTERÉS

I. EL PAPEL DE LOS ÁCIDOS GRASOS OMEGA-3 EN LA SALUD

A. Tipos

1. Alfa-ácidos linoico:

   Abunda en los aceites vegetales y nueces.

2. Ácido eicosapentaenoico (EPA).

   Se encuentra en las plantas marinas y de tierra, al igual que en el aceite de pescado.

3. Acido docosahexenoico (DHA):

   Las fuentes son los aceites de mariscos y pescado.

B. Importancia

1. Son ácidos grasos esenciales:

   El cuerpo no los produce, lo cual implica que requiere adquirirlos mediante la dieta.

C. Efectos Benéficos

1. Reduce las lipoproteínas de baja y bien baja densidad (LDL y VLDL):

   Normalmente éstas se encargan de transportar el colesterol sintetizado por el hígado hacia los tejidos del cuerpo, incluso las arterias coronarias.

2. Reduce las grasas séricas (de la sangre):

   a. Disminuye marcadamente los triglicéridos y previene la elevación de éstos luego de haber ingerido carbohidratos simples.

   b. Reduce el colesterol en la sangre y evita la elevación del colesterol, aun con una dieta alta en dicha grasa.

   c. Implicaciones:

      1) Ayuda a prevenir la arteriosclerosis. En animales se ha encontrado que reduce la arteriosclerosis coronaria.

      2) En pacientes que han sufrido cirugía de puente aorto-coronaria ("bypass") y utilizado la vena femoral, se halló una disminución en los cambios aterioscleróticos.

3. Reduce la presión arterial en individuos normotensos e hipertensos.

4. Disminuye la acción que tienen ciertas hormonas (ejemplo: epinefrina) en aumentar la presión arterial.

5. Reduce la viscosidad total sanguínea y el aumento en la deformidad de los glóbulos rojos:

   Esto es de beneficio en pacientes con enfermedades microvasculares (diabéticos, hipertensos, entre otros.)

6. Inhibe la agregación de plaquetas:

   Puesto que los coágulos sanguíneos son los causantes principales en las oclusiones de arterias coronarias arterioscleróticas, la reducción en la agregación de plaquetas previene la incidencia de trombosis coronaria (una de las causas para un ataque al corazón).

7. Efectos antiinflamatorios:

   Los pacientes con enfermedades inflamatorias (artritis, lupus, asma, etc.) se benefician con este efecto del ácido graso omega-3. Por ejemplo, en sujetos con artritis reumática se ha encontrado que reduce los dolores en las coyunturas.

D. Efectos adversos

1. Hemorragia.
2. Derrames cerebrales (evidenciado en estadísticas de esquimales de Groenlandia y japoneses, los cuales acostumbran consumir grandes cantidades de mariscos y pescado).
3. Inhibición del sistema inmunológico:

   Esto puede aumentar la incidencia de infecciones y cáncer.
4. Deficiencia en vitamina E:

   Esto es debido a la susceptibilidad de los ácidos grasos a oxidación (la vitamina E se encuentra en los ácidos grasos).
5. Efectos tóxicos de la vitamina A y/o vitamina D:

   Esto ocurre cuando se ingieren grandes cantidades de aceite de hígado de bacalao, en el que abundan los ácidos grasos omega-3.

REFERENCIAS

1. Anderson, Pamela A. y Howard W. Sprecher. "Omega-3 Fatty Acids in Nutrition and Health." ***Dietetic Currents.*** Vol. 14, No. 2, 1987, pp. 7-11.

2. Kinsella, J.E. "Dietary Fish Oils: Possible Effects on n-3 Polyunsaturated Fatty Acids in Reduction of Thrombosis and Heart Disease." ***Nutrition Today.*** (noviembre/diciembre, 1986), pp. 7-14.

3. Lavie, Carl J., Ray W. Squires y Gerald T. Gau. "Preventive Cardiology: What is the Role of Fish and Fish Oils in Primary and Secondary Prevention?" ***Journal of Cardiopulmonary Rehabilitation.*** Vol. 7, No. 11 (noviembre, 1987), pp. 523-533.

4. Schacky, Clemons Von. "Prophylaxis of Atherosclerosis With Marine Omega-3 Fatty Acids." ***Annals of Internal Medicine.*** Vol. 107, 1987, pp. 890-899.

PRUEBA DIAGNÓSTICA DE NUTRICION*

Cierto o Falso

_____ 1. La obesidad es una condición hereditaria.

_____ 2. Las frutas frescas no tienen calorías.

_____ 3. El agua engorda.

_____ 4. El limón, la toronja y el vinagre queman la grasa en el cuerpo.

_____ 5. Una forma recomendable y segura para reducir el consumo de calorías es eliminar el desayuno.

_____ 6. Las vitaminas dan energía.

_____ 7. Las bebidas con sabor a frutas enriquecidas con vitaminas son tan buenas como el jugo de frutas.

_____ 8. El agua de las hortalizas y granos enlatados debe descartarse antes de usarlos.

_____ 9. Las remolachas y el jugo de uvas son fuentes excelentes de hierro, necesario para formar la hemoglobina de la sangre.

____ 10. Es altamente recomendable tomar suplementos vitamínicos en dosis altas (megadosis) para estar saludable.

* **Tomado de:** Asociación Puertorrriqueña del Corazón.

DETERMINACIÓN DEL BALANCE CALÓRICO REGISTRO DURANTE SIETE DIAS DE LA INGESTA CALORICA Y EL GASTO CALÓRICO

I. INSTRUCCIONES GENERALES

En este trabajo de laboratorio ustedes determinarán la cantidad de energía gastada durante una semana (7 días). Deberán entregar por escrito la información obtenida (véase Tabla 1) durante dicha semana y contestar las preguntas que se encuentren en la Parte V (DISCUSIÓN) de este laboratorio. Es importante que se tomen el peso antes y después de cada día (24 horas) de la semana, en la cual calcularán su balance calórico.

II. PROCEDIMIENTO

A. Calcule el número de calorías consumidas diariamente

1. Haga una lista de los alimentos y bebidas que consume durante un período de 24 horas (1 día).
2. Utilizando la tabla de equivalentes calóricos (veáse Apéndice A), indique el número de calorías que contiene cada uno de los alimentos y bebidas de la lista. Es importante hacer una nota aclaratoria. El **Apéndice A** sólo indica las calorías totales del alimento dado y no especifica los nutrientes calóricos (carbohidratos, grasas, y proteínas) que constituyen dicho alimento. Esto quiere decir que el hecho de que un alimento posea menos calorías que otro, no implica que también posea menos grasas o azúcares simples. Recuerden que los azúcares y grasas se deben consumir con moderación (se encuentran en el tope de la pirámide alimentaria). Si desean más información sobre los valores nutricionales de los alimentos enumerados en el **Apéndice A**, puede consultar los libros y panfletos a los que se hace referencia a continuación:
   1) Bowers, Anna De Planter. ***Bowes and Church's Food Values of Portions Commonly Used.*** 14th ed.; Philadelphia: J.B. Lippincott Company, 1985.
   2) Franz, Marion J. ***Fast Food Facts: Nutritive and Exchange Values for Fast-Food Restaurants.*** Rev. ed.; Minneapolis, MN: International Diabetes Center, 1987.
   3) Jacobson, Michael y Sarah Fritschner. ***The Fast-Food Guide.*** New York: Workman Publishing, 1986.
   4) Eli Lilly and Company. ***Fast Food Facts.*** Indiana: Elly and Company, 1986.
   5) Seijo de Zayas, Esther, et al. ***Siluetas que pueden cambiar.*** San Juan: Corp. de Artes Gráficas Romualdo Real, 1983.
3. Sume estas calorías y obtendrá el número total de calorías que consume en dicho día.
4. Repita el procedimiento para cada día subsiguiente, hasta completar la semana (7 días).
5. Al finalizar la semana, sume todas las calorías consumidas durante dicha semana; luego, divida entre 7 el total obtenido, a fin de conseguir el promedio diario de las calorías ingeridas.

A continuación se presentan ciertas equivalencias para medidas de peso y volumen que les servirán para el cálculo de la ingesta calórica:

Equivalencias por peso:

1 libra (16 onzas)	=	454 gramos
1 onza	=	28.4 gramos
3 1/2 onzas	=	100 gramos

Equivalencias por Volumen:

1 cuarto	=	4 tazas
1 taza	=	8 onzas líquidas
	=	1/2 pinta
	=	16 cucharadas
1 litro	=	34 onzas líquidas
2 cucharadas	=	1 onza líquida
1 libra regular de margarina o Mantequilla	=	2 tazas
1 libra de Mantequilla o Margarina Batida	=	6 barritas
	=	dos envases de 8 onzas

B. Calcula el número de calorías quemadas diariamente.

1. Haga una lista de las actividades físicas realizadas durante un período de 24 horas.
2. Indique el número de minutos que utilizó durante cada actividad.
3. Utilizando la tabla que indica el gasto calórico de cada actividad, (veáse Apéndice B) anote el número de calorías quemadas en cada una de estas actividades (por minuto). Para poder conseguir dichas calorías, debe conocer su peso en kilos, lo cual se calcula dividiendo su peso entre 2.2 (1 kg = 2.2 lbs.).
4. Multiplique el número de minutos utilizados en cada actividad por las calorías quemadas, por minuto, en cada una de estas actividades.
5. Sume el número de calorías quemadas durante dicho día y obtendrá el total de calorías quemadas en ese día.
6. Repita el procedimiento anterior para cada día subsiguiente, hasta completar la semana (7 días).
7. Al terminar la semana, sume el total de calorías quemadas durante la semana; luego, divida entre 7 el total obtenido, a fin de conseguir el promedio diario de las calorías quemadas.

A continuación se ilustra un ejemplo de cómo calcular las calorías quemadas durante 24 horas (1 día):

Actividades	Duración (Minutos)		Calorías por Minuto		Total de Calorías de la actividad
Dormir	480 (8 hrs)	∞	1.2/min.	=	575 cal.
Trabajar	480 (8 hrs)	∞	2.6/min.	=	1248 cal.
Leer	120 (2 hrs)	∞	1.3/min.	=	156 cal.
Comer	60 (1 hr)	∞	1.5/min.	=	90 cal.
Personal	60 (1 hr)	∞	2.5/min.	=	150 cal.
Caminar	60 (1 hr)	∞	2.5/min.	=	300 cal.
Conversar	60 (1 hr)	∞	1.8/min.	=	108 cal.
T.V.	60 (1 hr)	∞	1.3/min.	=	78 cal.
Tenis	60 (1 hr)	∞	7.1/min.	=	426 cal.
	24 hrs		Total:		3132 cal./día

III. CÁLCULOS

Balance Calórico = Ingesta Calórica – Gasto Calórico*

Balance Calórico Positivo = Ingesta Calórica > Gasto Calórico

Balance Calórico Negativo = Ingesta Calórica < Gasto Calórico

Leyenda:

\> = "mayor que"

< = "menor que"

*En un balance calórico: Ingesta calórica = gasto calórico

IV. RESULTADOS

Presenta tus resultados en la Tabla 1.

TABLA I: RESUMEN DE LA DATA OBTENIDA PARA DETERMINAR EL BALANCE CALÓRICO

Nombre: ____________ Núm. Est. ________ Sección: ________ Hora: ________

Edad: ________ Sexo: M ______ F ______ Peso: ______ lbs. ______ kg Altura: ______ pulg. ______ cm Fecha: Comienzo ___/___/___. (Día Mes Año) Completada ___/___/___. (Día Mes Año)

Días de la semana	Peso (lbs)		Calorías Consumidas por día	Calorías Gastadas por día	Balance Calórico	
	Inicial	Final				+ ó -
1						
2						
3						
4						
5						
6						
7						
TOTAL						
Promedio						

V. PREGUNTAS DE DISCUSIÓN

1. Al finalizar la semana, ¿estaba equilibrado tu consumo de calorías con el gasto de calorías (balance calórico)? Explica si dicho balance energético fue positivo, negativo, o si se mantuvo más o menos equilibrado.

____

____

____

____

2. Si tu balance calórico fue positivo o negativo, ¿correlaciona esto con un aumento o reducción de tu peso respectivamente?

____

____

____

3. ¿Debes ajustar tu consumo de alimentos y tu nivel de actividad física para poder controlar tu peso?

____

____

____

4. Enumera los alimentos consumidos en tu dieta que fueron los de mayor contenido calórico.

____

____

____

5. Estima el número de calorías vacías (sin valor nutritivo) que fueron consumidas durante el período de los 7 días y calcula el promedio diario (dividiendo el total de calorías vacías entre 7).

____

____

____

____

Apéndice A
TABLA DE EQUIVALENTES CALÓRICOS*

ALIMENTO	TAMAÑO DE RACIÓN	CALORÍAS
Azúcares		
Azúcar	1 cucharada	50
Miel	1 cucharada	65
Carnes, Aves y Huevos		
Chicharrones	3 ped. 1 1/2" x 1 1/5"	256
Mollejas guisadas	1/2 taza	254
Pavo asado (con relleno de carne)	3 lonjas y 1/2 relleno	469
Patas de cerdo guisadas	1 plato hondo	341
Pollo frito	1 muslo	56
Pollo frito	1 muslo y cadera	121
Carne de cerdo frita	3 ped. 3" x 2" x 1"	320
Gandinga	1 taza	195
Jamón ahumado	1 lonja	115
Jamón en salsa dulce	1 lonja	216
Longaniza	1 ped. de 4"	283
Huevo frito	1 grande	97
Huevo frito con jamón	1 y 1 lonja de jamón	155
Huevo hervido	1 grande	80
Revoltillo	1 grande	94
Tortilla de Amarillo	1 ped. 3" x 2" x 1 3/4"	257
Tortilla de queso	1 ped. 3" x 2" x 1 3/4"	209
Tocineta frita	2 lonjas	87
Albondigón	1 ped. 3" x 2" x 1"	469
Biftec encebollado	1 de 5" x 2" x 1/4"	397
Albóndigas en salsa	tres	387
Carne mechada (con papas y salsa)	1 reb 3" y 3/4"	654
Churrasco	6 onz.	638
Churrasco	8 onz.	852
Hígado de res frito	1 reb. 6" x 3" x 3/8"	189
Lengua al caldero	1 reb. 5" x 2" x 1"	272
Cuajo guisado	1/2 plato hondo	244
Mondongo	1 plato hondo	359
Pastel	1 de 5" x 3"	443
Pimiento relleno	1 med. 3" x 3" x 2"	506
Piñón	1 ped. 4" x 2" x 2"	596
Ternera al horno	2 ped. 4" x 2" x 1/4"	222
Pernil asado	3 ped. 3" x 2" x 1/4"	269

ALIMENTO	TAMAÑO DE RACIÓN	CALORÍAS
Cereales, Panes y Pastas		
Arroz blanco con grasa	1 taza	319
Arroz guisado con gandules	1 taza	383
Arroz guisado con longaniza	1 taza	349
Arroz con tocino	1 taza	334
Arroz con pollo	1 taza	468
Asopao con pollo	1 plato hondo	415
Pan con ajo	2 rebanadas	127
Panecillo dulce	1 de 4 1/2" de diámetro	275
Espaguetis con carne molida	1 taza	297
Espaguetis con carne de cerdo	1 taza	490
Macarrones con pollo	1 taza	385
Avena cocida	1 plato hondo de cereal	206
Hojuelas de maíz	1 cajita	173
Panqueque	2 de 4" de diámetro	124
Tostada francesa	Una	185
Emparedados		
Bocadillo (jamón y queso)	uno	274
Emparedados club	uno	449
Pan criollo (mant. queso y mort.)	Uno de 5" largo	565
Cubano	1 de 8 1/2" largo	653
Media noche	1 de 6 1/4" largo	624
Emparedado de pernil	uno	359
De pollo	uno	282
De tocineta y huevo	uno	365
Hamburguesa (3 onz. carne)	uno	334
Hot Dog	uno	268
Ensaladas		
De atún con mayonesa	1/2 taza	172
De bacalao, papa y huevo	1 taza	326
De papa, huevo duro y mayonesa	1/2 taza	186
De coditos con mayonesa	1 taza	260
De pulpo	1/2 taza	187
Entremeses		
Bananutre	1 onza	111
Dátil con tocineta	uno	46
Jamón cocido	1 reb. 2" x 2" c 1/8"	43
Huevo relleno	1/2 huevo	59
Morcilla	1 ped. de 1 1/2" x 1"	111

ALIMENTO	TAMAÑO DE RACIÓN	CALORÍAS
Mortadella	1 reb. de 4 7/8" de diámetro	78
Salami	2 rebanadas	45
Frituras		
Alcapurria	1 de 4" x 2 1/2" x 1/2"	230
Almojábana	1 de 3" x 2" x 1/2"	188
Arepa de maíz y queso	1 de 2 1/2" x 1/4"	113
Bacalaíto	1 de 2 1/2" de diámetro	173
Empanadilla de carne	1 de 6 1/2" x 3 1/4"	753
Relleno de papa	1 de 4" x 2" 1/4" x 3 3/4"	219
Sorullo de maíz	1 de 3" x 3 3/4"	89
Jíbaro envuelto	1 de 2" x 3" x 1/2"	109
Pescado		
Bacalao a la Vizcaína	1 taza	510
Pescado en escabeche	1 reb. 4" x 3" x 1/2"	653
Pescado frito con mojo	1 tajada 4" x 3 1/2" x 1/4"	389
Pulpo en aceite	1 onza	91
Salmorejo de jueyes	1/2 taza	131
Salmón guisado	1/2 taza	266
Postre y Dulce		
Arroz con coco	1 ped. 3" x 2" x 2"	526
Bienmesabe	4 cucharadas	399
Budín de pan y pasa	1 ped. de 3" x 2 1/4"	260
Buñuelo con sirop	1 de 3" x 3"	159
Cazuela	1 ped. 3 1/2" x 3"	408
Dona con azucarado	1 mediano	184
Dulce de coco con almíbar	1/2 plato de postre	249
Dulce de papaya	1/2 plato de postre	284
Flan de vainilla	1 ped. 2 1/2" x 2" x 1"	259
Flan de coco	1 molde individual	326
Gelatina	1/2 taza	75
Majarete	1 platillo hondo	220
Mazamorra	1 platillo hondo	334
Mazamorra con leche de coco	1 platillo hondo	567
Tembleque	1 molde ind. flan	209
Turrón de coco	1 de 1" x 1 1/4"	72
Pasta de guayaba	1 taj. de 1"	102
Hortaliza Suculenta		
Aguacate	1/2 peq. 3 1/8 de diámetro	179

ALIMENTO	TAMAÑO DE RACIÓN	CALORÍAS
Berros	1/2 taza	4
Calabaza hervida	1 ped. de 3" x 4" x 1"	45
Chayote hervido	1/2 mediano	41
Habichuelas tiernas	1/2 taza	161
Hortaliza mixta	1/2 taza	63
Lechuga americana	1 taza	4
Lechuga del país	1/2 taza	6
Maíz en grano	1/2 taza	6
Pepinillo sin cáscara	9 rueditas	4
Quimbombós hervidos	10 medianos	37
Repollo crudo	1/2 taza	11
Tomate fresco	1 mediano	28
Zanahoria	1 de 7 1/2" x 1 1/8"	32
Farináceas		
Guineos verdes en escabeche	1/2 taza	286
Guineos verdes hervidos	2 de 5" x 3/8"	135
Malanga hervida	1 ped. 3" x 4" 1/2	121
Mofongo	1 bola de 3" de diámetro	223
Ñame hervido	1 ped. 2 1/2 x 4 3/4	137
Panas de pepita hervidas	10 medianas	73
Papa asada	1 gde. 2 1/2 x 4 3/4	149
Papas fritas	10 taj. 3" largo	113
Papas majadas	1 taza con leche y mant.	202
Plátano maduro asado	1/2 plátano	158
Plátano en almíbar	1/2 con 2 cdas. sirop	367
Plátano frito	2 taj. 4" x 3 1/4"	205
Plátano verde hervido	1/2 plátano	155
Tostones	4 de 2 1/2" de diámetro	113
Vianda hervida	4 ped. (batata, ñame, yautía y plátano)	591
Yuca al mojo	2 ped. 3" x 2" x 1"	311
Yautía hervida	1 ped. 3 1/2" x 1/2" de diámetro	157
Leche y productos lácteos		
Batida de vainilla	11 onzas	356
Café con leche (2 cdtas. azúcar)	6 ozs. (4 onzas leche)	92
Café con leche (sin azúcar)	6 ozs. (4 onzas leche)	77
Cocos con leche íntegra	6 onzas	222
Champola de frutas	6 onzas	158
Leche íntegra	8 onzas	151
Leche sin grasa	8 onzas	85
Queso americano	1 onza	107

ALIMENTO	TAMAÑO DE RACIÓN	CALORÍAS
Queso blanco del país	1 onza	115
Edam	1 onza	105
Mozzarella	1 onza	80
Parmesano	1 cucharada	23
Requesón (cottage)	1/2 taza	114
Yogur con fruta	8 onzas	235
Yogur con leche sin grasa	8 onzas	125
Leguminosas		
Frijoles guisados	1/2 taza	143
Gandules guisados	1/2 taza	129
Garbanzos guisados con chorizo	1/2 taza	318
Habichuelas coloradas guisadas	1/2 taza	186
Bebidas con y sin alcohol		
Cerveza	10 onzas	130
Sidra	6 onzas	72
Coquito	2 onzas	148
Bebida Cabonatada (Cola)	8 onzas	106
Gingerale	8 onzas	80
Bebida Carbonatada (promedio)	8 onzas	107
Cuba libre	6 onzas	152
Ginebra con tónico	6 onzas	141
Piña colada	6 onzas	211
Ponche	3 1/2 onzas	211
Whiskey 86	1 onza	70
Ron 80	1 onza	65
Café negro con azúcar	6 onzas	41
Agua de coco	8 onzas	54
Cerveza malta	8 onzas	222
Gaseosa	8 onzas	100
Maví	8 onzas	104
Néctar de guayaba	7 1/2 onzas	129
Refresco de limón	8 onzas	64
Refresco de tamarindo	8 onzas	127
Frutas y jugos		
Acerola	4 medianas	8
Ciruelas secas	5 medianas	92
China	1 peq.	61
Dátiles sin semillas	10	244
Ensalada de frutas frescas	1/2 taza	72

ALIMENTO	TAMAÑO DE RACIÓN	CALORÍAS
Guayaba	1 mediana	40
Guineo gigante	1 mediana	85
Guineo niño	1 mediana	32
Jugo de china	4 onzas	58
Jugo de piña	4 onzas	71
Jugo de toronja	4 onzas	53
Jugo de uva	4 onzas	85
Jugo de tomate	4 onzas	24
Manzana	1 mediana	88
Papaya madura	1/4 de una med.	33
Pasas	1 cajita	139
Pera fresca	1 mediana	111
Piña enlatada	1 reb. de 3" de diámetro	47
Piña fresca	1 reb. 3 1/2" de x 3/4"	49
Toronja	1/2 de 3 3/4" de diámetro	44
Uva con semillas	10	49
Grasas		
Aceite vegetal	1 cucharada	122
Manteca de cerdo y vegetal	1 cucharada	122
Mantequilla y margarina	1 cuadrito	36
Tocino	1 onza	247
Mayonesa	1 cucharada	103
Bebidas alcohólicas		
Ale	(12 oz. Bottle)	147
Beer	(12 oz. Bottle)	171
Cordials	(Average)	70
Brandy	(1 Brandy Glass 30 cc)	73
Creme de Menthe	(1 Cordial Glass 20 cc)	67
Daiquiri	(1 Cocktail Glass - 3 1/2 oz.)	122
Gin Dry	(1 Jigger 1 1/2 oz.)	105
Highball	(1 Glass - 8 oz.)	166
Martini no Olive	(1 Cocktail Glass 3 1/2 oz.)	164
Old Fashioned	(1 Glass 4 oz.)	179
Rum	(1 Jigger 1 1/2 oz.)	119
Tom Collins		180
Whiskey Bourbon	(1 Jigger - 1 1/2 oz.)	119
Rye	(1 Jigger - 1 1/2 oz.)	119
Scotch	(1 Jigger - 1 1/2 oz.)	105
Wine California Red	(1 Wine Glass 3 1/2 oz.)	78
Champagne	(1 Champagne Glass 4 oz.)	84

ALIMENTO	TAMAÑO DE RACIÓN	CALORÍAS
Muscatell or Por	(1 Wine Glass 3 1/2 oz.)	158
Sauterne	(1 Wine Glass 3 1/2 oz.)	84
Sherry	(1 Sherry Glass 2 oz.)	84
Vermouth French	(1 Wine Glass 3 1/2 oz.)	105
Italian	(1 Wine Glass 3 1/2 oz.)	167
COMIDAS RÁPIDAS ("FAST FOODS")**		
Burger King		
Hamburger	1 (4.3 oz)	310
Double Hamburger	1 (5.8 oz)	430
Cheeseburger	1 (4.7 oz)	360
Double Cheeseburger	1 (6.7 oz)	520
Bacon Double Cheeseburger	1 (7.1 oz)	600
Whopper	1 (9.9 oz)	670
Whopper with Cheese	1 (10.8 oz)	760
Double Beef Whoopper	1 (12.6 oz)	890
Double Beef Whooper with Cheese	1 (13.5 oz)	980
Whopper Jr.	1 (5.3 oz)	370
Whopper Jr with Cheese	1 (5.7 oz)	410
Whaler Sandwich	1 (7.2 oz)	540
Whaler Sandwich with Cheese	1 (7.7 oz)	590
Chicken Sandwich	1 (7.3 oz)	690
Ham and Cheese Sandwich	1 (7.8 oz)	550
Veal Parmigiana Sandwich	1 (8.5 oz)	580
French Fries	1 reg order (2.4 oz)	210
Onion Rings	1 reg order (2.7 oz)	270
Chocolate Shake	10 oz	340
Vainilla Shake	10 oz	340
Apple Pie	1 (4.5 oz)	330
McDonald's		
Hamburger	1 (3.5 oz)	263
Cheeseburger	1 (4 oz)	318
Quarter Pounder	1 (5.6 oz)	427
Quarter Pounder with cheese	1 (6.6 oz)	525

ALIMENTO	TAMAÑO DE RACIÓN	CALORÍAS
Big Mac	1 (7.1 oz)	570
Filet-O-Fish	1 (5.0 oz)	435
Chicken McNuggets	1 order 6 pieces (3.8 oz)	323
Hot Mustard Sauce	1 (1 oz)	63
Barbeque Sauce	1 (1 oz)	60
Sweet and Sour Sauce	1 (1 oz)	64
Honey	1 (0.5 oz)	50
French Fries	1 regular (2.4 oz)	220
Egg McMuffin	1 (4.9 oz)	340
Sausage McMuffin	1 (4.1 oz)	427
Sausage McMuffin with Egg	1 (5.8 oz)	517
Biscuit with Sausage	1 order (4.3 oz)	467
English Muffin with Butter	1 whole (2.2 oz)	186
Plain Biscuit	1 order (3.0 oz)	330
Hash Brown Potatoes	1 order (1.9 oz)	125
Cone	1 (4.1 oz)	185
Apple Pie	1 (3 oz)	253
Cherry Pie	1 (3 oz)	260
McDonald's Cookies	1 order (2.4 oz)	308
Chocolate Chip Cookies	1 order (2.4 oz)	342
Hot Cake with Butter and Syrup	1 order	500
Vanilla Shake	1 (10 oz)	352
Chocolate Shake	1 (10 oz)	383
Strawbery Shake	1 (10 oz)	362
Strawbery Sundae	1 (5.8 oz)	320
Hot Fudge Sundae	1 (5.8 oz)	357
Caramel Sundae	1 (5.8 oz)	361
Wendy's		
Single Hamburger	1 (4.2 oz)	350
Double Hamburger	1 (7 oz)	560
Single Hamburger with Cheese	1 (5.2 oz)	420
Double Hamburger with Cheese	1 (8 oz)	630
Bacon Cheeseburger	1 (5.3 oz)	460
Chicken Sandwich	1 (4.5 oz)	320
Kids' Meal Hamburger	1 (2.6 oz)	220
Chili	9 oz	260
French Fries	1 bag (3.4 oz)	280

ALIMENTO	TAMAÑO DE RACIÓN	CALORÍAS
Plain Baked Potato	1 (8.8 oz)	250
Bacon and Cheese Baked Potato	1 (12.9 oz)	500
Cheese Baked Potato	1 (12.3 oz)	590
Chicken a la King Baked Potato	1 (12.6 oz)	350
Chili and Cheese Baked Potato	1 (14.1 oz)	510
Sour Cream and Chives Baked Potato	1 (10.9 oz)	460
Stroganoff and Sour Cream Baked Potato	1 (14.3 oz)	490
Taco Salad	1 (12.6 oz)	390
Pick-Up Window Side Salad	1 (18 oz)	110
Multi-Grain Wheat Bun	1 (1.7 oz)	135
Garden Spot Salad Bar Items		
Alfalfa Sprouts	2 oz	20
American Cheese - Imitation	1 oz	70
Bacon Bits	1/8 oz	10
Bread Sticks	1 (1/8 oz)	20
Cheddar Cheese - Imitation	1 oz	90
Chow Mein Noodles	1/4 cup	60
Cole Slaw	1/2 cup	90
Cottage Cheese	1/2 cup	110
Croutons	10 pieces	15
Eggs	1 tbsp	14
Green Peas	1/2 cup	60
Pasta Salad	1/2 cup	187
Turkey Ham	1/4 cup	46
Mozzarella Cheese - Imitation	1 oz	90
Swiss Cheese - Imitation	1 oz	90
Sunflower Seeds and Raisins	1/4 cup	180
Salad Dressings		
Blue Cheese	1 tbsp	60
Celery Seed	1 tbsp	70
Golden Italian	1 tbsp	70
Oil	1 tbsp	130
Ranch	1 tbsp	80
Red French	1 tbsp	70
Thousand Island	1 tbsp	70
Wine Vinegar	1 tbsp	2
Reduced Calorie Bacon and Tomato	1 tbsp	40
Reduced Calorie Creamy Cucumber	1 tbsp	50

ALIMENTO	TAMAÑO DE RACIÓN	CALORÍAS
Reduced Calorie Italian	1 tbsp	25
Reduced Calorie 1000 Island	1 tbsp	40
Toast with Whipped Margarine	2 slices	250
French Toast	2 slices (4.8 oz)	400
Scrambled Eggs	1 (3.2 oz)	190
Bacon	2 slices (0.6 oz)	110
Sausage	1 patty (1.6 0z)	200
Home Fries	1 (3.6 oz)	360
Hot Chocolate	6 fl oz	100
Frosty	1 (12 oz)	400
Danish	1 piece (3 oz)	360
Kentucky Fried Chicken		
Original Recipe Chicken (parte comestible)		
Wing	1 (1.5 oz)	136
Drumstick	1 (1.6 oz)	117
Side Breast	1 (2.4 oz)	199
Thigh	1 (3 oz)	257
Keel	(3.3 oz)	236
Extra Crispy Chicken (parte comestible)		
Wing	1 (1.8 oz)	201
Drumstick	1 (2 oz)	155
Side Breast	1 (2.9 oz)	286
Thigh	1 (3.7 oz)	343
Keel	(3.6 oz)	297
Mashed Potatoes	1 order (3 oz)	64
Gravy	1 tbsp (.5 oz)	23
Roll	1 (.7 oz)	61
Corn	1-5 1/2" piece	169
Cole Slaw	1 order 3/4 cup	121
Original Recipe Chicken Dinner		
2 Pieces of Chicken, Mashed Potatoes, Gravy, Cole Slaw, Roll		
Wing & Side Breast	11.2 oz	604

ALIMENTO	TAMAÑO DE RACIÓN	CALORÍAS
Drumstick & Thigh	13 oz	765
Wing & Thigh	12.9 oz	902
Chicken Breast Sandwich	1 (5.5 oz)	436
Kentucky Fries	1 (3.4 oz)	184
Pizza Hut		
Thin'n Crispy Pizza		
Beef	1/2 10" pizza (3 slices)	490
Pork	1/2 10" pizza (3 slices)	520
Cheese	1/2 10" pizza (3 slices)	450
Pepperoni	1/2 10" pizza (3 slices)	430
Supreme	1/2 10" pizza (3 slices)	510
Thick'n Chewy Pizza		
Beef	1/2 10" pizza (3 slices)	620
Pork	1/2 10" pizza (3 slices)	640
Cheese	1/2 10" pizza (3 slices)	560
Pepperoni	1/2 10" pizza (3 slices)	560
Supreme	1/2 10" pizza (3 slices)	640
Taco Bell		
Beef Burrito	6.5 oz	466
Bean Burrito	6.5 oz	343
Taco	3.0 oz	186
Burrito Supreme	1	457
Tostado	1	179
Domino's Pizza		
12" Cheese Pizza	2 Pedazos	340
12" Pepperoni Pizza	2 Pedazos	380
16" Cheese Pizza	2 Pedazos	400
16" Pepperoni Pizza	2 Pedazos	440

** **Adaptado de:** Eli Lilly and Company. ***Fast Food Facts.*** Indiana: Eli Lilly and Company, 1986.

Apéndice B

GASTO CALÓRICO OCASIONADO POR LAS DIFERENTES ACTIVIDADES*

Para obtener el número de calorías quemadas al realizar las diferentes actividades, tome la columna correspondiente a su peso corporal, y multiplique la cifra indicada por el número de minutos durante los cuales practica la actividad.

Número de calorías quemadas, por minuto, en función del peso

Actividad	45 kilos	55 kilos	65 kilos	75 kilos	85 kilos
Sentado en reposo	0.6	0.8	1.0	1.2	1.4
Badminton	3.1	4.1	5.1	6.1	7.1
Badminton de competición	5.4	7.0	8.6	10.2	11.8
Barrer	1.5	2.0	2.5	3.0	3.5
Frontón	5.4	7.1	8.9	10.6	12.3
Baloncesto	4.6	5.8	7.0	8.2	9.4
Baloncesto de competición	7.4	8.2	10.0	11.8	13.6
Bicicleta a 9km/hora	2.4	3.2	4.0	4.8	5.6
Bicicleta a 15km/hora	4.5	6.0	7.5	9.0	10.5
Bicicleta a 24km/hora	6.6	8.6	10.6	12.6	14.6
Billar	1.3	1.7	2.1	2.5	2.9
Boxeo sobre saco	6.8	9.0	11.2	13.5	15.8
Calistenia	3.3	4.1	5.0	5.9	6.8
Remo a 4km/hora	1.2	2.0	2.8	3.6	4.4
Remo a 6km/hora	4.0	5.2	6.4	7.6	8.8
Conducir un automóvil	1.8	2.1	2.6	3.1	3.6
Conversar (sentado)	0.7	0.9	1.1	1.3	1.5
Cortar madera con sierra mecánica	2.4	3.2	4.0	4.8	5.6
Carrera por terreno llano:					
a 9 km/hora (1 km en 7.2 min.)	5.3	6.6	7.9	9.2	10.5
a 12 km/hora (1 km en 5 min.)	7.3	9.6	11.9	14.2	16.5
a 16 km/hora (1 km en 4 min.)	9.0	12.0	15.0	18.0	21.0
Coser a máquina	1.1	1.5	1.9	2.2	2.5
Cocinar	1.4	1.8	2.2	2.7	3.2
Curling	3.1	4.1	5.1	6.2	7.2
Ciclismo (veáse bicicleta)					
Escribir a máquina	0.9	1.2	1.5	1.8	2.1
Baile (intenso)	3.5	4.6	5.7	6.8	7.9
Baile (moderado)	2.6	3.4	4.2	5.0	5.8
Estar de pie (plantado)	0.9	1.2	1.5	1.8	2.1

Actividad	45 kilos	55 kilos	65 kilos	75 kilos	85 kilos
Bajar una escalera	2.9	3.8	4.7	5.6	6.5
Dibujar (a pie)	1.1	1.4	1.7	2.0	2.3
Escribir (sentado)	0.9	1.2	1.5	1.8	2.1
Equitación (paso)	1.4	1.7	2.1	2.4	2.7
Escalada. sin carga	3.3	4.4	5.5	6.6	7.7
Escalada. con carga de 10 kilos	4.2	5.6	7.0	8.4	9.8
Esgrima	3.3	4.1	4.9	5.7	6.5
Esgrima de competición	6.2	8.0	9.8	11.6	13.4
Hacer las camas	1.5	1.9	2.4	2.8	3.2
Ir de compras	1.7	2.2	2.7	3.2	3.9
Asearse	1.2	1.5	1.8	2.1	2.4
Fútbol americano	5.1	6.4	7.3	8.6	9.9
Golf	2.3	3.0	3.7	4.4	5.1
Raspar la pintura	2.0	2.6	3.2	3.8	4.6
Gimnasia	2.0	2.6	3.2	3.8	4.6
Halterofilia	4.6	6.1	7.6	9.1	10.6
Baloncesto americano	6.2	8.0	9.8	11.6	13.4
Balonmano a 7	4.9	6.5	8.1	9.7	11.3
Hockey sobre hierba	3.4	4.5	5.6	6.7	7.8
Hockey sobre hielo	7.7	10.2	12.7	15.2	17.7
Jardinería	2.6	3.5	4.4	5.2	7.0
Footing (véase carrera)					
Jugar a las cartas	0.8	1.1	1.4	1.6	1.8
Tocar la flauta (sentado)	1.1	1.5	1.9	2.2	2.5
Tocar la guitarra (sentado)	1.0	1.3	1.6	1.9	2.1
Tocar el piano	1.4	1.7	2.1	2.5	2.9
Tocar el violín (sentado)	1.5	2.0	2.5	3.0	3.5
Karate	5.3	7.0	8.7	10.4	12.1
Kayak	2.1	2.8	3.5	4.2	4.9
Kayak de competición	4.7	6.2	7.7	9.2	10.7
Crosse	4.1	5.4	6.7	8.1	9.4
Lavar los platos	1.4	1.8	2.2	2.7	3.2
Limpiar los cristales	1.8	2.3	2.8	3.3	3.8
Lucha	6.5	8.5	10.5	12.5	14.5
Marcha lenta a 3km/hora	1.9	2.4	2.9	3.4	3.9
(1 km en 12.5 minutos)	2.5	3.2	3.9	4.6	5.3
Marcha a 5 km/hora (1 km en 9 minutos)	3.9	5.0	6.1	7.2	8.3
Marcha sobre nieve a 7 km/hora	4.4	5.8	7.1	8.4	9.7
Cuidado del hogar	1.6	2.1	2.6	3.1	3.6

Actividad	45 kilos	55 kilos	65 kilos	75 kilos	85 kilos
Carpintería	1.6	2.1	2.6	3.1	3.6
Subir una escalera	8.4	11.0	13.6	16.2	18.8
Moto-nieve	1.7	2.2	2.7	3.2	3.7
Natación de espalda (25 m/min.)	4.4	5.4	6.4	7.4	8.4
Brazo (25 m/min.)	4.8	6.0	7.2	8.4	9.6
Crol (25 m/min.)	4.4	5.8	7.2	8.6	10.0
Crol rápido (40 m/min.)	6.0	7.5	9.0	10.5	12.0
Crol de competición (45 m/min.)	7.8	9.8	11.8	13.8	15.8
Marinería	4.2	5.6	7.0	8.4	9.8
Nadar en sitio	2.4	3.1	3.8	4.5	5.2
Nadar mariposa (45 m/min.)	8.2	10.6	13.0	15.4	17.8
Limpiar	2.1	2.8	3.5	4.2	4.9
Montañismo (5 km/hora)	3.2	4.2	5.2	6.2	7.2
Patinaje	4.0	5.2	6.4	7.6	8.8
Patinaje artístico de competición	5.6	7.4	9.2	11.0	12.8
Pesca fluvial	1.9	2.5	3.1	3.7	4.3
Pesca en el mar	3.1	3.8	4.5	5.2	5.9
Pintura en el exterior	2.9	3.8	4.7	5.6	6.5
Palear la nieve	3.0	4.0	5.0	6.0	7.0
Inmersión submarina	5.3	7.0	8.7	10.4	12.1
Waterpolo	6.6	8.8	11.0	13.2	15.4
Bolos	2.1	2.8	3.5	4.2	4.9
Excursión a pie	4.4	5.8	7.2	8.6	10.0
Andar con raquetas por la nieve (4 km/hora)	5.6	7.3	9.0	10.7	12.4
Planchar la ropa	1.3	1.7	2.1	2.5	2.9
Echarse cómodamente	0.7	0.9	1.1	1.3	1.5
Vestirse	1.7	2.2	2.7	3.2	3.7
Esquí alpino	5.4	7.0	8.6	10.2	11.8
Esquí de fondo (7 km/hora)	5.5	6.8	8.1	9.4	10.7
Esquí al fondo rápido (10 km/hora)	7.7	9.7	11.7	13.7	15.7
Esquí de travesía (excursión) (5 km/hora)	3.6	4.8	6.9	7.2	8.4
Esquí náutico	4.2	5.4	6.6	7.8	9.0
Dormir	0.5	0.6	0.7	0.8	0.9
Fútbol	5.8	7.4	9.0	10.6	12.2
Carreras de velocidad	12.3	16.4	20.5	24.6	28.7

Actividad	45 kilos	55 kilos	65 kilos	75 kilos	85 kilos
Squash	6.8	8.6	10.4	12.2	14.0
Surfing	3.3	4.4	5.5	6.6	7.7
Tapicería	1.8	2.3	2.9	3.4	3.9
Tenis	4.1	5.4	6.7	8.0	9.3
Tenis competitivo	6.2	8.0	9.8	11.6	13.4
Tiro con arco	2.0	2.6	3.2	3.8	4.4
Rugby	4.4	5.8	7.2	8.6	10.0
Trabajo de oficina	1.4	1.7	2.1	2.5	2.9
Hacer punto	0.9	1.1	1.4	1.6	1.8
Voleibol	2.0	2.7	3.4	4.1	4.8
Voleibol competitivo	5.0	6.6	8.2	9.8	11.4

*__Tomado de__ Chevalier, R., S. Laferrie're e I. Bergeron. ***Condicionamiento Físico: El Afianzamiento Progresivo de la Salud.*** España: Editorial Hispano Europea, 1982.

CÁLCULO DEL CONSUMO DIARIO DE CALORÍAS

Sección:________________________ Hora:________ Fecha:____/____/____.
Día Mes Año

Nombre_________________________________ Núm. Est.: _________________________

Edad:____ Sexo: M____ F____ Peso:_____lbs.____kg. Altura: _____ pulg ____cm

	ALIMENTO	RACIONES	NÚMERO CALORÍAS
Desayuno			
Almuerzo			
Cena			
Postres			
Meriendas			
Bebidas			
Otros			

TOTAL:

DETERMINACIÓN DEL GASTO CALÓRICO DIARIO

Sección:________________________ Hora:________ Fecha:____/____/____.
Día Mes Año

Nombre_________________________________ Núm. Est.: ________________________

Edad:____ Sexo: M____ F____ Peso:_____lbs.____kg. Altura: ____ pulg ____cm

Actividades	Duración (Minutos)	Calorías por Minuto	Total de Calorías de la Actividad

TOTAL:

ESTIMACIÓN DEL PORCIENTO DE GRASA

I. PROPÓSITO

El propósito de esta prueba es estimar el por ciento de grasa en el cuerpo.

II. EQUIPO REQUERIDO

1. Plicómetros.
2. Lápices.

III. PROCEDIMIENTO

A. Técnica general para las mediciones de los pliegues dérmicos y tejido subcutáneo.

1. Todas las mediciones se realizarán en el lado derecho del cuerpo.
2. Toma un pliegue de la dermis entre el pulgar y el dedo índice sin incluir el tejido muscular.
3. Con el fin de asegurarnos de que el pliegue sólo incluya dos grosores cutáneos y grasa subcutánea, sin ningún tejido muscular, instruye al sujeto para que contraiga el músculo envuelto y luego lo relaje.
4. Aplica el plicómetro aproximadamente 1 centímetro (3/8") por debajo de los dedos que sostienen el pliegue de la piel, a una profundidad igual al grosor del pliegue.
5. Cada pliegue se toma en un plano vertical, salvo donde el pliegue natural de la piel esté en posición opuesta.
6. Se llevarán a cabo dos mediciones, y se liberará el pliegue sostenido para cada medida.
7. Cuando exista una diferencia superior a los 0.5 milímetros se deberá proceder a una tercera medición. El valor definitivo será el promedio de las dos lecturas próximas.

B. Puntos Anatómicos que deben medirse (Véase Figura **3**-11).

1. Varones:

a. Pecho:

1) Localiza un punto sobre y fuera del borde del músculo pectoral mayor, justamente medial a las axilas. El pliegue subcutáneo correrá diagonalmente entre el hombro y la cadera en dirección opuesta.

b. Abdomen:

1) Localiza un punto adyacente al ombligo y utiliza un pliegue vertical.

c. Muslo:

1) Localiza un punto en la línea medial anterior del muslo, entre la cadera y la rodilla. El sujeto debe emplazar el peso de su cuerpo sobre la pierna contraria, de manera que se pueda encontrar en un estado relajado el músculo del muslo que se medirá; utiliza un pliegue dérmico vertical.

2. Mujeres:
   a. Tríceps:
      1) Localiza un punto entre la punta del apófisis acromial (protuberancia ósea sobre el hombro) y la punta del apófisis olecraneal (punta del codo) con el codo flexionado a un ángulo de 90 grados. Luego toma la medida del pliegue dérmico con el brazo relajado y colgado en extensión.
   b. Muslo:

      Véase en varones.
   c. Cresta ilíaca:
      1) Localiza un punto sobre la parte superior de la cadera o cresta del ilión, en la línea axilar media (mitad de la axila) y utiliza un pliegue diagonal sobre el punto más alto de su arco.

IV. CÁLCULOS

A. Por ciento de grasa (Véase Figura **3**-10)
   1. Sume los pliegues cutáneos medidos.
   2. Con el resultado de la suma anterior, utilice el nomograma de la Figura **3**-10 para estimar el por ciento de grasa:
      a. Coloca una línea recta que conecte la edad del individuo (eje izquierdo) con la suma del valor de los pliegues dérmicos (eje derecho).
      b. Se puede leer el valor del por ciento de grasa en las dos escalas (una para varones y otra para mujeres) localizadas entre los dos ejes de los extremos.

B. Determinación de la clasificación.

   Para dicho propósito véase la Tabla 1.

Tabla 1

ESCALA DE CLASIFICACIÓN PARA EL POR CIENTO DE GRASA*

Clasificación	Varones (%)	Mujeres (%)
Muy Delgado	Menos de 10	Menos de 13
Delgado	11-14	13-17
Promedio	15-17	18-22
Grueso	18-19	23-27
Obeso	20 ó más	28 ó más

Tomado de:** Allsen Phillip E. Joyce M. Harrison y Barbara Vance. ***Fitness for life: An Individualized Approach. 3rd ed.; Dubuque, Iowa: Wm. C. Brown Publishers, 1984, p. 27).

V. RESULTADOS

A. Ficha para la anotación de los resultados.

Nombre_________________ Sexo____ Edad____ Fecha__________

Pliegues:

Varones: Pecho:_____ Abdomen ____ Muslo_____ Total______

% Grasa_____ Clasif. ______________

Mujeres: Tríceps_____ Muslo____ Cresta Ilíaca_____ Total ______

% Grasa_____ Clasif. ______________

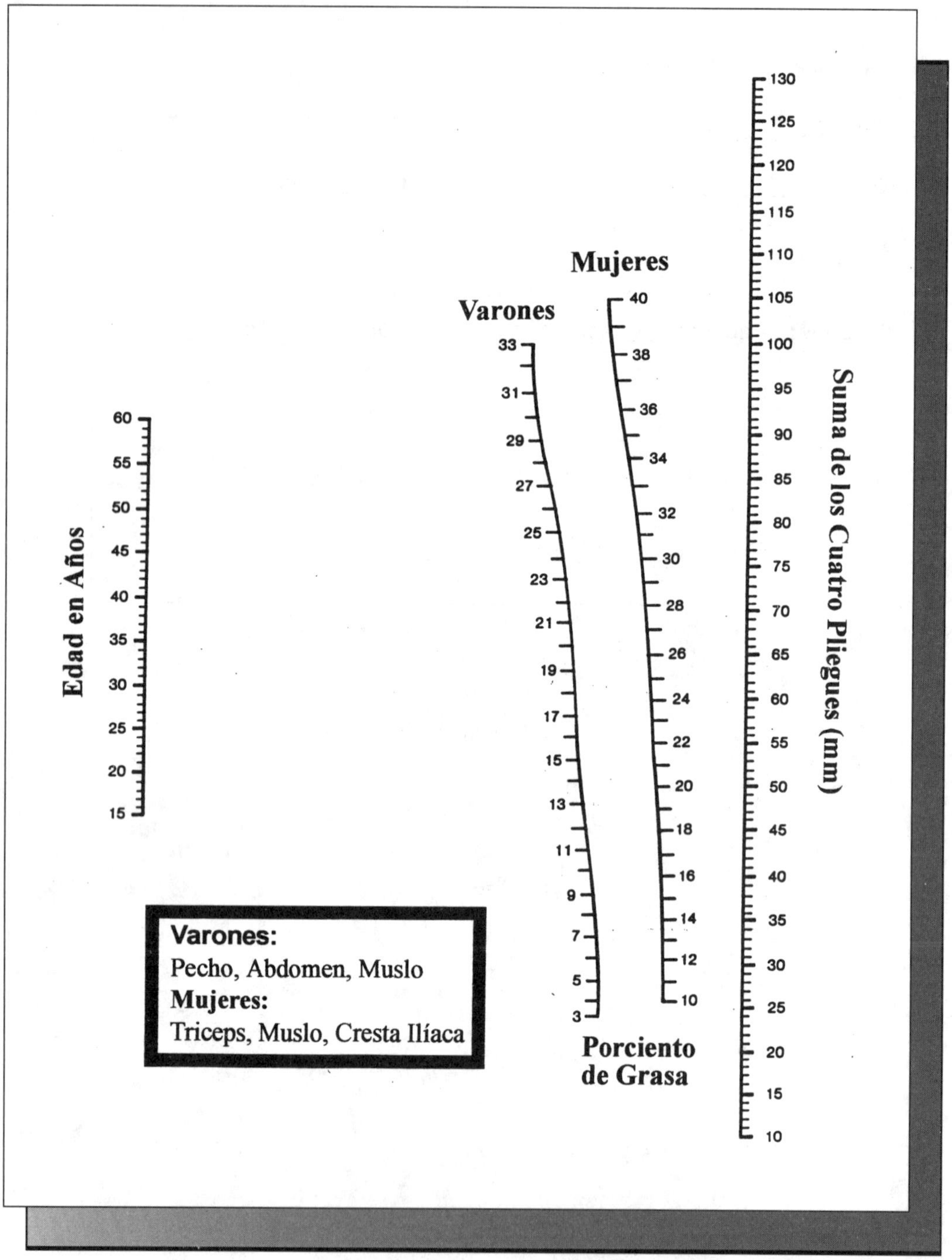

Figura 3-10
Nomograma para la determinación del por ciento de grasa
Pliegues para individuos de quince años *

Adaptado de:** Baum, William B. y Michele R. Baum. "A Nomogram for the Estimate of Percent Body Fat from Generalized Equations" ***Research Quarterly for Exercises and Sport. Vol 52, No. 3, (1981), pp. 380-384.

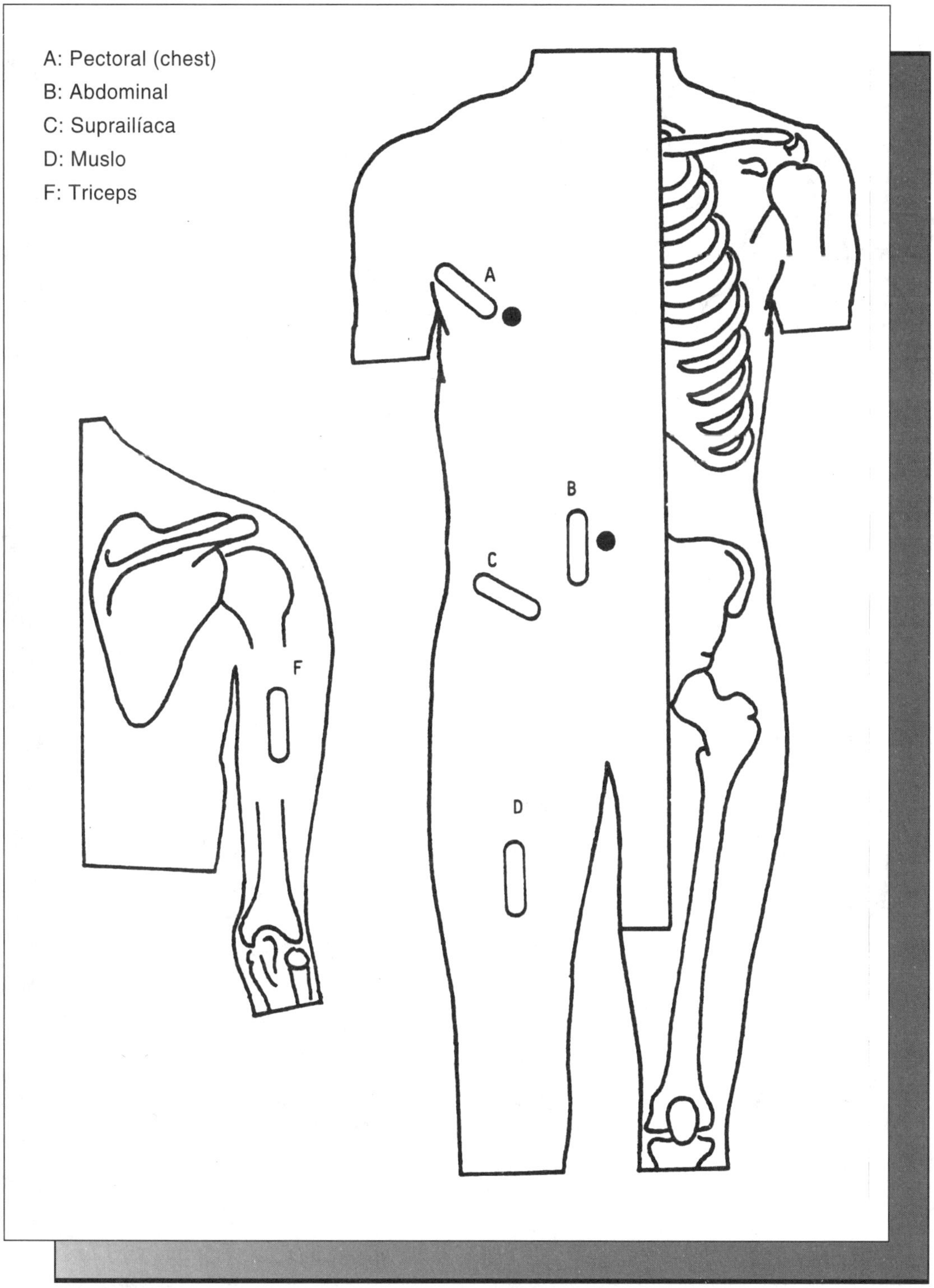

Procedimiento Antropométrico

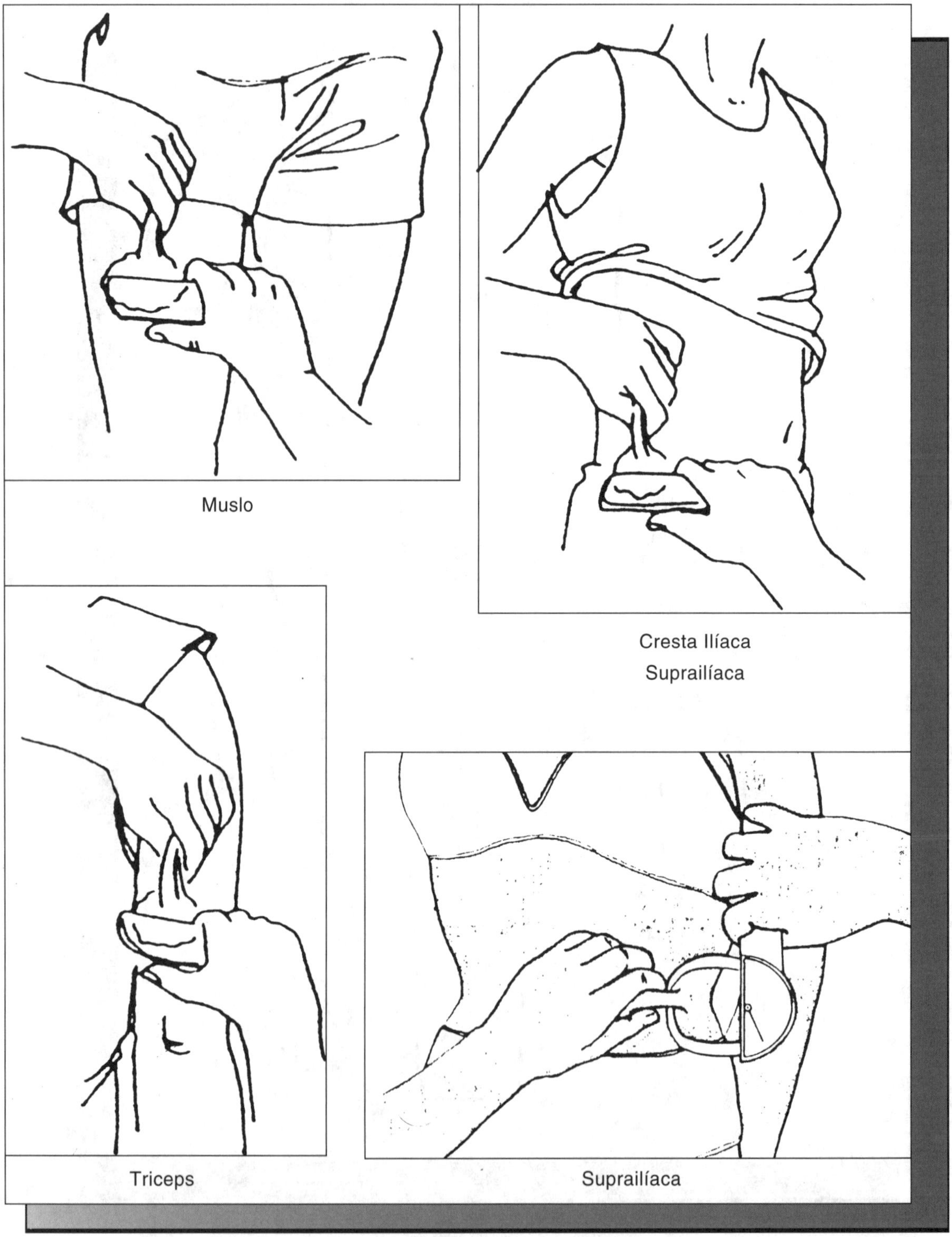

Medición de los pliegues

REFERENCIAS

1. Allsen Philip E., Joyce M. Harrison y Barbara Vance. ***Fitness for Life: an Individualized Approach.*** 3rd ed.; Dubuque, Iowa: Wm C. Brown Publishers, 1984.

2. Baum, William B, y Michele R. Baum. "A Nomogram for the Estimate of Percent Body Fat From Generalized Equations". ***Research Quarterly for Exercise and Sport.*** Vol. 52, No. 3, (Octubre, 1981), pp. 380-384.

3. Fox, Edward L. ***Fisiología del Deporte.*** Argentina: Editorial Médica Panamericana S.A., 1984.

4. Getchell, Bud. ***Condición Física: Cómo Mantenerse en Forma.*** México: Editorial Limusa, S.A., 1983.

5. Miller, David K. y Earl T. Allen. ***Fitness: A lifetime Commitment.*** Minnesota: Burgess Pub. Co., 1979.

6. Sinning, Wayne E. ***Experiments and Demostrations in Exercise Physiology.*** Philadelphia: Saunders, 1975.

DETERMINACIÓN DEL PESO DESEABLE

I. PROPÓSITO

Calcular el peso ideal para individuos de una figura pequeña, mediana y grande.

II. EQUIPO Y MATERIALES

1. Escala detecto con estadiómetro
2. Cinta métrica

III. PROCEDIMIENTO

A. Determinación del Tipo de Figura*

1. Mide la muñeca de la mano (en pulgadas) que más utilices por su punto más delgado, bajo la prominencia del hueso del brazo.
2. Utilizando el resultado, averigua tu tipo de figura con la siguiente tabla:

Tipo de Figura	Hombres		Mujeres	
	Pulgadas	Centímetros	Pulgadas	Centímetros
Figura Pequeña	< 6 1/2	< 16.5	< 5 1/2	< 13.9
Figura Mediana	6 1/2 - 7 1/2	16.5 - 19.1	5 1/2 - 6 1/2	13.9 - 16.5
Figura Grande	> 7 1/2	> 19.1	> 6 1/2	> 16.5

B. Calcula tu peso ideal

1. Mide tu estatura en pies y pulgadas o en centímetros
   a. Varones utilizando zapatos con taco de 1 pulg. (2.5 cm.) de altura.
   b. Mujeres utilizando zapatos con taco de 2 pulg. (5 cm.) de altura.
2. Utilizando la Tabla 1 de la página 2 podrás determinar cuál es tu peso ideal según sea tu tipo de figura (pequeña, mediana o grande).

*__Adaptado de__: Hockey, Robert V. ***Physical Fitness: The Pathway to Healthful Living.*** 5th ed.; St. Louis: Times Mirror/Mosby Co., 1985, p. 106.

IV. RESULTADOS

Sexo: M___ F___

Peso:_____ lbs ____kg

Altura: _____ pulg ____ cm

Circunferencia de la Muñeca: ___pulg ___cm

Tipo de Figura: __________

Peso Ideal: ______lbs-______lbs ó _____kg- _______kg

Peso ideal según la tabla de la página 185: _______libras

Tabla 1

ESTATURAS Y PESOS DESEABLES PARA VARONES

Estatura* pulgs.	cm.	Constitución pequeña lb	kg	Constitución media lb	kg	Constitución grande lb	kg
6'4"	193.0	164-175	74.4-79.4	172-190	78.0-86.2	182-204	82.6-92.6
6'3"	190.5	160-171	72.6-77.6	167-185	75.3-83.9	178-199	80.8-90.3
6'2"	188.0	156-167	70.8-75.8	162-180	73.5-81.7	173-194	78.5-88.0
6'1"	185.4	152-162	69.0-73.5	158-175	71.7-79.4	168-189	76.2-85.8
5'11"	180.3	144-154	65.3-69.9	150-165	68.1-74.9	159-179	72.1-81.2
5'10"	177.8	140-150	63.5-68.1	146-160	66.2-72.6	155-174	70.3-78.9
5'9"	175.3	136-145	61.7-65.8	142-156	64.4-70.3	151-170	68.5-77.1
5'8"	172.7	132-141	59.9-64.0	138-152	62.6-69.0	147-166	66.7-75.3
5'7"	170.2	128-137	58.1-62.1	134-147	60.8-66.7	142-161	64.4-73.0
5'6"	167.6	124-133	56.2-60.3	130-143	59.0-64.9	138-156	62.6-70.8
5'5"	167.6	124-133	54.9-58.5	127-139	57.6-63.1	135-152	61.2-69.0
5'4"	162.6	118-126	53.5-57.2	124-136	56.2-61.7	132-148	59.9-67.1
5'3"	160.0	115-123	52.2-55.8	121-133	54.9-60.3	129-144	58.5-65.3
5'2"	157.5	112-120	50.8-54.4	118-129	53.5-58.5	126-141	57.2-64.0

Reimpreso de: ***Counsumer Guide,*** "Rating The Diets," Skokie, 111., 1974, pp. 352-353; y Boehringer, Ltd., Elmsford, N.Y.

*Con zapatos cuyo tacón sea de 2.5 cm.

ESTATURAS Y PESOS DESEABLES PARA MUJERES

Estatura* pulgs.	cm.	Constitución pequeña lb	kg	Constitución media lb	kg	Constitución grande lb	kg
6'0"	182.9	138-148	62.6-67.1	144-159	65.3-72.1	153-173	69.4-78.5
5'11"	180.3	134-144	60.8-65.3	140-155	63.5-70.3	149-168	67.6-76.2
5'10"	177.8	130-140	59.0-63.5	136-151	61.7-68.5	145-163	65.8-74.0
5'9"	175.3	126-135	57.2-61.2	132-147	59.9-66.7	141-158	64.0-71.7
5'8"	172.7	121-131	54.9-59.4	128-143	58.1-64.9	137-154	62.1-69.9
5'7"	170.2	118-127	53.5-57.6	124-139	56.2-63.1	133-150	60.3-68.1
5'6"	167.6	114-123	51.7-55.8	120-135	54.4-61.2	129-146	58.5-66.2
5'5"	165.1	111-119	50.3-54.0	116-130	52.6-59.0	125-142	56.7-64.4
5'3"	160.0	105-113	47.6-51.3	110-122	49.9-55.3	118-134	53.5-60.8
5'2"	157.5	102-110	46.3-49.9	107-119	48.5-54.0	115-131	52.2-59.4
5'1"	154.9	99-107	44.9-48.5	104-116	47.2-52.6	112-128	50.8-58.1
5'0"	152.4	96-104	45.3-47.2	101-113	45.8-51.3	109-125	49.4-56.7
4'11"	149.8	94-101	42.6-45.8	98-110	44.4-49.9	106-122	48.1-55.3
4'10"	147.3	92-98	41.7-44.4	96-107	43.5-48.5	104-119	47.2-54.0

Reimpreso de: ***Consumer Guide,*** "Rating The Diets," Stokie, III. 1974, pp. 354 a 355; y Boehringer Ltd. Elmsford, N.Y.

*Con zapatos cuyo tacón sea de 2.5 cm.

PESO IDEAL

PESO IDEAL PARA LOS HOMBRES
(Peso tomado con ropa en libras)

	EDAD							
Estatura	15-16	17-19	20-24	25-29	30-39	40-49	50-59	60-69
5'0"	98	113	122	128	131	134	136	133
1"	102	116	125	131	134	137	139	136
2"	107	119	128	134	137	140	142	139
3"	112	123	132	138	141	144	145	142
4"	117	127	136	141	145	148	149	146
5"	122	131	139	144	149	152	153	150
6"	127	135	142	148	153	156	157	154
7"	132	139	145	151	157	161	162	159
8"	137	143	149	155	161	165	166	163
9"	142	147	153	159	165	169	170	168
10"	146	151	157	163	170	174	178	180
11"	150	155	161	167	174	178	180	178
6'0"	154	160	166	172	179	183	185	183
1"	159	164	170	177	183	187	189	188
2"	164	168	174	182	188	192	194	193
3"	169	172	178	185	193	197	199	198
4"	+	176	181	190	199	203	205	204

PESO IDEAL PARA LAS MUJERES
(Peso tomado con ropa en libras)

	EDAD							
Estatura	15-16	17-19	20-24	25-29	30-39	40-49	50-59	60-69
4'10"	79	99	102	107	115	122	125	127
11"	100	102	105	110	117	124	127	129
5'0"	103	105	108	113	120	127	130	131
1"	107	109	112	116	123	130	133	134
2"	111	113	115	119	126	133	136	137
3"	114	116	118	122	129	136	140	141
4"	117	120	121	125	132	140	144	145
5"	121	124	125	129	135	143	148	149
6"	125	127	129	133	139	147	152	153
7"	128	130	132	136	142	151	156	157
8"	132	134	136	140	146	155	160	161
9"	136	138	140	144	150	159	164	165
10"	+	142	144	148	154	164	169	+
11"	+	147	149	153	159	169	174	+
6'0"	+	152	154	158	164	174	180	+

REFERENCIAS

1. Bailey Covert. ***Fit or Fat Target Diet.*** Boston: Houghton Mifflin, 1984.
2. Cotternan, Sandra K. ***Y's Way to Weight Management.*** Champaign, Illinois: YMCA of USA. Human Kinetics Pub., Inc. 1984.
3. Guthrie, Helen A. ***Introductory Nutrition***. 5th ed.; St. Louis: The C.V. Mosby Co., 1989.
4. Katch, Frank I. & McArdle, William D. ***Nutrition, Weight Control and Exercise.*** 3rd ed.; Philadelphia: Lea & Febiger, 1988.
5. Icaza, Susana J. y Moises's Béhar. ***Nutrición.*** 3ra. ed.; México: Nueva Editorial Interamericana, 1981.
6. Mitchell, Helen S., Henderika J. Rynbergen, Linnea Anderson y Marjorie V. Dibble. ***Nutrición y Dieta de Cooper.*** 16ma. ed.; México: Interamericana, 1978.
7. Roberts, Lydia J. ***Nutrición.*** Puerto Rico: Editorial Universitaria, Universidad de Puerto Rico, 1981.
8. Scheider, William. ***Nutrición: Conceptos Básicos y Aplicaciones.*** México: Mc Graw Hill, 1985.
9. Seijo de Zayas, Esther, et al. ***Siluetas que pueden cambiar.*** San Juan: Corp. de Artes Gráficas Romualdo Real, 1983.
10. Smith, Nathan J. ***Food for Sports.*** California: Bull Publishing Co., 1976.
11. U.S. Department of Agriculture. Home & Garden Bulletin No. 232. ***Nutrition and Your Health: Dietary Guidelines for Americans.***
12. Williams, Melvin H. ***Nutrition Aspects of Human Physical and Athletic Performance.*** 2nd ed.; Springfield, Illinois: Charles C. Thomas, Publishers, 1985.
13. William, Sue Rodwell. ***Nutrition and Diet Therapy.*** St. Louis: Times Mirror/-Mosby College Publishing, 1985.
14. Allsen, Philip E., Joyce M. Harrison y Barbara Vance. ***Fitness for Life: An Individualized Approach***. 3rd ed.; Dubuque, Iowa: WM. C. Brown Publishers, 1984.
15. Hockey, Robert V. ***Physical Fitness: The Pathway to Healthful Living.*** 5th ed.; St. Louis: Times Mirror/Mosby College Publishers, 1985.

PRUEBAS AUTOEVALUATIVAS

Conceptos Básicos de Nutrición

Cierto o Falso

C F 1. Se recomienda aumentar el consumo de grasas poliinsaturadas a un 10% de la ingesta calórica.

C F 2. Se recomienda que los niños consuman de 1 a 2 vasos de leche diariamente.

C F 3. Las carnes orgánicas (vísceras) son bajas en colesterol.

C F 4. Los mariscos (langosta, jueyes, etc.) son altos en colesterol.

C F 5. La dieta diaria debe incluir un 48% de azúcares refinadas y procesadas.

C F 6. Se recomienda que un individuo consuma cuatro (4) o más raciones de carne.

C F 7. Se recomienda evitar freír los alimentos.

Selección Múltiple

__ 1. Las carnes bajas en grasa son:

a. Pescado, res, ostras, crustáceos y pollo

b. Pescado, pollo, pavo, filete de lomo (vaca) y chuleta de cordero

c. Mollejas, hígado, corte de faldilla, aves de corral, ternera y pescado

__ 2. ¿Cuál de los siguientes alimentos NO es parte del grupo de los lacticinios (productos lácteos)?:

a. Leche en polvo descremada

b. Queso de papa

c. Mantecado

d. Huevos

__ 3. Las raciones recomendadas para los adultos en el grupo de los granos y cereales son:

a. Una ración

b. Dos raciones

c. Tres raciones

d. Cuatro raciones

__ 4. Las recomendaciones dietéticas recomiendan que el colesterol no exceda los siguientes miligramos por día:

a. 200

b. 300

c. 400

d. 500

__ 5. El consumo diario de sodio recomendado es:

a. 2 gramos
b. 3 gramos
c. 5 gramos
d. 7 gramos

Pareo

__ 1. Sustancias básicas utilizadas por el cuerpo para una variedad de procesos

__ 2. Arroz, maíz, pan, cereales, viandas

__ 3. Platanutres, chicharrones, rositas de maíz, condimentos, queso

__ 4. Mantener consumo de proteína a 12% de la ingesta calórica

__ 5. Ejemplo para las raciones diarias del grupo de los granos y cereales

__ 6. Estudia los nutrientes de los alimentos, su función e interacción con la salud y enfermedad

a. Nutrición
b. Meta Dietética
c. 4 rebanadas de pan
d. Nutrientes
e. Almidones
f. Alimentos altos en sodio

Preguntas

1. ¿Cuáles son los cuatro grupos de alimentos?

____
____
____
____

2. ¿Qué por ciento total de grasas se recomienda consumir de la ingesta calórica?

____
____
____
____

3. ¿Cuáles son los nutrientes que componen el organismo?

____

____

____

____

4. ¿Qué productos lácteos son ricos en grasa?

____

____

____

____

5. ¿Por qué se recomienda que los consumidores lean las etiquetas de los alimentos previo a comprarlos?

____

____

____

____

Los Nutrientes

Cierto o Falso

C F 1. Los carbohidratos proveen calorías.
C F 2. Los aminoácidos son la unidad básica de los polisacáridos.
C F 3. Las vitaminas ayudan en la regulación del metabolismo celular.
C F 4. El colesterol es un tipo de carbohidrato complejo.
C F 5. Las vitaminas A, D, E y K se encuentran en los alimentos que contienen grasas.
C F 6. Las grasas nos protegen del calor.
C F 7. El maní es una legumbre.
C F 8. Las grasas insaturadas son sólidas a temperatura ambiental.
C F 9. Los aminoácidos esenciales son aquellos que el cuerpo puede producir.
C F 10. La miel de abeja es un azúcar simple (monosacárido).

Selección Múltiple

___ 1. ¿Cuál de los siguientes nutrientes ayuda al crecimiento y reparación de los tejidos corporales?

a. Carbohidratos
b. Grasas
c. Proteínas
d. Agua

___ 2. ¿Qué tipo de vitamina se obtiene de las frutas cítricas?

a. Vitamina A
b. Vitamina B
c. Vitamina C
d. Vitamina D

___ 3. El cuerpo almacena los carbohidratos en forma de:

a. Glucosa
b. Proteína
c. Galactosa
d. Glucógeno

___ 4. La deficiencia de agua en el cuerpo puede causar:

a. Deshidratación y calambres musculares
b. Aumento del volumen de sangre
c. Reducción de la temperatura corporal
d. Aumento de la presión arterial.

___ 5. La ingestión exagerada de la vitamina E puede causar:

a. Interferencia con el proceso normal de coagulación
b. Daño al hígado
c. Pérdida de cabello
d. Piedras renales

Pareo

___ 1. Esencial para una buena visión
___ 2. Alimentos altos en potasio
___ 3. Minerales que constituyen la sal de mesa
___ 4. Nutriente que forma parte de la hemoglobina
___ 5. Alimentos altos en vitamina C
___ 6. Elimina el colesterol del cuerpo a través del hígado

a. Lipoproteínas de alta densidad.
b. Hierro
c. Vitamina A
d. Acerola, toronja, tomate
e. Guineo, aguacate, papas
f. Sodio y cloruro

Preguntas

1. ¿Qué alimentos son considerados como proteína incompleta?

2. ¿Cuál es el peligro para la salud que posee el colesterol?

3. ¿Por qué el agua es importante para el funcionamiento normal del cuerpo?

4. ¿Cuáles son aquellas poblaciones particulares que pueden requerir suplementos vitamínicos?

5. ¿Qué fuentes alimenticias contienen celulosa?

Obesidad y Control de Peso

Cierto o Falso

C F 1. Las saunas, la faja quita-grasa, sudaderas plásticas y diuréticos nos ayudan a eliminar la grasa de nuestro cuerpo.

C F 2. Para poder eliminar libras de grasa de nuestro cuerpo se debe crear un equilibrio calórico negativo.

C F 3. En una dieta adelgazante, se recomienda evitar los aderezos como el francés y el cuero del pollo.

C F 4. Se recomienda cocinar las carnes al vapor o asadas, si se desea reducir de peso.

C F 5. Se aconseja ayunar una vez a la semana como parte de una dieta adelgazante.

C F 6. Una mujer se considera obesa si tiene 22% de grasa.

C F 7. Se recomienda perder de 5 a 10 libras de peso por semana en un régimen adelgazante.

C F 8. Para poder rebajar una libra de grasa se requiere un balance calórico negativo de 3,500 calorías.

C F 9. Toda dieta adelgazante debe ser balanceada (que provea de los grupos de alimentos incluidos en La Guía Alimenticia Piramidal).

C F 10. Para rebajar de peso es aconsejable ingerir café diariamente.

Pareo

___ 1. Hipertensión, diabetes, dolores en la espalda baja, venas varicosas.

___ 2. Unidad de calor que expresa el valor energético de los alimentos y actividades.

___ 3. Exagerada acumulación de grasa en el cuerpo.

___ 4. Capacidad para llevar a cabo trabajo.

___ 5. Compuesto químico que provee energía para las diferentes funciones vitales del cuerpo.

___ 6. Se ingieren más calorías que las gastadas.

___ 7. 9 calorías por gramo.

a. Balance calórico positivo

b. ATP

c. Las grasas

d. Peligros de la obesidad

e. La caloría o kilocaloría

f. Energía

g. Obesidad

Preguntas

1. ¿Cuáles son las causas de la obesidad?

___

___

___

2. ¿Cuántas calorías por semana debe quemar una persona que desee rebajar 3 libras por semana?

___

___

___

3. ¿Un individuo consumió 1,200 calorías y gastó 2,950 calorías en un día. Cuántas libras de grasa pudo rebajar?

___

___

___

4. En el desayuno, una persona se tomó un vaso de leche que contenía 12 gramos de carbohidratos, 8 gramos de proteína y 9 gramos de grasa. ¿Cuántas calorías en total consumió?

___

___

___

5. Se le ha recomendado a un individuo obeso que disminuya el consumo de grasas.

   a. ¿Qué alimentos tendría que reducir/evitar?

   ___

   ___

   ___

   ___

   b. ¿Qué alimentos podría consumir?

   ___

   ___

   ___

   ___

CAPÍTULO 4

APTITUD FÍSICA

Hoy en día existe un crecido auge por hacer ejercicio o ingresar en gimnasios. Lamentablemente, en la mayoría de los casos, las personas que se ejercitan no siguen unos delineamientos específicos ni medidas de seguridad, de manera que el beneficio que puedan obtener del programa de ejercicio será muy poco y estarán expuestas a riesgos que pueden afectar negativamente la salud. Por ejemplo, muchos individuos se dejan llevar por la propaganda publicitaria y anuncios comerciales e invierten su dinero en la compra de sudaderas plásticas que muchas veces ponen en venta (precio especial/bajo) en algunas tiendas comerciales de renombre. Estas personas piensan que hay que sudar para poder derivar efectos benéficos del ejercicio. Lo que no saben es que la sudadera evita que el cuerpo se enfríe durante el ejercicio debido a que no se puede evaporar el sudor de la piel, lo cual aumenta la temperatura corporal. Esto podría inducir condiciones provocadas por el calor (ejemplos: agotamiento por calor, calambres y choque por calor) y eventuamente la muerte en casos severos. En este capítulo se explorarán las formas correctas para ingresar en un programa de ejercicio adecuado. Además, se explicarán los conceptos básicos relacionados con la **aptitud física** *y los componentes de la aptidud física relacionados con la salud que deben ser evaluados y desarrollados a niveles óptimos para poder alcanzar un nivel alto de salud y prevenir las enfermedades incapacitantes que nos abruman y que son las principales causas de muerte en Puerto Rico y en Estados Unidos continentales.*

EL CONCEPTO DE APTITUD FÍSICA

I. **CONSIDERACIONES PRELIMINARES**

A. Definiciones

1. Actividad física:

   Cualquier movimiento corporal producido por los músculos esqueléticos que resulta en gasto energético.

2. Ejercicio:

   Aquella actividad física planeada, estructurada, repetitiva y dirigida hacia un fin/ objetivo, i.e., para el mejoramiento de la aptitud física.

B. Razones para estar en una buena condición/aptitud física

1. Poseer suficiente energía para:

   a. Llevar a cabo actividades/tareas cotidianas/diarias normales con vigor, eficiencia y sin fatiga excesiva

   b. El disfrute de pasatiempos y actividades recreativas en el tiempo libre

   c. Encarar efectivamente emergencias imprevistas

2. Ayudar a evitar/prevenir las enfermedades hipocinéticas:
    a. Cardiopatías coronarias (enfermedades en las arterias coronarias del corazón)
    b. Hipertensión
    c. Diabetes
    d. Osteoporosis
3. Para la utilización óptima de las capacidades mentales
4. Para sentirse bien, energético y alegre/animado

C. Aspectos relacionados con la aptitud física
1. Las tareas que una persona puede realizar
2. La capacidad del individuo para realizar un esfuerzo físico
3. La calidad de todo el cuerpo en términos de su estado de adaptación en medidas fuera de lo normal y en condiciones ambientales extremadamente desfavorables

D. Factores que determinan la aptitud física óptima
1. Edad
2. Herencia
3. Sexo
4. Estilo de vida
5. Ambiente (donde trabajamos y vivimos)

E. ¿Qué implica estar en forma o físicamente apto?

Aquella capacidad del corazón, los vasos sanguíneos, los pulmones y los músculos, que permite su funcionamiento con eficiencia óptima.

F. Eficiencia óptima

Una salud tan favorable que se puede participar de una manera entusiasta y placentera en las tareas diarias, al mismo tiempo que se pueda disfrutar del entrenamiento físico.

II. DEFINIENDO APTITUD FÍSICA

A. Definición tradicional (Véase Figura **4**-1)

La capacidad de llevar a cabo las actividades cotidianas normales (trabajo y asueto) con vigor y eficiencia, sin fatigarse demasiado, y aún teniendo suficiente energía para disfrutar pasatiempos y encarar emergencias imprevistas.

B. Definición según: Nieman, David C., ***The Sports Medicine Fitness Course.*** Palo Alto, California: Bull Publishing Company, 1986, p. 34:

"Un estado de energía dinámica y vitalidad que nos capacita/permite no solamente llevar a cabo nuestras tareas diarias, práctica de actividades recreativas y encarar emergencias imprevistas, sino también nos ayuda a prevenir las enfermedades hipocinéticas, mientras se funciona a niveles óptimos de la capacidad intelectual y experimentar el disfrute de la vida."

C. Definición del autor

Habilidades o potencial particular para llevar a cabo efectivamente, y sin fatiga excesiva, actividades físicas de diversas dimensiones (particularmente actividades que envuelvan demandas cardio-respiratorias o aeróbicas) y tareas cotidianas diarias, con reservas energéticas para cualquier otra emergencia de caracter físico.

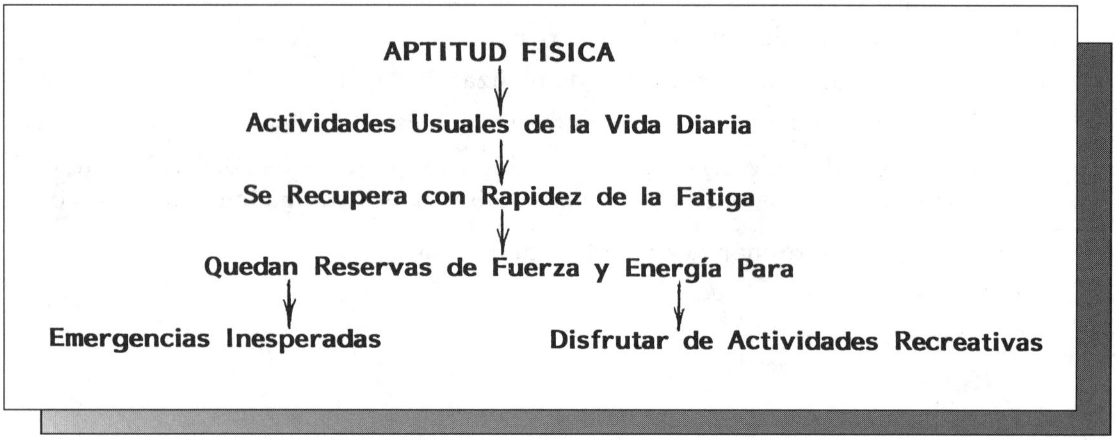

Figura 4-1

III. COMPONENTES DE LA APTITUD FÍSICA

A. Componentes relacionados con la salud

1. Capacidad aeróbica:

   a. Sinónimos:

      1) Tolerancia cardiovascular
      2) Tolerancia circulo-respiratoria
      3) Máximo consumo de oxígeno
      4) Aptitud fisiológica
      5) Estámina
      6) Aire
      7) Estar en forma (aptitud física)

   b. Definición:

      1) Es la capacidad del corazón, los vasos sanguíneos y los pulmones para funcionar eficientemente y llevar a cabo actividades sostenidas con poco esfuerzo, menos fatiga, y con una recuperación rápida.

      2) Fisiológicamente significa la habilidad del individuo para tomar (respiración), transportar (cardiovascular) y utilizar (enzimas aeróbicas)

oxígeno durante ejercicios vigorosos y prolongados (ejercicios aeróbicos).

c. Subcomponentes:
   1) El sistema de transporte de oxígeno (pulmones, corazón, sangre, vasos sanguíneos)
   2) El músculo (específico al deporte aeróbico practicado)

d. Método de entrenamiento

   Especificidad del entrenamiento (específico al deporte)

2. Flexibilidad:

   a. Definición:

      La capacidad de usar un músculo en toda la amplitud de su movimiento y de poner en funcionamiento las articulaciones; doblarlas, enderezarlas y torcerlas fácilmente.

   b. Tipos de flexibilidad:
      1) Flexibilidad estática:

         Es la amplitud de un posible movimiento alrededor de una coyuntura o secuencia de coyunturas.

      2) Flexibilidad dinámica:

         Es la oposición o la resistencia de una coyuntura al movimiento.

   c. Límites estructurales para la flexibilidad
      1) Alineamiento estructural de los huesos
      2) Cantidad de tejido muscular y grasa
      3) Ligamentos y otras estructuras asociadas con la cápsula de la coyuntura
      4) Los tendones y otros tejidos conectivos
      5) La piel

   d. Formas para desarrollar flexibilidad (ejercicios de estiramiento):
      1) Estiramientos pasivos-estáticos:

         Sostener la posición del estiramiento final durante un período de tiempo.

      2) Estiramientos activos-balísticos:

         Son movimientos de estiramiento rápidos y forzados (rebotantes).

3. Tolerancia muscular:

   a. Definición:

      La capacidad que tiene un músculo para ejercer una fuerza repetidamente o mantener una contracción fija o estática durante un período de tiempo.

   b. Método de entrenamiento:
      1) Entrenamiento con pesas (poca tolerancia, muchas repeticiones)
      2) Calisténicos

4. Fortaleza muscular:
   a. Definición:

      La capacidad que tiene un músculo para ejercer una fuerza o tensión máxima contra una resistencia.
   b. Subcomponentes:
      1) Dinámica
      2) Isométrica o estática
      3) Potencia (trabajo por unidad de tiempo)
   c. Tipos de contracciones (véase tabla **4**-5)
      1) Isotónica:
         a) Concéntrica (acortamiento, miométrica, trabajo positivo)
         b) Excéntrica (alargamiento, pliométrico, trabajo negativo)
      2) Isométrica
      3) Isocinética
   d. Método de entrenamiento
      1) Exposición del músculo a una tensión máxima o cercana del máximo (mucho peso)
      2) 3-10 repeticiones (pocas repeticiones)
5. Composición corporal:
   a. Definición:

      El nivel relativo que tiene el cuerpo entre el peso sin grasa (liso, magro o masa corporal activa) y el peso graso (la grasa almacenada en el cuerpo).
   b. Subcomponentes:
      1) Estatura / talla
      2) Peso liso / magro (masa corporal activa) vs. peso graso
      3) Peso total (masa corporal total)
      4) Tipos físicos (endomorfio, ectomorfio y mesomorfio)
      5) Fluidos / líquidos (agua) vs. sólidos
   c. Método de entrenamiento o desarrollo:
      1) La estatura la determinan los factores genéticos.
      2) El peso magro puede desarrollarse mediante ejercicios generales para desarrollo muscular, y a través de un programa de ejercicios con pesas.
      3) Los tipos físicos los determina también hasta cierto grado la herencia.
      4) El peso total del individuo puede ser modificado mediante los cambios en el balance calórico (ingesta calórica vs. gasto calórico).

B. Componentes relacionados con Destrezas (Neuromusculares)
   1. Capacidad motora:
      a. Definición:

Es la capacidad de los músculos para funcionar armoniosamente, eficientemente, de donde resulta un movimiento muscular suave y coordinado.

b. Subcomponentes:

1) Coordinación:

La habilidad para combinar movimientos musculares en una forma suelta y eficiente.

2) Balance:

Habilidad para controlar el cuerpo durante actividades que requieren equilibrio.

3) Agilidad:

Habilidad para cambiar la posición del cuerpo con rapidez y soltura.

4) Precisión:

La habilidad para colocar el cuerpo o un objeto en donde se desea que esté.

c. Método de entrenamiento:

1) Específico para la actividad.

2) No puede ser entrenado.

2. Otros componentes:

a. Potencia muscular:

1) Definición:

La capacidad de un músculo para ejercer una fuerza o movimiento máximo en el menor tiempo posible.

2) Método para desarrollar potencia muscular:

a) Programa con pesas (puede ser en forma de circuito) y calistenia:

Mucho peso y un máximo número de repeticiones durante un corto período de tiempo dado.

b) Programa isocinético

b. Capacidad anaeróbica:

1) Definición:

La habilidad del cuerpo para llevar a cabo un movimiento a una alta intensidad y velocidad, en donde la fuente principal de energía se provee con un suministro de oxígeno insuficiente.

2) Sinónimos:

a) Velocidad

b) Explosividad

c) Potencia

3) Método de entrenamiento:

a) Ejercicios repetidos cortos a una alta intensidad (y velocidad)

b) Programa de ejercicios a intervalos

c) Programa de ejercicios en circuito

c. Estabilidad:

La capacidad de los huesos y articulaciones para soportar las tensiones de movimientos fuertes.

d. Aptitud anatómica:

Es la capacidad del individuo que posee todos los componentes físicos esenciales para el cumplimiento de la actividad, y que tiene un cuerpo adecuado (en forma y tamaño) para dicha actividad.

e. Aptitud psicológica:

La capacidad del individuo que posee las percepciones necesarias, estabilidad emocional, motivación, inteligencia y educabilidad para el desempeño de la actividad.

f. Inmunidad a las enfermedades:

Capacidad del cuerpo para combatir o resistir enfermedades.

IV. EL DESARROLLO DE LA APTITUD FÍSICA

A. Establecer las metas

1. Indicar la satisfacción del nivel actual de la aptitud física (véase Tabla **4**-1).

Tabla **4**-1

GRADOS DE SATISFACCIÓN CON LOS DIFERENTES ASPECTOS DE LA APTITUD FÍSICA*

Instrucciones: Circula el mejor número para cada aspecto de tu aptitud física, utilizando la siguiente escala:

4 = Muy Satisfecho
3 = Satisfecho
2 = Insatisfecho
1 = Muy Insatisfecho

Cantidad de Energía	4	3	2	1
Tolerancia Cardiovascular	4	3	2	1
Presión Sanguínea	4	3	2	1
Cantidad de Grasa Corporal	4	3	2	1
Habilidad para Combatir el Estrés	4	3	2	1
Habilidad para Relajarse	4	3	2	1
Habilidad para Poder Dormir	4	3	2	1
Postura	4	3	2	1
Función de la Espalda Baja	4	3	2	1
Apariencia Física	4	3	2	1
Aptitud Física General	4	3	2	1
Nivel de Medicación General	4	3	2	1

Tomado de:** Franks, B. Don & Edward T. Howley. ***Fitness Leader's Handbook. **Champaign**, IL: Human Kinetics Books, 1989, p. 4.

2. Mencionar las cosas que molestan al participante (véase Tabla **4**-2).

Tabla **4**-2

COSAS QUE ME MOLESTAN*

Enumera las cosas que te molestan sobre tu persona:

- Problema físico específico:
- Apariencia de una parte del cuerpo:
- Habilidad para jugar un deporte específico:
- Riesgo de un problema de salud:
- Otro:

Tomado de:** Franks, B. Don & Edward T. Howley. ***Fitness Leader's Handbook. Champaign, IL: Human Kinetics Books, 1989, p. 4.

3. Lista de cambios planificados (véase Tabla **4**-3).

Tabla **4**-3

PLANIFICACIÓN PARA EL CAMBIO DE COMPORTAMIENTO*

Circula tus planes para cada área:

Comportamiento	**Plan para cambiar**		
Ejercicio	Ahora	Pronto	No Hay Plan
Peso	Ahora	Pronto	No Hay Plan
Uso de drogas/medicamentos	Ahora	Pronto	No Hay Plan
Patrones de dormir	Ahora	Pronto	No Hay Plan
Uso de cigarrillo/tabaco	Ahora	Pronto	No Hay Plan
Manejo de tensiones/estrés	Ahora	Pronto	No Hay Plan
Dieta	Ahora	Pronto	No Hay Plan
Uso de cinturones de seguridad	Ahora	Pronto	No Hay Plan
Otros (Enumera)____________	Ahora	Pronto	No Hay Plan
______________________	Ahora	Pronto	No Hay Plan

Tomado de:** Franks, B. Don & Edward T. Howley. ***Fitness Leader's Handbook. Champaign, IL: Human Kinetics Books, 1989, p. 6.

V. INTERRELACIÓN ENTRE LA SALUD, APTITUD FÍSICA Y RENDIMIENTO

A. Salud

Bienestar completo de lo físico, mental, social, emocional y espiritual y no meramente la ausencia de enfermedad o incapacidad.

Tabla **4**-4
CONCEPTOS NEUROMUSCULARES*
RELACIONADOS CON LA APTITUD FÍSICA

TÉRMINO/CONCEPTO	DESCRIPCIÓN
Capacidad Muscular	La suma de la fortaleza, potencia y tolerancia muscular
Fortaleza Muscular	La fuerza máxima que puede generar un músculo o grupo muscular a una velocidad específica
Potencia Muscular	La habilidad para realizar una fuerza muscular máxima durante un período de tiempo corto
Tolerancia Muscular	El límite de tiempo de la habilidad de una persona para mantener una fuerza isométrica o un nivel de potencia que envuelva combinaciones de contracciones musculares concéntricas y/o excéntricas
Fuerza	Aquello que cambia o tiende a cambiar el estado de reposo o movimiento de la materia. Aquello que genera el músculo cuando se encuentra en un estado de contracción

Adaptado de: Knuttgen, Howard G. y William J. Kraemer. "Terminology and Measurement in Exercise Performance". ***Journal of Applied Sport Science Research***. Vol. 1, No. 1 (1987), pp. 1-10.

*Perteneciente al sistema nervioso y al muscular

B. Determinantes para una salud positiva y una buena aptitud física

1. Hábitos o estilos de vida correctos:
   a. Practicar ejercicios regularmente.
   b. Seguir una dieta/nutrición adecuada.
   c. No utilizar substancias o drogas (alcohol, cafeína, o drogas ilícitas) ni abusar de medicamentos que se venden sin prescripción médica.
   d. No fumar.
   e. Capacidad para adaptarse al estrés negativo o eliminarlo cuando así se requiera o pueda.
   f. Dormir lo suficiente (de 7 a 8 horas).

C. La ausencia de enfermedad

Ciertamente es importante para una buena salud física, pero también hay que considerar el aspecto psicosocial/emocional y espiritual, ya que de nada vale no tener ninguna enfermedad si el componente psicosocial o salud mental se encuentra en deterioro, ya que, esto eventualmente afectará lo físico.

Tabla **4**-5
TERMINOLOGÍA RELACIONADA CON LA ACCIÓN MUSCULAR

CONCEPTO/TÉRMINO	DESCRIPCIÓN
Acción Muscular	Se refiere a los tipos de contracciones que efectúan los músculos esqueléticos
Contracción Muscular	El estado activo de un músculo. El intento de una célula o tejido muscular de acortarse a través del eje longitudinal de la(s) célula(s) muscular(es) activada(s)
Contracción Dinámica	Aquélla que involucra movimiento. Consiste de una contracción concéntrica o excéntrica
Isotónico	Un evento dinámico en el cual el músculo genera la misma cantidad de fuerza a través de todo el movimiento. Esta condición rara vez ocurre en la ejecutoria del ser humano.
Contracción Muscular Concéntrica	Una acción dinámica en la cual los extremos del músculo (las inserciones óseas) se mueven una hacia la otra, produciendo el movimiento del esqueleto.
Contracción Muscular Excéntrica	El músculo activo se alarga. Los extremos del músculo (insercionesóseas) se apartan (se mueven fuera del centro) por una fuerza externa.
Contracción Muscular Isométrica (estática)	No ocurre ningún movimiento del esqueléto y el músculo ni se acorta ni se alarga
Isocinética	Término utilizado para describir la actividad muscular en la cual los movimientos del cuerpo ocurren a una velocidad constante según es controlado por un ergómetro; aplicado tanto en contracciones concéntricas como en las excéntricas.
Pliométrico	Término utilizado para describir una contracción excéntrica del músculo seguido inmediatamente por una contracción concéntrica.
Ciclo de estiramiento/ acortamiento	Término que sustituye al concepto pliométrico. Describe un evento en el cual el músculo activado que es forzadamente alargado es exitoso en invertir la actividad de alargamiento mediante el logro de una contracción concéntrica inmediata.

Adaptado de: Knuttgen, Howard G. y William J. Kraemer. "Terminology and Measurement in Exercise Performance". ***Journal of Applied Sport Science Research***. Vol. 1, No. 1 (1987), pp. 1-10.

EL SISTEMA CARDIORESPIRATORIO (Véase Figura 4-2 y 4-3)

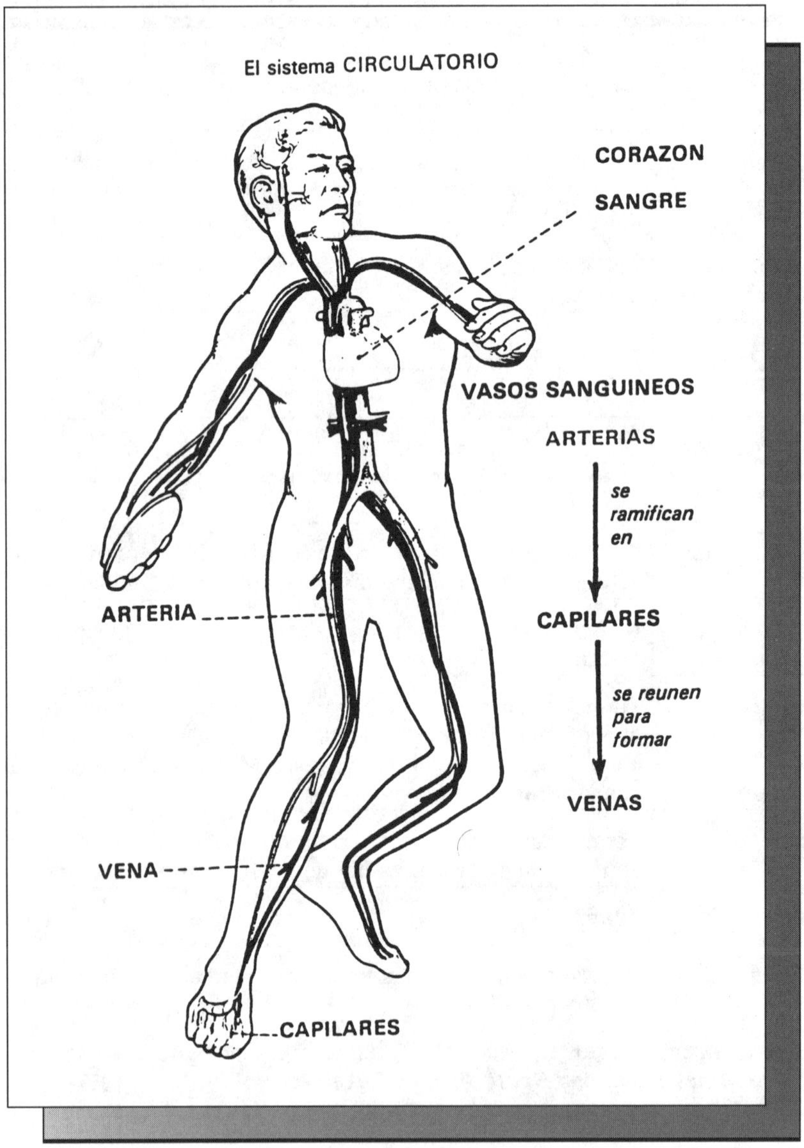

Figura 4-2
El sistema Cardiovascular

(**Tomado de:** McNaught, Ann B. y Robin Callandar. ***Fisiología Ilustrada.*** Chicago: Year Book Medical Publishers, Inc. 1977, p. 78.)

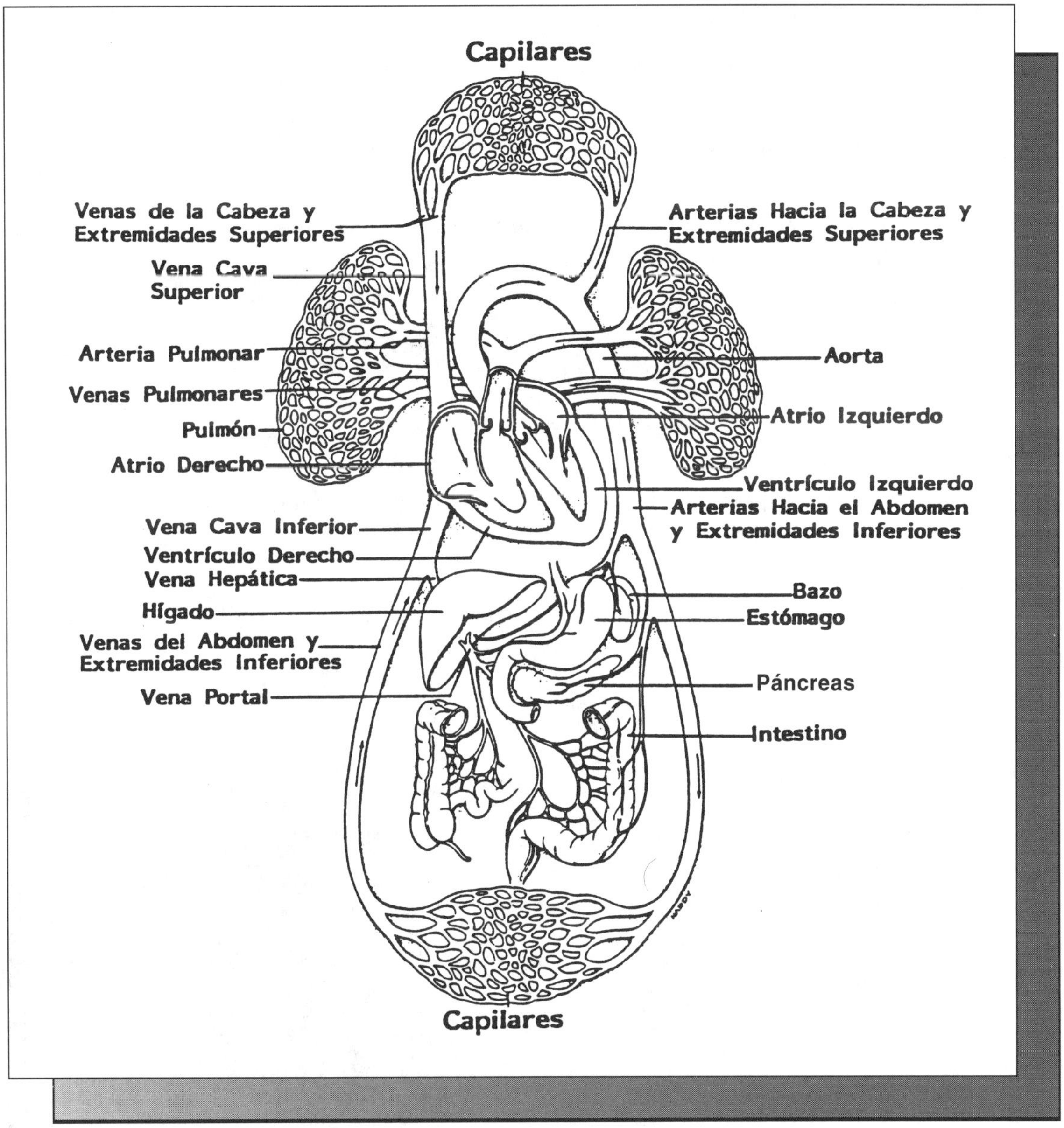

Figura 4-3*

Diagrama de las circulaciones pulmonares y sistémicas

(***Tomado de:** Porth, Carlo. ***Pathophysiology: Concepts of Altered Health States.*** Philadelphia: J.B. Lippincott Company, 1982, p. 176.)

VI. EL SISTEMA CARDIORESPIRATORIO

A. El corazón (Véanse Figura **4**-4 y **4**-5)

1. Concepto:

   Es un órgano hueco que se encarga de bombear la sangre por todo el cuerpo.

2. Estructura:

   El corazón se compone de dos aurículas superiores (derecha e izquierda) y dos ventrículos (derecho e izquierdo).

3. Arterias coronarias:

   Son las arterias del corazón que se encargan de suplir sangre fresca (con oxígeno) al músculo del corazón (miocardio).

B. Los vasos sanguíneos (Véase Figura **4**-6)

1. Las arterias:

   Vasos elásticos que salen del corazón y llevan sangre oxigenada hacia los tejidos del cuerpo.

2. Los capilares:

   Vasos sanguíneos finos que llevan nutrientes y oxígeno a la célula.

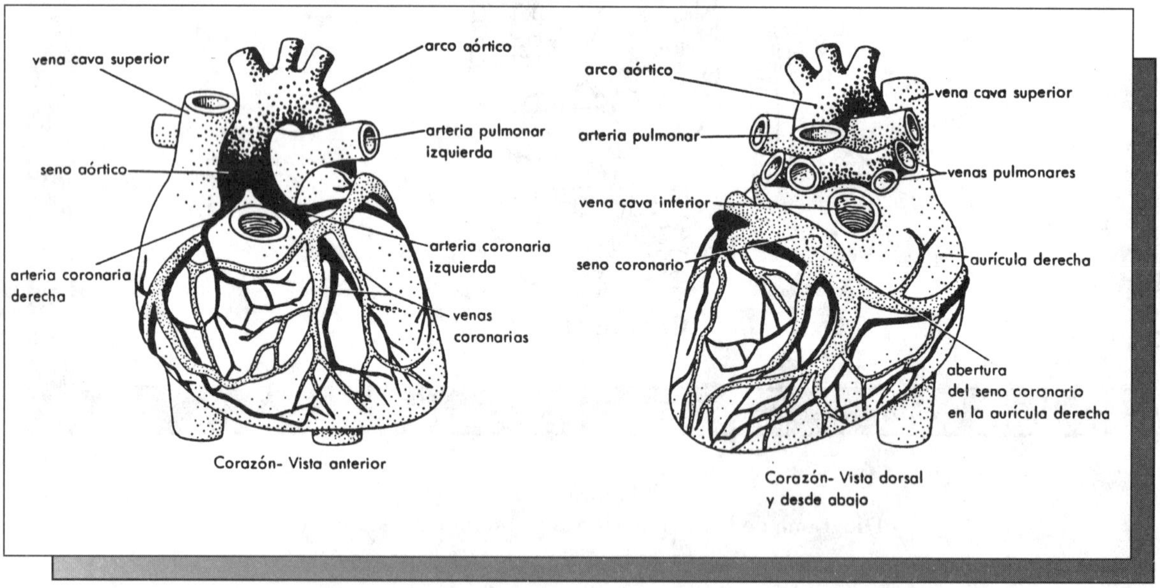

Figura **4**-4*
Circulación coronaria

(***Tomado de:** Strand, Fleur L. ***Fisiología Humana: Un enfoque hacia los mecanismos reguladores.*** México: Editorial Interamericana, 1982.)

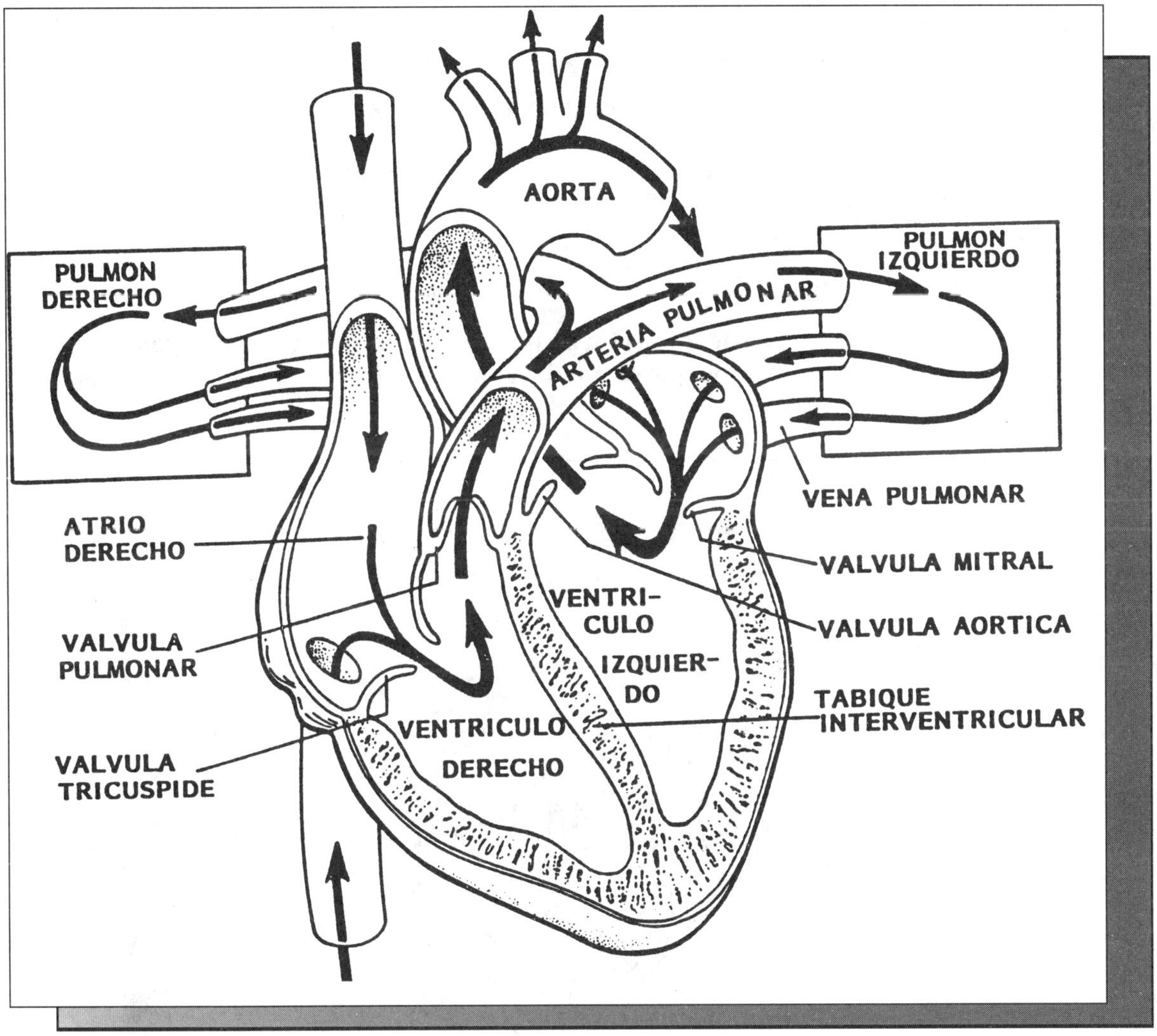

Figura 4-5

La circulación a través del corazón y pulmones

(**Tomado de:** Payne, Wayne A. y Dale B. Hahn. ***Understanding Your Health.*** St. Louis: Time/Mirror College Publishing Company, 1986, p. 245.)

3. Las venas:

   Vasos sanguíneos que transportan la sangre pobre en oxígeno de los tejidos hacia el corazón.

C. La sangre

1. Concepto:

   Tejido vascular acuoso que se encarga de transportar nutrientes, oxígeno y calor donde se necesite.

2. Componentes:
   a. Plasma: Parte líquida de la sangre.
   b. Glóbulos rojos: Transporta oxígeno, junto con la hemoglobina.
   c. Glóbulos blancos: Combaten a los microbios.
   d. Plaquetas: coagulación de la sangre.

D. Los pulmones
   1. Función general:

   Obtener aire fresco (con oxígeno), a fin de que la sangre se cargue de oxígeno y lo lleve a los tejidos, al mismo tiempo que se pueda eliminar de la sangre el bióxido de carbono al ser exhalado el aire.

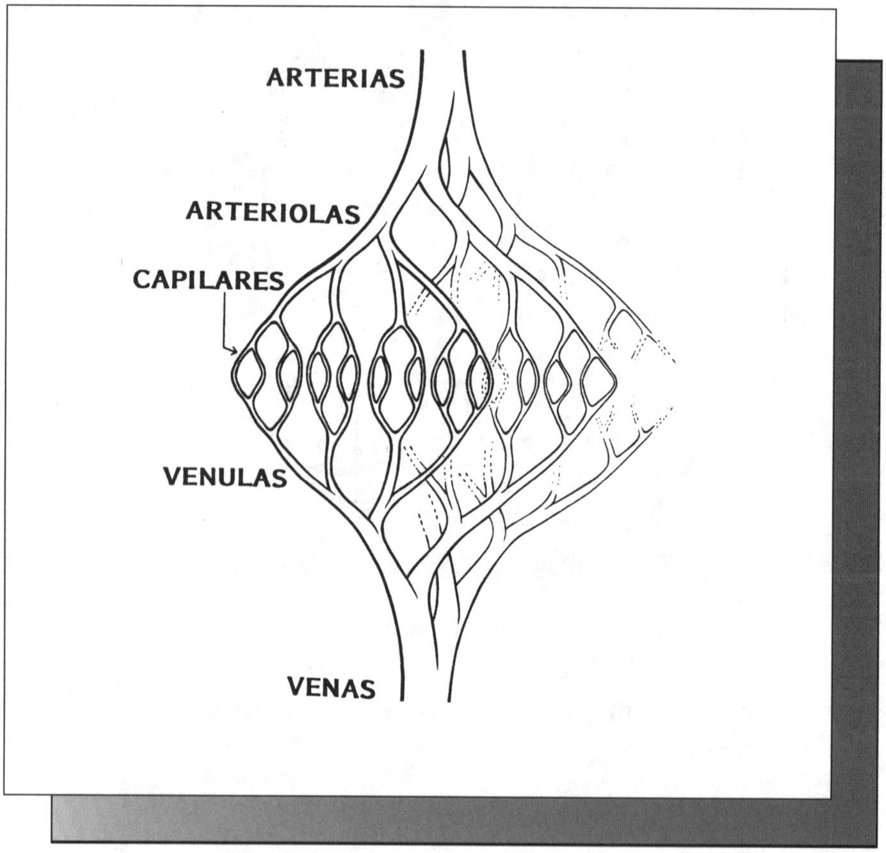

Figura 4-6
Diagrama de los vasos sanguíneos que componen el sistema circulatorio

(**Tomado de:** Porth, Carol. ***Pathophysiology: Concepts of Altered States.*** Philadelphia: J.B. Lippincott Company, 1982, p. 104.)

E. Presión sanguínea
   1. Concepto:
      La fuerza motriz que tiende a mover la sangre a través del sistema circulatorio.
   2. Presión sistólica:
      Se obtiene cuando la sangre es bombeada contra las paredes de las arterias (el promedio es 120 mm. Hg.).
   3. Presión diastólica:
      Cuando la sangre drena de las arterias (el promedio es 80 mm. Hg.)

VII. ADAPTACIONES FISIOLÓGICAS DURANTE EL EJERCICIO

A. Cambios durante un ejercicio aeróbico (Respuestas ante un ejercicio agudo)
   1. Aumenta la frecuencia cardíaca (pulso)
   2. Aumenta la cantidad de sangre que bombea el corazón hacia los músculos activos.
   3. Aumenta la presión arterial sistólica (el número superior).
   4. La respiración es más rápida y profunda.
   5. Aumenta el flujo de sangre hacia los músculos activos y más tarde hacia la piel para poder enfriar el cuerpo.
   6. Se reduce el flujo de sangre hacia las áreas inactivas (principalmente hacia los riñones, intestinos y estómago).
   7. Aumenta el consumo de oxígeno por el cuerpo.
   8. Aumenta el metabolismo (calorías gastadas) y la temperatura del cuerpo.

VIII. LOS BENEFICIOS DEL ENTRENAMIENTO FÍSICO (Adaptaciones a un ejercicio crónico)

A. Beneficios cardiovasculares
   1. Disminuye la frecuencia cardíaca en descanso.
   2. Disminuye la presión arterial en reposo.
   3. Aumenta la hemoglobina total en el cuerpo y el volumen de sangre.
   4. Aumenta la fuerza de bombeo del corazón.
   5. Aumenta el tamaño del corazón (su cavidad).
   6. Aumenta el volumen de sangre que bombea el corazón hacia los tejidos.
   7. Reduce las necesidades energéticas para el corazón.
   8. Aumento del número y tamaño de los vasos sanguíneos en los músculos, y la extracción de más oxígeno.
   9. Aumenta el flujo de sangre a través de los músculos esqueléticos.

B. Beneficios respiratorios
   1. Fortalece y agranda los pulmones.
   2. Mejora la capacidad del cuerpo para utilizar oxígeno.

3. Se respira más profundo y se pierde menos oxígeno en el aire al exhalar.
4. Aumenta el suministro de sangre hacia los pulmones.

C. Beneficios oseo-neuromusculares

1. Aumenta el tamaño de las fibras musculares (hipertrofia muscular).
2. Los músculos están más fuertes y tonificados.
3. La resistencia muscular aumenta.
4. Ayuda a la prevención de la pérdida de flexibilidad a través de los años.
5. Los ligamentos y tendones aumentan de grosor y se fortalecen.
6. Promueve los depósitos de calcio y otros minerales en el hueso (evitando la osteoporosis o pérdida de la masa ósea)

D. Otros beneficios

1. Se reduce la grasa del cuerpo y aumenta el peso sin grasa (músculos, huesos y órganos)
2. Mejora la postura y previene los dolores en la espalda baja.
3. Aumenta la excreción de la substancias perjudiciales.
4. Se piensa con más claridad porque el cerebro recibe más oxígeno.
5. Ayuda a la digestión.
6. Aclara y mantiene la piel saludable.
7. Facilita la relajación y el sueño.
8. Mejora la autoimagen y ayuda a eliminar la depresión.

IX. EL EJERCICIO Y LAS ENFERMEDADES DEL CORAZÓN

A. Aterosclerosis

1. Definición:

   El proceso mediante el cual se depositan y acumulan sustancias grasas en las paredes interiores de las arterias.

2. Arteriosclerosis:

   Significa el endurecimiento de las arterias.

B. Infarto al miocardio (ataque al corazón)

1. Causas:

   a. Arterosclerosis avanzada (arteria coronaria muy estrecha)

   b. Oclusión con un coágulo sanguíneo (trombo) en la arteria coronaria ya estrecha debido a la arteriosclerosis.

   c. Hemorragia intramural (dentro de la placa arteroslerótica), lo cual tapa la arteria coronaria.

   d. Oclusión completa por las placas de grasa.

   e. Espasmo coronario.

2. Efectos:
    a. No llega suficiente sangre (y oxígeno) al músculo del corazón.
    b. Una parte del corazón muere (infarto).
    c. El corazón no bombea suficiente sangre hacia los tejidos.
    d. El corazón se detiene y la persona muere.

C. Factores de riesgo para la arteriosclerosis y/o ataque al corazón
1. Edad avanzada
2. Muy poca producción de estrógeno
3. La raza negra
4. Historial familiar con enfermedades coronarias (factores genéticos)
5. Alta presión arterial
6. Altos niveles de colesterol y triglicéridos en la sangre
7. Obesidad
8. Fumar cigarrillos, tabacos o pipa
9. Diabetes (o altos niveles de azúcar en la sangre)
10. Tipo de personalidad A (estrés negativo)
11. La falta de ejercicio
12. El consumo de alcohol

D. Efectos benéficos del entrenamiento aeróbico contra la aterosclerosis y/o ataque al corazón.
1. La presión arterial baja.
2. Disminuyen los niveles de colesterol y triglicéridos en la sangre.
3. Aumenta en la sangre la cantidad de lipoproteínas de alta densidad (HDL), lo cual ayuda a excretar el colesterol.
4. Se controla la diabetes, al reducirse los niveles de azúcar y triglicéridos en la sangre.
5. Disminuyen las tensiones emocionales (estrés negativo), estimulando el entusiasmo y el optimismo.
6. Aumenta el número de vasos pequeños coronarios y el tamaño de los vasos coronarios, lo cual aumenta el flujo de sangre hacia el músculo del corazón.
7. Menos coágulos sanguíneos se forman.
8. Nos ayuda a reducir aquellos hábitos detrimentales para la salud (cigarrillos, alcohol, drogas, entre otros)

LA PRESCRIPCIÓN DE EJERCICIO

I. CONSIDERACIONES PRELIMINARES

A. Introducción

Aunque el ejercicio físico regular no es una panacea para todas las dolencias de la humanidad, se reconoce que un programa de ejercicio regular dirigido a desarrollar los componentes de la aptitud física relacionados con la salud (principalmente la ***tolerancia cardio-respiratoria*** o ***capacidad aeróbica***) ayuda a mejorar la calidad de la vida mediante el aumento de la capacidad para efectuar trabajo físico y la prevención de enfermedades o condiciones degenerativas e incapacitantes (ejemplos: cardiopatías coronarias, hipertensión, diabetes sacarina, obesidad y sus complicaciones, enfermedades cerebrovasculares, condiciones / dolores en la espalda baja, osteoporosis y artritis prematura, entre otras). No obstante, para que se puedan obtener en forma segura y rápida los beneficios del ejercicio, el programa de entrenamiento debe seguir unos principios científicos y basarse en el resultado de la evaluación del estado de salud del potencial participante (inventario de salud con la autoevaluación de sus hábitos o comportamientos de riesgo que afectan su salud, de la examinación médica y de una batería de pruebas que evalúan los componentes de la aptitud física relacionados con la salud), de sus metas, y de la disponibilidad de las facilidades. Se le debe dar particular importancia a la evaluación de la ***tolerancia cardiorespiratoria/aeróbica***, puesto que representa una medida importante para determinar el nivel de aptitud física asociado con la salud, ya que una pobre ***tolerancia cardiorespiratoria*** puede aumentar el riesgo de muertes y enfermedades prematuras por enfermedades degenerativas y otras causas desconocidas, pero principalmente por condiciones cardiovasculares que afectan las arterias coronarias (ACSM, 1995).

B. La Prescripción de Ejercicio

1. Concepto:

   El proceso mediante el cual a una persona se le diseña un programa de actividad física / ejercicio en forma sistemática e individualizada (ACSM, 1995).

2. Propósitos (ACSM, 1995):

   a. Promover la salud para reducir el desarrollo futuro o recurrencia de enfermedades incapacitantes / degenerativas (ejemplos: cardiopatías coronarias, hipertensión, obesidad, diabetes sacarina, osteoporosis / osteoartritis, problemas en la espalda baja, entre otras):

      1) La cantidad de ejercicio requerido para reducir significativamente el riesgo de una enfermedad puede ser considerablemente menor que aquella cantidad de ejercicio necesaria para desarrollar y mantener altos niveles de aptitud física (ACSM, 1995, p. 154):

         a) Implicaciones:

            - Los niveles de actividad física / ejercicio por debajo de aquellos que corresponden a la cantidad que se necesita para mejorar la aptitud física pueden ser considerado como una meta principal apropiada para algunos individuos / poblaciones:

Para personas sedentarias, la adopción de un estilo de vida ***moderadamente activo*** puede inducir beneficios de salud importantes y podrá ser una meta más alcanzable que el simple hecho de lograr altos niveles de actividad física y aptitud física.

2) Objetivo fundamental de la prescripción de ejercicio:

a) Proveer aquella ayuda necesaria para que los participantes puedan incrementar su actividad física habitual (modificar su comportamiento hacia un estilo de vida más activo):

♦ Los principios de la prescripción de ejercicio son flexibles/ modificables:

• Determinantes:

- Preferencias y metas individuales
- La magnitud y velocidad de las adaptaciones desarrolladas por el individuo

b. Mejorar aquellos componentes de la aptitud física relacionados con la salud:

1) Tolerancia cardiorespiratoria o potencia aeróbica máxima (VO_2máx):

El propósito fundamental para la mayoría de las prescripciones del ejercicio es aumentar o mantener la capacidad funcional del individuo.

2) Fortaleza y tolerancia muscular

3) Flexibilidad

4) Composición corporal:

a) Por ciento de grasa

b) Peso graso

c) Masa Corporal Activa (MCA) o Peso magro (sin grasa)

d) Masa Corporal Total (MCT)

c. Asegurar la seguridad durante la participación en el programa de ejercicio.

d. Rehabilitación:

1) Cardiopulmonar

2) Diabetes

3) Obesidad, entre otras condiciones

3. Población a la cual se le diseña un programa de ejercicio para sus integrantes:

a. Población general:

1) Adultos:

a) Sedentarios (sintomáticos y asintomáticos)

b. Poblaciones especiales:

1) Aparentemente saludables:

a) Niños

b) Embarazadas

c) Envejecientes

2) Con condiciones patológicas:
   a) Cardíacos
   b) Aquellos con condiciones respiratorias (ejemplo: asmáticos)
   c) Diabéticos
   d) Obesos
   e) Otras condiciones (artritis, osteoporosis, SIDA, problemas renales, entre otros)

4. Bases para la prescripción de ejercicio:
   a. Evaluación objetiva de la aptitud física (pruebas de ejercicio):
      1) Algunas variables fisiológicas que pueden ser evaluadas:
         a) Frecuencia cardíaca vía electrocardiografía
         b) Capacidad funcional
5. Planificación del programa de ejercicio:
   a. Se estructura de tal forma que se puedan desarrollar los componentes de la aptitud física relacionados con la salud:
      1) Tolerancia cardiorespiratoria
      2) Composición corporal
      3) Flexibilidad
      4) Fuerza y tolerancia muscular

C. Información preliminar que se requiere conocer de los candidatos al programa de ejercicio
   1. Preferencias y metas personales:
      a. Establecer las necesidades e intereses del participante:
         1) ¿Por qué quieres hacer ejercicio?
         2) ¿Qué formas de ejercicio tú prefieres?
         3) ¿Cuándo fué la última vez que participaste en un programa de ejercicio regular?
         4) ¿Cuánto tiempo tienes durante el día para dedicarlo al ejercicio?
   2. Historial de salud
   3. Perfil de factores de riesgo
   4. Características de comportamiento

II. LA EVALUACIÓN DE LA SALUD Y EL EXAMEN MÉDICO

A. Introducción

Todos hemos escuchado historias de gente que se han desplomado sin vida mientras practicaban algún deporte o estaban trotando ("jogging"). Muchos de estos casos documentados evidencian que durante el ejercicio se producen ataques al corazón u otros males, debido a que muchas personas piensan que están más preparadas de lo que en realidad se encuentran. Tales accidentes se pueden evitar si se realiza un examen del estado de salud / condición física antes de comenzar un ejercicio regular al que no se está acostumbrado. Consecuentemente, para poder prescribir un programa de ejercicio individualizado de forma segura y efectiva, se debe evaluar primero el estado de salud del participante potencial. Esta evaluación debería incluir un examen médico, un cuestionario de salud y luego efectuar una serie de pruebas de aptitud física relacionadas con la salud.

B. Posibles medios para evaluar el estado de salud de los participantes potenciales (ACSM, 1995, pp. 29, 86-87)

1. Cuestionarios/inventarios de salud completados personalmente por los participantes
2. Examen físico efectuado por un médico
3. Análisis de los factores de riesgo relacionados con las enfermedades coronarias
4. Pruebas ergométricas diagnósticas de tolerancia cardiorespiratoria
5. Pruebas diagnósticas cardiovasculares avanzadas (ejemplos: ^{201}talium, angiografía coronaria, entre otras)

C. Cuestionario de salud (Adaptado del "Physical Activity Readiness Questionnaire - PAR-Q")(ACSM, 1995, pp. 14-16)

1. Objetivo:

   Excluir al participante no elegible para el programa.

2. Instrucciones:

   Si la persona contesta afirmativamente a cualquiera de las siguientes preguntas abajo mencionadas, se le debe posponer cualquier ejercicio vigoroso y requerir un certificado médico:

   a. ¿Alguna vez su médico le dijo que usted tenía un problema del corazón?
   b. ¿Sufre usted frecuentemente de dolores en el pecho?
   c. ¿Con frecuencia usted experimenta un casi desmayo o mareos severos?
   d. ¿En alguna ocasión le indicó su doctor que tenía una afección en el hueso o articulación, como la artritis, y que ha sido agravada por el ejercicio?
   e. ¿Existe alguna buena razón no mencionada aquí por la cual usted no debería participar en un programa de ejercicio, aun cuando usted lo desee?
   f. ¿Usted se encuentra sobre los 65 años y no está acostumbrado a llevar a cabo ejercicios vigorosos?

D. ¿Quiénes requieren un examen médico? (Véase Tabla 1)

1. Individuos aparentemente saludables (asintomáticos con sólo un factor de riesgo para cardiopatías coronarias) (ACSM, 1995):

   a. Para programas de ejercicios **moderados** (intensidades de 40 a 60% del consumo de oxígeno máximo [VO_2máx]; sostenidos cómodamente durante períodos prolongados de tiempo [60 minutos]) o que incluya el caminar o el aumentar progresivamente las actividades físicas cotidianas:

No se requiere un examen médico ni una prueba ergométrica de tolerancia al ejercicio.

b. Para programas de ejercicios **vigorosos** (intensidades que sobrepasan el 60% del VO_2máx; que no puedan ser sostenidos por más de 15 a 20 minutos):

1) Individuos de 40 años o más en varones o mujeres de 50 años o más:

Se recomienda un examen médico reciente y una prueba ergométrica máxima (supervisada por un médico) antes de comenzar un programa de ejercicio vigoroso.

Tabla 1

GUÍAS PARA DETERMINAR EL TIPO DE EVALUACIÓN MÉDICA O PRUEBA ERGOMÉTRICA PARA LA PARTICIPACIÓN EN UN PROGRAMA DE EJERCICIO

A. Se Recomienda un Examen Médico y Prueba Ergométrica Clínica antes de:

	Aparentemente Saludable		**Alto Riesgo** (Con dos o más Factores de Riesgo)		
	Jóvenes (♂ ≤ 40 años) (♀ ≤ 50 años)	**Mayor Edad**	**Sin Síntomas**	**Con Síntomas**	**Enfermedad Conocida**
Ejercicio Moderado	**No**	**No**	**No**	**Sí**	**Sí**
Ejercicio Vigoroso	**No**	**Sí**	**Sí**	**Sí**	**Sí**

B. Se Recomienda una Prueba Ergométrica Supervisada por un Médico:

	Aparentemente Saludable		**Alto Riesgo** (Con dos o más Factores de Riesgo)		
	Jóvenes (♂ ≤ 40 años) (♀ ≤ 50 años)	**Mayor Edad**	**Sin Síntomas**	**Con Síntomas**	**Enfermedad Conocida**
Prueba Submáxima	**No**	**No**	**No**	**Sí**	**Sí**
Prueba Máxima	**No**	**Sí**	**Sí**	**Sí**	**Sí**

Adaptado de: ACSM. ***Guidelines for Exercise Testing and Prescription.*** Philadelphia: Williams & Wilkins, 1995, p. 25.

2) Individuos de cualquier edad:

Pueden realizar pruebas submáximas ergométricas (hasta un 75% de la frecuencia cardíaca máxima [FCmáx] estimada ajustada a la edad) sin la supervisión de un médico, siempre y cuando la prueba se realice por personal bien entrenados y certificados (ejemplo: personas certificadas por la "American College of Sports Medicine" [ACSM]).

c. Por debajo de los 30 años:

   Se requiere un chequeo médico realizado hace un año o menos

d. Entre los 30 y los 39 años:

   Un examen médico satisfactorio llevado a cabo en los tres últimos meses, que incluya un electrocardiograma en reposo de 12 derivaciones.

2. Individuos con alto riesgo (con dos o más factores de riesgo para cardiopatías coronarias y/o síntomas que sugieren una enfermedad cardiopulmonar o metabólica):

   a. Para programas de ejercicios vigorosos:

      1) Individuos de cualquier edad:

         a) Se recomienda una prueba ergométrica antes de incorporarse al programa:

            1) Las pruebas máximas ergométricas de tolerancia deben efectuarse bajo supervisión médica.

            2) Las pruebas ergométricas submáximas:

               Son de poco valor diagnóstico en esta población de alto riesgo.

               De llevarse a cabo debe ser para propósitos no-diagnósticos:

               No es necesaria la presencia de un médico para individuos asintomáticos.

   b. Para programas de ejercicios moderados (gradualmente implementados, supervisados y sin participación competitiva):

      1) Individuos sin manifestar síntomas:

         Puede no ser necesaria una prueba ergométrica de tolerancia o examen médico.

   c. Individuos de cualquier edad con síntomas que sugieren enfermedades coronarias, pulmonares o metabólicas:

      Se requiere un examen médico minucioso reciente y una prueba ergométrica máxima (supervisada por un médico) antes de iniciar el programa de ejercicio.

3. Individuos con enfermedades (cardiovasculares, pulmonares o metabólicas):

   Es imperativo un examen médico reciente completo y una prueba ergométrica diagnóstica con la presencia de un médico.

E. Objetivos del examen médico

   1. Para determinar si existe cualquier contraindicación del ejercicio (véase Tabla 2a y Tabla 2b).

   2. Para diagnosticar aquellas condiciones físicas que puedan limitar al individuo para hacer ejercicio en forma segura y eficiente.

   3. Para servirnos de guía al prescribir el ejercicio.

F. Componentes del examen médico

1. Un historial médico:

   Este debe incluir un historial familiar y personal, y hábitos actuales que afectan la salud (ejemplos: fumar, tipo de dieta, nivel de actividad física, entre otros).

2. Evaluación física:

   Se debe evaluar el sistema cardiorespiratorio (el corazón y pulmones), así como cualquier anormalidad en los huesos o músculos.

3. Pruebas de laboratorio:

   Se incluye un electrocardiograma en reposo y la medición de la presión arterial.

   Algunas pruebas opcionales pueden ser análisis de las grasas de la sangre (triglicéridos y colesterol), conteo completo de sangre, prueba de tolerancia a la glucosa, y urianálisis.

Tabla 2a

CONTRAINDICACIONES ABSOLUTAS PARA PRUEBAS ERGOMÉTRICAS DE ESFUERZO Y LA PRÁCTICA DE EJERCICIOS/ACTIVIDAD FÍSICA

- Un cambio reciente significativo en el EKG de reposo, lo cual es indicativo de un infarto al miocardio u otros eventos cardíacos agudos
- Infarto al miocardio reciente con complicaciones
- Angina inestable
- Disritmias ventriculares descontroladas
- Disritmias atriales descontroladas que comprometen la función cardíaca
- Bloqueo A-V de tercer grado
- Fallo cardíaco congestivo agudo
- Estenosis aórtica severa
- Aneurisma disectante conocida o sospechada
- Miocarditis o pericarditis activa sospechada
- Tromboflebitis o trombo intracardíaco
- Embolo sistémico o pulmonar reciente
- Infección aguda
- Distrés emocional significativo (psicosis)

Adaptado de: ACSM. ***Guidelines for Exercise Testing and Prescription***. Baltimore: Williams & Wilkins, 1995, p. 42.

Tabla **2**b

CONTRAINDICACIONES RELATIVAS PARA PRUEBAS ERGOMÉTRICAS DE ESFUERZO Y LA PRÁCTICA DE EJERCICIOS/ACTIVIDAD FÍSICA

- Presión sanguínea diastólica en reposo mayor de 120 mm Hg. o presión sanguínea sistólica mayor de 200 mm Hg.
- Enfermedad cardíaca valvular moderada
- Anormalidades electrolíticas conocidas (hipokalemia, hipomagnesemia)
- Marcapaso de frecuencia fija (poco común)
- Extrasístoles ventriculares frecuentes o multiformes (de diferentes focos ectópicos)
- Aneurisma ventricular
- Cardiomiopatía, incluso cardiomiopatía hipertrófica
- Enfermedades metabólicas descontroladas (ejemplos: diabetes sacarina, tirotoxicosis, o mixedema
- Enfermedades infecto-contagiosas crónicas (ejemplos: mononucleosis, hepatitis, SIDA)
- Disturbios neuromusculares, musculo-esqueléticos, o reumatoides que se empeoran con el ejercicio
- Embarazo avanzado o complicado

Adaptado de: ACSM. ***Guidelines for Exercise Testing and Prescription***.Baltimore: Williams & Wilkins, 1995. p. 42.

III. LOS COMPONENTES DE LA PRESCRIPCIÓN DE EJERCICIO (LA DOSIS DE EJERCICIO)

A. Introducción

La planificación y diseño del programa de ejercicio individualizado debe incluir todos los componentes que se describen en esta sección. Estos ingredientes de la prescripción deben ser capaces de ***sobrecargar*** en una dosis apropiada los sistemas fisiológicos/ orgánicos del participante durante cada sesión de ejercicio, de manera que los tejidos puedan adaptarse a la carga a la cual se someten; consecuentemente, el resultado o adaptación crónica (a largo plazo) sería un aumento en la capacidad funcional (Howley & Franks, 1992). Esto asegura un alto nivel de seguridad y efectividad para el programa que se estructurará e implementará. Según el Colegio Americano de Medicina Deportiva (American College of Sports Medicine - ACSM, 1995), los componentes que debe incluir una prescripción de ejercicio dirigido a desarrollar la ***tolerancia cardiorespiratoria*** (véanse Tabla 3, Tabla 4 y Tabla 5) son, a saber: 1) la intensidad del ejercicio, 2) el tipo (o tipos) de ejercicio que se incorporará en el programa, 2) la duración de las sesiones de ejercicio, 3) la frecuencia o veces por semana en que se llevará a cabo cada sesión de ejercicio, y 3) la progresión del programa de ejercicio.

B. Intensidad

1. Concepto / descripción:

   a. Se refiere al por ciento de la capacidad máxima del ejercicio que se practicará.

   b. La presión fisiológica a la cual se somete el individuo.

2. Consideraciones preliminares:

   a. Clasificación del trabajo e intensidad (véanse Tabla 7 y 8):

      1) Clasificación de trabajo (véase Tabla 7):

      El sistema de clasificación utilizado se basa en el gasto energético de tareas industriales (Pollock & Wilmore, 1990).

Tabla 3
LA DOSIS DE EJERCICIO PARA EL DESARROLLO DE
LA APTITUD CARDIORESPIRATORIA EN ADULTOS APARENTEMENTE SALUDABLES

COMPONENTE	DESCRIPCIÓN
Tipo/modo de actividad	• Actividad utilizando grandes grupos musculares que se mantengan continuamente (por un período prolongado) y rítmicamente y que sean de naturaleza aeróbica
	• **Ejemplos:** Caminar, trotar, correr, correr bicicleta, nadar, baile aeróbico, remo, patinaje.
Intensidad	• 50%-85 del consumo de oxígeno máximo (VO_2máx). • 50-85% de la frecuencia cardíaca máxima de reserva (FCmáx-reserv) • 60-90% de la frecuencia cardíaca máxima (FCmáx)
Duración	• 20-60 min. de Actividad Aeróbica contínua o discontínua
Frecuencia	3 - 5 días por semana
Progresión	Ajustar el trabajo total por sesión (aumentar en la intensidad, duración o combinación de ambas) como resultado del efecto de acondicionamiento (observado notablemente durante las primeras 6-8)

Adaptado de: American College of Sports Medicine. ***Guidelines for Exercise Testing and Prescription.*** 5th ed. Baltimore: Williams & Wilkins, 1995. pp. 156-170.

Tabla 4

LA PRESCRIPCIÓN DE EJERCICIO PARA ADULTOS SALUDABLES

- Calentamiento: 5 - 10 minutos
- Estímulo Aeróbico: 20 - 60 minutos
  - Σ Tipo de Ejercicio
  - Σ Intensidad
  - Σ Duración
  - Σ Frecuencia
  - Σ Progresión
- Enfriamiento y Relajamiento: 5 - 10 minutos

2) Clasificación de la intensidad (véase Tabla 8):

Esta clasificación está diseñada a base del por ciento de la frecuencia cardíaca máxima de reserva (FCmáx-reserv) del ejercicio durante un período de 30 a 60 minutos (Pollock & Wilmore, 1990). Este sistema es aplicable para la mayor parte de las poblaciones.

b. Recomendaciones al determinar la intensidad:

1) Debe calcularse individualmente.

2) Requiere que se monitoree adecuadamente.

3) Es menor en sedentarios.

4) Para el individuo promedio, el nivel de intensidad óptima puede fluctuar entre 60 a 80% del VO_2máx (Howley & Franks, 1992).

c. Factores que deben considerarse al escoger el nivel de intensidad para el cliente/participante (véase Tabla 6):

1) Nivel actual de la aptitud aeróbica (véase Tabla 11):

Esta información se obtiene de los resultados de las pruebas que miden la tolerancia cardiorespiratoria.

2) El tipo de población incorporada en el programa (o condiciones médicas/enfermedades presentes) (véase Tabla 5):

Algunos ejemplos son: problemas respiratorios (ejemplo: asmáticos), hipertensos, limitaciones ortopédicas y/o músculo-tendinosas, obesidad, población de edad avanzada, entre otros.

3) Comportamientos/estilos de vida que afectan la salud:

Para determinar un nivel dado de intensidad, hay que considerar el nivel de actividad física o ejercicio que actualmente practica la persona, hábitos alimenticios, comportamientos de riesgo que afectan la salud (ejemplos: fumar, consumo de alcohol, sedentarismo, incapacidad para controlar situaciones psicosociales de tensión/estrés, entre otras).

Tabla 5
LA DOSIS DE EJERCICIO SEGÚN LA POBLACIÓN

Población o nivel de ejercicio	Frecuencia (veces/semana)	Intensidad (FCmáx-reserv)	Duración (Minutos)	Tipo de Ejercicio
Condiciones patológicas (e.g., cardíacos, obesos), envejecientes sedentarios, y enfermos	3/Semana	40-60%	10-20	Caminar, ejercicios en el agua, ciclismo, deportes recreativos de bajo impacto, ejercicios con resistencias livianas
Ejercitante esporádico o sedentario	3/Semana	50-70%	15-30	Caminar, ciclismo, natación, deportes recreativos
Ejercitante moderado	3-5/Semana	60-90%	20-60	Trotar, correr, ciclismo, natación, remo, esquí de campo traviesa
Atleta competitivo y elite	5-7/Semana	75-95%	60-300 (1-5hrs)	Correr, destrezas y prácticas deportivas competitivas, entrenamiento con pesas

Adaptado de: Hyatt, Gwen. "A New Look at Exercise Prescription". ***Idea Today.*** Vol. 8, No. 8, (September, 1990), p. 40.

4) Condiciones psicológicas
5) Condiciones ambientales y facilidades físicas en las cuales se llevará a cabo el programa de ejercicio:

   Por ejemplo, la temperatura, humedad relativa, altitud, nivel de contaminación, tipo de terreno o suelo (madera suspendida, tartán, cemento, brea, entre otros) donde se llevará a cabo el ejercicio).
6) Recursos/equipos necesarios
7) La dosis de la duración:

   La intensidad y duración del ejercicio son elementos inversamente relacionados (es decir, mientras mayor sea la intensidad del ejercicio, más corta será la duración de la sesión de ejercicio, y viceversa). Esto quiere decir que la selección de una baja intensidad debería acompañarse de mayor duración en la sesión de ejercicio. Individuos con una buena aptitud aeróbica podrían ejercitarse a mayores intensidades y reducir la duración del ejercicio. Este tipo de dosis puede emplearse en forma intermitente durante la sesión de ejercicio (entrenamiento discontinuo o en intervalos.)

Tabla 6

DETERMINANTES PARA EL NIVEL DE INTENSIDAD UTILIZADO

- Población/condiciones médicas:
- Limitaciones ortopédicas.
- Pobre nivel de fuerza y tolerancia muscular
- Obesidad
- Asma o bronco-espasmo inducido por el ejercicio
- Enfermedades de las arterias coronarias
- Hipertensos
- Envejecientes (mayores de 65 años de edad)
- Hábitos actuales de ejercicio
- Condiciones psicológicas
- Presencia de comportamientos de riesgo que afectan la salud
- Condiciones ambientales (temperatura, humedad, altitud)
- Tipo/estructura de las facilidades físicas
- Recursos/equipos necesarios
- Nivel de aptitud cardiorespiratoria/aeróbica
- La dosis de la duración

d. Métodos comunes para determinar la intensidad del ejercicio (véase Tabla:9)

El nivel de intensidad prescrita puede ser determinado utilizando valores absolutos (ejemplo: vatios) o relativos (por ciento de la capacidad funcional):

1) Por ciento de la capacidad funcional:

a) Indices/parámetros utilizados (véase Tabla 9):

- Frecuencia cardíaca
- Consumo de oxígeno (VO_2).
- METs
- Percepción del esfuerzo (RPE o escala de Borg).

b) Ejemplos:

- Adultos saludables:
  60-70% de la capacidad funcional
- Personas con baja capacidad funcional (ejemplos: cardíacos):
  40-60% de su capacidad funcional

e. La intensidad recomendada para adultos aparentemente saludables (ACSM, 1995, pp. 158-163) debe fluctuar (véase Tabla 9):

1) De 50 a 85% de la frecuencia cardíaca máxima de reserva (FCmáx-reserv).

2) De 60 a 90% de la frecuencia cardíaca máxima (FCmáx)

3) 50-85% del consumo de oxígeno máximo (VO_2máx)

Tabla 7 SISTEMA DE CLASIFICACIÓN PARA TRABAJO INDUSTRIAL					
Categoría de trabajo	Varones		Mujeres		Actividades
	Kcal/min/65 kg	METs	Kcal/min/65 kg	METs	
Liviano	2.0-4-9	1.6-3.9	1.5-3.4	1.2-2.7	Caminar, leer un libro, guiar un carro, ir de compras, boliche, pescar, golf, navegación de placer
Moderado	5.0-7.4	4.0-5.9	3.5-5.4	2.8-4.3	Ciclismo de placer, baile, volibol, badminton, calistenia
Fuerte	7.5-9.9	6.0-7.9	5.5-7.4	4.4-5.9	Patinaje sobre hielo, esquí en agua, tenis competitivo, aplinismo para novatos, trotar
Muy pesado	10.0-12.4	8.0-9.9	7.5-9.4	6.0-7.5	Esgrima, "Football de tocar", buceo SCUBA, baloncesto, natación de mayoría (la mayoría de los estilos)
Excesivamente fuerte	>12.5	>10.0	>9.5	>7.6	"Handball", "squash", esquí de campo traviesa, "paddleball", correr (paso rápido)
Tomado de: Pollock, Michael L. y Jack H. Wilmore. ***Exercise in Health and Disease: Evaluation and Prescription for Prevention and Rehabilitation.*** 2nd ed.; Philadelphia: W.B. Saunders Co., 1990, p. 104.					

f. Para poblaciones especiales (obesos, individuos de edad avanzada, entre otros) la intensidad recomendada debe fluctuar 40 a 60% de la FCmáx-reserv. Para participantes novatos de estas poblaciones (intensidad al comienzo del programa) debe utilizar el por ciento más bajo (se puede hablar):

   Es importante destacar que si la población con que se cuenta en el programa de ejercicio posee ciertas limitaciones físicas (ejemplos: obesos, problemas ortopédicos, entre otras) o son personas de edad avanzada (mayores de 65 años de edad), es recomendable comenzar a una ***baja intensidad*** el programa de ejercicio.

En este caso, el enfoque es conseguir un beneficio que mejore el estado de salud del participante y un estilo de vida más activo. Este enfoque evita posibles lesiones músculo-esqueléticas, la aparición de eventos cardiovasculares y mejora la adherencia al programa de los participantes (Pollock et al, 1994).

Tabla 8
CLASIFICACIÓN DE LA INTENSIDAD DEL EJERCICIO
BASADO EN 30 A 60 MINUTOS DE ENTRENAMIENTO DE TOLERANCIA

Intensidad Relativa		Escala de la percepción del esfuerzo	Clasificación de la intensidad
FCmáx	VO_2 máx o FCmáx-reserv		
<35%	<30%	<10	Muy liviano
35-90%	30-49%	10-11	Liviano
60-70%	50-74%	12-13	Moderado
80-89%	75-84%	14-16	Fuerte
> 90%	>85%	>16	Muy Fuerte

Tomado de: Pollock, Michael L. y Jack H. Wilmore. ***Exercise in Health and Disease: Evaluation and Prescription for Prevention and Rehabilitation.*** 2nd ed.; Philadelphia: W.B. Saunders Co., 1990, p. 105.

3. Determinación de la intensidad mediante la frecuencia cardíaca (FC):

   Hay varias maneras para determinar la intensidad del ejercicio (véase Tabla 9). Una de las más comunes y fáciles es utilizar la frecuencia cardíaca (o pulso). Un método sencillo es el de calcular un por ciento dado para la frecuencia cardíaca máxima (FCmáx) ajustada a la edad. Lo primero que se hace es determinar la frecuencia cardíaca máxima. En términos generales, la FCmáx representa la frecuencia cardíaca registrada a la intensidad más alta obtenida durante una prueba ergométrica máxima de esfuerzo. Este valor se puede determinar directamente por medio de una prueba ergométrica de tolerancia cardiorespiratoria a niveles máximos, donde se monitorea la frecuencia cardíaca. Si no es posible llevar a cabo esta prueba, la FCmáx se puede estimar restando la edad del participante de 220 (220 - edad). Luego se multiplica el por ciento de entrenamiento deseado (el cual puede fluctuar de 60 a 90% de la frecuencia cardíaca máxima ajustada a la edad) por la frecuencia cardíaca máxima. La frecuencia cardíaca de entrenamiento (FCE) se puede verificar tomando el pulso en la arteria radial o la carótida. Es muy importante enfatizar que cuando se verifique el pulso, debe mantenerse moviéndose para evitar un posible mareo o desmayo.

Tabla 9
MÉTODOS PARA DETERMINAR LA INTENSIDAD DEL EJERCICIO

ÍNDICE	POSIBLES ZONAS DE ENTRENAR	FÓRMULA
%FCmáx-reserv	50-85%	(FCmáx-FCrep) (% entrenar) + FCrep
%FCmáx	60-90%	(FCmáx) (% entrenar)
%VO2 máx	50-85%	(VO2máx) (% entrenar)
METS	50-85%	(METmáx) (% entrenar)
Escala de percepción al esfuerzo (RPE) o Borg scale	12 (algo fuerte) a 16 (fuerte)	Ver escala

Adaptado de: American College of Sports Medicine. ***Guidelines for Exercise Testing and Prescription.*** 5th ed.; Baltimore: Williams & Wilkins, 1995, pp. 158-163.

A continuación ilustramos un ejemplo:

DADO:

Edad : 20 años

Por ciento de entrenamiento deseado : 60%

SOLUCIÓN:

FCmáx = 220 - 20

= 200 latidos/min

Intensidad prescrita para el ejercicio o frecuencia cardíaca de entrenamiento (FCE)

= .60 X 200

= **120 latidos/min**

Existe otro método más preciso, conocido como el método de Karvonen, que toma en consideración la frecuencia cardíaca en reposo (FCrep). Para su cálculo se utiliza la siguiente fórmula:

FCE = [(FCmáx - FCrep) (50 a 85%)] + FCrep

Utilizando los mismos datos del ejemplo anterior, la frecuencia cardíaca de entrenamiento se puede determinar de la siguiente manera:

DADO:

FCmáx = 200 latidos/min

FCrep = 70 latidos/min

SOLUCIÓN:

FCE = [(200 - 70) (.60)] + 70

= (130) (.60)] + 70

78 + 70 = **148 latidos/min**

Por lo tanto, el individuo tiene que estar entrenando a 148 latidos por minuto como mínimo. Ahora bien, le podemos calcular una frecuencia cardíaca de entrenamiento máxima, si en vez de 60% cogemos 65%, lo cual nos daría 155 latidos/min. Para poder averiguar si estás entrenando dentro de tu zona prescrita, debes tomarte el pulso inmediatamente después de haber terminado tu sesión de entrenamiento. Para tomar el pulso utiliza un reloj con segundero; coloca el antebrazo con la palma hacia arriba, busca con los dedos índice, corazón y anular de tu mano contraria el pulso radial, el cual está localizado en la muñeca, bajo la base del dedo pulgar. También puedes buscar el pulso en el cuello (pulso carotideo): sitúa los mismos dedos a un lado de la nuez; cuenta el número de latidos que palpes durante 6 segundos, y luego le añades un cero ("O") para poder adquirir el pulso por minuto. Es importante que para comprobar tu pulso no te detengas abruptamente luego del ejercicio; sigue moviendo los pies y toma el pulso rápidamente (durante 6 segundos), a fin de no dejar que el pulso descienda demasiado.

Tabla 10

CRITERIOS PARA DETERMINAR LAS ZONAS PARA EL POR CIENTO DE LA INTENSIDAD* PRESCRITA PARA DIVERSOS NIVELES DE APTITUD CARDIORESPIRATORIA

Zonas Prescritas	Baja (%)	Promedio (%)	Alta(%)
FC Mínima	40	60	70
FCE	60	75	80
FC Máxima	75	85	90

*Por ciento de la FCmáx-reserv

Adaptado de: de Vries, Herbert A. ***Physiology of Exercise for Physical Education and Athletics***. 4th ed.; Dubuque, Iowa: Wm. C. Brown Publishers, 1986, p. 298.

4. Determinación de la intensidad mediante el MET:

El MET representa los múltiplos de la tasa metabólica en reposo (3.5 ml/kg/min). Para poder prescribir la intensidad utilizando los METs, se debe primero determinar la capacidad funcional del cliente/participante mediante una prueba ergométrica progresiva de ejercicio. Utilizando los resultados de la prueba (el VO_2máx) se determinarán los valores de las intensidades mínima, promedio y máxima (véase Tabla 10). Por ejemplo, si el individuo obtuvo un VO_2máx de 35 ml/kg/min, la capacidad funcional de éste sería 10 METs (35 ml/kg/min ÷ 3.5 ml/kg/min = 10). Podremos ahora calcular las zonas de entrenamiento (intensidades de entrenamiento mínimas, promedio y máximas) utilizando el resultado de esta prueba expresado en METs (10 METs); En otras palabras, se determinará el MET de entrenamiento (MET_E) mínimo (MET_Emin), promedio (MET_Eprom) y máximo (MET_Emáx). La intensidad mínima de entrenamiento sería el 40% de 10 METs, lo cual resulta ser 4 METs ($MET_E min$ = 10 METs X 0.40 = 4 METs); la intensidad promedio fluctúa entre 60% a 70% de 10 METS, o sea 6 ó 7 METs ($MET_E prom$ = 10 METs X 0.70 = 7 METs; $MET_E prom$ = 10 METs X 0.80 = 8 METs); la intensidad máxima es el 85% de 10 METs, esto, es, 8.5 METs ($MET_E máx$ = 10 METs X 0.85 = 8.5 METs). Por consiguiente, puesto que la intensidad promedio prescrita para este individuo es de 6 a 7 METs, se deben incorporar actividades físicas / ejercicio que fluctúen dentro de estos valores (Hanson, Giese & Corliss, 1980; Heyward, 1991). Diversas actividades se han clasificado a base de su costo energético relativo (METs). Dependiendo de la intensidad prescrita (comúnmente entre 50 a 85% del MET máximo (METmáx), se escogen las actividades físicas que prefiere el participante. Por ejemplo la Tabla 11a, 11b y 11c presentan una gama de ejercicios / actividades físicas que pueden ser utilizadas como los tipos / modo de ejercicio seleccionado que corresponda a su nivel de intensidad relativa prescrita (% del METmáx). La intensidad del ejercicio expresado en METs para caminar, trotar, correr, ciclismo y subir un banco / escalón se encuentra directamente relacionado con la velocidad del movimiento, la resistencia, o carga levantada. Para estas actividades, la ACSM (1995) ha diseñado unas ecuaciones para calcular la velocidad o cargas de trabajo que corresponden a una intensidad específica expresada en METs. Por ejemplo, para estimar cuán rápido una mujer debe trotar sobre un terreno horizontal a una intensidad de 8 METS, sigue los siguientes pasos:

1) Convierte el valor de METs en ml / kg / min:

$$VO_2 = \frac{8\ \cancel{METs}}{1} \times \frac{3.5\ ml/kg/min}{1\ \cancel{MET}}$$

$$VO_2 = 8 \times 3.5\ ml/kg/min$$

$$\boxed{VO_2 = 28\ ml/kg/min}$$

2) Substituye los valores conocidos dentro de la ecuación de correr (de la ACSM) y resuelve por velocidad:

Conocido:

$$ml/kg/min = \text{Velocidad}\ (m/min) \times \frac{0.2\ ml/kg/min}{m/min} + 3.5\ ml/kg/min$$

<u>***Solución:***</u>

28 ml/kg/min - 3.5 ml/kg/min = Velocidad X 0.2 ml/kg/min

24.5 ml/kg/min = Velocidad (m/min) X 0.2

122.5 m/min = Velocidad

3) Convierte la velocidad en metros por minuto a millas por hora:

<u>***Conocido:***</u>

1 mph = 26.8 m/min

<u>***Solución:***</u>

$$\frac{122.5\ \cancel{m/min}}{1} \times \frac{1\ mph}{26.8\ \cancel{m/min}}$$

$$= \frac{122.5\ mph}{26.8}$$

$$= \boxed{4.57\ mph}$$

4) Conviete las millas por hora en minutos por milla del paso:

<u>***Conocido:***</u>

$$\text{Paso} = \frac{60\ min/hr}{x\ mph}$$

Velocidad = 4.57 mph

<u>***Solución:***</u>

$$\text{Paso} = \frac{60\ min/hr}{x\ mph}$$

$$= \frac{60\ min/hr}{4.57\ mph}$$

$$\text{Paso} = \boxed{13.1\ min/milla}$$

Tabla 11a
ALGUNAS ACTIVIDADES FÍSICAS RECREATIVAS (DEPORTES, EJERCICIOS, CLASES, JUEGOS Y BAILES) CON SU RESPECTIVO VALOR/COSTO ENERGÉTICO EXPRESADO EN METS

ACTIVIDAD RECREATIVA	Promedio	Alcance
Arquería	3.9	3-4
Empacar una mochila para la espalda	-	5-11
«Badminton»	5.8	4-9+
Baloncesto: Juego competitivo	8.3	7-12+
Sin juego	-	3-9
Billar	2.5	-
Boliche	-	2-4
Boxeo: En el cuadrilátero	13.3	-
Sin estar confinado a un lugar	8.3	-
Canoaje, remo, kayak	-	3-8
Ejercicios de acondicionamiento	-	3-8+
Escalando montes	7.2	5-10+
«Cricket»	5.2	4.6-7.4
«Croquet»	3.5	-
Ciclismo: de placer o para trabajar	-	3-8+
10mph	7.0	-
Baile (social, «square», «tap»)	-	3.7-7.4
Baile (aeróbico)	-	6-9
Esgrima	-	6-10+
«Hockey» sobre césped	8.0	-
Pescar: desde un banco	3.7	2-4
Moviéndose en una corriente	-	5-6
«Football» (Tocar)	7.9	6-10
Golf: Utilizando el carrito de transporte	-	2-3
Caminando (cargando la bolsa o halando un carro)	5.1	4-7
«Handball»	-	8-12+
Caminata («Hiking») (campo traviesa)	-	3-7

Adaptado de: American College of Sports Medicine. ***Guidelines for Exercise Testing and Prescription.*** 5th ed., Baltimore: Williams & Wilkins, 1995, pp. 164-165.

Tabla 11a
ALGUNAS ACTIVIDADES FÍSICAS RECREATIVAS (DEPORTES, EJERCICIOS, CLASES, JUEGOS Y BAILES) CON SU RESPECTIVO VALOR/COSTO ENERGÉTICO EXPRESADO EN METS

ACTIVIDAD RECREATIVA	Promedio	Alcance
Montando caballo: Galopando	8.2	-
Trotando	6.6	-
Caminando	2.4	-
Tirando en el juego de herradura	-	2-3
Cazando (Arco o Rifle): Caza menor (caminando, cargando una resistencia liviana)	-	3-7
Caza mayor (arrastrando una presa/armazón, caminando)	-	3-14
Judo	13.5	-
Alpinismo (escalando montañas)	-	5-10+
Tocando música	-	2-3
«Paddleball, racquetball	9	8-12
Brincar cuica	11	-
60-80 brincos/min	9	-
120-140 brincos/min	-	11-12
Correr: 12 min por milla	8.7	-
11 min por milla	9.4	-
10 min por milla	10.2	-
9 min por milla	11.2	-
8 min por milla	12.5	-
7 min por milla	14.1	-
6 min por milla	16.3	-
Navegar	-	2-5
Buceo SCUBA	-	5-10
«Shuffleboard»	-	2-3
Patinar, hielo o ruedas	-	5-8
Esquiar, nieve: Cuesta abajo	-	5-8
Campo traviesa	-	6-12+
Esquiar, agua	-	5-7
Trineo «tobogganing»	-	4-8

Adaptado de: American College of Sports Medicine. ***Guidelines for Exercise Testing and Prescription.*** 5th ed., Baltimore: Williams & Wilkins, 1995, pp. 164-165.

Tabla 11c
ALGUNAS ACTIVIDADES FÍSICAS RECREATIVAS (DEPORTES, EJERCICIOS, CLASES, JUEGOS Y BAILES) CON SU RESPECTIVO VALOR/COSTO ENERGÉTICO EXPRESADO EN METS

ACTIVIDAD RECREATIVA	Promedio	Alcance
Caminando sobre la nieve con zapato de raqueta	9.9	7-14
«Squash»	-	8-12+
Balompié	-	5-12+
Subir Escaleras	-	4-8
Natación	-	4-8+
Tenis de Mesa	4.1	3-5
Tenis	6.5	4-9+
Volibol	-	3-6

Adaptado de: American College of Sports Medicine. ***Guidelines for Exercise Testing and Prescription.*** 5th ed.; Baltimore: Williams & Wilkins, 1995, pp. 164-165.

5. Relación entre los por cientos del VO2máx, FCmáx-reserv y FCmáx (véase Tabla 12):
   1) Por ciento de la FCmáx-reserv vs. por ciento de la FCmáx: Dado un mismo nivel de trabajo / ejercicio, el cálculo de la frecuencia cardíaca de entrenamiento (FCE) utilizando el por ciento de la FCmáx-reserv es aproximadamente de 10% a 15% menor al compararse cuando se estima utilizando el por ciento de la FCmáx (Howley & Franks, 1992).
6. Determinación de la intensidad utilizando la percepción del esfuerzo (RPE) o escala de Borg):
   a. Descripción:

   La percepción del esfuerzo es una descripción o escala de clasificación del esfuerzo producido durante el ejercicio. Esta escala envuelve señales integradoras de los músculos y articulaciones periféricas activas durante el ejercicio (Birk & Birk, 1987). La escala de la percepción del esfuerzo (RPE) que diseñó originalmente Borg enfocaba la asociación de la respuesta perceptual y la frecuencia cardíaca como un índice del nivel de esfuerzo / intensidad del ejercicio. (Borg, 1970, citado en Birk & Birk, 1987).

   La RPE comúnmente utilizada es aquella con una escala numérica que fluctúa de 6 a 20, con una descripción verbal (véase Tabla 13). La literatura indica que la RPE es un indicador confiable del nivel de esfuerzo físico durante un ejercicio submáximo en estado estable (ACSM, 1995). La literatura científica evidencia que la RPE independientemente o en una combinación con la frecuencia del pulso puede ser efectivamente utilizada para prescribir la intensidad del ejercicio (Birk & Birk, 1987). Una percepción del esfuerzo de 12 a 15 puede ser más efectiva que la frecuencia cardíaca en cuanto a la estimación del por ciento del VO_2máx necesario para producir un efecto en el entrenamiento (Birk & Birk, 1987). Más aún, existe evidencia que sugiere que la RPE de 12 a 15 puede ser prescrita para ejercicios que requieran la activación de grupos musculares pequeños (Birk & Birk, 1987). Además, la información recogida del RPE durante una prueba ergométrica de esfuerzo progresivo puede utilizarse para cuantificar la intensidad del ejercicio prescrito a base de esta escala de percepción.

b. Equivalencias con el por ciento de la capacidad funcional:

1) 12 a 13:

Corresponde aproximadamente a 60% de la frecuencia cardíaca máxima de reserva.

2) 16:

Corresponde aproximadamente a 85% de la frecuencia cardíaca máxima de reserva

c. Aplicaciones:

La respuesta de la RPE registrada durante una prueba ergométrica progresiva de esfuerzo puede utilizarse para especificar un nivel dado de RPE para la fase inicial del acondicionamiento (ACSM, 1995, p. 160).

d. Recomendación para la etapa de mantenimiento (obesos, edad avanzada) (Pollock et al, 1994):

1) 12 - 13 : Algo Fuerte (60% de la FCmáx-reserv):

Este nivel es apropiado para el mantenimiento de la aptitud aeróbica, composición corporal y tolerancia muscular.

Tabla 12

RELACIÓN ENTRE %FCMÁX, %FCMÁX-RESERV Y % VO_2MÁX

%VO_2máx	%FCmáx-reserv	%FCmáx
50	50	66
55	55	70
60	60	74
65	65	77
70	70	81
75	75	85
80	80	88
85	85	92
90	90	96

Tomado de: Howley, Edward T. y B. Don Franks. ***Health Fitness Instructor's Handbook***. 2nd ed.; Champaign, Illinois, 1992, p. 227.

e. Otras equivalencias de la escala de la percepción del escuerzo con el por ciento de la FCmáx (Burke & Humphreys, 1982, citado en Birk & Birk, 1987 p. 7):

1) Valor de 11:

   70% de la FCmáx.

2) Valor de 12 a 14:

   De 70 a 85% de la FCmáx.

3) Valor de 15:

   85-90% de la FCmáx.

B. Duración

La duración del ejercicio depende de la intensidad con que se efectúe el ejercicio. Por lo tanto, mientras menor sea la intensidad de la actividad física, mayor deberá ser su duración. La duración de un ejercicio / actividad física de naturaleza aeróbica, continua o discontinua, debe fluctuar entre 20 a 60 minutos (ACSM, 1995), con un gasto energético mínimo de 300 kilocalorías (kcal) por sesión de ejercicio. Por lo regular, se recomienda que el ejercicio sea uno de mayor duración, pero de poca o moderada intensidad; esto se conoce como un ejercicio de tipo aeróbico.

Tabla 13

ESCALA DE LA PERCEPCIÓN DEL ESFUERZO (RPE) O ESCALA DE BORG

PERCEPCIÓN DEL ESFUERZO		FRECUENCIA CARDIACA APROXIMADA (Latidos/Minuto)
6		60
7	BIEN, BIEN LIVIANO	70
8		80
9	BIEN LIVIANO	90
10		100
11	BASTANTE LIVIANO	110
12		120
13	ALGO FUERTE	130
14		140
15	FUERTE	150
16		160
17	BIEN FUERTE	170
18		180
19	BIEN, BIEN FUERTE	190
20		200

Tabla 14

CALORÍAS GASTADAS DURANTE EL EJERCICIO

CANTIDAD DE CALORÍAS GASTADAS	TIPO DE EJERCICIO
100	Caminar 1 Milla
150-200	40 Minutos de Baile Aeróbico
180-250	Nadar por 1/2 Hora
210	Correr Bicicleta a 10 mph por 1/2 Hora

Tomado de: Hoer, S.L. "Exercise: An Alternative to Fad Diets for Adolescent Girls". ***The Physician and Sportsmedicine***. Vol. 12, No. 2 (1984), pp. 76-83.

1. Primeras semanas de acondicionamiento (para individuos sedentarios asintomáticos y sintomáticos):
   a. Recomendaciones según la ACSM (1995):
      1) Moderada duración: 20 a 30 minutos
      2) Moderada intensidad: 40 a 60% de la capacidad funcional
   b. Opciones:
      1) Intervalos de ejercicio distribuidos a través de todo el día:
         Aproximadamente 10 minutos de duración.
2. Para individuos con una buena condición física:
   a. Duración: 5 a 10 minutos
   b. Intensidad: 90% de la capacidad funcional
   c. Precaución:
      1) Esta dosis no se recomienda para la mayoría de los participantes que ingresan a un programa de ejercicio.
         Se prefieren intensidades más bajas con duraciones prolongadas.
3. Determinantes para modificar la duración e intensidad del ejercicio:
   a. Estado de salud
   b. Metas (ejemplo: bajar de peso)
   c. Respuesta hacia ejercicios o actividades específicas
4. Progresión de la duración:
   a. Etapa inicial del programa de acondicionamiento:
      Aumentar de 20 a 45 minutos, siempre y cuando no haya complicaciones médicas y las respuestas / adaptaciones al ejercicio sean normales

Tabla 15 DURACIÓN DE LA SESIÓN DEL ESTÍMULO AERÓBICO PARA ADULTOS SALUDABLES
• General/Total: 20 - 60 minutos • Fase de Acondicionamiento: 20 - 30 minutos

C. Frecuencia

1. Según el Colegio Americano de Medicina Deportiva (ACSM, 1995, pp. 163, 166):

   a. Recomendación general:

   La frecuencia o las veces por semana en que se va a realizar el ejercicio, puede fluctuar de 3 a 5 veces por semana. Esto dependerá del nivel inicial de la aptitud del individuo. Se recomienda que el gasto energético por semana sea de 1000 kcal. Para poblaciones que poseen unas capacidades funcionales mayores de 5 METs, se sugiere que el programa de ejercicio se efectúe como mínimo 3 veces por semana en días alternados. No obstante, las adaptaciones óptimas al ejercicio se observan cuando estos participantes se ejercitan a intensidades moderadas, 7 veces por semana (ACSM, 1995)

   b. Programas que incorporan ejercicios que transportan / soportan el peso corporal:

   Para las primeras semanas de este programa, se recomienda alternar un día de ejercicio con un día de reposo. Otra posible combinación sería entrenar 5 ó más días a la semana, alternando los días de actividades físicas que soportan el cuerpo con aquellas que no soportan el peso del cuerpo.

2. Según la "Aerobics and Fitness Association of America (AFAA):

   a. 3 clases por día ó 12 clases por semana.

   b. Precauciones que se deben tener con las recomendaciones arriba mencionadas:

      1) Investigaciones científicas han encontrado que el riesgo de lesiones incrementa cuando se aumenta de 3 a más de 4 sesiones de baile aeróbico por semana (Lorna, Francis & Welshons-Smith, 1985).

      2) Los participantes de los programas de baile aeróbico que entrenan de 3 a 4 veces por semana, no deben ejercitarse en otras acrtividades de impacto.

D. Tipo de ejercicio

El tipo de actividad física que se ejecutará dependerá del interés o componente de la aptitud física que desea desarrollar el individuo, el tiempo que tenga disponible, y el equipo y facilidades con que se cuente. No obstante, se recomiendan aquellas actividades que ayuden a desarrollar la capacidad o ***tolerancia cardiorespiratoria*** (aeróbica), ya que un nivel bajo de aptitud aeróbica aumenta las posibilidades de padecer de una enfermedad coronaria.

1. Selección del tipo de ejercicio para sus participantes:
    a. Indagar los intereses del participante:
        1) Tipos de actividades de preferencia.
        2) Disposición de usar traje de baño o de participar en una clase
        3) Preferencia de lugares:
            a) Hogar
            b) Gimnasio:
               Determinar con qué recursos / facilidades cuenta.
2. Ejercicios aeróbicos o de tolerancia cardiorespiratoria:

   El tipo de ejercicio aeróbico seleccionado debe poseer ciertos atributos particulares, de manera que se pueda asegurar el éxito al implementar el programa de ejercicio prescrito (véase Tabla 16). El Colegio Americano de Medicina Deportiva (ACSM, 1995, p. 156) recomienda que el programa de ejercicios dirigido a desarrollar la tolerancia cardiorespiratoria debe incluir actividades físicas que utilicen grandes grupos musculares que se mantengan continuamente (por un período prolongado) y rítmicamente y que sean de naturaleza aeróbicos. Por consiguiente, los tipos de ejercicios aeróbicos incluidos deben ser unos que activen grandes grupos musculares y que se lleven a cabo en forma rítmica y dinámica (minimizando la utilización de grupos musculares pequeños y la contracción muscular isométrica) y continua.

   Ejemplo de algunos de ellos son, a saber: caminar, trotar ("jogging"), correr, nadar, correr bicicleta, patinar (sobre ruedas o sobre hielo), remar, brincar cuica, baile (aeróbico, disco, y ballet), esquí nórdico o de campo traviesa (puede ser un equipo diseñado para interiores / bajo techo, tal como el "Nordic Track") subir y bajar escaleras o un banco (este ejercicio puede ser algo extenuante, dependiendo de la altura del banco / escalón y condición física de la persona) y deportes que envuelven correr (baloncesto, tenis, balompié, entre otros). Se pueden clasificar las actividades de tolerancia cardiorespiratoria en tres grupos diferentes (ACSM, 1995, 157):

    a. Grupo #1:
        1) Característica:
           Mantienen una intensidad constante.
        2) Ejemplos:
           Caminar, trotar y ciclismo
    b. Grupo #1:
        1) Características:
            a) Mantienen una intensidad constante.
            b) Dependen de la técnica / destreza
        2) Ejemplos:
           Natación, esquí de campo traviesa

c. Grupo #2:
   1) Característica:
      Varían mucho en intensidades.
   2) Ejemplos:
      Baile, baloncesto, "raquetball"
d. Ejercicios que transportan la masa corporal
   1) Ventaja
      Estos proveen un mayor gasto energético.
   2) Ejemplos:
      a) Caminar:
         Representa la mejor manera para comenzar efectivamente un programa de ejercicios particularmente para ciertas poblaciones (ejemplo: obesos, personas de edad avanzada, entre otros).

Tabla 16

CARACTERÍSTICAS QUE DEBE POSEER EL TIPO DE EJERCICIO DIRIGIDO A DESARROLLAR LA TOLERANCIA CARDIORESPIRATORIA

- Envuelve una gran proporción de la masa músculo-esquelética total
- Activa al máximo grupos musculares grandes
- Utiliza muy poco los músculos esqueléticos pequeños
- Utiliza al máximo las contracciones músculo-esqueléticas dinámicas/ isotónicas
- Utiliza muy poco las contracciones músculo-esqueléticas estáticas/ Isométricas
- Son de naturaleza rítmica, permitiendo fases alternadas de relajación y contracción
- Utilizan muy poco el trabajo del corazón por unidad del efecto del entrenamiento
- Pueden ser cuantificables a base de su intensidad

Adaptado de: de Vries, Herbert A. *Physiology of Exercise for Physical Education and Athletics*. 4th ed.; Dubuque, Iowa: Wm. C. Brown Publishers, 1986, p. 290.

Tabla 17

ALGUNOS EJERCICIOS AERÓBICOS CONTÍNUOS

- ♦ Ejercicios que transportan el peso corporal:
  - Correr, trotar
  - Caminar
  - Subir/bajar un escalón o escaleras
  - Esquí de campo traviesa
- ♦ Ejercicios que apoyan el peso corporal:
  - ◊ Ciclismo:
    - En la carretera o velódromo
    - Bicicleta estacionaria
- ♦ Ejercicios en agua:
  - Natación
  - Ejercicios adaptados en agua:
    - \- Pateo con flotadores
    - \- Juegos sencillos
    - \- Bicicleta en agua
    - \- Trotar o caminar en el agua
    - \- Trotar en agua profunda con un salvavida
    - \- Calistenia
    - \- Baile aeróbico acuático (acuaeróbicos)
  - Banda sinfín acuática

- Ventajas:

  Evita problemas musculo-esqueletales asociados con el correr.

  Evita los peligros con el tráfico

b) Baile, con o sin compañeros:

- Aeróbico
- Pasos sencillos de música

e. Actividades que soportan la masa corporal

1) Ventaja:

Se previenen problemas musculo-esqueléticos, particularmente en individuos con pobre tonicidad muscular.

2) Ejemplos:

a) Correr bicicleta (en la calle o estacionaria):

- Bicicleta estacionaria en posición supina:
- Esta posición de correr bicicleta estacionaria es más cómoda para la población obesa.

b) Ejercicios en el Agua:

Ventajas:

- Se reducen las lesiones en las articulaciones.
- Envuelven los principales grupos musculares.
- Permite progresar rápidamente y de forma segura.

Ejemplos:

- Natación:

  El peso corporal es sostenido por la fuerza boyante del agua.
- Ejercicios adaptados en el agua:
  - ◊ Aeróbico
  - ◊ Calistenia
  - ◊ Caminando en agua a nivel de la cintura
  - ◊ Ciclismo en agua

2. Ejercicios de flexibilidad y de relajamiento:

Los ejercicios de flexibilidad ayudan a mejorar la extensión del movimiento en las coyunturas. Se deben hacer lenta y gradualmente (sintiendo tensión, pero no dolor) y sostener la posición final de estiramiento por varios segundos (10 - 20 seg.). Es importante respirar rítmicamente (nunca aguantar la respiración) y mantener una relajación mental.

Tabla 18

VENTAJAS DE CAMINAR

- Evita problemas músculo-esqueletales asociados con el correr
- Evita los peligros con el tráfico de automóviles que hay con el ciclismo
- Evita las inconveniencias de tratar de conseguir una piscina
- No requiere una destreza extraordinaria
- Puede llevarse a cabo en casi cualquier lugar y en cualquier momento
- Puede producir un efecto del entrenamiento

Tomado de: Burskirk, E.R. "Obesity". En: Skinner, J. (Editor). ***Exercise Testing and Exercise Prescription Special Cases: Theoretical and Clinical Applications***. Philadelphia: Lea & Febiger, 1987, p. 164.

Tabla 19

ACTIVIDADES COMUNES DE ALTO Y BAJO IMPACTO PARA EL ENTRENAMIENTO DE LA TOLERANCIA AERÓBICA

ALTO IMPACTO	BAJO IMPACTO
Trotar/correr	Caminar
Baloncesto/volibol	Ciclismo/correr bicicleta
Saltar/trotar	Natación/actividades acuáticas
Brincar cuica	Remar
Baile aeróbico (alto impacto)	Subir escalón/banco o escaleras (sin Brincar)
	Baile aeróbico (bajo impacto)
	Aeróbicos de banco
	Esquí campo traviesa

Tomado de: Pollock, et al. "Exercise Training and Prescription for the Elderly." ***Southern Medical Journal*** Vol. 87, No. 5 (1994), pp. 588-595.

3. Ejercicios calisténicos.
4. Ejercicios para desarrollar fuerza y resistencia muscular (Véase Tabla 10):
   a. Ejercicios con resistencias / pesas:
      1) Ventajas:
         a) Pueden proveer para ganancias en peso magro y pérdida de grasa.
         b) Preparan físicamente al participante para poder tolerar los ejercicios aeróbicos que transportan la masa corporal.
         c) Se previene el estado de sarcopenia (pérdida de masa muscular con la edad), por lo que también se evita que esta pérdida de masa muscular (la cual reduce la tasa metabólica basal del individuo) resulte en un aumento en el tejido adiposo.
      2) Medidas de precaución / seguridad:

         Mucha precaución hay que tener al realizar dichos ejercicios, ya que pueden subir la presión arterial peligrosamente. Para evitar esto, se recomienda que se exhale cuando se ejecute la fuerza y se inhale cuando se está relajado. Por regla general, para desarrollar fuerza se debe utilizar mucho peso con poca resistencia, y para desarrollar resistencia muscular se debe utilizar poco peso con muchas repeticiones.

E. Progresión

La progresión significa el ajustar el trabajo total por sesión (aumentar en intensidad, duración o una combinación de ambas) como resultado del efecto del acondicionamiento. La progresión del programa de entrenamiento dependerá del nivel inicial de la aptitud física de la persona, su estado de salud, edad, necesidades y metas.

Durante el entrenamiento, en donde el cuerpo se adapta al ejercicio, la frecuencia cardíaca durante el ejercicio, a una intensidad dada, va a disminuir. Por lo tanto, se deben ir aumentando la duración, intensidad y frecuencia del ejercicio. Este componente de la prescripción de ejercicio se subdivide en tres etapas (véase Tabla 22), a saber: 1) Acondicionamiento inicial, 2) Mejoramiento del acondicionamiento, y mantenimiento del acondicionamiento.

Tabla 20

RECOMENDACIONES A SEGUIR CUANDO SE PRESCRIBA EL TIPO DE EJERCICIO PARA ADOLESCENTES OBESOS

- Los ejercicios aeróbicos deben ser divertidos y de intensidad apropiada.
- Se deben enfocar en aquellas actividades que puedan ser fácilmente practicadas a través de toda la vida.
- Deben ser fácilmente incorporadas en el diario vivir.
- Deben ser variadas para evitar el aburrimiento.

Tomado de: Hoer, S.L. "Exercise: An Alternative to Fad Diets for Adolescent Girls". ***The Physician and Sportsmedicine***. Vol. 12, No. 2 (1984), pp. 76-83.

Tabla 21

LA PRESCRIPCIÓN DE EJERCICIO: ENTRENAMIENTO CON PESAS

COMPONENTE	DOSIS
Tipo de ejercicio	Ejercicios que acondicionan los grupos musculares principales
Intensidad	MODERADA: El nivel de intensidad necesario para poder desarrollar y mantener el peso del tejido magro
Duración	El tiempo requerido para poder hacer 1 set de 8 a 12 repeticiones compuestas de 8-10 ejercicios cada una
Frecuencia	Como mínimo 2 días a la semana

Tomado de: ACSM. "The Recommended Quantity and Quality of Exercise for Developing and Maintaining Cardiorespiratory and Muscular Fitness in Healthy Adults". ***Medicine and Science in Sports and Exercise***. Vol. 22, No. 2, (1990) pp. 265-274.

Tabla 22

ETAPAS QUE SIGUE LA PROGRESIÓN EN UN PROGRAMA DE EJERCICIOS PARA ADULTOS APARENTEMENTE SALUDABLES

- **Acondicionamiento inicial (4 - 6 semanas):**
  - Estiramiento, calistenia leve y actividades aeróbicas de baja intensidad
- **Mejoramiento del acondicionamiento (4 - 5 meses):**
  - Intensidad aumenta hacia los niveles prescritos.
  - Duración aumenta cada 2 a 3 semanas.
  - Frecuencia depende de la magnitud en las adaptaciones fisiológicas.
- **Mantenimiento del acondicionamiento:**
  - Alcanzado los primeros 6 meses
  - Incluir actividades nuevas/variadas y divertidas

Adaptado de: American College of Sports Medicine. ***Guidelines for Exercise Testing and Prescription***. 5th ed.; Baltilmore: Williams & Wilkins. 1995. pp. 167-170.

IV. LAS FASES DE UNA SESIÓN DE EJERCICIO (Véase Tabla 23)

A. Calentamiento

Antes de comenzar cualquier tipo de ejercicio, especialmente de tipo aeróbico, la persona debe calentar.

1. Objetivo del calentamiento:

   Aumentar progresivamente la tasa metabólica en reposo de 1 MET (3.5 ml de O_2/kg/min) hasta el nivel de MET prescrito.

2. Beneficios:

   a. Disminuye las anormalidades electrocardiográficas.

   b. Aumenta la circulación, reduciendo las posibilidades de un mareo y/o desmayo.

   c. Aumenta la temperatura del cuerpo.

   d. Aumenta la flexibilidad de las coyunturas, lo cual reduce el riesgo de un desgarre en el ligamento, tendón o músculo.

3. Duración:

   El tiempo requerido para el calentamiento varía según la persona y la temperatura ambiental. Se recomienda de 5 a 10 minutos (ACSM, 1995).

4. Tipos de ejercicios recomendados:

   a. Llevar a cabo los ejercicios de la fase del estímulo aeróbico a baja/moderada intensidad (por debajo de la prescrita):

   Algunos ejemplos que podrían incorporarse son, caminar o trotar a paso lento, correr bicicleta estacionaria a una leve cadencia (baja resistencia),

Tabla 23
FASES DE UNA SESIÓN DE EJERCICIO PARA ADULTOS SALUDABLES DIRIGIDO A DESARROLLAR LA TOLERANCIA CARDIORESPIRATORIA

FASES	EJERCICIO	DURACIÓN
Calentamiento	Estiramiento, calistenia, caminar o trotar lento, correr bicicleta a baja intensidad	5-10 Minutos
Estímulo Aeróbico (Acondicionamiento)	Caminar rápido, trotar, correr, correr bicicleta, nadar, baile aeróbico, patinar, brincar cuica, remar	GENERAL: 20-60 Minutos TÍPICO: 20-30 Minutos
Enfriamiento	Reducir progresivamente la intensidad del ejercicio aeróbico, (e.g., trotar lento, caminar), estiramiento, actividades de relajamiento	5-10 Minutos

Adaptado de: American College of Sports Medicine: ***Guidelines for Exercise Testing and Prescription.*** 5th ed.; Baltimore: Willliams & Wilkins, 1991, pp. 156-157, 163, 172.

caminar en el extremo llano de una piscina (en el caso de que se vaya a nadar), entre otros.

b. Ejercicios de flexibilidad/estiramiento

c. Ejercicios calisténicos u otro tipo de ejercicios que acondicionan los músculos:

Se puedenn incluir una variedad de tipos de ejercicios calisténicos y pesas livianas (ACSM, 1995).

5. Determinantes para la duración e intensidad de estas actividades físicas efectuadas durante el calentamiento:
   a. La capacidad funcional de los participantes
   b. Las condiciones ambientales (temperatura, humedad, altitud, entre otras)
   c. Síntomas de enfermedades (particularmente cardiovasculares) que presenten los clientes
   d. Preferencias de ejercicio

B. Periodo del estímulo aeróbico

Luego de un calentamiento adecuado, se está listo para la parte principal de la sesión de ejercicio. Esta fase puede llevarse a cabo de forma continua o discontinua/intermitente (ejemplo: en intervalos). La intensidad y los tipos de actividades (ejercicios que desarrollan la tolerancia cardiorespiratoria o aeróbicos) que envuelven, ya fueron explicados anteriormente (véase Tabla 17). En esta fase se pueden incorporar juegos/deportes recreativos. La duración puede variar de 20 a 60 minutos de actividad aeróbica que envuelva grandes grupos musculares.

Tabla 24

ESTILOS DE VIDA MÁS ACTIVOS

- ♦ Usar las escaleras en vez del elevador
- ♦ No utilizar el control remoto de la televisión
- ♦ Estacionar el automóvil lejos de la entrada del centro comercial y disfrutar la caminata
- ♦ Caminar en los alrededores del trabajo u hogar
- ♦ Caminar una distancia dada para un almuerzo moderado
- ♦ Entregar mensajes personalmente dentro del edificio en que se trabaja en vez de usar el teléfono
- ♦ Trabajar más en los alrededores de la casa y patio
- ♦ Sustituir la televisión por actividades recreativas y pasatiempos activos/físicos:
  - • Ejemplos:
    - Proyectos de mantenimiento en el hogar
    - Baile social
    - Boliche, tenis, entre otros
- ♦ Tratar de ser más activos en trabajos de escritorio:
  - • Ejemplos:
    - Intermitentemente efectuar ejercicios de flexibilidad e isométricos que envuelvan las extremidades superiores, inferiores y el abdomen.
    - Levantarse del escritorio como mínimo una vez cada hora para caminar en los alrededores del trabajo.
    - Ser más activo durante el tiempo del "coffee break" y el almuerzo.

C. Enfriamiento

Una vez completado el período del estímulo aeróbico, el individuo no debe detenerse por completo, sino continuar con la misma actividad a una intensidad menor o mantenerse en movimiento a través de cualquier otro tipo de ejercicio moderado.

1. Beneficios:
   a. Previene complicaciones cardiovasculares después del ejercicio.
   b. Reduce las posibilidades de una hipotensión (que baje súbitamente la presión arterial), mareo, desmayo y/o arritmias cardíacas, ya que la acción de bombeo que ejercen los músculos sobre las venas evita que se acumule/estanque la sangre en las piernas, lo cual a su vez ayuda a que se mantenga un flujo de sangre (y oxígeno) adecuado hacia el corazón y cerebro.
   c. Promueve una rápida eliminación del ácido láctico (desecho metabólico que indirectamente produce fatiga), en comparación con una recuperación sin movimiento.

d. Permite que se disipe el calor producido por el cuerpo, y reduce la incidencia de calambres y/o resentimientos musculares.

2. Duración:

La duración puede fluctuar entre 5 y 10 minutos; por lo regular, se debe seguir enfriando hasta que la frecuencia cardíaca (o pulso) se encuentre de 5-7 latidos sobre el pulso en descanso (siempre debe ser menos de 100 latidos/min.); según mejore la condición física, el tiempo de recuperación será menor.

3. Tipos de actividades físicas:

a. Bajar progresivamente la intensidad del ejercicio del período del estímulo aeróbico.

Por ejemplo, caminar o trotar más lento

b. Ejercicios de flexibilidad/estiramientos (estáticos):

Incluir ejercicios para la espalda baja

c. Ejercicios de relajamiento

V. PRESCRIPCIÓN DE EJERCICIO PARA BAILE AERÓBICO

A. Concepto de Baile Aeróbico

Tipo de ejercicio aeróbico (de tolerancia cardiorespiratoria), el cual es ejecutado al compás de ritmos específicos.

B. Elementos del baile aeróbico

1. La música:

a. Tipo de música:

1) Conocer las preferencias musicales de los participantes.

2) Proveer variedad musical.

b. Tiempo ("Tempo"):

1) Excluir tiempos no parejos o inconsistentes.

2) Se recomiendan tiempos de 2/2, 4/4 y 8/8.

c. Conteo de la música:

1) Establecer 108 patrones de conteo antes y durante la ejecución del baile aeróbico.

2. Ejercicios pulsantes:

Ejercicios con repetición los cuales no implica rebote del músculo (balístico).

C. Intensidad del baile aeróbico

1. Toma del pulso y verificación de la frecuencia cardíaca de entrenamiento:

a. El pulso debe tomarse:

1) Antes de comenzar la sesión de ejercicio

2) Al finalizar el calentamiento

3) Durante los inicios de la fase aeróbica
4) Finalizando la fase aeróbica
5) Al terminar el enfriamiento

D. Fases de la sesión de baile aeróbico
   1. Calentamiento:
      a. Concepto:
         Prepara al participante para la fase preaeróbica, durante la cual se utilizan músculos específicos del cuerpo.
      b. Duración:
         5 a 8 minutos
      c. Tipos de ejercicios recomendados:
         1) Ejercicios de flexibilidad no balísticos
         2) Rotaciones de las articulaciones corporales (cuello, hombro, codo, cadera, tobillo, entre otras)
         3) Rutinas de baile sencillas con énfasis en la utilización de extremidades como punto de concentración, evitando brincos, correr y patadas
         4) Ejercicios de baja intensidad (ejemplo: pulsantes)
         5) Flexiones, extensiones, abducciones y adducciones de las articulaciones en los diferentes planos del cuerpo
   2. Preaeróbica:
      a. Concepto:
         Fase preparatoria para la utilización de los músculos grandes del cuerpo, en la cual hay una demanda gradual de oxígeno.
      b. Duración:
         2 a 5 minutos
      c. Tipos de ejercicios recomendados:
         1) Ejercicios pulsantes combinados con cambios de dirección.
         2) Rutinas de baile con destrezas locomotoras básicas (caminar, deslizamientos laterales, y otros).
         3) Pateos hacia adelante (extensiones) y laterales (abducciones) a nivel inferior (con un arco de movimiento alrededor de la articulación no mayor de 45 grados).
         4) Utilización de extremidades superiores en coordinación con las extremidades inferiores en el nivel inferior (no más de 45 grados) y medio (de 45 a 85 grados del recorrido alrededor de la articulación).
   3. Aeróbica:
      a. Concepto:
         Fase en que se estimula el sistema cardiorespiratorio (capacidad aeróbica), durante la cual se contraen en forma rítmica los músculos grandes del cuerpo por un período largo de tiempo.

b. Duración:

15 a 35 minutos

c. Tipos de ejercicios recomendados:

1) Rutinas de baile con variaciones en las destrezas locomotoras básicas (deslizamientos laterales con brincos, correr, saltar, brincar utilizando una o ambas piernas como eje de ejecución)

2) Utilización de cambios de dirección laterales, frontales, posteriores y diagonales

3) Utilización de movimientos articulares de nivel medio (de 45 a 85 grados) y superior (mayor de 85 grados)

4) Combinación de pateos doblados o derechos en los niveles medio y superior

5) Utilización de extremidades superiores en coordinación con las extremidades inferiores en los niveles medio y superior

6) "Jumping jacks", saltos y variaciones

4. Postaeróbica:

a. Concepto:

Fase transitoria y preparatoria al enfriamiento

b. Duración:

5 minutos

c. Tipos de ejercicios recomendados:

1) Ejercicios que afecten áreas especificas (glúteos, pectorales, abdominales)

5. Enfriamiento:

a. Concepto:

Es la fase de recuperación del ejercicio, durante la cual se va progresivamente reduciendo la intensidad del ejercicio.

b. Duración:

5 a 10 minutos

c. Tipos de ejercicios recomendados:

1) Ejercicios pulsantes combinados con cambios de dirección y velocidad

2) Pateos al frente y laterales al nivel inferior (arco de movimiento de la articulación no mayor de 45 grados)

3) Utilización de extremidades superiores en coordinación con las extremidades inferiores en los niveles medio e inferior

4) Ejercicios de relajamiento y de respiración

VI. PRECAUCIONES Y RECOMENDACIONES

1. No haga ejercicio si experimenta fiebre, cansancio excesivo y / o problemas ortopédicos (espalda baja, pies y otros).

2. No comsuma grandes cantidades de comida, ni ingiera café o bebidas que contengan

cafeína (ejemplo: Coca-Cola) por lo menos 2-1/2 horas antes del ejercicio y por lo menos dentro de una hora después del ejercicio.

3. Absténgase de fumar o no lo haga por lo menos 2-1/2 horas previo al ejercicio.
4. No tome bebidas alcohólicas antes ni después del ejercicio.
5. Nunca mastique goma de mascar durante el ejercicio.
6. Evite el usar ropa pesada, preferiblemente se debe utilizar una camisa ventilable, pantalones cortos cómodos, y zapatos especiales para hacer ejercicio (preferiblemente para correr). Se recomienda que las damas usen un brassiere que ofrezca apoyo adecuado durante el ejercicio.
7. Evite las duchas calientes, saunas, y baños de vapor antes e inmediatamente después del ejercicio. La temperatura de la ducha, luego del ejercicio, no debe ser ni muy caliente ni muy fría.
8. Reduzca la intensidad del ejercicio y tome las debidas precauciones cuando la temperatura exceda los 88°F y/o la humedad relativa esté sobre 65%. No debe hacer ejercicio si la temperatura sobrepasa los 97°F ó la humedad el 85%.
9. Reduzca la intensidad del ejercicio o deténgase por completo si experimenta los siguientes síntomas y signos:
   a. Dolor en el pecho, brazo, quijada, oído o dientes
   b. Mareo o sensación de presión o falta de peso en la cabeza
   c. Dolor de cabeza
   d. Exceso en aumento del pulso (palpitaciones)
   e. El pulso se siente irregular
   f. Corto de respiración
   g. Náusea o vómito
   h. Letargo (adormecimiento), desorientacion, confusión
   i. Ataxia (pérdida de coordinación al ejercitarse)
   j. Molestias en los huesos, músculos, articulaciones o ligamentos
   k. Debilidad o cansancio excesivo
   l. Piloerección en el pecho ("carne de gallina")

VII. MOTIVACIÓN

A. Recomendaciones
   1. Usted debe estar plenamente convencido de que la actividad física debe ser parte integral de sus hábitos de vida.
   2. Comience su programa de ejercicio gradualmente.
   3. Haga ejercicio en un ambiente agradable.
   4. Introduzca variedad a su programa de ejercicio.
   5. Trate de variar de lugares de ejercicio.

6. Trate de comenzar el ejercicio siempre a la misma hora cada día en que se ejercita.
7. Delinee una meta.
8. Lleve un registro de su progreso diario.
9. Seleccione un ejercicio que le guste, ya que el ejercicio debe disfrutarse.

VIII. EJEMPLOS DE ESTUDIOS DE CASO

A. Caso I

1. Datos Personales:

Nombre: Juan del Pueblo	**Ocupación:** Cartero
Edad: 25 años	**Altura:** 5'-5"
Sexo: M	**Peso:** 130 lbs (59 kg)

2. Historial:
   a. No presenta factores de riesgo significantes.
   b. Estilo de vida activo
3. Examen físico:
   a. Normal.
   b. Frecuencia cardíaca en reposo: 75 latidos/min.
4. Pruebas de laboratorio:
   a. Normal
   b. Por ciento de grasa: 16%
5. Pruebas de capacidad aeróbica:
   a. VO_2máx estimado: 38.7 ml de O2/kg/min.
   b. METmáx estimado: 10.2
   c. Clasificación : Promedio
6. Determinación de la intensidad:
   a. Método 1:

Frecuencia Cardíaca Máxima (FCmáx):

220 - 25 = 195 latidos/min.

Zona de Entrenamiento (FCE):

% de Entrenamiento : 85 - 90%

FCEmin : 0.85 X 195 = 166 latidos/min

FCEmáx : 0.90 X 195 = 175 latidos/min

Resumen:

% de Entrenamiento : 85 - 90%

FCE : 166 - 175 latidos/min

B. Caso II

1. Datos Personales:

Nombre: Juan del Pueblo **Ocupación:** Ejecutivo

Edad: 45 años **Altura:** 5'-3"

Sexo: M **Peso:** 190 lbs (90.4 kg)

2. Historial:
   a. Fumador crónico
   b. Personalidad tipo A
   c. Estilo de vida sedentaria
3. Pruebas de laboratorio:
   a. Hiperlipidemia
   b. Por ciento de grasa: 34
4. Prueba EKG de esfuerzo:
   EKG negativo para isquemia
5. Pruebas de capacidad aeróbica:
   a. VO_2máx estimado: 29.1 ml de O_2/kg/min.
   b. METmáx estimado: 8.3
   c. Clasificación: muy pobre
6. Examen físico:
   a. Normal
   b. FCrep: 88 latidos/min.
7. Determinación de la intensidad:
   a. Método 1:

Frecuencia Cardíaca Máxima (FCmáx):

220 - 45 = 175 latidos/min.

Zona de Entrenamiento (FCE):

% de Entrenamiento : 60 - 65%

FCEmin : 0.60 X 175 = 105 latidos/min

FCEmáx : 0.65 X 175 = 114 latidos/min

Resumen:

% de Entrenamiento FCE : 60 - 65%

FCE : 105 - 114 latidos/min

UN NUEVO ENFOQUE HACIA LA ACTIVIDAD FÍSICA Y EJERCICIO

I. INTRODUCCIÓN

En los últimos años se han publicado informes sobre nuevos enfoques y actualizaciones de recomendaciones y guías dirigidas a prevenir y preservar nuestra salud. Diversas organizaciones del Gobierno Federal y Asociaciones sin fines de lucro han hecho clara su posición en cuanto a las recomendaciones dietéticas y cantidad de actividad física necesarios para alcanzar un nivel óptimo de bienestar (Pate, 1995).

Por ejemplo, en el 1995, el Departamento de Agricultura de los Estados Unidos y Servicios ("United States Department of Agriculture", USDA), y los Servicios de Salud y Humanos ("Health and Human Services", HHS) revisaron las ***Recomendaciones Dietéticas para los Norteamericanos***, las cuales incluyen por primera vez un nuevo énfasis sobre la importancia del ejercicio para mantener y/o mejorar el peso corporal (Kennedy, Meyers & Layden, 1996). En ese mismo año, basado en los hallazgos de estudios epidemiológicos que evidencian los posibles beneficios de salud que se derivan de la práctica de actividades físicas moderadas (véase Figura 1, y Tabla 1), los Centros para el Control y Prevención de Enfermedades ("Centers for Disease Control and Prevention", CDCP), y el Colegio Americano de Medicina Deportiva ("American College of Sports Medicine", ACSM) plantearon su posición en cuanto a la función de la actividad física en la salud colectiva (Pate, *et al*, 1995). Más recientemente, agencias federales de salud han publicado dos informes que exponen sus posiciones y consenso en cuanto a la función de la actividad física moderada en prevenir condiciones crónicas-degenerativas (particularmente las cardiopatías coronarias), y el riesgo de muertes prematuras (NIH consensus development panel on physical activity and cardiovascular health, [NIH], 1996; U.S. Department of Health and Human Services, [USDHHS], 1996). Una de estas publicaciones es el informe que ha diseminado el Cirujano General de los Estados Unidos de Norteamérica, dirigido hacia la ***Actividad Física y la Salud*** ([USDHHS, 1996). Este documento enfatiza la importancia de todo tipo de actividad física para mantener una buena salud y prevenir enfermedades crónicas-degenerativas. Por el otro lado, el Instituto Nacional de Salud ("National Institute of Health", NIH) recalca los beneficios cardiovasculares que se obtienen mediante la práctica regular de actividades físicas de moderada intensidad (NIH, 1996).

II. CONCEPTOS BÁSICOS

Para poder entender y aplicar los nuevos enfoques sobre la actividad física y la salud es de vital importancia conocer ciertos términos y conceptos utilizados en estos informes (véase Tablas 2 y 3). Partiendo de los conceptos discutidos en el primer capítulo de este libro (***salud***, ***salud holística***, ***bienestar***, ***estilos de vida***, y ***calidad de vida***), sabemos que un nivel alto de buena salud o bienestar se adquiere principalmente mediante la práctica de comportamientos saludables (estilos de vida apropiados) (Breslow, 1990, pp. 155-163). Ciertamente, la práctica diaria de estilos de vida activos (i.e., incorporación regular de actividades físicas a una moderada intensidad que acumulen 30 minutos o más durante la mayoría de los días de la semana) juega un papel importante en la prevención de enfermedades crónicas-degenerativas (e.g. cardiopatías coronarias, hipertensión, diabetes sacarina, osteoporosis, cáncer en el colon, ansiedad y depresión, entre otras), y en un menor grado de riesgo para muertes prematuras (Blair, & Connelly, 1996; Blair, Kampert, Col III, Barlow, Macera, Paffenbarger, Jr, & Gibbons,

1996;Bouchard, Shephard, Stephens, Sutton, & McPherson, 1990, pp. 3-28; Lee & Paffenbarger, Jr, 1996; Paffenbarger, Jr., Hyde, & Wing, 1990; Pate *et al*, 1995; Shephard, 1995; Slattery, 1996).

El término ***movimiento*** indica *un cambio en lugar, posición, o postura, del cuerpo como un todo, de sus segmentos, o del centro de masa en relación a un sistema de referencia en el ambiente* (Hamill, 1995, p. 34; Kent, 1994, p. 286). El movimiento corporal se produce por la acción de los músculos esqueléticos, lo cual implica la utilización y liberación de energía.

Tabla 1 Principios del Modelo de Actividad Física
• Las personas inactivas pueden mejorar su salud a través de actividades físicas moderadas diarias • Actividades físicas regulares reducen los riesgos de salud vinculados con las primeras causas de enfermedad y muerte en los Estados Unidos de Norteamérica(aplicable a Puerto Rico) • Aumentando la cantidad de actividad física asegura el logro de mayores beneficios de salud

Tabla 2

Conceptos Básicos Relacionados con el Nuevo Enfoque sobre el Impacto de la Actividad Física Regular en la Salud Pública

TÉRMINO	DESCRIPCIÓN
Actividad Física	Cualquier movimiento corporal producido por los músculos esqueléticos que resulta en gasto energético
Actividad Física Moderada	Aquella actividad que resulta en un gasto energético fluctuando entre 3 a 6 METs, ó de 150 a 200 kilocalorías (kcal) por día
Ejercicio	Aquella actividad física planificada, estructurada, repetitiva y dirigida hacia un fin, i.e., para el mejoramiento o mantenimiento de uno o más de los componentes de la aptitud física
Aptitud Física	Conjunto de atributos que las personas poseen o alcanzan relacionado con la habilidad para llevar a cabo actividades físicas

Adaptado de: "Physical Activity, Exercise, and Physical Fitness: Definitions and Distinctions for Health-Related Research," por: C. J. Caspersen, K. E. Powell, y G.M. Christensen, 1985, ***Public Health Reports, 100***(2), p. 129; "Physical Activity and Health", por: U.S. Department Of Health and Human Services, 1996, p. 2.

En la actualidad, aún existe confusión sobre los conceptos de ***actividad física*** y ***ejercicio***. Una gran cantidad de profesionales y educadores en salud intercambian estos términos como sinónimos. Esta confusión estuvo presente por muchos años entre los investigadores epidemiólogos (Taylor, 1983). No fue hasta la publicación del artículo de Caspersen, Powell y Christenson (1985) donde se propuso una definición estándar para los conceptos de ***actividad física, ejercicio*** y ***aptitud física*** (véase Tablas 1 y 2). Según estos investigadores, ***actividad física*** representa "*cualquier movimiento corporal producido por los músculos esqueléticos que resulta en gasto energético*". ***Actividad física moderada*** es *aquella que resulta en un costo energético entre 3 a 6 METs, ó de 150 a 200 kilocalorías (kcal) por día* (Pate *et al*, 1995; USDHHS, 1996). Cuando se habla de ***inactividad física***, se hace referencia a *patrones de estilos de vida sedentarios* (Howley & Franks, 1992, p. 370).

Por el otro lado, ***ejercicio*** es *aquella actividad física planificada, estructurada, repetitiva y dirigida hacia un fin, i.e., para el mejoramiento o mantenimiento de uno más de los componentes de la aptitud física*. Un ***ejercicio físico de baja intensidad*** se define como *aquel que se encuentre entre 40-50% del consumo de oxígeno máximo (VO_2Max) o frecuencia cardíaca de reserva (FCresv), i.e., ejercicios durante el cual la persona es capaz de hablar* (ACSM, 1995, pp. 158, 168; Howley & Franks, 1992, p.4; Pollock, M. L., *et al*, 1994). Estas intensidades son recomendadas para poblaciones con condiciones crónicas-degenerativas (e.g, cardiopatías coronarias) (Pollock, Wilmore & Fox, 1990), y envejecientes, particularmente porque reducen los eventos coronarios fatales y no fatales, y aumentan las lipoproteínas de alta densidad (Pollock, M. L., *et al*, 1994).

Tabla 3
Comparación entre Actividad Física y Ejercicio

CARACTERÍSTICA	ACTIVIDAD FÍSICA	EJERCICIO
Movimiento corporal mediante los músculos-esquelético	SI	SI
Gasto energético (kcal):	SI	SI
- Fluctuación: ***alto a bajo***	SI	SI
Relación con aptitud física	Correlación positiva	Alta correlación positiva
Planificación	NO	• Diseño estructurado: - Plan de movimientos corporales repetitivos • Objetivo: - Mantener o mejorar componentes de la aptitud física

Adaptado de: "Physical Activity, Exercise, and Physical Fitness: Definitions and Distinctions for Health-Related Research," por: C. J. Caspersen, K. E. Powell, y G.M. Christensen, 1985, ***Public Health Reports, 100***(2), p. 129

Aptitud física representa un *"conjunto de atributos que las personas poseen o alcanzan relacionado con la habilidad para llevar a cabo actividades físicas".*

El concepto de ***prescripción de ejercicio*** se refiere al *proceso mediante el cual a una persona se le diseña un programa de ejercicio en forma sistemática e individualizada; incluye la cuantificación de variables que determinan la dosis del ejercicio, tales como el tipo de ejercicio, intensidad, frecuencia, duración, y progresión* (ACSM, 1995, p. 153-176; Howley & Franks, 1992, p.362).

Tabla 4
Principios del Nuevo Enfoque hacia la Actividad Física

CARACTERÍSTICA	DESCRIPCIÓN
Intensidad Moderada	3-6 METs, ó 150-200 kcal/min
Acumulación Diaria de Actividades Físicas	30 minutos o más por día
Intermitente	Sesiones cortas de actividades física
Regularidad	Incorporación diaria de actividades físicas, preferiblemente todos los días

Adaptado de: "Physical Activity and Public Health. A Recommendation from the Centers for Disease Control and Prevention and the American College of Sports Medicine" por R. R. Pate, et al, 1995, ***Journal of the American Medical Association, 273***(5), p. 404.; "Physical Activity and Health", por U.S., Department of Health and Human Services, 1996.

III. NUEVAS RECOMENDACIONES SOBRE LA ACTIVIDAD FÍSICA

El informe publicado por el CDCP y la ACSM (Pate *et al*, 1995) presenta nuevas recomendaciones de salud pública con respecto a la actividad física (véase Tablas 4, 8, y Figura 2). El documento enfatiza la práctica diaria de actividades físicas a una moderada intensidad (de 3 a 6 METs). Además, se recomienda la acumulación de las actividades físicas durante el curso del día. La cantidad acumulada de actividad física por día debe alcanzar los 30 minutos. La actividad física acumulada no tiene que ser contínua. Sesiones cortas de actividades físicas pueden contribuir al total de los 30 minutos de actividad física recomendados diariamente.

Segun se observa en la ***Curva de Dosis-Respuesta*** (véase Figura 1), las actividades de moderada intensidad confieren beneficios de salud (Pate, *et al*, 1995). Además, los individuos con un nivel inicial bajo de aptitud física que se invlolucren en actividades físicas obtienen una mayor cantidad de beneficio de salud en comparación con aquellos que son físicamente activos.

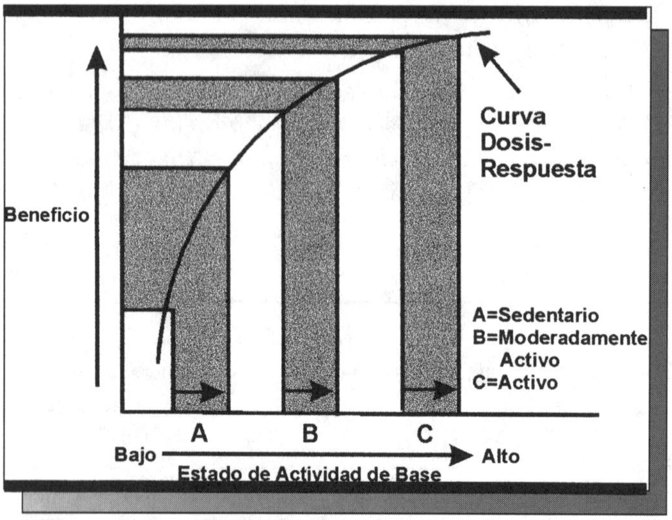

Figura 1
Curva de Dosis Respuesta. Esta curva representa el mejor estimado de la relación entre la actividad física (dosis) y el beneficio de salud (respuesta).

Adaptado de: "Physical Activity and Health, A Recomendation from the Centers for Disease Control and Prevention and the American College of Sport Medicine", por: Pate, et al, 1995, ***Journal of the American Medical Association, 273*** (5), p. 404.

Ejemplos de sesiones cortas de actividades físicas incluyen (véanse Tablas 5 a 7, y Figura 3), caminar una distancia dada en vez de utilizar el automóvil, por ejemplo, caminar para un almuerzo moderado; estacionar el automóvil lejos de la entrada del centro comercial y disfrutar la caminata; evitar el uso del elevador y preferir subir caminando las escaleras; al ver la televisión, practicar ejercicios calisténicos o correr una bicicleta estacionaria; entregar mensajes personalmente dentro del edificio en que se trabaja en vez de usar el teléfono; sustituir la televisión por actividades recreativas y pasatiempos activos/físicos, tales como proyectos de mantenimiento en el hogar, baile social (preferiblemente en lugares donde no se fume ni consuma alcohol), boliche, entre otros; no utilizar el control remoto de la televisión, y optar por levantarse de la silla para cambiar los canales; caminar en los alrededores del trabajo u hogar; preferir la práctica de actividades físicas cotidianas, tales como la limpieza diaria en el hogar, jardinería, podando los árboles con tijeras manuales, mudanza física de cajas/muebles, y jugar activamente con los hijos.

Para aquellos cuyos trabajos lo confinan a un escritorio, se sugiere: 1) intermitentemente efectuar ejercicios de flexibilidad y calisténicos que involucren las extremidades superiores, inferiores, y el abdomen (esto podrá mejorar el tono muscular); 2) levantarse del escritorio como mínimo una vez cada hora para caminar en los alrededores de su trabajo; y 3) ser más activos durante el tiempo del "coffee break", y el almuerzo.

Estas nuevas recomendaciones son actualmente recomendadas para programas de ejercicio dirigidos hacia la población aparentemente saludable (adultos, adolescentes, y niños), y para poblaciones especiales, tales como los que padecen de condiciones crónicas-degenerativas (e.g., cardiopatías coronarias, hipertensión, neoplasmas malignos, diabetes sacarina, asma, osteoporosis, artritis, entre otros), envejecientes, población obesa, pacientes de SIDA, y aquellos con problemas psicológicos (e.g., distrés, depresión, entre otros) (Blair, 1995; Hooper, & Leoni, 1996; McMillen & Turman, 1996; Parr, 1996; Pollock et al, 1994).

En resumen, el informe sugiere que la población adulta debe acumular un total de 30 minutos o más de actividades físicas a una moderada intensidad durante la mayoría de los días de la semana (preferiblemente todos los días) (véanse Tabla 4, 8, y Figura 2.

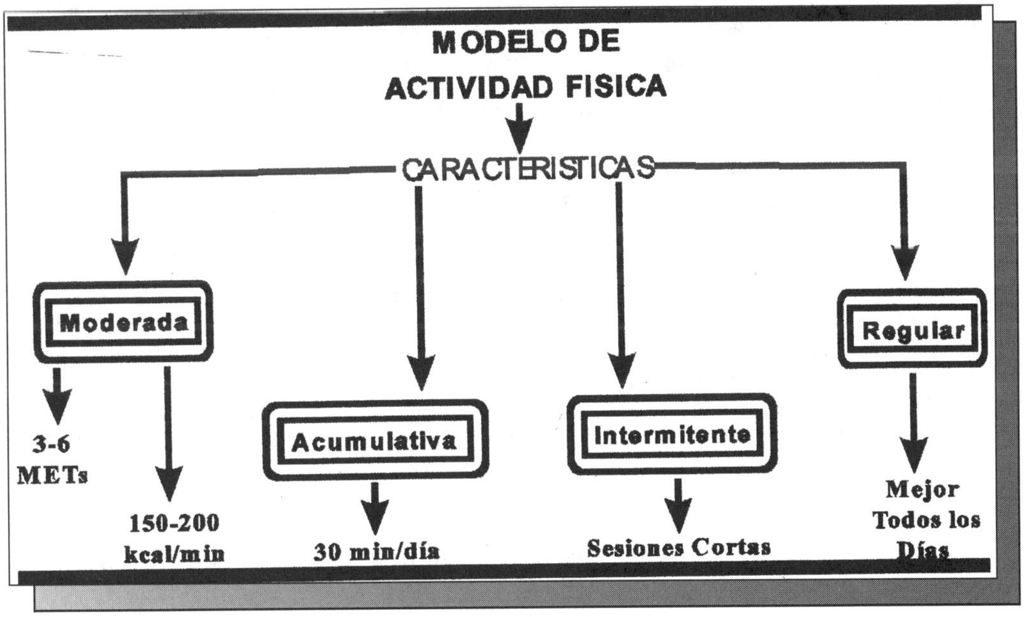

Figura 2
Modelo de Actividad Física. Esta curva representa el mejor estimado de la relación entre la actividad física (dosis) y el beneficio de salud (respuesta).

Adaptado de: "Physical Activity and Health, A Recomendation from the Centers for Disease Control and Prevention and the American College of Sport Medicine", por: Pate, et al, 1995, ***Journal of the American Medical Association*, 273** (5), p. 404); "Physical Activity and Health: A Report of the Surgeon General", por " U.S. Department of Health and Human Services, 1996.

Estas nuevas recomendaciones sobre la actividad física y salud complementan el método tradicional utilizado para prescribir ejercicio (véase Tabla 8). Para aquella población que prefiera participar en programas de ejercicios estructurados, pueden optar por actividades físicas de mayor intensidad, tales como trotar, natación, y correr bicicleta durante 30 minutos diariamente.

Estas nuevas recomendaciones sobre la actividad física y salud complementan el método tradicional utilizado para prescribir ejercicio (véase Tabla 8). Para aquella población que prefiera participar en programas de ejercicios estructurados, pueden optar por actividades

Tabla 5
Ejemplos de Actividades de Moderada Intensidad.
Sustituir Actividades Sedentarias por Aquellas Activas

ACTIVIDAD SEDENTARIA	RECOMENDACIÓN
Guiar automóvil	Caminar, correr bicicleta
Estacionar carro cerca de la entrada del centro comercial	Estacionar más lejos y caminar
Subir con elevador	Subir escaleras caminando
Sentado en el balcón	Caminar en los alrededores de la casa
Enviar mensajes por teléfono en el mismo trabajo	Entregar mensajes personalmente
Ver televisión	Calisténia, correr bicicleta
Utilizar el control remoto	Levantarse y cambiarlo manual

Adaptado de: "Physical Activity and Public Health. A Recommendation from theCenters for Disease Control and Prevention and the American College of Sports Medicine" por: R. R. Pate, et al, 1995, ***Journal of the American Medical Association, 273***(5), p. 404.; "Physical Activity and Health", por: U.S., Department of Health and Human Services, 1996, p. 2.

físicas de mayor intensidad, tales como trotar, natación, y correr bicicleta durante 30 minutos diariamente.

Siguiendo este nuevo mensaje de actividad física, recientemente, se dio a conocer el informe del Cirujano General de los Estados Unidos (USDHHS, 1996). Este documento revisa la literatura tocante a la actividad física y salud. Entre los principales hallazgos encontramos: 1) las personas que son comúnmente inactivas pueden mejorar su salud y bienestar al incorporar actividades físicas regulares de moderada intensidad, 2) para poder alcanzar los beneficios de salud, las actividades físicas no tienen que ser agotadoras, 3) se obtienen mayores beneficios de salud al aumentar la cantidad (duración, frecuencia, o intensidad) de las actividades físicas, 4) la práctica de actividades físicas regulares reduce el riesgo para el desarrollo de enfermedades crónicas-degenerativas y de muerte prematura ocasionada por las primeras causas de muerte observadas en los Estados Unidos de Norteamérica y Puerto Rico, 5) aumentando la cantidad de actividades físicas resulta en mayores beneficios de salud.

En conclusión, el modelo nuevo de actividad física se caracteriza por los siguientes principios (véase Tablas 1, 4, 11, y Figura 2): 1) ***intensidad moderada*** (3-6 METs, ó 150 - 200 kcal / día), 2) ***acumulación diaria de actividades físicas*** (30 minutos o más por día), 3) ***intermitente*** (sesiones cortas de actividades físicas), y 4) ***regularidad*** (incorporación diaria de actividades físicas, preferiblemente todos los días de la semana). Lo más importante es llevar el mensaje de fomentar un estilo de vida más activo. Como corolario a esto, tenemos: 1) alguna actividad física es mejor que ninguna, y 2) llevar a cabo actividades físicas de baja a moderada intensidad es mejor que permanecer sedentario.

Lavando y encerando el carro por 45-60 minutos	Menos Vigoroso
Lavando ventanas o pisos por 45-60 minutos	Más Tiempo
Jugando volivol por 45 minutos	↑
Jugando "football" de tocar por 30-45 minutos	
Trabajo de jardinería por 30-45 minutos	
Ciclismo manual en silla de ruedas por 30-40 minutos	
Caminando 1 3/4 millas en 35 minutos	
Baloncesto (tirando al canasto) por 30 minutos	
Correr bicicleta 5 millas en 30 minutos	
Baile rápido (social) por 30 minutos	
Empujando un cochecillo de niño 1 1/2 millas en 30 minutos	
Recogiendo hojas por 30 minutos	
Caminando 2 millas en 30 minutos (15 min/milla)	
Acuaróbicos por 30 minutos	
Nadando por 20 minutos	
Baloncesto en silla de ruedas por 20 minutos	
Baloncesto (un juego) por 15-20 minutos	
Correr bicicleta 4 millas en 15 minutos	
Brincar cuicas por 15 minutos	
Correr 1 1/2 millas en 15 minutos (10 min/milla)	↓
Removiendo nieve con pala por 15 minutos	Más Vigoroso
Subir caminando escaleras por 15 minutos	Menos Tiempo

Figura 3
Ejemplos de Actividades Físicas Moderadas.

Adaptado de: " Physical Activity and Health: A Report of the Surgeon General", por: U.S. Department of Health and Human, Services, 196, p.2)

IV. LA PIRÁMIDE DE LA ACTIVIDAD FÍSICA

A. Descripción General

La ***Pirámide de Actividad Física*** fue conceptualizada originalmente por "Park Nicollet Medical Foundation" (véase Figura 4, y Tablas 9-10). Su origen se fundamenta en el modelo de la ***Pirámide Alimentaria*** concebida por el Departamento de Agricultura de los Estados Unidos. La ***Pirámide de Actividad Física*** representa las metas semanales de actividad física, y es flexible, dependiendo de las necesidades individuales y del historial de actividad física (Leon & Norstrom, 1995; Norstrom & Conroy, 1995, 1996).

Comenzando con la **base**, cualquier programa de actividad física puede progresar con el tiempo al incluir otras categorías. Un programa de actividad física para personas sedentarias puede comenzar mediante el establecimiento de metas dirigidas a incrementar la cantidad de actividades físicas diarias que se disponen en la **base** de la ***Pirámide de Actividad Física***. Por otro lado, aquellos individuos que ocasionalmente llevan a cabo actividades físicas pueden ser más regulares si aumentan las actividades físicas representadas en la sección central de la pirámide. La ***Pirámide de Actividad Física*** sirve de guía y modelo para aquellas personas que practican actividades físicas sobre una base regular en la semana. En este tipo de población, la

Tabla 6 Ejemplos de Actividades de Moderada Intensidad.	
TRABAJO EN EL HOGAR	GENERAL
• Jardinería	• Jugar Activamente con niños
• Podar árboles	• Baile social
• Cortar la grama	• Pasear el perro
• Lavar y encerar el automóvil	• Caminar ligero
• Mudanza de muebles o cajas	
• Limpieza en la casa	

Nota de: "Physical Activity and Public Health. A Recommendation from the Centers for Disease Control and Prevention and the American College of Sports Medicine" por: R. R. Pate, et al, 1995, ***Journal of the American Medical Association, 273***(5), p. 404.; "Physical Activity and Health", por U.S. Department of Health and Human Services, 1996, p. 2.

Pirámide ofrece un enfoque equilibrado hacia la actividad física y refuerza su programa de ejercicio actual.

La *Pirámide de Actividad Física* representa un modelo que visualmente describe el nuevo mensaje sobre la actividad física y salud. Esta simple herramienta enfatiza la importancia del movimiento físico en mejorar la salud y debe asistir al público en alcanzar metas realísticas en regímenes de actividades físicas semanales.

B. Niveles de la Pirámide

La *Pirámide de Actividad Física* consiste de cuatro niveles y seis secciones, cada una representando diversos aspectos del perfil típico de un programa de actividad física (véase Figura 4).

La **Base** de la *Pirámide de Actividad Física* representa las **Actividades Físicas Diarias**. En este nivel es donde se recomienda participar en el nuevo enfoque de actividad física y salud, i.e., participar en actividades físicas diarias de moderada intensidad que acumulen 30 minutos o más en la mayoría de los días de la semana. Particularmente para la población sedentaria, se sugiere un cambio hacia actividades cotidianas activas, tales como levantarse y cambiar los canales de la televisión en vez de utilizar el control remoto, subir las escaleras caminando en vez de utilizar el elevador, entre otras modificaciones. Se recomienda tratar de incorporar durante el día y semana todas aquellas posibles actividades físicas breves, de manera que como mínimo se acumule 30 minutos diarios de dichas actividades.

El segundo nivel de la Pirámide (el nivel de **Ejercicios Aeróbicos/Recreativos**) representa el modelo tradicional para el diseño / planificación de actividades físicas y ejercicio cuantificado por variables especificas. Por ejemplo, la práctica de ejercicios aeróbicos con una duración de 20 a 30 minutos por día, de 3-5 veces por semana (véase Tabla 8). Comúnmente los ejercicios que se incorporan en este nivel de recomendación incluyen caminar rápido, correr bicicleta, natación, y la práctica de deportes activos (baloncesto, tenis entre otros).

El próximo nivel de la ***Pirámide de Actividad Física*** se conoce como **Actividades Recreativas/ Flexibilidad y Fortaleza-Tolerancia Muscular**. Este nivel de la Pirámide se subdivide en tres categorías de actividad física. La primera representa actividades físicas de naturaleza recreativa caracterizadas por ser de baja intensidad que resultan en poco gasto energético o calórico. Algunas de las actividades físicas que se incluyen en esta categoría son el boliche, "softball", golf, entre otras. La próxima categoría en este nivel de la Pirámide consiste en la práctica de actividades que involucren ejercicios de estiramiento. Finalmente, el tercer tipo de actividad

Tabla 7
Actividades Físicas Recomendadas para Trabajos Sedentarios

TRABAJO INACTIVO/EVENTO	ACTIVIDAD FÍSICA SUGERIDA
Sentado oficina período prolongado	De forma intermitente, realizar ejercicios de estiramiento, calisténicos, y/o isométricos que desarrollen la tonicidad muscular en las extremidades superiores, inferiores y abdomen
Confinado al escritorio	Levantarse como mínimo una vez cada hora para caminar en los alrededores de su trabajo
Receso, y almuerzo	Ser más activo, e.g., caminar
Enviar Mensajes por Teléfono	Entregarlo personalmente

Tabla 8
Comparación entre las Recomendaciones Tradicionales y el Nuevo Enfoque para la Actividad Física

VARIABLE	MENSAJE ANTIGUO	MENSAJE NUEVO
Tipo de Actividad	Aeróbico (e.g., caminar, ciclismo)	Actividades Físicas Cotidianas y Recreativas (e.g., trabajo en patio)
Intensidad	50-85% de la FCresv	Intensidad moderada, no necesariamente ejercicio vigoroso
Duración	20 a 60 minutos	30 minutos, no necesariamente contínuo
Frecuencia	3 - 5 días por semana	La mayoría de los días de la semana (preferiblemente diario)

Nota de: ***Guidelines for Exercise Testing and Prescription.*** 4th ed.; (pp. 158-166), por American College of Sports Medicine, 1995, Philadelphia: Lea & Febiger. Copyright 1995 por: American College of Sports Medicine. "The Activity Pyramid and the New Physical Activity Recommendations" por J.A. Norstrom, y W. E. Conroy, 1995, ***The Bulleting, 39***(2), p. 109. "Physical Activity and Public Health. A Recommendation from the Centers for Disease Control and Prevention and the American College of Sports Medicine" por: R. R. Pate, et al, 1995, ***Journal of the American Medical Association, 273***(5), p. 404.

físiica lo constiyuyen aquellas que desarrollen la fortaleza y tolerancia muscular. Algunos ejemplos son las sentadillas, lagartijas, y ejercicios con resistencias o pesas. Estos aspectos de la actividad física pueden acumularse/combinarse de dos a tres veces por semana.

Finalmente, se observa el **Pico de la Pirámide**, el cual incluye actividades sedentarias que deben ser a toda costa evitadas. En énfasis es de tratar de romper la rutina diaria inactiva mediante la incorporación de actividades físicas breves, tales como ejercicios de flexibilidad/calisténicos, y caminar. Por consiguiente, se recomienda que las personas ejecuten sesiones cortas de actividades físicas durante períodos prolongados (e.g., media hora) de sedentarismo (véase Tablas 5 a 7, y Figura 3).

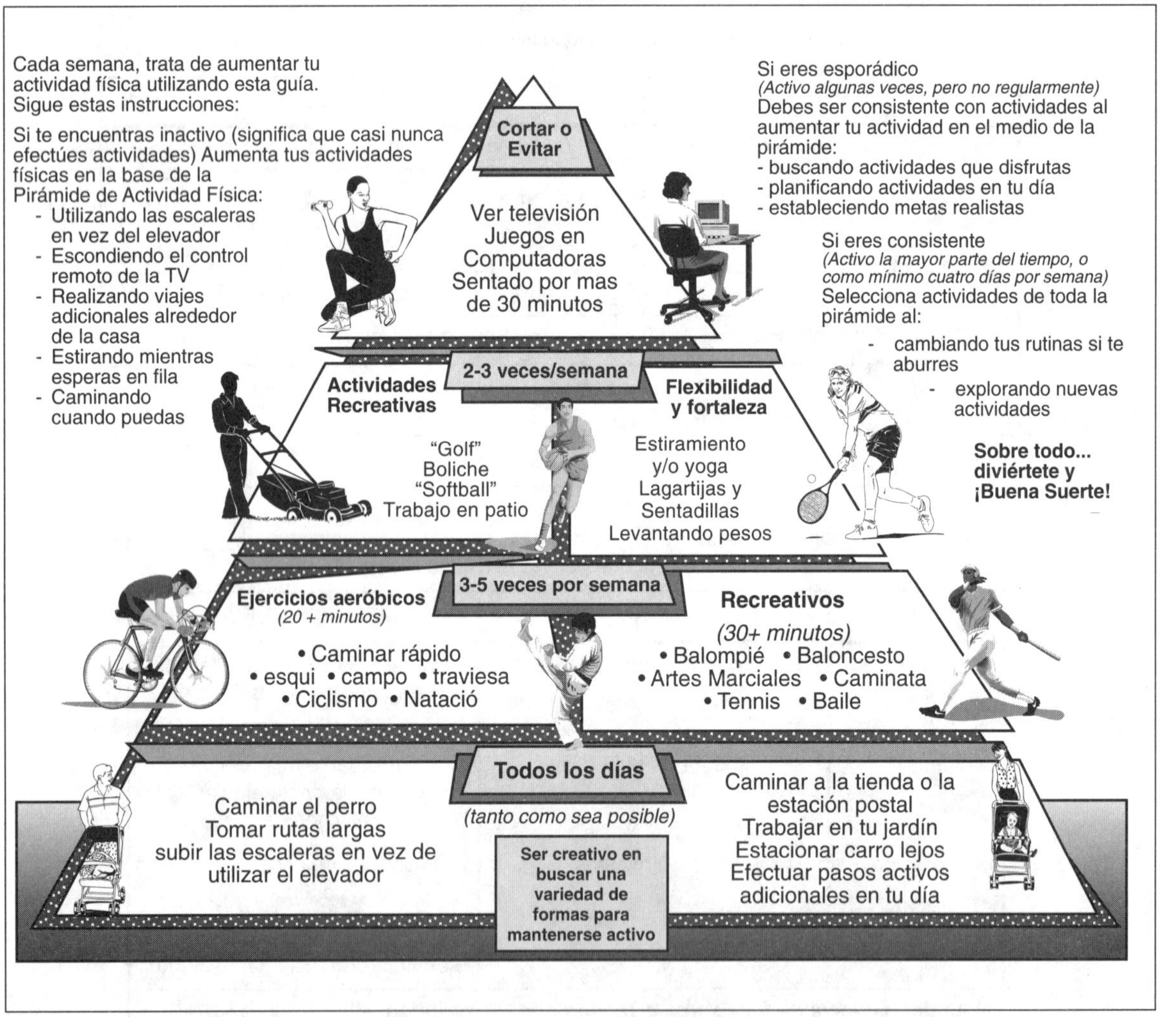

Figura 4
La Pirámide de la Actividad Física

Adaptado de: "The Activity Pyramid : A New Easy-to-Follow Physical Activity Guide to Help you get Fit & Stay Healthy", [Brochure]. Copyright 1996 por: Institute for Research and Education Health Systems, Minnesota)

Tabla 9
Pirámide de Actividad Física

NIVEL		DESCRIPCIÓN
I	Base	Actividades físicas diarias de moderada intensidad que acumulen 30 minutos o más en la mayoría de los días de la semana
II	Actividades Físicas Aeróbicas	Modelo tradicional para el diseño/planificación de actividades físicas y ejercicio cuantificado por variables específicas
III	Actividades Recreativas/Flexibilidad y Fuerza-Tolerancia Muscular	• Actividades físicas recrativas de baja intensidad que resultan en poco gasto energético
		• Ejercicios de estiramiento
		• Actividades físicas que desarrollen la fortaleza y tolerancia muscular
IV	Pico	Actividades sedentarias que deben ser evitadas

Adaptado de: "The Activity Pyramid and the New Physical Activity Recommendations", por: J. A. Norstrom, y W. E. Conroy, 1995, ***The Bulleting, 39***(20), pp. 109-111.

C. Aplicaciones Clínicas de la Pirámide de Actividad Física

Bajo el enfoque clínico, esta Pirámide ofrece un modelo sencillo a seguir para la prevención y terapeútica de nuestras condiciones degenerativas que tanto sufre nuestra isla. Todo se fundamenta hacia unas modificaciones sencillas de los estilos de vida. Por ejemplo, las poblaciones con enfermedades crónicas de cuidado, pueden iniciarse en actividades breves que acumulen 30 minutos diarios, según se describe en el primer nivel de la Pirámide. Por el otro lado, personas con condiciones degenerativas controladas que tradicionalmente se han involucrado en actividades de naturaleza aeróbicas, pueden continuar su programa conforme se observa en el nivel de la Pirámide que describe la incorporación de actividades aeróbicas de 2-3 veces por semana.

La Pirámide de la Actividad Física sólo debe servir de guía general para los participantes. No se le puede imponer las actividades y / o ejercicios a los participantes sin previamente evaluar sus necesidades e intereses (véase Tabla 11). Lo más importante consiste en proveer una variedad de actividades físicas, lo cual ayudará a mantener un alta motivación y adherencia al programa.

V. LA ESCALA CONTINUA DE LA ACTIVIDAD FISICA

Recientemente se ha planteado otro modelo para fomentar el nuevo mensaje de actividad física (Hooper, & Leoni, 1996). Este concepto se ha diseñado para fascilitar la incorporación del nuevo enfoque de actividad en los programas de ejercicios tradicionales (véase Figura 5). Estos programas enfatizan estilos de vida activos y se encuentran dirigidos a: (1) erradicar conceptos

Tabla 10 Puntos Importantes que Enfatiza la Pirámide de la Actividad Física	
•	La relación entre actividades físicas de baja intensidad (no solamente ejercicio)con buena salud
•	Validación de las actividades físicas intermitentes acumuladas de episodios breves que totalizan 30 minutos a lo largo del curso de un día
•	La importancia de permanecer activo físicamente durante la mayoría (o todos)los días de la semana
Adaptado de: "The Activity Pyramid and the New Physical Activity Recommendations," por J. A. Norstrom, y W. E. Conroy, 1995, ***The Bulleting, 39***(20), p. 111.	

erróneos que obstaculizan la práctica de actividades físicas; (2) difundir el mensaje que las personas inactivas pueden ser más activos mediante la simple modificación de sus patrones de estilos de vida hacia unos más activo que acumulen 30 minutos o más de actividades físicas moderadas, sin la neecesidad de involucarse en programas de ejercicios vigorosos tradicionales; (3) identificar donde se ubica el participante en le escala contínua de actividad física; (4) a base de dicha ubicación, planificar el programa de actividad física; y (5) incorporar estrategias para la modificación del comportamiento dentro de la planificación del programa de actividad física (Hooper, & Leoni, 1996).

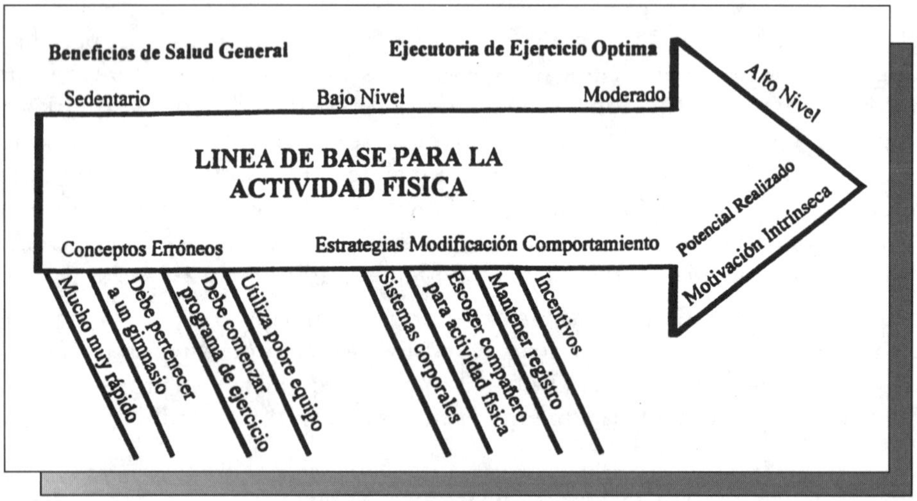

Figura 5
Escala Continua de Salud

Reproducido de: "A Physical Activity Continuum and the Surgeon General's Report" , por: Hooper, & Leoni, *Journal of Physical Education, Recreation, and Dance, 67*(9), p. 63.)

VI. CONCLUSIONES

El enfoque nuevo enfatiza estilos de vida activos a través de la acumulación de actividades físicas diarias. El total de las actividades físicas deben sumar 30 minutos o más por día. Lo más importante del mensaje es que las personas se mantengan activos la mayoría de los días de la semana. Estas recomendaciones se fundamentan en los resultados de diversos estudios epidemiológicos que han sido revisados recientemente (Blair, 1995; Blair, & Connelly, 1996; Blair, Kampert, Kohl III, Barlow, Macera, Paffenbarger, Jr, & Gibbons, 1996; Lee & Paffenbarger, Jr, 1996; Paffenbarger, Jr., Hyde, & Wing, 1990; Pate *et al*, 1995; Slattery, 1996; USDHHS, 1996). En términos generales, estos estudios han concluído que existe una relación entre actividades físicas (no solamente ejercicio) de baja intensidad y buena salud. De las investigaciones epidemiológicas revisadas por Blair & Connelly (1996), se llegó a la conclusión de que las actividades físicas de moderada intensidad se encuentran asociadas con un mejoramiento en el nivel de la salud y menor riesgo de morbilidad y mortalidad al compararse con bajos niveles de actividad física o aptitud física.

Tabla 11 Escogiendo la Actividad Física que Provee La Pirámide de Actividad Física
• Indagar/averiguar los intereses del participante: - ¿Qué tipos de actividades físicas el participante disfrutará mejor? - ¿Está dispuesto el participante a ponerse traje de baño? - ¿El participante estará más cómodo ejercitándose sólo (hogar), con un amigo(a) o en un grupo (gimnasio)?

REFERENCIAS

American College of Sports Medicine (1995). ***Guidelines for Exercise Testing and Prescription*** (5ta. ed., pp. 153-240). Philadelphia: Lea & Febiger.

American College of Sports Medicine (1990). The recommended quantity and quality of exercise for developping and maintaining cardiorespiratory and muscular fitness in healthy adults. ***Medicine and Science in Sports and Exercise, 22***(2), 265-274.

American College of Sports Medicine (1993). Position Stand. Physical activity, Physical fitness, and hypertension. ***Medicine and Science in Sports and Exercise, 25***(10), i-x.

Blair, S.N. (1995). Exercise prescription for health. ***Quest, 47***(3), 338-353.

Blair, S. N. (1996). Physical inactivity: The public health challenge. ***Sports Medicine Bulleting, 31***(4), 3

Blair, S. N., & Connelly, J. C. (1996). How much physical activity should we do? The case for moderate amounts and intensities of physical activity. ***Research Quarterly for Exercise and Sport, 67***(2), 193-205.

Blair, S.N., Booth, M., Gyarfas, I., Iwane, H., Marti, B., Matsudo, V., Morrow, M.S., Noakes, T. & Shephard, R. (1996). Development of public policy and physical activity initiatives internatiolly. ***Sports Medicine, 21***(3), 157-163.

Blair, S. N., Kampert, J. B., Kohl III, H. W., Barlow, C. E., Macera, C. A., Paffenberger, Jr., R. S., & Gibbons, L. W. (1996). Influences of cardiorespiratory fitness and other precursors on cardiovascular disease and all-cause mortality in men and women. ***Journal of the American Medical Association, 276***(3), 205-210.

Breslow, L. (1990). Lifestyle, Fitness, and Health. En: C. Bouchard, R. J. Shephard, T. Stephens, J. R. Sutton, & B. D. Mcpherson (Eds.), ***Exercise Fitness, and Health: A Consensus of Current Knowledge*** (pp. 155-163). Champaign, IL: Human Kinetics Publishers.

Bouchard, C., Shephard, R. J., Stephens, T., Sutton, J. R., & McPherson, B. D. (1990). Exercise, fitness, and health: The consensus statement. En: C. Bouchard, R. J. Shephard, T. Stephens, J. R. Sutton, & B. D. Mcpherson (Eds.), ***Exercise Fitness, and Health: A Consensus of Current Knowledge*** (pp. 3-28). Champaign, IL: Human Kinetics Books.

Burskirk, E.R. (1987). Obesity. En J. Skinner (Ed.), ***Exercise Testing and Exercise Prescription Special Cases: Theoretical and Clinical Applications*** (pp. 149-173). Philadelphia: Lea & Febiger.

Caspersen, C. J., Powell, K. E., & Christenson, G. M. (1985). Physical activity, exercise, and physical fitness: Definitions and distinctions for health-related research. ***Public Health Reports, 100***(2), 126-131.

Hamill, J. (1995). ***Biomechanical Basis of Human Movement.*** (p. 34). Baltimore: Williams & Wilkins.

Haskell, W.L., Montoye, H.J., & Orenstein, D. (1985). Physical activity and exercise to achieve health-related physical fitness components. ***Public Health Reports, 100***(2), 202-212.

Hooper, J. M., & Leoni, E. (1996). A Physical Activity Continuum and the Surgeon General's Report. ***Journal of Physical Education, Recreation and Dance, 67***(9), 62-63, 65.

Howley, E. T., & Franks, B. D. (1992). ***Health Fitness Instructor's Handbook.*** (pp. 4, 262, 370). Champaign, IL: Human Kinetics Books.

Institute for Research and Education HealthSystem Minnesota. (1996). ***The activity pyramid: A new easy-to-follow physical activity guide to help you get fit & stay healthy*** [Brochure]. Park Nicollet *HealthSource* (No. HE 169C).

Kennedy, E., Meyers, L., & Layden, W. (1996). The 1995 dietary guidelines for americans: An overview. ***Journal of the American Dietetic Association, 96***(3), 234-237.

Kent, M. (1994). ***The Oxford Dictionary of Sports Science and Medicine.*** (p. 286). New York: Oxford University Press.

Lee, I-Min, & Paffenbarger, Jr., R.S. (1996). How much physical activity is optimal for health? Methodological considerations. ***Research Quarterly for Exercise and Sport, 67***(2), 206-208.

Leon, A.S., & Nortstrom, J. (1995). Evidence of the role of physical activity and cardiorespiratory fitness in the prevention of coronary heart disease. ***Quest, 47***(3), 311-319.

McMillen, B. A., & Turman, J. (1996). Healthy activity for secondary students. ***Strategies, 10***(2), 20-23.

Morris, J.N. (1996). Exercise versus heart attack: Questioning the consensus? ***Research Quarterly for Exercise and Sport, 67***(2), 216-220.

NIH Consensus Development Panel on Physical Activity and Cardiovascular Health. (1996). Physical activity and cardiovascular health. ***Journal of the American Medical Association, 276***(3), 241-246.

Norstrom, J.A., & Conroy, W.E., (May, 1996). ***Clinical application of the activity pyramid.*** Paper presented at the 43rd Annual Meeting, Cincinnati, OH.

Norstrom, J.A., & Conroy, W.E., (1995). The activity pyramid and the new physical activity recommendations. ***The Bulleting, 39***(2), 107-111.

Paffenbarger, Jr., R. S., Hyde, R. T., & Wing, A. L. (1990). Physical activity and physical fitness as determinants of health and longevity. En C. Bouchard, R. J. Shephard, T. Stephens, J. R. Sutton, & B. D. Mcpherson (Eds.), ***Exercise Fitness, and Health: A Consensus of Current Knowledge*** (pp. 33-48). Champaign, IL: Human Kinetics Books.

Parr, R. B. (1996). Exercise when you'r overweight: Getting in shape and shedding pounds. ***The Physician and Sportsmedicine, 24***(10), 81-82.

Pate, R.R. (1995). Recent statements and initiatives on physical activity and health. ***Quest, 47***(3), 304-310.

Pate, R.R, & others. (1995). Physical activity and public health. A recommendation from the Centers for Disease Control and Prevention and the American College of Sports Medicine. ***Journal of the American Medical Association, 273***(5), 402-407.

Pollock, M. L., & others. (1994). Exercise training and prescription for persons over 65 years of age. ***Southern Medical Journal***

Pollock, M. L., Wilmore, J. H., & Fox III, S. M. (1990) ***Exercise in Health and Disease: Evaluation and Prescription for Prevention and Rehabilitation***. 2da. ed.; Philadelphia: W.B. Saunder Company. pp. 100-110, 371-484.

Shephard, R.J. (1995). Physical activity, fitness, and heath: The current consensus. ***Quest, 47***(3), 288-303.

Slattery, M.L. (1996). How much physical activity do we need to maintain health and prevent disease? Different disease—Different mechanism. ***Research Quarterly for Exercise and Sport, 67***(2), 209-212.

Taylor, H. L. (1983). Physical Activity: Is it Still a Risk Factor? ***Preventive Medicine, 12***, 20-24.

U.S. Department of Agriculture, & U.S. Department of Health and Human Services. (1995, 4ta. Ed.). ***Nutrition and your health: Dietary Guidelines for americans*** [Brochure]

U.S. Department of Health and Human Services. (1996, July). ***Physical activity and health: A report of the surgeon general*** [on-line]. Disponible: http://www.cdc.gov/nccdphp/sgr/sgr.html

U.S. Department of Health and Human Services. (1996). ***Physical activity and health: A report of the surgeon general*** [At-A-Glance, 1996].

ESTIMACIÓN DEL RIESGO PARA UN ATAQUE AL CORAZÓN

Nombre:____________________ Sección: ______ Fecha: ______________

Núm. Est.: ____________________

OBJETIVO:

Calcular las probabilidades para sufrir un ataque cardíaco ahora y en el futuro, a base a factores de riesgo medibles.

PROCEDIMIENTO:

1. Estudia cada factor de riesgo y su columna.
2. Determina la casilla que te corresponda y encierra en un círculo el número que contiene.
3. Suma todos los números que has marcado.

INTERPRETACIÓN:

Clasifica tu puntuación total según las categorías que siguen:

Límites de puntuación:	**Grado de riesgo:**
6-11:	Su riesgo es muy inferior al promedio
12-17:	Su riesgo está por debajo del promedio
18-24:	Su riesgo es de un promedio general
25-31:	Su riesgo es moderado
32-40:	Su riesgo es de un nivel alto
41-62:	Gran peligro. Visite de inmediato al médico

DESCRIPCIÓN DE LOS FACTORES DE RIESGO:

1. Herencia:

   Incluye a tus padres, abuelos, hermanos que hayan tenido algún ataque o infarto.

2. Tabaquismo:

   Si inhalas profundamente el humo del cigarrillo, añade un punto a tu clasificación. No restes porque pienses que no aspiras o porque sólo fumes media pulgada de un cigarrillo.

3. Ejercicio:

   Reduce un punto a tu clasificación si practicas ejercicios de una manera regular y frecuente.

4. Nivel del colesterol o ingestión de grasas saturadas:

   Lo mejor sería saber el nivel de colesterol de la sangre; pero si no te has hecho ningún análisis, entonces estima honestamente el porcentaje de grasas sólidas que comes. Son de origen animal: tocino, manteca, mantequilla y grasa de carne de vaca y de cordero. Si comes demasiado de esas cosas, tu nivel de colesterol probablemente será muy alto. El promedio de Estados Unidos (40%) es demasiado alto para tener una buena salud.

5. Presión sanguínea:

   Si no te la han tomado recientemente, pero has aprobado algún examen de seguros o industrial, lo más seguro es que tengas 140 ó menos.

6. Sexo:

   Aquí se ha de tomar en cuenta el hecho de que los hombres tienen de seis a diez veces más ataques cardíacos que las mujeres en edad de procrear.

PUNTUACIÓN DE LA EVALUACIÓN

Nombre:______________________________ Sexo: _____ M _____ F Fecha:___/___/___
Día Mes Año

Coloca la puntuación correcta para cada factor en la línea que te corresponde.

	Tú	Mami o Papi
Edad	____________	____________
Herencia	____________	____________
Peso	____________	____________
Tabaquismo	____________	____________
Ejercicio	____________	____________
Porcentaje de colesterol o grasas en la dieta	____________	____________
Presión sanguínea	____________	____________
Sexo	____________	____________
Total:	____________	____________
Clasificación:	____________	____________

Para cada factor de riesgo, encierre en un círculo el número que le corresponda:

EDAD	**1** 10 a 20	**2** 21 a 30	**3** 31 a 40	**4** 41 a 50	**6** 51 a 60	**8** 61 a 70 y mayores
HERENCIA	**1** No hay historial conocido de enfermedades cardiacas.	**1** Un paciente de más de 60 con afecciones cardiovasc.	**3** Dos pacientes de más de 60 con afecciones cardiovasc.	**4** Un paciente de menos de 60 con afecciones cardiovascular-es	**6** Dos pacientes de menos de 60 con afecciones cardiovasc.	**7** Tres pacientes de menos de 60 con afecciones cardiovasc.
PESO	**0** Más de 2 kg por debajo del peso estándar	**1** De -2 a +2 respecto del peso estándar.	**2** De 3 a 9 kg sobre el peso estándar.	**3** De 9 a 16 kg sobre el peso estándar.	**5** De 16 a 22 kg sobre el peso estándar.	**7** De 23 a 30 kg sobre el peso estándar.
TABACO	**0** No fumador	**1** Puro o pipa	**2** 10 cigarrillos o menos al día	**4** 20 cigarrillos al día	**6** 30 cigarrillos al día	**10** 40 cigarrillos al día
EJERCICIO	**1** Ejercitación intensiva por el trabajo o recreativa	**2** Ejercitación moderada por el trabajo o recreativa	**3** Trabajo sedentario e intensa ejercitación recreativa	**5** Trabajo sedentario y moderada ejercitación recreativa	**6** Trabajo sedentario y ligera ejercitación recreativa	**8** Falta completa de ejercicio
PORCENTAJE DE COLESTEROL O GRASAS	**1** Colesterol por debajo de 180 mg (%) Dieta sin grasas animales o sólidos	**2** Colesterol por debajo de 181 y 205 mg (%) Dieta con 10% de grasas animales o sólidos	**3** Colesterol 206 y 230 mg (%)Dieta con 20% de grasas animales o sólidos	**4** Colesterol entre 231 y 255 mg (%) Dieta con 30% de grasas animales o sólidos	**5** Colesterol entre 256 y 280 mg (%) Dieta con 40% de grasas animales o sólidos	**5** Colesterol entre 281 y 300 mg (%) Dieta con 50% de grasas animales o sólidos
EN LA DIETA	**1** 100 Lectura más elevada	**2** 120 Lectura más elevada	**3** 140 Lectura más elevada	**4** 160 Lectura más elevada	**6** 180 Lectura más elevada	**8** 200 Lectura muy elevada
PRESIÓN SANGUÍNEA SEXO	**1** Mujer menor de 40	**2** Mujer menor de 40 a 50	**2** Mujer menor de 50	**5** Hombre	**6** Hombre robusto	**7** Hombre robusto y calvo
Puntuación total:________________						

Adaptado de:** Getchel, Bud. ***Condición Física: Cómo mantenerse en forma. México. Editorial Limusa, 1983. Miller, David K. y Earl T. Allen. ***Fitness: A Lifetime Commitment.*** Minnesota: Burguess Pub. Co., 1979.

CÓMO TOMARSE EL PULSO*

INTRODUCCIÓN:

A. Importancia para tomarse el pulso
   1. Para conocer su estado de salud
   2. Para valorar lo bien que trabaja su sistema cardiovascular:
      a. La frecuencia cardíaca en reposo o normal
      b. Con qué rapidez late su corazón cuando está haciendo ejercicio
      c. Con qué rapidez su corazón vuelve al estado de reposo desde el estado de trabajo intenso (frecuencia de recuperación del pulso)

PROCEDIMIENTO:

A. Identificar, por palpación y localizaciones anatómicas las arterias radial y carótida (Véase Figura 1).

B. Método para tomar el pulso radial
   1. Al palpar el pulso radial, utilice los dedos índice, corazón y anular de una mano.
   2. No utilice el pulgar, puesto que éste tiene su propio pulso.
   3. Se puede tomar el pulso en cualquiera de los dos brazos, ya sea el brazo derecho o el izquierdo.
   4. Debe colocar el antebrazo de tal modo que la palma de la mano esté en dirección hacia arriba (Véase Figura 1a).
   5. Para poder sentir el pulso radial, palpe la arteria radial en el lado distal del antebrazo.
   6. La arteria radial debe palparse sin hacer mucha presión, ya que de otro modo el pulso no se podría palpar bien.

C. Método para tomar el pulso carótido
   1. Al palpar el pulso carótido, utilice los dedos índice, corazón y anular de una mano.
   2. No utilice el pulgar, puesto que éste tiene su propio pulso.
   3. Se puede tomar el pulso en cualquiera de los lados del cuello, siempre al lado de la laringe.
   4. Aplique gradualmente una ligera presión hacia adentro y hacia atrás del cuello hasta poder sentir el pulso carótido.

D. Pruebas de práctica
   1. Tómese el pulso en ambas arterias durante 10 segundos y multiplíquelo por seis. Esto le proporcionará el número de latidos por minuto.

* **Adaptado de:** Sorochan, Walter D. ***Autoevaluación de la Salud.*** México. Editorial Limusa, 1981, pp. 328-239.

2. Repita el procedimiento descrito cuatro veces.
3. Registre cada prueba en la Tabla 1 y calcule el promedio.
4. Para verificar estas frecuencias, tómese varias veces (tres intentos) durante 60 segundos completos.
5. Compare los registros de 60 segundos con los de 10 segundos durante seis registros.
6. Usted es un tomador preciso y firme del pulso, un registrador digno de confianza, cuando los promedios radiales y carotídeos son los mismos y cuando éstos son iguales a los registros de 60 segundos completos.

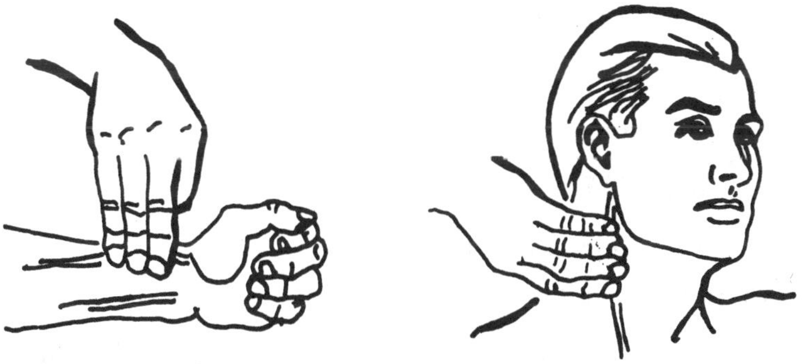
a b

Localización de las arterias radial (muñeca) y carótida (cuello).

Figura 1

Tabla 1
Registros de la frecuencia del pulso

	Pruebas de 10 segundos					Pruebas de 60 segundos			
	1	2	3	4	Promedio	1	2	3	Promedio
Arteria									
Radial									
Carótica									

Adaptado de: Sorochan, Walter D. ***Autoevaluación de la Salud.*** México. Editorial Limusa S. A., pp.328-329.

DETERMINACIÓN DE LA INTENSIDAD DEL EJERCICIO MEDIANTE LA FRECUENCIA CARDIACA (Pulso)

PROCEDIMIENTO:

1. Calcula la frecuencia cardíaca máxima (FCmáx):

   FCmáx = 220 - Edad

2. Determina tu frecuencia cardíaca en reposo (FCrep):

   Palpa tu pulso durante un minuto (latidos/minuto)

3. Calcula tu frecuencia cardíaca de reserva (FCresv):

   FCresv = FCmáx - FCrep

4. Determina tu por ciento de entrenamiento deseado:

   50%, 55%, 60%, 65%, 70%, 75%, 80%, 85%, 90%

5. Multiplica el renglón 3 por el renglón 4:

   Ejemplo: (.50) (FCmáx - FCrep)

6. Suma el resultado del renglón 5 con el renglón 2, el resultado te dará la frecuencia cardíaca de entrenamiento (FCE).

RESUMEN:

FCE = [(.55) (FCmáx - FCrep) + FCrep]

RESULTADOS:

FCrep ____________latidos/minuto

FCmáx (220 - Edad) _________latidos/minuto

FCresv (FCmáx - FCrep) __________latidos/minuto

% Deseado en Entrenamiento (Circula dos - Límite Inferior y Límite Superior):

(% × FCresv) .50.55.60.65.70.75.80.85 × ___ = ___latidos/minuto + FCrep

.55.60.65.70.75.80.85.90 × ___ = ___latidos/minuto + FCrep

FCE: _______ = latidos/minuto (límite o zona inferior)

FCE: _______ = latidos/minuto (límite o zona superior)

PRUEBAS PARA MEDIR LOS COMPONENTES DE APTITUD FÍSICA

I. EVALUACIÓN CARDIOVASCULAR EN REPOSO

A. Frecuencia cardíaca*

1. Toma el pulso en la arteria (muñeca) o carótida (cuello) durante un minuto.
2. Determina tu clasificación con la siguiente tabla:

Frecuencia Cardíaca en Reposo	Clasificación
≤ 55	Excelente
56-65	Muy buena
66-70	Buena
71-80	Promedio
81-95	Pobre
≥ 96	Muy Pobre

Adaptado de:** Gennaro, Joseph Di. ***The New Physical Fitness: Exercise for Everybody. Englewood, Colorado: Morton Publishing Company, 1983, p. 60.

B. Presión Arterial

1. Toma la presión arterial y determina, si está dentro de los valores normales, utilizando la siguiente tabla:*

	Sistólica (mm. Hg.)	Distólica (mm. Hg.)	Presión del Pulso (Sist. - Diast.)
Jóvenes Adultos	100-140	60-90	50

Tomado de:** Thomas, Claytor L., editor. ***Tabler's Medical Dictionary. 14th ed., Philadelphia: FA. Davis, 1981, p. 193.

2. Determina tu clasificación en cuanto a la presión arterial sistólica y diastólica, utilizando como referencia la siguiente tabla:

ESCALA DE LAS PRESIONES ARTERIALES SISTÓLICA-DIASTÓLICA*

Clasificación	Sistólica	Diastólica
Excelente	≤ 112	≤ 77
Buena	120-113	80-78
Promedio	129-121	86-81
Pobre	140-130	96-87
Muy pobre	≥ 141	≥ 97

*__Adaptado de:__ Johnson, Barry L. y Jack K. Nelson. ***Practical Measurements for Evaluation in Physical Education.*** Minneapolis, MN: Burgess Publishing, 1986, p. 167.

3. Determina si tu presión arterial se encuentra dentro de los valores normales esperados según tu edad utilizando, la siguiente tabla:

VALORES PARA LA PRESIÓN SANGUÍNEA Y LOS LÍMITES INFERIORES PARA HIPERTENSIÓN*

Edad	Sistólica	Diastólica	Límites Inferiores Hipertensión	
			Sistólica	Diastólica
Varones				
16-18	105-135	60-86	145	90
19	105-135	60-86	150	90
20-24	105-140	62-88	150	95
25-29	108-140	65-90	150	96
30-34	110-145	68-92	155	98
35-39	110-145	68-92	160	100
40-44	110-155	70-94	165	100
45-49	110-155	70-96	170	104
50-54	115-160	70-98	175	106
55-59	115-165	70-98	180	108
60-64	115-170	70-100	180	110

(continua en p. 278)

(continuación)

Edad	Sistólica	Diastólica	Límites Inferiores Hipertensión	
			Sistólica	Diastólica
Mujeres				
16-18	100-130	60-85	140	90
19-24	100-130	60-85	140	90
25-29	102-130	60-86	140	92
30-34	102-135	60-88	145	95
35-39	105-140	65-90	150	95
40-44	105-150	65-92	175	105
45-49	105-155	65-96	175	105
50-54	110-165	70-100	180	108
55-59	110-170	70-100	180	108
60-64	115-175	70-100	190	110

Tomado de:** Oliver, Fernando L. ***Fisiología General (B10. 486): Manual de Laboratorio). Hato Rey, Puerto Rico: Universidad Interamericana, p. 74.

II. PRUEBAS PARA MEDIR LA CAPACIDAD AERÓBICA

A. Prueba del escalón*

1. Coloca el metónomo a 90 latidos/minuto.
2. Sube y baja un escalón de 18" (a ritmo del metrónomo), hasta completar 3 minutos.
3. Inmediatamente después, se toma el pulso durante un minuto.
4. Utilizando el pulso de recuperación (después de la prueba), determina tu nivel (clasificación) de capacidad aeróbica con la siguiente tabla:

Edad		Clasificación
Menos de 25	Más de 25	(Nivel de Capacidad Aeróbica)
≤ 75	≤ 85	Excelente
76-95	86-100	Bueno
96-105	101-115	Regular
106-110	116-125	Pobre
≥ 111	≥ 126	Muy pobre

Adaptado de:** Gennaro, Joseph Di. ***The New Physical Fitness: Exercise for Everybody. Englewood, Colorado: Morton Publishing Company, 1983, p. 64.

B. Prueba de trotar en sitio*

1. Toma el pulso durante 30 segundos (pulso de reposo).
2. Trota en sitio (subiendo los pies 5" sobre el piso) durante 2 minutos.
3. Coloca un metrónomo a 180 latidos/min., para asegurar que se efectúe un paso por cada latido del metrónomo.
4. Inmediatamente después, te sientas y te tomas el pulso durante 30 segundos (pulso de recuperación).
5. Resta el pulso en reposo con el de recuperación y determina tu nivel (clasificación de capacidad aeróbica) con la siguiente tabla:*

Frecuencia Cardíaca (Reposo-Recuperación)	Clasificación (Nivel de Capacidad Aeróbica)
0	Superior
1-3	Excelente
4-5	Muy bueno
6-7	Bueno
8-10	Promedio
11-15	Pobre
> 15	Muy pobre

Tomado de:** Gennaro, Joseph Di. ***The New Physical Fitness: Exercise for Everybody. Englewood, Colorado: Morton Publishing Company, 1983, p. 62.

III. EVALUACIÓN DE LA FUNCIÓN PULMONAR (Espirómetro seco portátil)

A. Capacidad vital

1. Coloca el indicador en "O".
2. Con la nariz tapada, inhala lo más profundo que puedas y luego exhala todo el aire a través del espirómetro, tratando de vaciar todo el aire de los pulmones.
3. Registra el valor que se observa en el indicador.
4. Repite la prueba dos veces más.
5. El volumen mayor de aire exhalado en un solo intento será tu capacidad vital.

B. El volumen de ventilación pulmonar

1. Descansa durante 5 minutos.
2. Con la nariz pinchada, respira normalmente varias veces, sin sellar los labios en la boquilla.
3. Cuando se alcance un patrón regular de respiración, exhala cinco ventilaciones corridas (con una fuerza moderada) dentro del espirómetro.

4. Registra el valor total para las cinco ventilaciones y las divides entre 5 para calcular el promedio del volumen de ventilación pulmonar.

C. El volumen de reserva espiratoria

1. Con la nariz tapada, sin sellar los labios con la boquilla, toma varias ventilaciones tranquilas (sin exhalar a través del espirómetro).
2. Cuando se alcance un patrón normal de respiración, exhala normalmente, inmediatamente después sella tus labios alrededor de la boquilla y espira lo más fuerte que puedas dentro del espirómetro todo el aire que te queda en los pulmones; registra el valor observado en el indicador.
3. Repite el procedimiento dos veces más y calcula el promedio de los tres intentos para averiguar tu volumen de reserva espiratoria.

D. Compara tus resultados con los valores normales en la siguiente Tabla:*

Medida	Varones (20-30 años)	Mujeres (20-30 años)	Varones (50-60 años)
Capacidad vital (cc)	4800	3200	3600
Volumen de ventilación Pulmonar (cc)	600	500	500
Volumen de reserva espiratoria (cc)	1200	800	1000

*Tomado de: McArdle, William D., Frank I. Katch y Victor L. Katch. ***Exercise Physiology: Energy, Nutrition, and Human Performance.*** Philadelphia: Lea & Febiger, 1986, p. 199.

IV. PRUEBAS PARA MEDIR FUERZA MUSCULAR

A. Fuerza isométrica en la mano (Dinamómetro de mano)

1. Luego de ajustar cómodamente la mano en el dinamómetro, presiónalo vigorosamente, manteniendo la mano y el brazo fuera del cuerpo.
2. Repite la prueba dos veces más, y registra el valor mayor de los tres intentos.

B. Fuerza isométrica de las piernas (Flexión de las piernas)

1. Hala el manguillo del dinamómetro, manteniendo la espalda derecha y con las rodillas dobladas a 120 grados.

C. Fuerza isométrica de la espalda (Flexión de las piernas)

1. Con el tronco de la espalda inclinado ligeramente hacia abajo y las piernas derechas, hala el manguillo del dinamómetro hacia arriba, manteniendo los codos derechos y haciendo la fuerza desde la cintura.
2. Repite el procedimiento y registra el valor mayor de los intentos.

D. Determina tu nivel de fuerza muscular (clasificación), utilizando la siguiente Tabla*:

Clasificación	Mano Derecha (kg)	Mano Izquierda (kg)	Flexión Troncal (kg)	Flexión Piernas (kg)
Varones				
Excelente	68	70	209	241
Bueno	56-67	62-69	117-208	214-240
Promedio	43-55	48-61	126-176	160-213
Pobre	39-42	41-47	91-125	137-159
Muy Pobre	39	41	91	137
Mujeres				
Excelente	37	41	111	136
Bueno	34-36	38-40	98-110	114-135
Promedio	22-33	25-37	52-97	66-113
Pobre	18-21	22-24	39-51	49-65
Muy pobre	18	22	39	49

Tomado de:** Heyward V. ***Design for Fitness: Guide to Physical Fitness, Appraisal & Exercise Prescription. Minneapolis: Burgess, 1984, p. 75.

V. PRUEBAS PARA MEDIR TOLERANCIA MUSCULAR

A. Lagartijas ("Push Ups")*

1. Número máximo de lagartijas en un minuto.
2. Las mujeres las hacen con las rodillas en el suelo.
3. Determina tu nivel de tolerancia muscular (clasificación), utilizando la siguiente tabla:

Edad	Excelente	Bueno	Promedio	Regular	Pobre
Varones					
20-29	Sobre 55	45-54	35-44	20-34	0-19
30-39	Sobre 45	35-44	25-34	15-24	0-14
40-49	Sobre 40	30-39	20-29	12-19	0-11
Mujeres					
10-29	Sobre 49	34-48	17-33	6-16	0-5
30-39	Sobre 40	25-39	12-24	4-11	0-3
40-49	Sobre 35	20-34	8-19	3-7	0-2

Tomado de:** Pollock, Michael L., Jack H. Wilmore y Samuel M. Fox III. ***Health and Fitness Through Physical Activity. New York: Macmillan Pub. Co., 1985. p. 109.

B. Sentadillas ("Sit-Ups")*

1. Número máximo de sentadillas en un minuto
2. Determina tu clasificación con la siguiente tabla:

Edad	Excelente	Bueno	Promedio	Regular	Pobre
			Varones		
20-29	Sobre 48	43-47	37-42	33-36	0-32
30-39	Sobre 40	35-39	29-34	25-28	0-24
40-49	Sobre 35	30-34	24-29	20-23	0-19
			Mujeres		
20-29	Sobre 44	39-43	33-38	29-32	0-28
30-39	Sobre 36	31-35	25-30	21-24	0-20
40-49	Sobre 31	26-30	19-25	16-18	0-15

Tomado de:** Pollock, Michael L., Jack H. Wilmore y Samuel M. Fox III. ***Health and Fitness Through Physical Activity. New York: Macmillan Pub. Co., 1985, p. 110.

VI. PRUEBAS PARA MEDIR FLEXIBILIDAD

A. Flexión Troncal*

1. Sentado con las piernas extendidas y las plantas de los pies planas contra el banco. Extiende los brazos y manos hacia adelante.
2. Determina tu nivel de flexibilidad (clasificación), utilizando la siguiente tabla:

Edad	Excelente	Bueno	Sobre el Promedio	Promedio	Bajo el Promedio	Regular	Pobre
			Varones				
46 ó más	20-18	17-16	15-14	13-12	11-19	8-6	5-0
36-45	22-20	19-17	16-15	14-13	12-11	10-6	5-0
35 ó menos	21-20	19-18	17-16	15-13	12-10	9-8	7-0
			Mujeres				
46- ó más	22-20	19	18-16	15	14-12	11-10	9-0
36-45	23-22	21-20	19-18	17-15	14-13	12-11	10-0
35 ó menos	23-22	21	20-19	18-16	15	14-12	11-0

***Adaptado de:** Figure Finder. "Trunk Flexibility Ratings." Addison, IL: Novel Products Inc.

B. Extensión troncal*

1. Colócate boca abajo, con un compañero que mantenga fijas tus asentaderas y piernas.
2. Con las manos entrelazadas en la nuca, levanta el pecho y cabeza lo más alto que puedas del piso.
3. Mide la distancia (en pulgadas) desde el piso a la barbilla.
4. Determina tu clasificación con la siguiente tabla:

Clasificación	Varones (pulgadas)	Mujeres (pulgadas)
Excelente	23 ó más	20 ó más
Buena	20-22	17-19
Promedio	18-19	15-16
Bajo el Promedio	17 ó menos	14 ó menos

Adaptado de:** Miller, David K. y Earl T. Allen ***Fitness: A Lifetime Commitment. Minnesota: Burges Pub. Co., 1979, p. 52.

VII. PRUEBAS PARA MEDIR CAPACIDAD MOTORA

A. Prueba del salto lateral*

1. Manteniendo los pies juntos, salta lateralmente sobre una tabla de 2 x 4" colocada en el suelo.
2. Registra el número máximo de brincos en un minuto.
3. Determina tu clasificación con la siguiente tabla:

Clasificación	Varones (Número de saltos)	Mujeres (Número de saltos)
Muy pobre	134 ó menos	130 ó menos
Pobre	135-155	131-146
Promedio	156-180	147-173
Bueno	185-198	174-183
Excelente	199 ó más	184 ó más

Tomado de:** Hockey, Robert V. ***Physical Fitness: The Pathway to Heathful Living. 5th ed.; St. Louis: Times Mirror/ Mosby College Publishers, 1985, p. 37.

RESUMEN DE LAS PRUEBAS DE APTITUD FÍSICA

Profesor: ______________________________Fecha: _____/_____/____
Día Mes Año

Nombre del Est.: ____________________

Núm. Est.:_____________ Sección:______Edad:_____ Sexo: M__ F__

MEDIDAS ANTROPOMÉTRICAS:

A. Determinación del peso deseable

Estatura: ____pulg. ____cm Peso: _____ lbs. ____kg

Circunferencia de la muñeca: _____pulg ____ cm Tipo de Figura:____

Peso Ideal: ______lbs. _____kg

B. Evaluación de la adiposidad corporal (pliegues cutáneos)

Varones:		Mujeres:
Pecho____________		Tríceps______ mm
Abdomen _____mm	Por ciento de Grasa ____%	Muslo _______ mm
Muslo_________mm	Clasificación____________	Suprailión ____mm
Total______mm		Total:____mm

EVALUACIÓN CARDIOVASCULAR:

A. Frecuencia cardíaca en reposo (latidos/minuto)

Sentado_________ De pie_________ Clasificación_________

B. Presión Arterial (mm. Hg.)

Sistólica_______ Diastólica_________ Presión del Pulso________

EVALUACIÓN PULMONAR:

	Valor Actual	Valor Normal
Capacidad vital (cc)	________________	________________
Volumen de ventilación Pulmonar (cc)	________________	________________
Volumen de reserva Respiratoria (cc)	________________	________________

EVALUACIÓN CAPACIDAD AERÓBICA:

A. Prueba del escalón

Pulso de recuperación ________lat/min Clasificación__________

B. Prueba de trotar en sitio

Pulso de recuperación (30-Segundos)	Pulso de reposo (30-Seg)	Diferencia Entre Pulsos	Clasificación
__________________	_____________	___________	___________

EVALUACIÓN DE FUERZA ISOMÉTRICA:

A. Dinamómetro de mano

Coteje (✓) la mano dominante:

Derecha:______________________kg Clasificación____________

Izquierda: ____________________kg Clasificación____________

B. Dinamómetro de piernas y espalda

Flexión de piernas: ______________kg Clasificación____________

Flexión troncal:__________________kg Clasificación____________

EVALUACIÓN TOLERANCIA MUSCULAR:

Lagartijas en 1 min: _____________ reps Clasificación____________

Sentadillas en 1 min: ____________ reps Clasificación____________

EVALUACIÓN DE FLEXIBILIDAD:

Flexión Troncal: _______________ pulg. Clasificación____________

Extensión Troncal: _____________ pulg. Clasificación____________

EVALUACIÓN DE LA CAPACIDAD MOTORA:

Saltos Laterales en 1 min: ________ no. Clasificación____________

OTRAS PRUEBAS DE APTITUD FÍSICA

I. EVALUACIÓN ISOTÓNICA DE LA FUERZA MUSCULAR

A. Definición de fuerza muscular
   1. La cantidad máxima de peso que pueda moverse durante una repetición.
   2. Esto se conoce como una repetición máxima (1 RM).

B. Equipo requerido
   1. Máquina universal

C. Procedimiento
   1. Determina el peso inicial para la prueba:
      a. Selecciona el peso observado en la clasificación pobre (veáse Tabla **4**-1).
      b. Divide dicho peso entre 100 y luego multiplícalo por el peso corporal del individuo que será evaluado.
      c. El resultado es el peso recomendado para comenzar la prueba.
   2. Gradualmente aumenta la carga después de cada intento donde el individuo pudo levantar el peso.
   3. Debe haber un intervalo de descanso de 1 a 2 minutos entre cada intento.
   4. Continúa hasta que el individuo se encuentre con una carga que no pueda levantar.
   5. El 1 RM es el peso anterior a la carga que no pudo levantar el individuo.
   6. Repite los procedimientos 1-5 para cada tipo de prueba ("Bench Press", "Standing Press", "Arm Curl" y "Leg Press")

D. Resultados/Evaluación
   1. Determina tu nivel de clasificación:
      a. Divide tu 1 RM entre 100 y luego multiplícalo por tu peso corporal.
      b. El resultado es el por ciento de tu peso corporal.
      c. Compara el por ciento de tu peso corporal con la escala observada en la Tabla **4**-1 y determina tu clasificación (Excelente, muy bueno, bueno, regular o pobre).

E. Ficha para la anotación de los resultados:

Tipo de Prueba	1 RM	Por ciento del Peso Corporal	Clasificación
Bench Press	: ____________lbs.	____________%	____________
Standing Press	: ____________lbs.	____________%	____________
Arm Curl	: ____________lbs.	____________%	____________
Leg Press	: ____________lbs.	____________%	____________

Tabla 4-1*

Clasificación	Bench Press	Standing Press	Arm Curl	Leg Press
Varones				
Excelente	>105	>85	>60	>240
Muy bueno	90-105	70-85	50-60	210-240
Bueno	75-89	60-69	40-49	180-209
Regular	60-74	45-59	30-39	150-179
Pobre	<60	<45	<30	<150
Mujeres				
Excelente	>90	>65	>45	>205
Muy Bueno	75-90	50-65	35-45	175-205
Bueno	60-74	40-49	25-34	145-174
Regular	45-59	25-39	15-24	115-144
Pobre	<45	<25	<15	<115

Adaptado de:** Fox, Edward L., Timothy E. Kirby y Ann Roberts Fox. ***Bases of Fitness. New York: Macmillan Publishing Co., 1987, p. 185.

II. PRUEBAS SENCILLAS DE FLEXIBLIDAD*

A. Procedimientos generales

1. Utiliza una escala del 1 al 5 para determinar el grado de flexibilidad (largo del músculo), donde: 1 = muy teso (muy corto), 2 = teso (corto), 3 = normal, 4 = flexible (largo) y 5 = muy flexible (muy largo).
2. Circula el número correspondiente para cada prueba de flexibilidad en la ficha provista para la anotación de los resultados.

B. Evaluación del largo de los músculos de la espalda (Superior y Baja) y de los músculos posteriores al muslo ("hamstring").

1. Utiliza como referencia las siguientes ilustraciones:

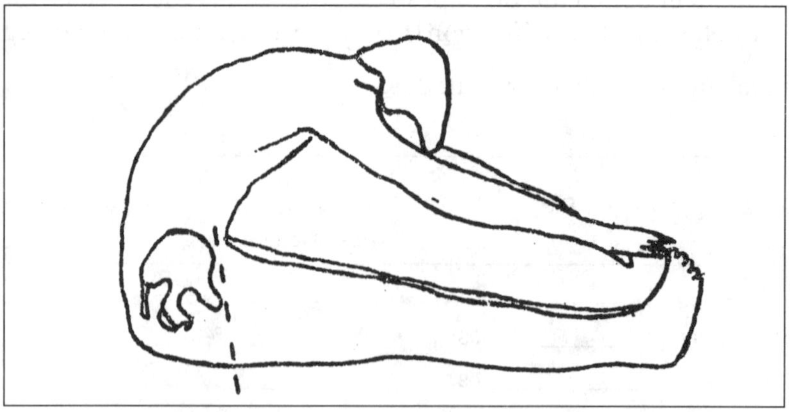

Figura 4-7
Largo normal de los músculos de la espalda y posterior al muslo

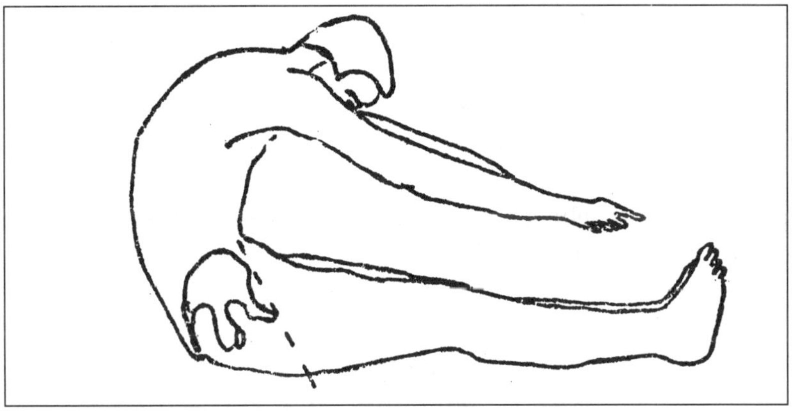

Figura 4-8
Músculos posteriores al muslo, cortos

Tomado de:** The Ohio State University. ***Comprehensive Fitness Testing.

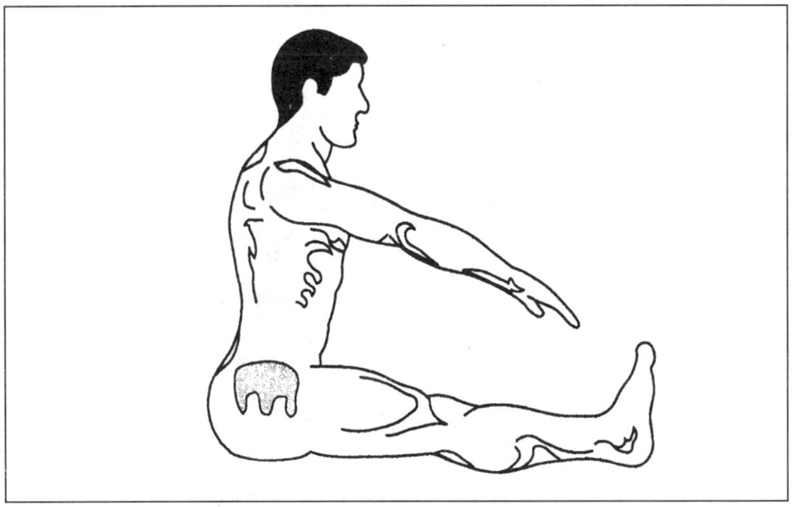

Figura 4-9
MÚSCULOS DE LA ESPALDA Y POSTERIORES AL MUSLO, CORTOS

2. Evalúa:
   a. La espalda superior
   b. Espalda baja
   c. Músculos posteriores al muslo ("hamstring").
3. Resultados / evaluación:
   a. Determina el grado de flexibilidad y largo de los músculos para cada una de las pruebas (espalda superior, espalda baja y músculos posteriores al muslo), circulando el número correspondiente en la ficha para la anotación de los resultados.

C. Flexibilidad del Hombro (Véase Figura **4**-10)

1. Procedimientos:

    a. El sujeto debe tratar de alcanzar la espalda (un brazo a la vez), deslizando la mano tan lejos como pueda hacia arriba de la espalda (manteniendo las muñecas derechas).

    b. Durante cada prueba, el sujeto debe mantener el brazo opuesto que no se está evaluando en un costado del cuerpo.

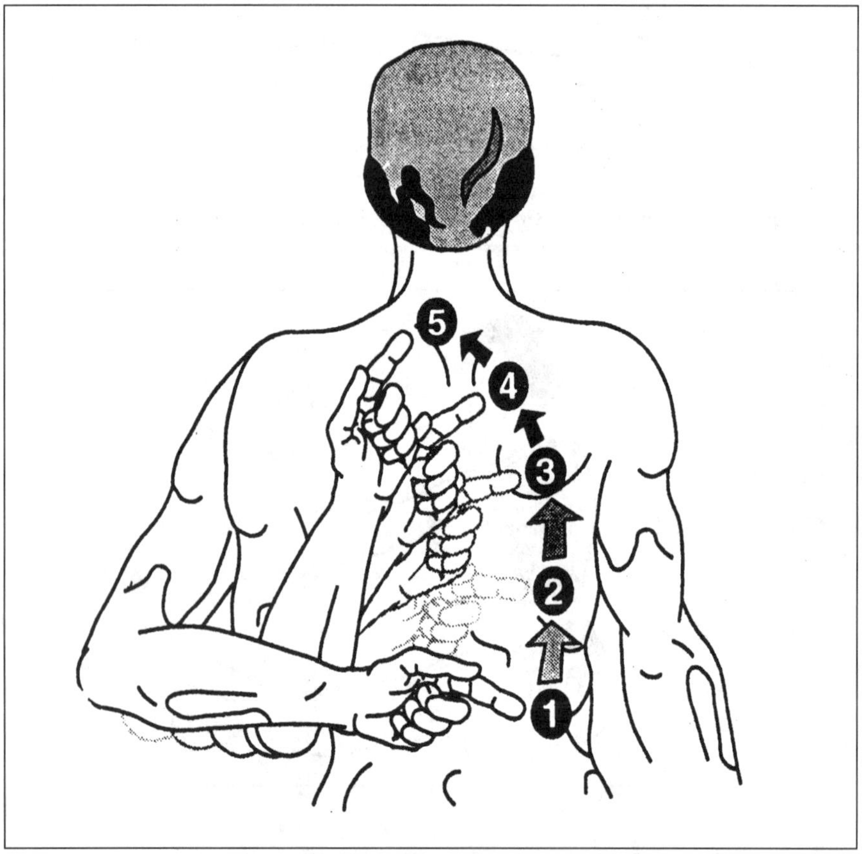

Figura **4**-10

2. Resultados / evaluación:

    a. Utiliza la escala descrita en la sección A (Procedimientos Generales) y la ficha para la anotación de los datos.

    b. Ambos hombros deben poseer aproximadamente la misma flexibilidad.

D. Ficha para la anotación de los resultados. (Circula el número correspondiente).

	Muy Teso (Muy Corto)	Teso (Corto)	Normal	Flexible (Largo)	Muy flexible (Muy largo)
Espalda superior	1	2	3	4	5
Espalda baja	1	2	3	4	5
Hombro derecho	1	2	3	4	5
Hombro izquierdo	1	2	3	4	5

EVALUACIÓN DE LA CAPACIDAD AERÓBICA: LA PRUEBA DEL ESCALÓN DE QUEENS COLLEGE

I. PROPÓSITO

Evaluar la tolerancia cardiorespiratoria

II. SUPUESTO

Esta prueba se basa en el hecho de que el tiempo de recuperación es un índice fiable de tu nivel de tolerancia o capacidad aeróbica (cardiorespiratoria).

III. EQUIPO

1. Las gradas ("bleachers") de un gimnasio:
   a. 16-1/4" de altura.
2. Metrónomo.
3. Cronómetro o reloj.

IV. PROCEDIMIENTO

A. Preparación para la prueba:
   1. Explica el concepto de la prueba del escalón.
   2. Demuestra la forma correcta de subir y bajar el escalón:
      a. Dirige siempre con el mismo pie.
      b. Estira las piernas en toda su extensión al estar arriba del escalón.
      c. Mantén los brazos a los lados.
   3. Ofrece una práctica de 15 segundos:
      a. Se debe comprobar la cadencia correcta de cada ejecución o ciclo completo (se completa una ejecución o ciclo luego de haber subido y bajado el escalón una vez en un conteo de cuatro: "arriba-arriba-abajo-abajo"), fijando el metrónomo a:
         1) Varones: 96 latidos/minuto
         2) Mujeres: 88 latidos/minuto
      b. Es importante que el sujeto practique la cadencia correcta para cada ejecución o ciclo completado:
         1) Varones: 24 ejecuciones/min. (2.5 seg. para cada ciclo)
         2) Mujeres: 22 ejecuciones/min. (1 seg. para cada ciclo)

B. Administración de la Prueba
   1. Preparar el reloj para la prueba:
      a. Varones: 96 latidos/minuto
      b. Mujeres: 88 latidos/minuto

3. Comienza la prueba:
   a. Varones:
      1) Sube y baja el escalón 24 veces por minuto durante un período de 3 minutos.
   b. Mujeres:
      1) Sube y baja el escalón 22 veces por minuto durante un período de 3 minutos.
4. Luego de haberse completado los 3 minutos de la prueba, el sujeto permanece de pie durante 5 segundos, e inmediatamente después:
   a. Se toma el pulso durante 15 segundos.
   b. Luego multiplica los latidos palpados durante dichos 15 segundos por 4 (pulso-15 seg. x 4) con el fin de convertirlos en latidos/minuto.
   c. Dicho valor resultante se conoce como la frecuencia cardíaca de recuperación (FCrecup).

V. RESULTADOS

A. Estima tu consumo de oxígeno máximo por unidades de peso del cuerpo (VO_2máx, ml/kg-min):

1. Varones:

   VO_2máx, ml/kg-min. = 111.33 – (0.42 FCrecup)

2. Mujeres:

   VO_2máx, ml/kg-min. = 65.81 – (0.1847 x FCrecup)

B. Determina tu clasificación

Para dicho propósito utiliza la Tabla 1 y 2

C. Ficha para la anotación de los resultados:

Fecha: ____ / ____ / ____
Día Mes Año

Nombre: __________________________ No. Est.: ______________________

Edad: _______ Sexo: M____ F___

Pulso - 15 seg.:_________ latidos FCrecup.: ________ latidos/minuto

$\dot{V}O_2$máx Estimado: ________ ml/kg-min Rango percentil (Tabla 1) ________

Clasificación (Tabla 2) _________

TABLA 1

RANGO PERCENTIL PARA LA FRECUENCIA CARDÍACA DE RECUPERACIÓN DE LA PRUEBA DEL ESCALÓN DE QUEENS COLLEGE Y ESTIMACION DEL CONSUMO DE OXÍGENO MÁXIMO PARA ESTUDIANTES UNIVERSITARIOS MASCULINOS Y FEMENINOS*

Rango Percentil	FCrecup. Mujeres (lat/min)	VO_2máx Estimado (ml/kg-min.)	FCrecup. Varones (lat/min.)	VO_2máx Estimado (ml/kg-min.)
100	128	42.4	120	61.0
95	140	40.0	124	59.3
90	148	38.5	128	57.6
85	152	37.7	136	54.3
80	156	37.0	140	52.6
75	158	36.6	144	50.9
70	160	36.3	148	49.2
65	162	35.9	149	48.7
60	163	35.7	152	47.5
55	164	35.5	154	46.7
50	166	35.1	156	45.9
45	168	34.8	160	44.2
40	170	34.4	162	43.4
35	171	34.2	164	42.5
30	172	34.0	166	41.7
25	176	33.3	168	40.8
20	180	32.6	172	39.2
15	182	32.2	176	37.5
10	184	31.8	178	36.6
5	196	29.6	184	43.1

Tomado de:** Magel, John y William MacArdle ***Laboratory Experiments in Exercise Physiology. New York: Queens College of the City University of New York, 1978, p. 45.

TABLA 2

CAPACIDAD AERÓBICA O CARDIORESPIRATORIA ESCALA DE CLASIFICACIÓN

CONSUMO DE OXÍGENO MÁXIMO ESTIMADO (ml/kg-min.)*

Varones						
Clasificación	13-19 años	20-29 años	30-39 años	40-49 años	50-59 años	Más de 60 años
I. Muy pobre	< 35.0	< 33.0	< 31.5	< 30.2	< 26.1	<20.5
II. Pobre	35.0-38.3	33.0-36.4	31.5-35.4	30.2-33.5	26.1-30.9	20.5-26.0
III. Promedio	38.4-45.1	36.5-42.4	35.5-40.9	33.6-38.9	31.0-35.7	26.1-32.2
IV. Bueno	45.2-50.9	42.5-46.4	41.0-44.9	39.0-43.7	35.8-40.9	32.2-36.4
V. Excelente	51.0-55.9	46.5-52.4	45.0-49.4	43.8-48.0	41.0-45.3	36.5-44.2
VI. Superior	> 56.0	> 52.5	> 49.5	> 48.1	> 45.4	> 44.3

Mujeres						
Clasificación	13-19 años	20-29 años	30-39 años	40-49 años	50-59 años	Más de 60 años
I. Muy pobre	< 25.0	< 23.6	< 22.8	< 21.0	< 20.2	< 17.5
II. Pobre	25.0-30.9	23.6-28.9	22.8-26.9	21.0-24.4	20.2-22.7	17.5-20.1
III. Promedio	31.0-34.9	29.0-32.9	27.0-31.4	24.5-28.9	22.8-26.9	20.2-24.4
IV. Bueno	35.0-38.9	33.0-36.9	31.5-35.6	29.0-32.8	27.0-31.4	24.5-30.3
V. Excelente	39.0-41.9	37.0-40.9	35.7-40.0	32.9-36.9	31.5-35.7	30.3-31.4
VI. Superior	> 42.0	> 41.0	> 40.1	> 37.0	> 35.8	> 31.5

Las tablas de arriba fueron adaptadas:** de Cooper, Kenneth H. ***The Aerobic Way. New York: Bantam Books, Inc., 1977.

REFERENCIAS

1. Aerobics and Fitness Association of America (AFAA). Gurney Cooper, Phyllis (editor). ***Aerobics: Theory & Practice***. Sherman Oaks, CA: AFAA, 1985, pp. 97-112, 164-167, 169-185.
2. Allsen, Philip E., Jyce M. Harrison y Barbara Vance. ***Fitness for Life: An Individualized Approach***. 3rd ed., Dubuque, Iowa: WM C. Brown Publishers, 1984, pp. 36-54.
3. Allsen, Philip E., Joyce M. Harrison y Barbara Vance. ***Fitness for Life: An Individualized Approach.*** 3rd ed.; Dubuque, Iowa: WM. C. Brown Publishers, 1984.
4. American College of Sports Medicine (ACSM). ***Guidelines for Exercise Testing and Prescription***. 5th ed.; Philadelphia: Lea & Febiger, 1995, pp. 12-48, 158-176.
5. American College of Sports Medicine (ACSM). "The Recommended Quantity and Quality of Exercise for Developping and Maintaining Cardiorespiratory and Muscular Fitness in Healthy Adults". ***Medicine and Science in Sports and Exercise***. Vol. 22, Num. 2, 1990, pp. 265-274.
6. American College of Sports Medicine (ACSM). ***Position Stand.*** "Physical Activity, Physical Fitness, and Hypertension". ***Medicine and Science in Sports and Exercise***. Vol. 25, No. 10 (1993), pp. i-x.
7. American College of Sports Medicine. ***Guidelines for Exercise Testing and Prescription.*** 3th ed.; Philadelphia: Lea & Febiger, 1986.
8. Bailey, Covert. ***Fit of Fat.*** Boston: Houghton Mifflin, 1978.
9. Birk, Thomas J. y Cynthia A. Birk. "Use of Ratings of Perceived Exertion for Exercise Prescription.
10. Bloom Gibson, Suzanne; Suzane Goodwin Gerberich y Arthur S. Leon. "Writing the Exercise Prescription: An Individual Approach". ***The Physician and Sports Medicine***. Vol. 25, No. 10 (1993), pp. 187-110.
11. Borg, G.A.V. "Psychological bases of Perceived Exertion". ***Medicine and Science in Sports and Exercise***. Vol. 14, 1982, pp. 377-380.
12. Brown Rupp, Deborah. "Aerobic Exercise Programming". En: ACSM (editor). ***Resource Manual for Guidelines for Exercise Testing and Prescription***. 2nd ed.; 1993. Philadelphia: Lea & Febiger, pp. 344-349.
13. Burskirk, E.R. "Obesity". En: Skinner, J. (Editor). ***Exercise Testing and Exercise Prescription Special Cases: Theoretical and Clinical Applications.*** Philadelphia: Lea & Febiger, 1987, pp. 149-173.
14. Cooper, Kenneth H. *The Aerobics Way*. New York: Bantam Books, Inc., 1977.
15. Cooper, Kenneth H. *The Aerobics Program for Total Well-Being: Exercise, Diet, Emotional Balance*. New York: Bantam, M. Evans & Co., Inc., 1982.
16. Chevalier, Richard.; Serge Laferrière e Yves Bergeron. ***Condicionamiento Físico: El Afianzamiento Progresivo de la Salud***. España, Barcelona: Editorial Hispano Europea, S.A., 1982, pp. 7-102, 149-185.
17. Cooper, Kenneth H. ***The Aerobic Program for Total Well-Being: Exercise, Diet, Emotional Balance***. New York: Bantam Books, 1982, p. 121-136.

18. De Vries, Herbert A. ***Physiology of Exercise for Physical Education and Athletics***. 4th ed.; Dubuque, Iowa: Wm. C. Brown Publishers, 1986, p. 283-307.

19. Fardy, Paul S., Frank G. Yanowitz y Philip K. Wilson. ***Cardiac Rehabilitation, Adult Fitness, and Exercise Testing***. 2nd ed.; Philadelphia: Lea & Febiger, 1988, pp. 169-184.

20. Francis, Lorna L., Peter R. Francis y Kim Welshons-Smith. "Aerobic Dance Injuries: A Survey of Instructors". ***The Physician and Sportsmedicine***. Vol. 13, No. 2 (febrero, 1985), p. 105-111.

21. Fox, Edward L., Richard W. Bowers y Merle L. Foss. ***The Physiological Basis for Exercise and Sport***. Dubuque, IA: WCB Brown & Benchmark Publishers, 1993, pp. 429-437.

22. Fox, Edward L. ***Fisiología del Deporte.*** Buenos Aires: Editorial Médica Panamericana S.A., 1984.

23. Fox, Edward L., Timothy E. Kirby y Ann Roberts Fox. ***Basic of Fitness.*** New York: Macmillan Pub. Co., 1987.

24. Fox, Edward L. y Mathew, Donald K. ***The Physiological Basis of Physical Education and Athletics.*** 3th ed.; Philadelphia: Saunders College Pub., 1981.

25. Franks, B. Don y Edward T. Howley. ***Fitness Leader's Handbook***. Champaign, Illinois: Human Kinetics Books, 1989, pp. 23-38, 133-145.

26. Gennaro, Joseph Di. ***The New Physical Fitness: Exercise for Everybody.*** Englewood, Colorado: Morton Publishing Company, 1983.

27. Getchell, Bud. ***Condición Física: Cómo Mantenerse en Forma.*** México. Editorial Limusa, 1983.

28. Greenberg, Jerrold S. y David Pargman. ***Physical Fitness: A Wellness Approach***. New Jersey: Prentice-Hall, Inc., 1986.

29. Hanson, Peter G., Michael D. Giese y Robert J. Corliss. "Clinical Guidelines for Exercise Training". ***Postgraduate Medicine***. Vol. 67, No. 1 (January, 1980), pp. 120-134.

30. Heath, Gregory W. "Exercise Programming for the Older Adult". In: ACSM (editor). ***Resource Manual for Guidelines for Exercise Testing and Prescription***. 2nd ed.; 1993. Philadelphia: Lea & Febiger, pp. 418-426.

31. Hellerstein, Herman K. y Barry A. Franklin. "Exercise Testing and Prescription" En: Wenger, Nanette Kass y Herman K. Hellersyein (editores). ***Rehabilitation of the Coronary Patient***. 2nd ed., New York: John Wiley & Sons, 1984, pp. 234-274.

32. Heyward, Vivian H. ***Advanced Fitness Assessment & Exercise Prescription***. 2nd ed., Champaign, Illinois: Human Kinetics Books, 1991, pp. 71-98.

33. Heyward, Vivian H. ***Designs for Fitness: A Guide to Physical Fitness Appraisal and Exercise Prescription.*** Minnesota: Burgess Publishing Co., 1984.

34. Hockey, Robert V. *Physical Fitness:* ***The Pathway to Healthful Living.*** 5th ed.; St Louis: Times Mirror / Mosby College Publishers, 1985.

35. Hoer, SL. "Exercise: An Alternative to Fad Diets for Adolescent Girls". ***The Physician and Sportsmedicine***. Vol. 12, No. 2 (1984), pp. 76-83.

36. Howley, Edward T. y B. Don Franks. ***Health/Fitness Instructor's Handbook***. 2nd ed.,; Champaign, Illinois: Human Kinetics Publishers, Inc., 1992, pp. 221-256.

37. Hyatt, Gwen. "A New Look at Exercise Prescription". ***IDEA TODAY***. Vol. 8, No. 8, (September, 1990), pp. 34-40

38. Kisselle, Judy & Karen Mazzeo. ***Aerobic Dance: A Way to Fitness***. Englewood, Colorado: Morton Publishing Co., 1983, pp. 1-2, 9-12, 15-31, 154-157, 185-188

39. Knuttgen, Howard G. y William J. Kraemer. "Terminology and Measurement in Exercise Performance". ***Journal of Applied Sport Science Research***. Vol. 1, No. 1 (1987), pp. 1-10.

40. Lundin, Madeline. **Guidelines to Safe and Sane Aerobics**. 3th ed.; California: Academy Printing and Publishing Company., 1985, pp. 4-8, 12-17, 49-54, 59-61, 97-127.

41. Magel, John y William MacArdle. ***Laboratory Experiments in Exercise Physiology.*** New York: Queens College of the City University of New York, 1976.

42. McArdle, William D., Frank I. Katch y Víctor L. Katch. ***Exercise Physiology: Energy, Nutrition, and Human Performance.*** Philadelphia: Lea & Febiger, 1986.

43. McArdle, William D., Frank I Katch y Victor L. Katch. ***Exercise Physiology: Energy, Nutrition, and Human Performance***. 3th ed.; Philadelphia: Lea & Febiger, 1991, pp. 433-440.

44. McArdle, William D., Frank I. Katch y Victor L. Katch. ***Essentials of Exercise Physiology***. Philadelphia: Lea & Febiger, 1994, pp. 355-365.

45. Miller, David K. y Earl T. Allen. ***Fitness: A Lifetime Commitment.*** Minnesota: Burgess Pub. Co., 1979.

46. Morehouse, Laurence E. ***Laboratory Manual for Physiology of Exercise.*** Saint Louis: The C.V. Mosby Company, 1972.

47. Nieman, David C. ***The Sports Medicine Fitness Course***. Palo Alto, CA: Bull Publishing Company, 1986, pp. 176-203.

48. Painter, Patricia L. y William L. Haskell. "Decision Making in Programming Exercise". En: ACSM (editor). ***Resource Manual for Guidelines for Exercise Testing and Prescription***. 2nd ed.; Philadelphia: Lea & Febiger, 1993, pp. 311-318.

49. Paolone, Albert M. "Prescribing Exercise Programs". En: Bove, Alfred A. y David T. Lowenthal (editors) ***Exercise Medicine***. New York: Academic Press, Inc., 1983, pp. 361-381.

50. Pollock, Michael L., Jack H. Wilmore y Samuel M. Fox. III. ***Health and Fitness Through Physical Activity.*** New York: Macmillan Pub. Co., 1985.

51. Pollock, Michael L., Wilmore Jack H. y Samuel M. Fox III. ***Exercise in Health and Disease: Evaluation and Prescription for Prevention and Rehabilitation***. 2nd ed.; Philadelphia: W.B. Saunder Company, 1990, pp. 100-110, 371-484.

52. Pollock, Michael L., Wilmore Jack H. y Samuel M. Fox III. ***Exercise and Fitness Through Physical Activity***. New York: John Wiley & Sons, Inc., 1978, pp. 22-26, 37-45, 117-178.

53. Pollock, el al. "Exercise Training and Prescription for Persons over 65 Years of Age". ***Southern Medical Journal.*** In Press. abril, 1994.

54. Powers, Scott K. y Edward T. Howley. ***Exercise Physiology: Theory and Applications***. 2nd ed.; Dubuque, I.A.: Wm. C. Brown Publishers, 1994, pp. 331-344.

55. Richie, Douglas H., Steven F. Kelso y Patricia A. Bellucci. "Aerobic Dance Injuries: A Retrospective Study of Instructors and Participants". ***The Physician and Sportsmedicine***. Vol. 13, No. 2 (febrero, 1985), pp. 130-135, 138 y 140.

56. Sharkey, Brian. ***Physiology of Fitness: Prescribing Exercise for Fitness, Weight Control, and Health.*** 2nd ed.; Champaign, Illinois: Human Kinetics Publishers, Inc., 1984, 365 pp.

57. Shephard, Roy J. ***Exercise Physiology***. Philadelphia: B.C. Decker Inc., 1987, pp. 183-194.

58. Sorochan, Walter D. ***Autoevaluación de la Salud***. México: Editorial Limusa S.A., 1981.

59. Strauss, William E., Diane Panton Lapsley, Terry A. Fortin, Jamil A. Kirdar y Kevin M. McIntyre. "Emergency Plans and Procedures for an Exercise Facility". En: ACSM (editor). ***Resource Manual for Guidelines for Exercise Testing and Prescription***. 2nd ed.; Philadelphia: Lea & Febiger, 1993, pp. 364-337.

60. Stoll, Sharon Kay y Jennifer Marie Beller. ***The Professional's Guide to Teaching Aerobics***. New Jersey: Prentice-Hall, Inc., 1989, pp. 7-12, 89-101.

61. Thomas, Clayton L., editor. ***Taber's Cyclopedic Medical Dictionary.*** 14th ed., Philadelphia: F.A. Davis, 1977.

62. Van Camp, Steven P. "Prescribing Physical Activity". En: Ryan, Allan J. y Fred L Allan, Jr. (editors). ***Sports Medicine***. 2nd ed.; New York: Academic Press, Inc., 1989, pp. 229-551.

63. Vicente Cernuda, José C. "Información relacionada al ejercicio en climas calurosos y húmedos". En: ***Información sobre el ejercicio y la nutrición del Atleta.*** Puerto Rico: Departamento de Recreación y Deportes.

64. Wilmore, Jack H. y David L. Costill. ***Physiology of Sport and Exercise***. Champaign, IL: Human Kinetics Pub., 1994, pp. 522-530.

65. Wilmoth, Susan K. ***Leading Aerobic Dance-Exercise***. Champaign, Illinois: Human Kinetics Publishers, 1986, pp. 14-18, 34-42.

PRUEBA AUTOEVALUATIVA DEL CAPÍTULO

Cierto o Falso

C F 1. Para que se puedan obtener los efectos benéficos que provee un programa de ejercicio, se debe entrenar como un mínimo 6 veces por semana.

C F 2. El corazón se compone de tres aurículas superiores y cuatro ventrículos.

C F 3. Durante el ejercicio, la sangre se desvía principalmente hacia los músculos activos.

C F 4. El entrenamiento físico aumenta la frecuencia cardíaca en reposo.

C F 5. Cuando existen niveles bajos de colesterol en la sangre, aumenta el riesgo de adquirir una enfermedad aterosclerótica y/o ataque al corazón.

C F 6. La respiración disminuye en profundidad y en cantidad durante el ejercicio.

C F 7. La sangre arterial transporta nutrientes y oxígeno hacia tejidos que los requieran.

C F 8. La falta de ejercicio se considera un factor de riesgo para las afecciones cardíacas/ aterosclerosis.

C F 9. Se puede comer algo pesado dos horas y media antes del ejercicio.

C F 10. Se puede entrenar de 5 a 7 veces por semana.

Selección Múltiple

______ 1.La frecuencia cardíaca máxima (FCmáx) se calcula mediante la siguiente ecuación:

a. 60 - 75% + Edad

b. 220 - 60 - 75 + Edad

c. 220 - Edad

______ 2. Durante un ejercicio:

a. Aumenta la frecuencia cardíaca.

b. Aumenta la presión sistólica.

c. Se reduce el riego sanguíneo hacia los tejidos inactivos.

d. Todas las anteriores.

______ 3.¿Cuál o cuáles de los siguientes beneficios del entrenamiento ayudan a reducir la probabilidad de la aterosclerosis y/o ataque al corazón?

a. Aumento en los niveles de la lipoproteína de baja densidad en la sangre.

b. Aumento en la actividad física diaria.

c. Aumento de las lipoproteínas de alta densidad.

d. Todas las anteriores.

______ 4.Una persona que desee comenzar un programa de ejercicios aeróbicos, debe entrenar a una frecuencia de:

a. 2 a 3 veces por semana

b. 5 a 7 veces por semana

c. 3 a 5 veces por semana

______ 5. ¿Cuál de las siguientes fórmulas representa el método utilizado para determinar la frecuencia cardíaca de entrenamiento?

a. FCE = [(FCrep - 60%) (FCmáx)] + FCrep

b. FCE = [(FCmáx - FCrep)(50 a 85%)] + FCrep

c. FCE = [(60 a 75%) (FCrep - FCmáx)] + FCrep

Pareo

___ 1. La amplitud de un movimiento alrededor de una articulación.

___ 2. Poderosa bomba muscular que pone en circulación la sangre.

___ 3. Depósitos y acumulación de sustancias grasas en las paredes internas de las arterias.

___ 4. Vaso elástico que transporta la sangre desde el corazón hacia los tejidos.

___ 5. Duración de una sesión de calentamientos y enfriamientos en una sesión de ejercicio.

___ 6. Correr, trotar, caminar, nadar, patinar, correr bicicleta, remar, baile aeróbico, brincar cuica.

___ 7. La capacidad que tiene un músculo para ejercer una fuerza o tensión máxima contra una resistencia.

a. Fuerza muscular

b. Ejercicios aeróbicos

c. 5 a 10 minutos

d. Flexibilidad

e. El corazón

f. Aterosclerósis

g. Arterias

Preguntas

1. ¿Cuáles son las causas de un infarto al miocardio?

2. Un individuo de 23 años (con una frecuencia cardíaca en reposo de 77 latidos por minuto) desea iniciar un programa de ejercicio a una intensidad de 55%. ¿Cuál deberá ser su frecuencia cardíaca en la cual deberá entrenar?

3. ¿Cuál es la función de los glóbulos rojos en el cuerpo?

4. ¿Qué tipos de ejercicios son recomendados luego del estímulo aeróbico de una sesión de ejercicio?

5. Un individuo de 60 años ingresa a un gimnasio y le pregunta al encargado si es necesario que se haga un examen médico. ¿Qué usted le recomendaría?

CAPÍTULO 5

SALUD AMBIENTAL

Es lamentable que muchas personas e industrias del país contaminen con basura, y productos de petróleo nuestros cuerpos naturales de agua, campos y costas playeras que rodean a la isla. Vivimos en un mundo en el cual la ecología se ha visto alterada negativamente por el hombre. Debemos cambiar de actitud y educarnos. Una alternativa que ha recibido mucha atención en años recientes es el reciclaje de la basura. Debemos enseñar a los niños a reciclar para que las futuras generaciones puedan heredar un mejor planeta tierra. Este capítulo describe este proceso de reciclaje y los centros de acopio en Puerto Rico. Además, se cubrirá la contaminación del aire y de las aguas. El agua es un preciado líquido que debe ser conservado y no desperdiciado, de manera que los problemas de sequía resulten en un menor impacto negativo para nuestra salud individual/pública y para la economía del país.

I. LA CONTAMINACIÓN DEL AIRE

A. Concepto

Se dice que la atmósfera está contaminada cuando contiene elementos de cualquier naturaleza en proporciones que puedan afectar la salud de las personas o causar daños a los animales, a los vegetales o a la propiedad.

B. Causas

1. Agentes contaminantes:
   a. Los procesos industriales
   b. Combustiones domésticas e industriales
   c. Los vehículos de motor
   d. Las plantas de energía eléctrica
   e. Las petroquímicas
   f. La quema de basura y la basura en sí
2. Sustancias contaminantes: (Véase Figura **5**-3)
   a. Bióxido de carbono (CO_2):
      Se origina en los procesos de combustión de la producción de energía.
   b. Monóxido de carbono:
      Proviene de las combustiones incompletas, en particular las de siderurgia, las refinerías de petróleo y los vehículos de motor.

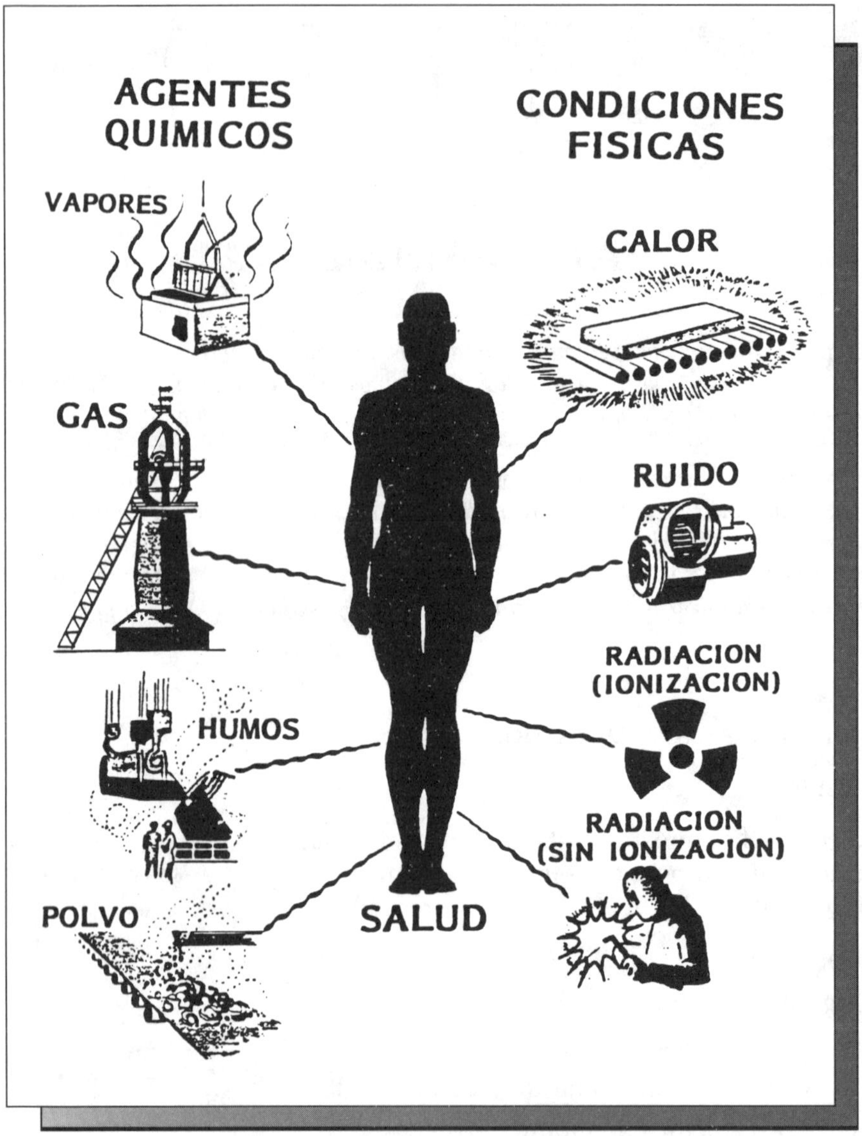

Figura 5-1
Contaminantes del medio ambiente

c. Óxidos de azufre:

Se originan del humo proveniente de las centrales eléctricas, fábricas, automóviles y del combustible de uso doméstico.

d. Óxidos de nitrógeno:

Provienen de los aviones, hornos, incineradores, incendios y otros.

e. Hidrocarburos:

Combustión incompleta de combustibles (automóvil, hornos, cigarrillos, fuegos forestales, vapores de las estaciones de gasolina)

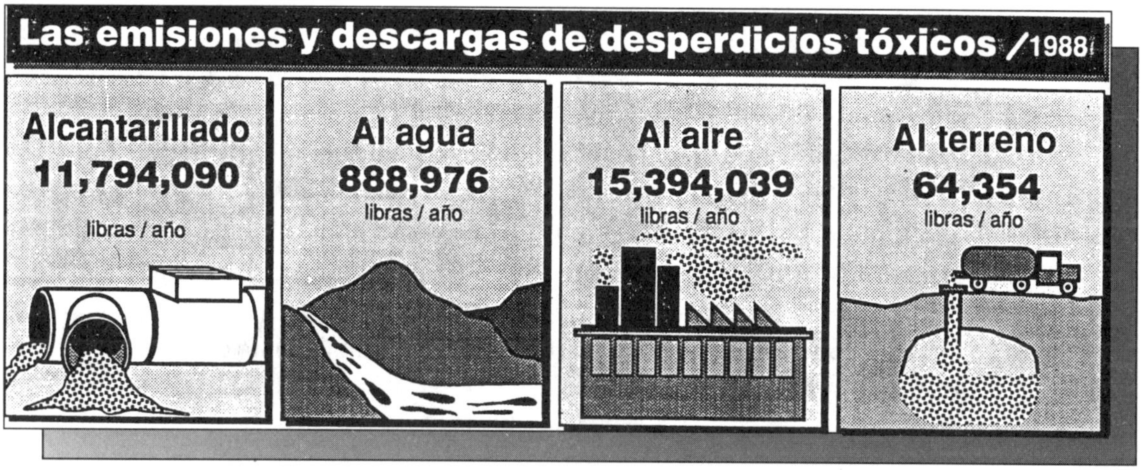

Figura 5-2
Volumen (libras) de contaminantes que afectan nuestro medio ambiente (1988)

(**Tomado de:** Ferré Rangel, Luis A. "33 Millones de Libras de Veneno". ***El Nuevo Día,*** p. 4).

f. Plomo:

Proviene de la combustión de la gasolina y de otros derivados del petróleo, a los que se les añade tetraetilo de plomo como antidetonante.

g. Partículas:

Hollín, polvos, humos, vapores, cenizas, niebla, aerosoles, entre otros

h. DDT y otros plaguicidas

i. Ozono:

No es directamente emitido, pero se forma de las emisiones de los automóviles, entre otros

C. Efectos (Véanse Figura 5-4 y 5-5)

1. Enfermedades respiratorias:

   Bronquitis, asma, neumonía, cáncer pulmonar, edema pulmonar y otras
2. Enfermedades de la piel
3. Fatiga y migraña
4. Acelera el proceso de aterosclerosis (la acumulación de grasa en las paredes arteriales)
5. Anemias
6. Se afectan los animales domésticos y salvajes
7. Se afectan las plantas y los bosques
8. Se afectan las construcciones, monumentos y los patrimonios artísticos expuestos a la intemperie
9. Se puede recalentar la atmósfera de la tierra

D. Control

1. A nivel gubernamental y empresa privada:

    a. Construcción de más carreteras y autopistas
    b. Desarrollando motores más eficientes energéticamente, de modo que sean menos contaminantes
    c. Crear motores de combustión interna que utilicen un combustible más limpio.
    d. Utilizar filtros porosos (retienen las partículas y dejan pasar el gas).
    e. Evitar que los vertederos municipales quemen la basura. La basura se puede enterrar, convertir en abono o en su producto original (como ocurre con las latas de aluminio).

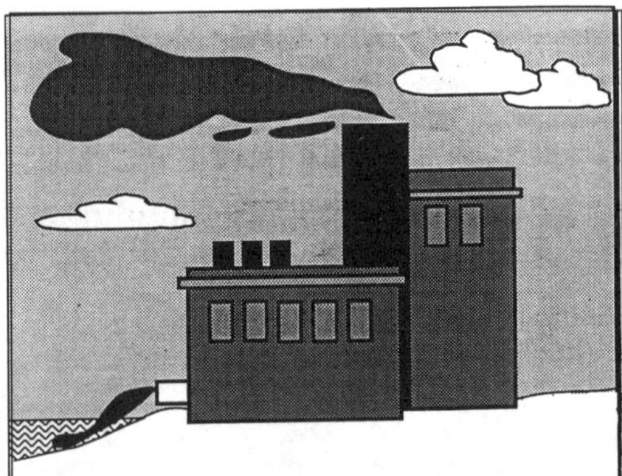

Las 20 substancias químicas que más aportan descargas al ambiente de Puerto Rico

SUBSTANCIA (*1988*)	LIBRAS / AÑO
Sulfato de sodio	7,530,973
Diclorometano	4,571,074
Acetona*	3,449,235
Metanol	2,939,605
Tolueno*	1,830,359
Acetonitrilo	1,633,276
Freón 113*	1,395,319
Disulfito de carbón	1,113,100

*Carcinógenos
Fuente: Junta de Calidad Ambiental, 1988

Figura 5-3
Principales contaminantes en Puerto Rico (1988)

(**Tomado de:** Ferré Rangel, Luis A. "33 millones de libras de veneno". ***El Nuevo Día,*** p. 5)

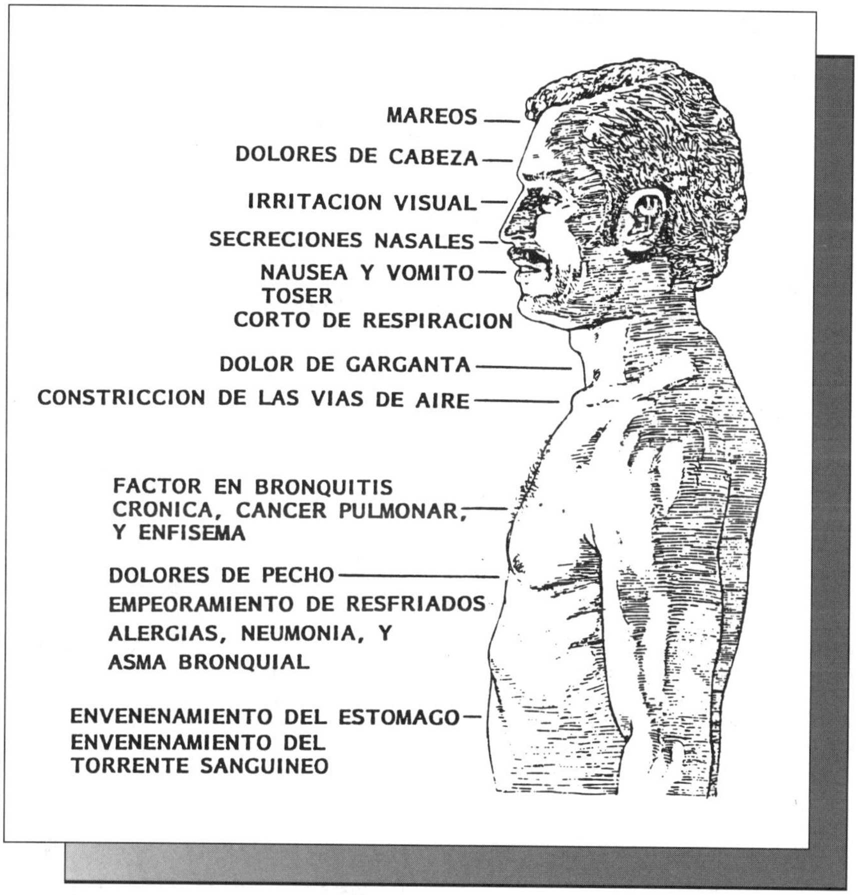

Figura 5-4
Posibles efectos de la contaminación del aire sobre el cuerpo humano

(**Tomado de:** Miller, G. Tyler, Jr. ***Environmental Science: An Introduction,*** p. 292.)

2. A nivel doméstico y comunitario:
   a. Evitar conducir el automóvil cuando no sea tan necesario.
   b. Asegurarse de que el aditivo de control de contaminación del automóvil esté funcionando.
   c. Apagar el motor del automóvil aun cuando se encuentra estacionado por corto tiempo.
   d. Utilizar los medios de transportación pública.
   e. Evitar la quema de basura y de hojas secas.
   f. Utilizar los enseres eléctricos cuando verdaderamente haya necesidad (luces, radio, televisión, aire acondicionado y otros), para ayudar a reducir la contaminación que generan las plantas eléctricas.

II. LA CONTAMINACIÓN DEL AGUA

A. Concepto

El agua debe considerarse contaminada cuando una substancia o condición altere su composición o estado, de tal modo que ya no reúna las condiciones de su estado normal.

B. Requisitos para que el agua sea potable

1. Color:

Debe ser incolora, el color proviene de la materia orgánica en suspensión.

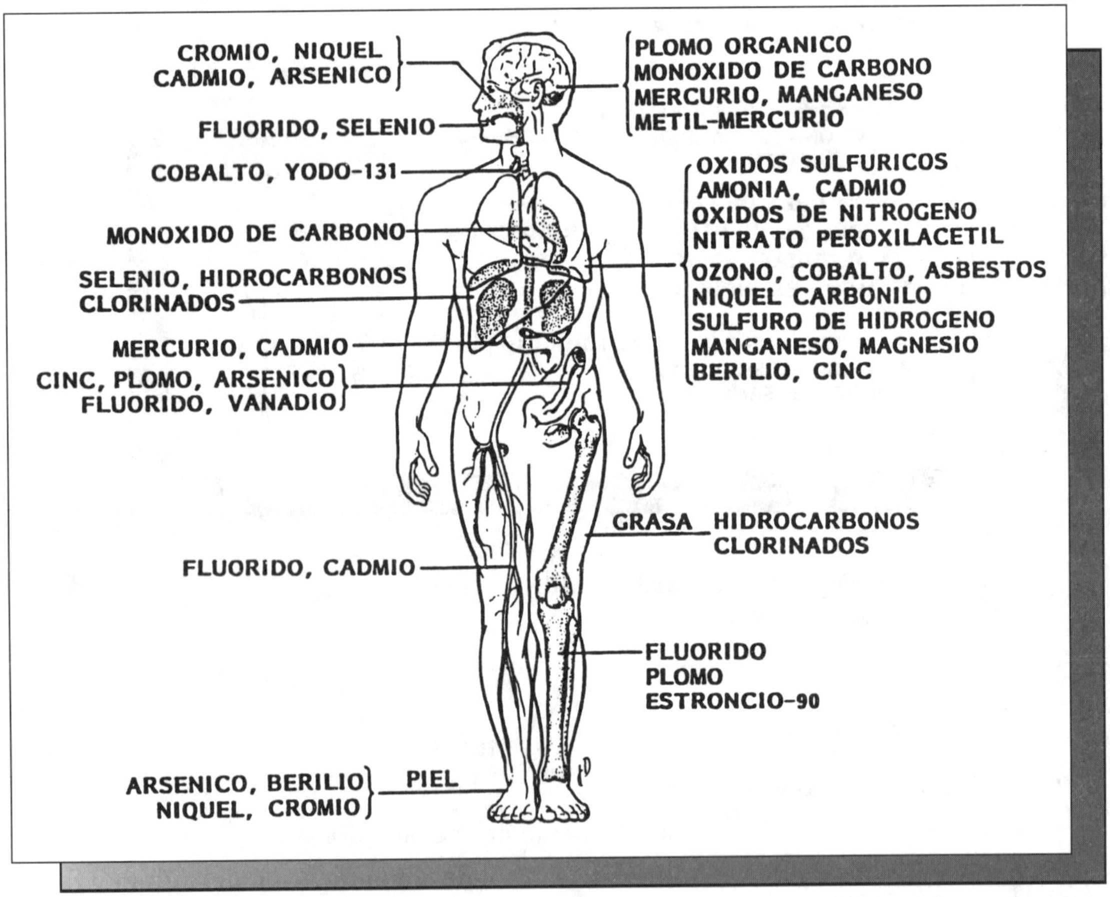

Figura 5-5
Lugares anatómicos que son afectados por los principales contaminantes del aire

(**Tomado de:** Hamrick, Michael H., David J. Anspaugh y Gene Ezell. ***Health.*** Columbus, Ohio: Charles E. Merrill Publishing Company, 1986, p. 508.)

2. Olor:

   Debe ser completamente inodora, aún después de haber estado almacenada durante varios días.

3. Sabor:

   Debe ser de gusto agradable, éste está dado por las sales que contiene.

4. Turbiedad:

   Debe ser límpida, la turbiedad depende del material orgánico e inorgánico. Las aguas superficiales son turbias.

5. Requisitos microbiológicos:

   Debe estar exenta de gérmenes patógenos.

6. Requisitos químicos:

   Debe carecer de elementos químicos tóxicos en proporciones que superen los límites considerados como admisibles. Además, debe tener pocas sales minerales disueltas, pues su exceso la haría agua pesada.

C. Fuentes de abastecimiento de agua

1. Aguas superficiales (océanos, mares, ríos, lagos, entre otros)
2. Aguas subterráneas (que provienen del subsuelo, como los pozos)
3. Agua de lluvia (que proviene de la atmósfera)

D. Causas de la Contaminación del Agua (Véase Figura 5-6)

1. Aguas residuales urbanas (aguas negras), las cuales contienen los residuos colectivos de la vida diaria
2. Aguas de origen industrial (petroquímicas, de carbón y otras)
3. Contaminación de origen agrícola (plaguicidas y abonos de estiércol)
4. Los detergentes que son desechados con las aguas residuales, tanto domésticas como industriales
5. Los plaguicidas que contaminan los ríos y el mar al ser arrastrados o lavados de los campos de cultivo por la acción de las lluvias
6. Petróleo debido a las averías de buques petroleros, derrames de yacimientos submarinos, la extracción del producto frente a las costas
7. Organismos vivos (virus, bacterias, protozoarios) que provienen de las aguas del alcantarillado (aguas negras o residuales)
8. Sustancias químicas (nitratos, mercurio, cianuro, el plomo arrastrado de la tierra por las aguas pluviales, plaguicidas y otros)
9. Elementos orgánicos (los fosfatos procedentes de los detergentes y los desechos humanos que se encuentran en las aguas negras)

E. Efectos de la contaminación del agua

1. Enfermedades infecciosas, causadas por las aguas negras
2. Enfermedades ocasionadas por la presencia de tóxicos químicos

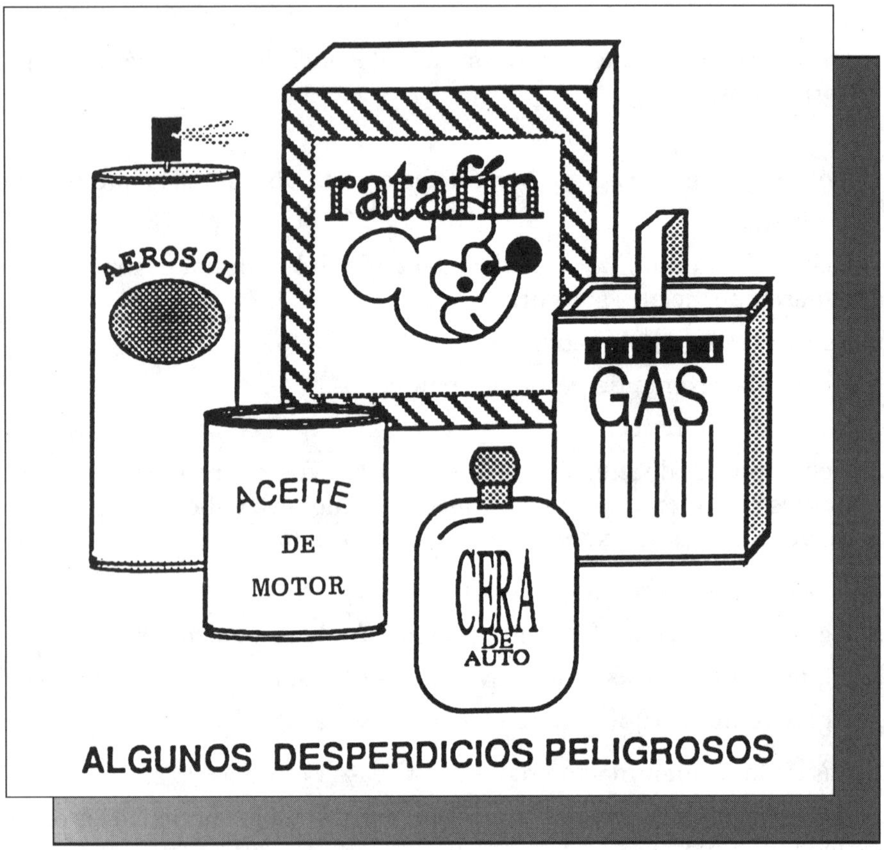

Figura 5-6
Contaminantes del agua de uso doméstico

(**Tomado de:** Autoridad de Acueductos y Alcantarillados. Oficina de Comunicaciones. "Desperdicios Peligrosos del Hogar".)

3. Enfermedades cuando el agente infeccioso se encuentra en el seno de otros organismos que viven en el agua (larvas de mosquitos, bilarzia)
4. Muerte de la vida acuática
5. Contaminación de los alimentos
6. Crecimiento excesivo de algas (causado por las aguas negras)
7. Enfermedades que engloban trastornos nerviosos, digestivos y renales (causadas por el plomo)

F. Control de la contaminación del agua

1. Acta del congreso de los Estados Unidos, establecida en el 1974: "SAFE DRINKING WATER ACT":

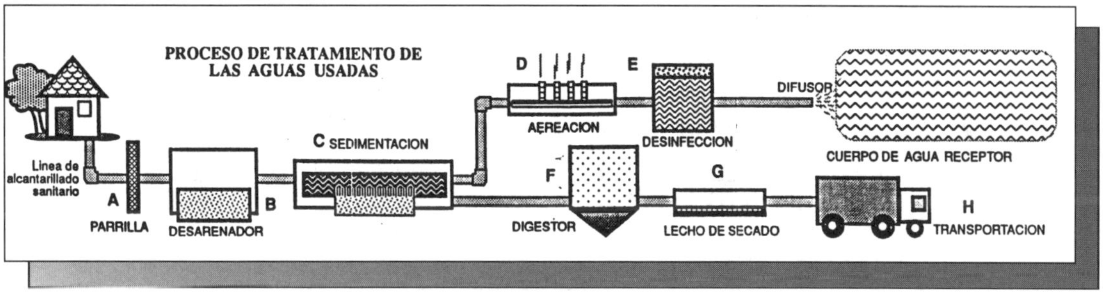

Figura 5-7
El proceso que Sigue el Tratamiento de Aguas Usadas

(**Tomado de:** Autoridad de Acueductos y Alcantarillados. Oficina de Comunicaciones "Aguas Usadas".)

a. Hace que la agencia de protección ambiental federal establezca límites para los diferentes contaminantes.
b. Requiere un muestreo periódico del agua.
c. Le da a los estados la responsabilidad de actuar.
d. Provee fondos para hacer investigaciones científicas sobre contaminación.

2. "Ley del Agua Potable" (La Ley No. 5):

   Se establecen estándares mínimos para todos los sistemas públicos de agua que sirven por lo menos 15 conexiones o que sirven regularmente 25 personas o más.

G. Técnicas para Potabilizar el Agua a Nivel Doméstico

1. Filtración:

   Filtre el agua a través de un paño o tela limpia a un recipiente limpio de manera tal que los sólidos que queden en la tela no caigan en el recipiente.

2. Sedimentación:

   Se deja el agua reposar en un recipiente para que las arenas o arcillas que contiene se depositen en el fondo de la vasija.

3. Ebullición:

   Hierva el agua y manténgala hirviendo vigorosamente durante 2 minutos por lo menos.

4. Aireación:

   Debido a que mediante el calor el sabor del agua se altera por la eliminación de los gases disueltos, vierta de un recipiente a otro el agua, bátala con una cuchara o con cualquier otro utensilio, y déjela en reposo durante varias horas en un recipiente ancho y de poca profundidad, que asegure una buena superficie de contacto con el aire.

5. Desinfección química:

   Si no es posible hervir el agua, ésta se puede purificar mediante uno de los dos siguientes químicos.

   a. Cloro líquido: blanqueador de uso doméstico.

      - Lea la etiqueta para saber qué por ciento de cloro contiene el blanqueador y siga la tabla:

Cloro	Gotas/gal.	Cuartos 1000 gal.
1%	40	2
2.5%	16	1
5.25%	8	$^1/_2$

      - Mezcle vigorosamente el agua en el recipiente.
      - Déjela descansar por 20 minutos.
      - Se le debe detectar al agua un leve olor a cloro; si no, repita la dosis y déjela descansar por 15 minutos más antes de usarse.

   b. Tintura de yodo: de botiquín o gabinete de primeros auxilios:

      - Añada 20 gotas de tintura de yodo al 2% por cada galón de agua.
      - Déjela descansar por 30 minutos, después de los cuales es seguro tomarse el agua.

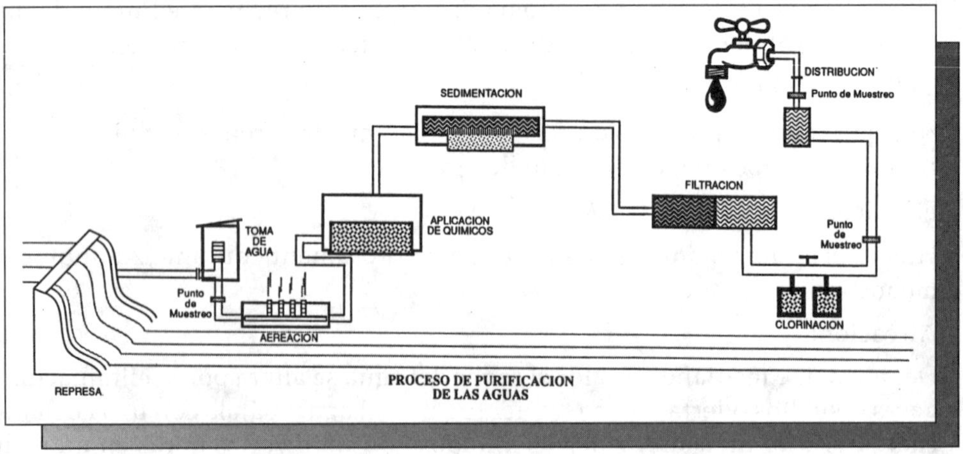

Figura 5-8
El Proceso que Sigue la Purificación de Las Aguas

(**Tomado de:** Autoridad de Acueductos y Alcantarillados. Oficina de Comunicaciones, "Agua Potable".)

III. LA CONTAMINACIÓN DEL SUELO

A. La importancia del suelo

El suelo es el asentamiento de fenómenos biológicos, de los cuales el más enraizado es el crecimiento de las plantas, como fuente de alimentos; además es el sitio de extracción de materiales de uso humano; y por él transcurren las aguas, tan importantes para la vida.

B. Causas

1. Los plaguicidas
2. La basura:
   a. La basura son restos sólidos procedentes de las viviendas, habitáculos humanos y servicios comunitarios, que van a parar al suelo.
3. Los detergentes
4. Las aguas negras (aguas residuales o del alcantarillado)
5. Depósito de las partículas contaminantes que flotan en el aire
6. El petróleo y sustancias radioactivas

C. Efectos

1. Los plaguicidas alteran el balance ecológico de la microflora y de la microfauna y degradan la capacidad reproductiva del suelo. Además, éstos aniquilan insectos útiles, contribuyendo así a la aparición de nuevas plagas; también, por medio de los vegetales, pasan a los animales y al hombre causando múltiples intoxicaciones.
2. Las basuras atraen ratas, insectos, moscas y otros animales que transmiten enfermedades; contaminan el aire al desprender químicos tóxicos (bióxido de carbono, entre otros), polvos y olores de la basura durante su putrefacción. Además, los vertederos de basura, cuando llueve, contribuyen a contaminar las aguas superficiales y subterráneas.
3. Los detergentes matan la microflora o la hacen reproducir en exceso, lo que da lugar a una baja en el contenido natural de oxígeno y a la putrefacción masiva que deteriora los suelos.
4. La contaminación del suelo causa molestia (como en el caso de la basura) destruye el paisaje y priva a las personas de oportunidades recreativas (como cuando se contaminan las playas con petróleo).

D. Control y Prevención

1. A nivel gubernamental y municipal:
   a. El uso de chimeneas de gran altura permite dispersar los efluvios gaseosos en la atmósfera, de modo que la concentración de contaminantes a nivel del suelo sea mínima.
   b. Barrer y limpiar áreas públicas, tales como: aceras, parques, calles, plazas, entre otros.
   c. Recolección de la basura procedente de viviendas, comercio, escuelas, oficinas, entre otros.

d. Transportación de los desperdicios en camiones sanitarios hasta el vertedero.
e. Mantenimiento del sistema de alcantarillado.
f. Remover animales muertos de las vías públicas, en caso de que los dueños no puedan ser localizados.
g. Desyerbo y limpieza de terrenos municipales.
h. Depositar la basura en un Sistema de Relleno Sanitario aprobado por el Departamento de Salud y la Junta de Planes.
i. Eliminar problemas de moscas, ratas y otras sabandijas en el vertedero.
j. Planear el crecimiento urbano en áreas que no afecten regiones de cultivo de cría de ganado.
k. Fomentar la plantación y cuidado de árboles en las ciudades, la creación de parques naturales, áreas verdes, refugios y santuarios en donde la actividad humana se desenvuelve con respecto al equilibrio armónico de la naturaleza.
l. La reciclo-composta o compostaje: Procedimiento de remover de la basura (recogida de las comunidades e industrias) los componentes no compostables (vidrio, hueso, papel, latas y trapo), dejando lo restante para que sea triturado y fermentado (descomposición), y el producto final es destinado como mejorador orgánico de los suelos (abono).
m. El reciclaje de los productos: es el proceso de recuperar, procesar y convertir materiales de desecho en materia prima útil para manufacturar otros productos. Se pueden reciclar los siguientes materiales: aluminio, cobre, hierro, plomo, papel, cristal, caucho, zinc y otros.

2. A nivel del ciudadano:
   a. Arreglar y mantener limpia su vivienda y alrededores.
   b. No tirar la basura en patios y solares yermos.
   c. Recoger la basura en zafacones con tapas de buen ajuste.
   d. Colocar los zafacones en sitio accesible a los trabajadores del servicio de limpieza.
   e. Lavar los zafacones cada vez que se vacíen.
   f. Usar los zafacones localizados en áreas de recreo y vías públicas.
   g. No tirar basuras a las carreteras desde automóviles en marcha.
   h. Para el reciclaje de aluminio:
      1) Revisar y segregar el material utilizando un magneto.
      2) Aplanar latas y envases antes de almacenarlos.
      3) Cortar en secciones todo material mayor de 3 pies de longitud.

EL RECICLAJE EN PUERTO RICO

I. DESCRIPCIÓN/CONCEPTO

A. Definiciones de ***Reciclaje***

1. Definición Oficial:

   a. Según la Agencia Federal de Protección Ambiental (EPA):

      "Recolectar, reprocesar, mercadear y usar materiales una vez considerados basura."

2. Definición Clásica:

   El mismo material usado una y otra vez para hacer el mismo o un producto equivalente.

   Esto reduce la cantidad de materia prima virgen requerida para su manufactura.

3. Definición para Plásticos:

   Una vía de reciclaje. Un recipiente de plástico es usado una vez, luego el material se reúsa en un artículo nuevo y diferente. Esto ayuda a mantener el material fuera del vertedero temporeramente, pero no reduce los recursos usados para producir el recipiente original.

4. Definición del Manufacturero:

   Usar el material dos veces. De igual forma ocurre cuando usan varias veces el papel de oficina, entre otros, y a su vez reducen costos operacionales.

5. Definición Común:

   Simplemente reusar algo.

B. Reciclaje es

1. Un mecanismo por el cual se reduce el volumen de los desperdicios sólidos.
2. Una manera directa de evitar la contaminación al producir menos basura, e indirectamente, al utilizar menos ***recursos naturales*** para satisfacer nuestras necesidades de consumo.
3. Consiste en volver a usar los materiales que hasta ahora hemos desechado y que todavía pueden ser útiles para fabricar bienes de consumo.

II. MATERIAL QUE PUEDE SER RECICLADO

A. Materiales Reciclados en Puerto Rico

Aluminio, vidrio, cobre, hierro, papel blanco de oficina, papel de periódico, cartón y algunos tipos de plástico.

B. El Reciclaje de Materiales

1. Aluminio.

   Es el más fácil de reciclar porque hay más lugares que lo aceptan. Si no desea reciclar para generar ingresos propios, colabore con organizaciones cívicas que reciclen (ejemplo: iglesias, grupos ambientalistas, asociaciones de vecinos, entre otros). Ayude a otros que suplementan sus ingresos reciclando aluminio. Además de las latas de aluminio, puede reusar y reciclar papel de aluminio, algunas latas de comida de gato y envases de hornear. Lea la información en las etiquetas.

2. Cristal / vidrio:

   Le pagarán más si separa el vidrio por colores (claro, verde o marrón). Si tiene un poco de color, póngalo con el vidrio verde. Se puede almacenar en bolsas o en el empaque que trajo.

3. Papel de oficina:

   Es el que mejor se paga porque es el de más alta calidad. No debe mezclarlo con papel de otro color o con aquellos que posean aditamentos tales como, sobres con ventanillas plásticas, entre otros.

4. Periódicos:

   Los periódicos desechados son potencialmente recicables. En Puerto Rico se estima que los periódicos comprenden un 6.2% del flujo de los desperdicios sólidos.

5. Cartón / papel corrugado:

   Estos deperdicios son generados en los supermercados y en otros establecimientos comerciales e industriales.

6. Envases plásticos:

   Las botellas de plástico PET (Polyethylene terethalate) que pueden ser reciclados incluyen toallas de fregar (raspar), postes plásticos y fibras de relleno. Las botellas HDPE (High Density Polyethylene) de reciclado incluyen sustitutos de madera, juguetes y enseres del hogar.

7. Metales:

   En los metales reciclables se incluyen los envases de metal para bebidas y comidas (principalmente aluminio, acero chapeado con estaño o una combinación); metales ferrosos tales como acero, hierro fundido; y una variedad de metales no ferrosos, incluso latón, cobre, plomo y aluminio.

C. Recomendaciones para iniciar un proceso de reciclaje en el hogar

1. Identificar un lugar en la casa para almacenar el material.

   Recuerde que puede enjuagar el material para así evitar tener problemas de insectos, pero esto no es un requisito. Puede usar bolsas reusables, cajas plásticas de leche o de madera o recipientes similares para el almacenaje.

III. JUSTIFICACIÓN DEL RECICLAJE

La diversas razones por las cuales se debe reciclar se enumeran a continuación:

1. Por el exceso de basura que existe:

   Algo constructivo debemos hacer con toda la basura que producimos. Cada persona produce 3.5 lbs. de basura diariamente. Durante su vida, una persona promedio desechará aproximadamente 600 veces su peso adulto en basura. O sea que una persona de 150 Ibs. dejará atrás, para su hijos, el legado de 90,000 lbs. de basura.

2. Por falta de espacio y seguridad pública:

   En Puerto Rico, no solamente no hay más espacios seguros para crear vertederos, pero además, la gran mayoría de ellos no cumplen con los requisitos mínimos federales y son un área de contaminación y de eminente peligro para la salud pública.

3. El problema de la incineración:

   Aun con controles de contaminación, los incineradores son la mayor y más reciente fuente de contaminación de aire en la mayoría de las comunidades. Sus gases contribuyen a la lluvia ácida, intoxicación por metales pesados y dióxidos, y estos producen millones de toneladas de cenizas tóxicas que también son llevadas al vertedero.

4. Por sentido común:

   Al contrario de vertederos e incineradores, el reciclaje remueve la basura completamente, y la convierte en productos útiles.

5. Para reducir los impactos ambientales al disponer de la basura:

   Nuevos reglamentos ambientales federales van a requerir que el proceso sea menos contaminante al haber mayores controles. Pero también aumentarán los costos de disponer de la basura, por lo tanto reciclar generará ahorros.

6. Para evitar impactos ambientales donde se produce la materia prima:

   El aluminio se extrae de la explotación de minas. La producción del plástico requiere el uso de petróleo que tanto necesitarán las futuras generaciones. Cada vez que reciclamos disminuimos estos impactos y ahorramos recursos.

7. Para ahorrar dinero:

   Las industrias que pagan por la disposición de basura reciben con el reciclaje más beneficios. Ahorran en sus gastos operacionales, tienen menos basura de la cual disponer y reciben un pago por el material reciclado.

IV. SUGERENCIAS PARA UN RECICLAJE EFECTIVO

1. Compre objetos que no sean dañinos al ambiente.

   Esto a su vez, le rendirá economías y aprenderá poco a poco a ser un consumidor consciente y a valorar más sus compras.

2. Compre productos hechos con materiales reciclados o reciclables.

   De nada vale nuestra inversión si no existe el mercado para los materiales reciclados. Hay que completar el círculo exigiendo y comprando productos hechos con materiales reciclados. De esta forma creamos la presión necesaria para que los manufactureros cambien los procesos y materiales de producción.

3. Lea las etiquetas y escoja aquellas que tengan el ***Símbolo de Reciclado***.

   Compre papel de oficina y computadoras reciclado. Exija estos productos a los vendedores y distribuidores.

Tabla 5-1
¿CÓMO DEBEN LLEGAR LOS MATERIALES RECICLABLES A LOS CENTROS DE ACOPIO/DEPÓSITO?

MATERIAL RECICLABLE	EJEMPLOS	¿CÓMO DEBEN LLEGAR AL CENTRO DE ACOPIO/DEPÓSITO?
Plástico 1 y 2	PETE (1) = Botellas de Padrino HDPE (2) = Botellas de jugo, leche, agua, aderezos, detergentes y otros.	La botella o recipiente sin tapas enjuagarla para evitar olores desagradables y sabandijas. Para identificar el recipiente debe observar el número.
Vídrio: 1. Verde 2. Ambar 3. Transparente	Envases de: Jugos, maltas, agua mineral, alimentos para infantes, aderezos para alimentos, mayonesa, licores, cervezas, vinos, entre otros.	Sin tapas y anillos de metal. Se puede dejar la etiqueta de papel. Al igual que el plástico debe enjuagarse. No se aceptan: Cerámicas, copas, vasos, cristales de cuadros, entre otros.
Aluminio	Latas de cervezas y refrescos	No se aceptan latas: Habichuelas, salsas de tomate, tuna, salchichas, galletas, avena, aerosoles, moldes de aluminio.
Periódico		No debe incluir las hojas, revistas o catálogos de especiales impresos en papel con brillo.

Reproducido de: Autoridad de Desperdicios Sólidos. "Cápsulas de Reducción y Reúso"

4. Concientícese sobre el ***preciclaje***.

   Evalúe sus compras en cuanto a durabilidad. Evite comprar productos desechables.

   Ejemplos: cambie baterías desechables por baterías recargables, navajas de afeitar desechables, entre otros. Cuando lea la palabra ***DESECHABLE*** interprete ***BASURA*** y ***evítelo***.

5. Fíjese en los empaques.

   Compare la proporción entre el producto útil y el empaque. Evite comprar productos que sean más bonitos que útiles, ya que eso aumenta el costo del mismo y también aumenta la cantidad de basura que llega a los vertederos. Al final, usted estará pagando por algo innecesario.

6. Pregúntese si el artículo es verdaderamente necesario.

   Muchas tiendas incluyen y promueven materiales que tienen muy poca utilidad. Por ejemplo; cuando recoja su ropa en la tintoretía ("laundry"), deje la envoltura de plástico, total usted se lo va a arrancar al llegar a su casa. Muchas veces compramos una tintorería y la empacan en una bolsa plástica. No lo acepte si puede cargar su compra en la mano, su cartera o mochila. ***No se convierta en un instrumento de generación de basura***. Concientícese con respecto a sus acciones y también concientice a otros sobre cómo le afectan a usted. Conviértase en una persona alerta.

PROBLEMAS DE SALUD AMBIENTAL QUE AFECTAN A PUERTO RICO

I. EL AMBIENTE AGUA

Se considera que el agua está contaminada si sufre cualquier cambio indeseable en cuanto a sus características físicas, químicas o biológicas y/o si su alteración puedes afectar peligrosamente la salud, supervivencia o actividades humanas o de cualquier otro organismo viviente. Esto implica que el agua contaminada no posee valor para algún uso en particular. Por ejemplo, el agua contaminada no sirve para lavar ropa (daña la ropa con manchas). Para las industrias, el agua contaminada afecta sus sistemas de tubería y eventualmente su producción y rendimiento económico. Los agricultores consideran contaminada el agua si posee altas concentraciones de sal, lo cual la hace inservible para la irrigación del terreno sembrado y/o para el consumo de sus animales. La Agencia de Protección Ambiental (APA) recomienda que las aguas no contengan más de 0.0004 mg/l (miligramos por litro) de cadmio (Cd) con el fin de proteger las truchas en algunos lugares de Estados Unidos continentales, mientras que recomienda concentraciones de 0.1 mg/l en las fuentes para agua potable. Para el caso del mercurio, la APA sugiere un límite de 0.5 mg/l para proteger la vida acuática y solo 0.002 mg/l para proteger la vida humana. El Departamento de Salud de Puerto Rico considera contaminada el agua potable si ésta posee más de una bacteria coliforme por cada mililitro.

A. Conservación del agua

El agua es esencial para la vida. Muchos son los factores que influyen en el problema de las reservas de agua potable en Puerto Rico. Uno de ellos es la deforestación de las tierras. Este fenómeno no sólo afecta negativamente el abastecimiento de aguas, sino que también altera la calidad y pureza de éstas. Otro posible factor es el uso desmesurado del agua potable por los consumidores. Cuando el agua abunda, las personas manejan irresponsablemente este preciado líquido. Las aguas naturales (ríos, lagos, mares y estuarios) tienen la capacidad de limpiarse a sí mismas sin ayuda del hombre. Esta capacidad de las aguas es limitada. Los límites de autopurificación están dados por el volumen de los cuerpos de agua, la cantidad de bacterias y organismos que viven en las aguas y las cantidades de contaminantes que llegan a ellos. Por consiguiente, el suministro de agua dulce de nuestro planeta está siendo continuamente recolectado, purificado y distribuido por el ciclo hidrológico. Este proceso natural de reciclaje y autopurificación del agua es efectivo mientras no utilicemos el agua a una velocidad mayor de la que es reemplazada y mientras no sobrecarguemos el agua con desperdicios de baja velocidad de degradación y no biodegradables. La gente utiliza el 65% del agua en el baño, con el 40% gastada en los inodoros. El 15% se utiliza para lavar la ropa, 10% en la cocina y 10% fuera de la casa (regar las plantas, lavar el carro, lavar la acera y otros usos externos). Es urgente que ahorremos en el consumo de agua para evitar sequías que afecten la salud y economía del país. Trate de seguir las siguientes recomendaciones para conservar agua:

1. Coteje cada una de las plumas (grifos) e inodoros, corrija todos los escapes y salideros de agua en el tanque y repare las plumas y juntas que gotean:

   Examine con frecuencia el inodoro, la ducha y el lavamano para detectar filtraciones. En caso de alguna filtración o gotera, arréglela cuanto antes. Una gotera lenta en el sistema de tubería de agua potable en la casa le puede costar a usted $25.00 mensuales. En caso de una gotera rápida el costo puede ascender a $50.00 o más.

2. Propóngase ahorrar el agua que consumen los inodoros:

   a. Para inodoros ya existentes:

      Reduzca la cantidad y volumen de agua que utiliza el tanque mismo. Esto se puede lograr colocando un recipiente plástico de medio galón, como los recipientes donde viene la leche y el jugo, lleno de arena o de agua debidamente tapado, dentro del tanque del inodoro. Coloque el recipiente de manera tal que no interfiera con la boya o la cadena del tanque. Esto le va a ahorrar cerca de medio galón de agua cada vez que se baje la cadena del inodoro.

   b. En casas nuevas, instale inodoros de bajo consumo de agua:

      Estos tipos de inodoros especiales se pueden conseguir en las principales ferreterías. Los inodoros de bajo consumo de agua poseen tanques más pequeños. El inodoro normal utiliza alrededor de 5 a 7 galones de agua; el inodoro económico usa hasta un 40% menos.

   c. Evite usar el inodoro de zafacón:

      No tire al inodoro (ni al fregadero o lavamano) los siguientes materiales/ substancias: papel toalla, servilletas o pañuelos de papel, pañales desechables, grasa, solventes, medicinas u otras sustancias químicas.

3. Para ahorrar el agua que se gasta en los grifos/plumas del baño (lavamanos y ducha):

   a. Evite llenar la bañera para tomar un baño y tome baños cortos.

      El 32% del agua que se usa en el hogar se va por la ducha. Una ducha común y corriente gasta aproximadamente de 5 a 7 galones de agua por minuto. Baños con la ducha de menos de 5 minutos de duración utilizan menos agua que una bañera. Por lo tanto, al bañarse, utilice preferiblemente la ducha y no la bañera. Para economizar agua al ducharse, báñese mojándose completamente y luego cerrando la llave del agua. Luego enjabónese y abra nuevamente la llave del agua para quitarse el jabón.

   b. Utilice en la ducha y en la llave del lavamanos aereadores o restrictores del flujo de agua ("low-flow aereated fawcets"). Estos aditamentos son fáciles de instalar y reducen el flujo de agua por la pluma/grifo y la dispersan de una manera más efectiva, economizando agua en el proceso. Por ejemplo, la pluma/grifo normal gasta alrededor de 3 a 5 galones de agua por minuto, mientras que la pluma/

grifo aereada consume la mitad de esa cantidad. Aunque se reduce el flujo de agua, la misma sale con más presión, haciéndola más efectiva para lavar. Si instala una ducha de flujo reducido gastará sólo 3.5 galones de agua por minuto en comparación con 7 galones por minuto que consume la ducha común. Más aún, gran parte de estas plumas aereadas proveen para masajar la piel.

4. Evite usar la manguera como escoba.
5. Ahorre agua al cepillarse los dientes y cuando se afeita:

   Cierre la pluma / grifo mientras cepilla sus dientes. Una pluma abierta usa de 3 a 5 galones por minuto. Usted fácilmente usará más de 5 galones de agua mientras se lava los dientes. Cada vez que usted se afeita y deja correr el agua de la pluma del lavamano, pierde de 10 a 20 galones de agua.
6. Seleccione lavadoras y lavaplatos que consumen poca corriente eléctrica y, además de ahorrar agua, economizará dinero.
7. Ahorre el consumo de agua durante el fregado de los platos y utensilios de comida: Cada vez que lava los platos con la pluma abierta usted utiliza un promedio de 40 galones de agua. Para conservar agua mientras friega, en vez de dejar correr el agua de la pluma, llene el fregadero y enjuague los platos en agua y jabón para ablandar la grasa y demás residuos de alimentos. Luego límpielos con una esponja o un paño. Al final, enjuáguelos en agua corriendo a poca intensidad. Si usa una lavadora de platos, limpie los platos con una servilleta antes de colocarlos en la lavaplatos.
8. Trate de usar su lavadora de ropa a capacidad:

   Las lavadoras utilizan de 32 a 59 galones de agua por cada ciclo. Vale la pena esperar a tener una tanda completa y así ahorrar agua.
9. Trate de economizar el gasto de agua cuando lave el carro:

   El lavado tradicional del carro consiste en mantener la manguera abierta en todas las etapas del lavado. De esta forma se gastan aproximadamente 150 galones de agua. Por otro lado, para poder ahorrar agua, puede lavar su carro con un cubito y usar la manguera a poca intensidad sólo para el enjuague. Así usará alrededor de 15 galones de agua. También puede llevar su carro a un "Car Wash" donde el lavado de su carro sólo requerirá alrededor de 7 galones de agua. Esto es así porque este tipo de sistema comercial está diseñado expresamente para usar el agua de la forma más eficiente posible y minimizar los costos del negocio de lavado. El "car wash" cuesta, pero es la forma más efectiva de ahorrar agua si usted definitivamente desea lavar su carro. No hay duda, sin embargo, de que lo preferible, sobre todo en tiempos de sequía, es abstenerse completamente de lavar su carro.
10. No olvide cerrar las plumas abiertas en los centros de veraneo: playas, áreas de piscina y centros públicos.
11. Si se le va el agua, no deje una pluma abierta para saber cuándo se restablece el servicio. Puede ser que usted tarde en darse cuenta que el agua volvió y pierda una cantidad preciosa del líquido. Además, en ocasiones los contadores cuentan el aire que recorre las cañerías vacías y usted podría terminar pagando por el aire que pasa el contador.
12. Durante los meses de verano, el regadío de jardines aumenta casi un 30%. Se ha comprobado que se riega más agua en el jardín de la que realmente se necesita. Una

medida para regar el jardín y aprovechar al máximo el recurso agua es haciéndolo temprano en la mañana. A estas horas la tierra está fresca y el agua puede penetrarla sin mayor efecto de la evaporación. Además, trate de no podar el césped demasiado. Un césped de dos pulgadas o más da sombra sobre la tierra, evita la evaporación y atrapa la humedad. Trate de seleccionar para su jardín plantas y tipos de grama que resistan bien la escasez de agua.

13. Riegue las plantas y el jardín con el agua usada del lavado (siempre y cuando no se encuentre contaminada con fosfatos y/o que sean biodegradables).
14. Recoja agua de lluvia y saque sus plantas afuera cuando llueva.

B. Evite la contaminación del agua

1. Causas para contaminación del ambiente agua en Puerto Rico:

   Los elementos y compuestos que más daño hacen al ambiente agua son, a saber:

   a. Los metales pesados (ejemplos: mercurio, cromo, cadmio, selenio, cobalto, entre otros) y no pesados (ejemplos: arsénico, cloro, azufre, entre otros).
   b. Los plaguicidas o compuestos venenosos utilizados para matar insectos/plagas (ejemplos: DDT, "Polyvinyl-Chloride" o PVC, entre otros).
   c. Los derivados de petróleo, particularmente los más volátiles. La contaminación de los cuerpos de agua (ríos, lagos, acuíferos o agua subterránea y otros depósitos de agua dulce, y las aguas marinas) en la isla ha aumentado en gran medida por la acumulación de desperdicios de fábricas, por la defosteración mal planificada, por el desecho de químicos (ejemplos: pinturas, insecticidas, aceite de motor, entre otros) y por el desecho de basura en el hogar. Uno de los desperdicios más encontrados en los cuerpos de agua es el de material plástico que, además de dañar el ambiente por el largo tiempo que toma en biodegradarse, mata a muchas especies marinas.

2. Los problemas de contaminación que afectan particularmente a los cuerpos de agua de Puerto Rico son:

   a. La eutroficación de los lagos, esto es: el hecho de que los lagos reciban cantidades grandísimas de nutrientes y sedimento; fenómeno que acelera el proceso natural que cambia los lagos hasta llegar a formar un bosque, pasando por etapas de pantano y tierras húmedas.
   b. La contaminación de los acuíferos. Los contaminantes principales encontrados en las aguas subterráneas en Puerto Rico incluyen solventes orgánicos, mayormente Tricloroetilo (TCE), Tetracloroetilo (PCE) y Tetracloruro de Carbono (CCL4). Estos solventes son utilizados principalmente en industrias, aunque muchos compuestos usados en el hogar y negocios pequeños contienen los mismos. Además, se han encontrado plaguicidas y residuos de plaguicidas en varios pozos tanto en la costa norte como en la sur.
   c. La erosión del suelo. Las principales causas de este problema son los agricultores que llevan a cabo prácticas de sembrar y cosechar inadecuadas y la industria de la construcción en todas sus fases. Es práctica común de esta industria que antes de construir una urbanización, una carretera o algún proyecto, se elimine la capa vegetal del área por construirse, lo que permite que cuando llueve el agua

arrastre grandes cantidades de suelo. El suelo va a parar entonces a los ríos y, en última instancia, al océano, causando un enriquecimiento de los ríos y mares, y una reducción en la fertilidad del terreno.

d. Otro problema que confronta la contaminación de las aguas es la transmisión de enfermedades. Los principales contaminantes microbianos encontrados en el agua son bacterias, virus, protozoarios y helmintos que se incluyen dentro de los protozoarios. Las enfermedades bacterianas más comunes transmitidas por el agua contaminada son la fiebre tifoidea, salmonelosis, shiguelosis, fiebre paratifoidea, diarrea entero-patogénica y cólera. La transmisión de la ***hepatitis A*** se asocia con agua contaminada.

3. Prácticas preventivas y de protección para la calidad del agua:

   Una de las maneras para conservar y proteger el agua es evitando contaminar los cuerpos de agua superficiales (lagos, ríos, quebradas, océanos) y los subterráneos (acuíferos), además del buen uso que debemos darle a tan importante recurso. A continuación se presenta una serie de recomendaciones sobre cómo prevenir que el agua se contamine:

   a. Utilice siempre en el patio de su casa y en los alrededores plantas que no necesiten mucha agua para crecer y desarrollarse.
   b. Evite contaminar los cuerpos de agua superficiales y subterráneos con desperdicios sólidos o líquidos.
   c. Si posee un pozo, examine el agua una vez al año.
   d. Reduzca o elimine el uso de yerbicidas y de fertilizantes en su grama:
      1) Estos contaminantes se cuelan por el terreno hasta las corrientes subterráneas o bajan a los ríos y a las quebradas cuando llueve y contaminan el agua potable.
      2) Prefiera el uso de fertilizantes orgánicos para sus plantas, en vez de los fertilizantes inorgánicos que tanta contaminación del suelo y del agua ocasionan.
      3) Evite emplear plaguicidas en su jardín y siembras, a menos que sea absolutamente necesario y en consulta con un agrónomo o especialista cualificado.
   e. Siembre plantas y árboles en las riberas de los ríos, lagos y quebradas para combatir la erosión del terreno y, por lo tanto, prevenir la sedimentación de dichos cuerpos de agua. Cuando hay erosión del suelo, al llover el agua arrastra parte del mismo llevándolo a los cuerpos superficiales de agua. Tales sedimentos son arrastrados por las corrientes o se depositan en el fondo, causando problemas de sedimentación. Dicha condición ha reducido marcadamenmte la capacidad de almacenamiento de muchos embalses del país, principalmente en la Represa Carraízo.
   f. Utilice sustancias no tóxicas o menos tóxicas que los limpiadores corrientes para llevar a cabo las diversas labores de limpieza en su hogar.
   g. Use jabón en lugar de detergentes siempre que sea posible. Emplee detergentes, líquidos de fregar y champús con bajo o ningún contenido de fosfato o que sean

biodegradables. Si utiliza detergentes, no use la cantidad que indica la caja. Vaya reduciendo la misma hasta que determine cuánto es suficiente para un buen lavado.

h. No use trituradores de desperdicios. El exceso de material orgánico que depositan en los desagües constituye una carga adicional para las plantas de tratamiento.

i. No use lavadoras de platos, y si lo hace, úsalas sólo una vez al día.

j. Para el inodoro, use papel sanitario blanco. Los tintes contaminan.

k. No tire al fregadero ni al inodoro cosas tales como: papel toalla, servilletas o pañuelos, pañales desechables, grasa, solventes, medicinas u otras substancias químicas. Estas substancias dificultan el tratamiento de las aguas usadas y afectan la efectividad de los sistemas de alcantarillado, y de los pozos sépticos.

l. Promueva los sistemas de alcantarillado regionales que eliminen tanto la materia orgánica como la inorgánica. Elimine las letrinas y los pozomuros, especialmente alrededor de lagos y pozos profundos.

m. Si usted posee un pozo séptico, inspeccione el mismo anualmente y mande a limpiar el mismo cada tres o cinco años por un contratista reconocido, de tal forma que el pozo no contamine el agua subterránea.

n. No utilice limpiadores en su pozo séptico. Dichos limpiadores contienen químicos tóxicos que pueden matar la flora bacteriana (que lleva a cabo la importante función de descomponer las aguas usadas), y contaminan las aguas subterráneas si el sistema no funciona bien.

o. Organice expediciones de voluntarios para limpiar los ríos, los canales, los manglares, las playas y las lagunas.

p. Si usted es aficionado a las embarcaciones de motor, no arroje basura o desperdicios sanitarios desde las mismas al cuerpo de agua donde se encuentre.

q. Promueva/fomente los siguientes aspectos:

   1) Reglamentos que regulen el uso de terrenos que tienden a controlar la erosión, evitando así la sedimentación en nuestros cuerpos de agua. Insista en la planificación local que prohíba el desarrollo urbano de pendientes muy inclinadas, áreas de reprovisión de agua pluvial, llanos inundables, pantanos y terrenos húmedos costaneros.

   2) El estudio en las escuelas de problemas locales sobre la contaminación de las aguas.

   3) La planificación regional alrededor de las cuencas de los ríos. Organice una sociedad de los residentes en el área.

r. Investigue y aprenda acerca de los cuerpos de agua locales y organice grupos comunitarios para ayudar a proteger, supervisar y restaurar los mismos.

s. Informe a la Junta de Calidad Ambiental sobre cualquier evidencia de contaminación de las aguas que observe.

A nivel gubernamental se puede:

a. Mejorar las plantas de tratamiento de aguas negras o usadas.

b. Mejorar la limpieza de los cuerpos de agua contaminados.

c. Hacer buen uso de los recursos naturales.

II. LAS PLAYAS DE PUERTO RICO

A. Valor socioeconómico y ecológico de las playas

Las costas de Puerto Rico representan el medioambiente más frecuentado y utilizado por la población local y turística. Nuestras playas atraen bañistas, pescadores, los que practican deportes acuáticos recreativos (aquellos que practican el buceo de apnea y con equipo de SCUBA, "surfers", "windsurfers", kayak, entre otros), paleteros, amantes del sol y admiradores de la naturaleza. Los principales valores e importancia que poseen las playas de Puerto Rico son enumeradas a continuación:

1. Sirven de escenario para el desarrollo de actividades recreativas y deportivas.
2. Representan un actractivo para el desarrollo del turismo.
3. Son de interés para la educación científica sobre los procesos de erosión de los materiales de la corteza terrestre y para el estudio marino.
4. Poseen dunas que sirven como defensas naturales (contra el oleaje, las corrientes de mar y las tormentas.
5. Sirven de habitáculo a una gran variedad de aves y otros organismos marinos.
6. Algunas playas sirven para el anidaje de especies en peligro de extinción, como tortugas marinas (carey).

B. Guías para Prevenir la Contaminación de Nuestras Playas

Los usuarios de las playas generan gran cantidad de basura, tales como latas de aluminio, bolsas plásticas, envases de cartón, periódicos, sobrantes de alimentos, botellas, entre otros. Debemos hacer un alto y cuidar más este recurso ecológico preciado que poseen las costas de nuestra isla.

A continuación algunas sugerencias:

1. Seguir una regla básica: Nunca tirar basura:

   Si hay basura en los alrededores, limpia el área primero antes de acampar en ella.
2. Establece con tus compañeros y/o familiares las estrategias que seguirán para recoger la basura:

   Identifica si hay zafacones disponibles alrededor, de lo contrario, coloca bolsas de basura en sitios claves que todos reconozcan. De ser posible, recicla la basura dividiéndola por tipos de material.
3. Alterna con otros del grupo la responsabilidad de velar por que se cumpla con esta regla del recogido.
4. Planifica actividades recreativas, competencias o carreras para recoger basura alrededor del área.

5. Antes de partir, asegúrate de que el área se queda limpia. Trata de llevar los desperdicios a un área adecuada fuera de la playa.
6. Si te encuentras en una embarcación, sigue la misma regla. No tires desperdicios hacia el agua. Lleva un zafacón a bordo y desecha su contenido al llegar al puerto.
7. Si vas a un cuerpo de agua dentro de un bosque sigue las mismas recomendaciones y, sobre todo, protege la vegetación y la fauna.

III. LA CONTAMINACIÓN DEL AIRE

A. Las emisiones ambientales transmitidas por vehículos de motor

En las áreas urbanas de Puerto Rico, una de las principales fuentes de contaminación es el monóxido de carbono que emiten los automóviles así como otros vehículos de transportación (particularmente los pesados). La isla no es tan grande ni posee la cantidad suficiente de carreteras y autopistas que deberíamos poseer en proporción con la gran cantidad de vehículos de motor que transitan las carreteras de la isla. Consecuentemente, estos vehículos producen aproximadamente de 30 a 35% del aire contaminado. Esto puede agravarse si el vehículo rinde pocas millas por galón de combustible. Entre menos millas por cada galón de combustible rinda el vehículo, más gases contaminantes produce (particularmente monóxido de carbono e hidrocarburos). Además, nos enfrentamos día a día con las congestiones de vehículos de motor, lo cual produce grandes molestias y tensiones a los que quedan atrapados en estos famosos "tapones de carros". Las corporaciones/industrias del país pueden cooperar en la limpieza del aire "boricua". Las medidas preventivas para la contaminación del aire sugeridas para las corporaciones/industrias de trabajo (y sus empleados) son, a saber:

1. Si su empleo le queda cerca, trate de caminar a éste o de llegar en bicicleta.
2. Se recomienda que las corporaciones/industrias, universidades y oficinas de trabajo provean áreas seguras para dejar bicicletas. Esto sive de estímulo para que los empleados se motiven a utilizar el ciclismo como medio de transporte a su empleo.
3. Se sugiere instalar duchas en los baños de la oficina para que los empleados que utilizan bicicletas puedan ducharse antes de comenzar las labores del día.
4. Las corporaciones/oficinas de los empleados deberían estimular a sus trabajadores a que prefieran la transportación pública.
5. Se recomienda establecer áreas de estacionamiento donde se le dé preferencia a los empleados que comparten su vehículo ("car pool").
6. Mantener e inspeccionar con regularidad todos los vehículos de la compañía con relación al consumo de combustible y emisiones de gases.
7. La empresa debería comprar vehículos de motor lo más eficientes que sea posible en el consumo de combustible.
8. Se sugiere que la corporación compre vehículos de motor que empleen preferiblemente combustibles alternos a la gasolina y al diesel; por ejemplo: el gas natural, el etanol y el metanol.
9. Haga un buen ajuste ("tune up") del carro:

   Esto podría ahorrar entre 5 a 15% de combustible al año y reducir las emisiones de gases entre un 25 a 30%.

B. Recomendaciones para evitar la contaminación atmosférica

1. Reduzca o elimine el uso de sustancias químicas y de limpiadores volátiles en su hogar, tales como pinturas y desodorantes aerosoles.
2. No queme la basura. La ley prohíbe el quemado al aire libre. Utilice las hojas secas y la basura biodegradable como abono. Ayude a construir una pila de abono municipal en su comunidad
3. Siembre árboles y plantas. Estas absorben el bióxido de carbono, producen oxígeno, sirven de filtro para el polvo, refrescan la temperatura, disminuyen el ruido, proveen un medio para la vida silvestre, aumentan el valor de la propiedad y hacen al vecindario un sitio más agradable para vivir.
4. Exija legislación que obligue a las industrias a modificar sus procesos de modo que eliminen o reduzcan los desperdicios tóxicos que emiten a la atmósfera.
5. No consuma productos de las compañías que contaminan el ambiente.
6. Trate de no comprar automóviles de motor potente. Evite comprar gasolina con un alto nivel de plomo o de octano.
7. Mantenga su automóvil y el sistema de control de emisiones de éste en buenas condiciones.
8. Utilice y recomiende los sistemas de transportación pública: Estos constituyen el medio más económico y eficiente de llevar personas de un sitio a otro y ocasionan el menor daño posible al ambiente. Organice "car pools" en su vecindario.
9. Camine o use su bicicleta con frecuencia, de esta manera ayudará a mantener el aire limpio y se mantendrá físicamente saludable.
10. Fomente el cierre del tránsito vehicular en ciertas calles centrales de la ciudad, de manera que puedan utilizarse como caminos peatonales. Coopere con el gobierno para separar ciertos carriles y caminos exclusivos para ciclistas.
11. Insista en que se reglamente para controlar el polvo producido durante las actividades de construcción y demolición de edificios. Este polvorín contiene a veces materiales nocivos, como el asbesto.
12. Asegúrese de que el incinerador de su edificio funciona conforme a las leyes más recientes de control de contaminación atmosférica. Discuta con el administrador del edificio la posibilidad de cambiar el incinerador por una máquina compactadora.
13. Evite comprar botes de motor. Escoja entre un bote de remos y uno de vela.
14. Auspicie el reciclaje.
15. Notifique a la Junta de Calidad Ambiental sobre cualquier emisión atmosférica que le parezca ilegal.

LA CONTAMINACIÓN DENTRO DE LA CASA

I. CONSIDERACIONES PRELIMINARES

En muchas de las casas y apartamentos de nuestra isla la contaminación del aire dentro de éstas puede ser mayor que la contaminación ambiental fuera de las residencias. Las fuentes principales de contaminación en interiores residen de emisiones de gases o partículas hacia el aire. Esta situación se complica si no existe una adecuada ventilación, y/o se cuenta con una alta temperatura y humedad, lo cual puede aumentar la concentración de algunos contaminantes.

II. CAUSAS DE LA CONTAMINACIÓN EN INTERIORES

A. Posibles Fuentes en el Hogar (véase Tabla **5-2**)

1. Fuentes de combustión:

   Aceites, gas, querosén, carbón, madera, y productos de tabaco.

2. Materiales de construcción y mobiliarios del hogar:

   Asbesto, alfombras mojadas, ciertos muebles / gabinetes hechos de madera prensada, estufas defectuosas.

3. Productos de limpieza y mantenimiento para el hogar:

   Usos de solventes para la limpieza y pasatiempos, sistema de humidificación.

4. Productos de cuidado personal.

   Aerosoles para el cabello y desodorantes.

5. Fuentes externas:

   Radón (gas radioactivo), pesticidas, contaminación ambiental.

III. EFECTOS

Los efectos de los contaminantes dentro del hogar pueden ser experimentados de forma inmediata o luego de vario años.

A. Efectos Agudos (inmediátos):

Luego de una o repetidas exposiciones al tóxico, la persona puede experimentar diversos signos y síntomas, tales como: irritaciones en los ojos, nariz, y gaganta, dolores de cabeza, mareos, y fatiga. Además, pueden aparecer síntomas de condiciones degenerativas, tales como asma, pneumonitis hipersensitiva, y fiebre por humedad.

B. Efectos Crónicos (a largo Plazo)

1. Condiciones degenerativas-crónicas:

   Pueden aparecer algunas enfermedades pulmonares, cardiopatías coronarias, y cáncer.

IV. ESTRATEGIAS

A. Control de la Fuente

Esto implica eliminar del hogar aquellas fuentes de contaminación o reducir las emisiones hacia el aire de su casa.

B. Mejorar la Ventilación

Otro remedio consiste en aumentar el aire fresco ambiental que pueda entrar a su hogar.

Por ejemplo, estractores de aire localizados en los baños y cosinas eliminan los contaminantes.

C. Limpiadores del Aire

Algunos de estos limpiadores no estan diseñados para eliminar contaminantes gaseosos.

REFERENCIA

1. "The Inside Story: A Guide to Indoor Air Quality". ***Med-Access.*** 1996 (HTTP: / /www.medaccess.com / pollution / con_poll01.htm).

Tabla 5-2
FUENTES DE CONTAMINACIÓN DEL AIRE EN EL HOGAR

•	Humedad	•	Alfombras
•	Muebles de madera prensada	•	Maderas prensadas para subpisos
•	Humidificadores	•	Cortinas
•	Repelentes de polillas	•	Chimeneas
•	Terminaciones limpias y secas	•	Químicos del hogar
•	Ácaros del hogar (en el polvo)	•	Lozas de asbesto para el piso
•	Productos de cuidado personal	•	Gabinetes de madera prensada
•	Limpiadores/perfumes para el aire	•	Estufas de gas sin ventilacióm
•	Combustibles almacenados	•	Envoltura de asbesto para tubos
•	Emisiones del automóvil	•	Radón
•	Artículos para pintar	•	Secadoras de ropa sin ventilación
•	Colocar Paneles	•	Pesticidas
•	Estuvas de leña	•	Productos de pasatiempos sin ventilar
•	Fumar tabaco	•	Pinturas con plomo

Tomado de: "The Inside Story: A Guide to Indoor Air Quality".***Med-Access.***1996 (HTTP://www.medaccess.com/pollution/con_poll01.htm).

Apéndice A

CENTROS DE ACOPIO Y RECICLAJE

Autoridad Desperdicios Sólidos

NOMBRE Y TIPO DE NEGOCIO	DIRECCION FISICA Y TEL.
ALCAN RECYCLING Compra y venta de aluminio	Carr. 853, Km. 1 Bo. Sabana Abajo, Carolina 752-4486
ALMACEN CARABALLO Compra y venta de aluminio, vidrio	PR-10 Km. 85.9, Arecibo 878-2375
ALMET CORPORATION Compra y venta de metales, cartón, papel	Carr. No. 1 Km. 27.5 Bo. Río Cañas, Caguas 747-9681/747-9297
BLAKY FIBERS, CO. Compra y venta de cartón	Carr. 2 Km. 25.5 Interior Sector Laguna, Dorado 883-1135
BORINQUEN METALS SCRAP, CO. Compra y venta de aluminio, vidrio	Carr. No. 1 Km. 39.8 Bo. Turabo, Caguas 747-5950/747-5850
CONTAINER RECYCLING Div. of Pepsi Cola - Río Piedras Compra de latas de aluminio, vidrio blanco, plástico (PET)	Urb. Industrial Sabana Llana C/Las Brisas 14, 65 Inf. Río Piedras 250-8522/758-5252
CONTAINER RECYCLING Div. of Pepsi Cola - Mayagüez Compra de latas de aluminio, vidrio blanco, plástico (PET)	Barrio Lavadero Hormigueros 849-2185/849-0233
CONTAINER RECYCLING Div. of Pepsi Cola - Ponce Compra de latas de aluminio, vidrio blanco, plástico (PET)	Bo. Bucaraná Merdecitas, Ponce 842-0233
FAJARDO METALS Compra y venta de metales	PR-3 Km. 47.8 Salida hacia Túnel Militar Puerto Real, Fajardo 863-8005
FUNDICION HERNANDEZ Compra y venta de metales	Bo. Palmas Carr. 869 Km. 1.1, Cataño 788-7636
GONZALEZ METAL SCRAP Compra y venta de aluminio, latas	Ave. Juan Rosado 409 Arecibo 878-2835
GUAYAMA METALS Compra y venta de metales	Carr. 3 Km. 149.0 (entre Guayama y Salinas), Bo. San Felipe, Guayama 853-2700
HERNANDEZ METALS Compra y venta de metales	Carr. 887, Km. 2.1 Bo. San Antón, Carolina 257-3050
INTERAMERICAN METALS CORP. Compra y venta de metales	Carr. 887 Km. 2.2 Bo. San Antón, Carolina 750-7060
*INTEREX CORPORATION Compra y venta de plástico	Km. 3.2 Bo. Sumidero Peñuelas 836-3484
MAGIC METALS MFG. Guaynabo Compra y venta de metales	Carr. 20 Cruce de Guaynabo Guaynabo 781-7158
MAGIC METALS MFG. Toa Baja Compra y venta de metales	Carr. 687 Km. 1.5 Bo. Sabana Seca, Toa Baja 795-6880
MONCHO METAL Compra y venta de metales	Calle Nueva Palma No. 1056 Trastalleres, Santurce 722-7491
*OWENS ILLINOIS DE PUERTO RICO Compra de vidrio	Bo. Sabana Hoyos Carr. 690 Km. 1.1, Vega Alta 883-3800
PAPIRO, INC. Compra y venta de cartón	Repto. Industrial Mario Juliá Calle A-Final, Puerto Nuevo 781-2315

NOMBRE Y TIPO DE NEGOCIO	DIRECCION FISICA Y TEL.
*PUERTO RICO PLASTIC RECYCLERS, INC. Compra de Plástico (EDPT y LDTP)	PR-3 Km. 72.2 Punta Santiago, Humacao 723-5690
PUERTO RICO RECYCLING, INC. Compra de acero	Carr. 869 Km. 1.5 Bo. Palmas, Cataño 788-8700
*SAFETY KLEEN ENVIROSYSTEMS, CO. Recupera: solventes industriales	Carr. Núm. 2, Km. 51 Manatí 854-1090
SALINAS CONVERT, INC. Compra de plástico	Area Industrial Edif. Plasticón, Salinas 824-4020
SANTURCE METAL Compra y venta de metales	Ave. Las Palmas 1104 Santurce 724-7880
Caguas Compra y venta de metales	Bo. Bairoa Caguas 746-6225
SCORPIO RECYCLING Santurce Compra y venta de metales	Pda. 26 Calle Pedro de Castro 705 Santurce 727-2751
SCORPIO RECYCLING Toa Baja Compra y venta de metales	Acuña Industrial Park Carr. 2 Km. 19.7, Bo. Candelaria Toa Baja 780-4706
SEVEN-UP BOTTLING, CO. Añasco Compra y venta de latas de aluminio	Bo. Quebrada Larga Carr. 2 Km. 145.7 Añasco 826-1560
SEVEN-UP BOTTLING, CO. Bayamón Compra de latas de aluminio, vidrio	Carr. 177, Los Filtros Centro Industrial Minillas Bayamón 798-7505/798-7777
SMURFIT FIBRAS INTERNACIONALES DE P.R. Hato Rey Compra de: cartón, papel, tarjetas IBM	Calle Calas (al lado de Medic Corp.) Hato Rey 753-6770
SMURFIT FIBRAS INTERNACIONALES DE P.R. Mayagüez Compra de: cartón, papel, tarjetas IBM	Calle Post Sur 509 Mayagüez 833-2418
SMURFIT FIBRAS INTERNACIONALES DE P.R. Río Piedras Compra de: cartón, papel, tarjetas IBM	Calle Brisas Final Parque Industrial Sabana Llana, Río Piedras 764-0683
SMURFIT FIBRAS INTERNACIONALES DE P.R. Ponce Compra de: cartón, papel, tarjetas IBM	Puerto Viejo Final Playa de Ponce Ponce 843-7145/844-3575
SOUTHWEST METAL RECOVERY Compra y venta de vidrio, latas de aluminio	Carr. 121 Km. 1.6 Sabana Grande 873-2610
THOMAS METAL Compra y venta de metales	Calle Alemañy Sosa No. 5 Mayagüez 832-1335

*Realiza el proceso completo de reciclaje.

AVISO: La Autoridad de Desperdicios Sólidos se encuentra en la preparación de un directorio de centros de acopio y reciclaje en Puerto Rico. De existir algún centro que no esté incluido en esta lista, o si su centro aparece y tiene algún cambio en la información, favor de notificarlo.

REFERENCIAS

1. Asamblea Legislativa de Puerto Rico. ***Ley Sobre Política Pública Ambiental (Ley Núm. 9)***. Puerto Rico: ELA.
2. Asociación Puertorriqueña del Pulmón. ***Datos Sobre la Contaminación Atmosférica.*** San Juan, Puerto Rico. pp. 6-74.
3. Asociación Puertorriqueña del Pulmón. ***Usted Puede Ayudar a Reducir la Contaminación Atmosférica.*** San Juan, Puerto Rico . pp. 6-74.
4. Autoridad de Acueductos y Alcantarillados de Puerto Rico. "Consejos Útiles para Conservar Agua". (1990), pp. 6-7.
5. Autoridad de Desperdicios Sólidos, Gobierno de Puerto Rico. "Reciclaje: Una Alternativa más..". 4ta. Rev. San Juan: Autoridad de Desperdicios Sólidos, 1994.
6. Biblioteca Salvat de Grandes Temas. ***La Contaminación.*** Barcelona, España: Salvat Editores, S.A., 1973.
7. Bonilla Soto, Luis Antonio. "El Agua más Preciada y Precaria Presea. *El Nuevo Día.*
8. Bonilla Soto, Luis Antonio. "A Sanear el Aire". ***El Nuevo Día***. (28 de abril, 1994).
9. ***Buena Salud.*** "Consejos Ambientales".
10. Departamento de Salud. Programa de Agua Potable. ***¡Cómo Obtener Agua Potable en Caso de Emergencia!*** Puerto Rico: División de Reproducción de Documentos de la Administración de Servicios Médicos de Puerto Rico. J-0-950-54-D-1-10M-1CM-81.
11. Departamento de Salud. Programa de Agua Potable. ***Lo que todo el mundo debe saber sobre la calidad del agua potable.*** Puerto Rico: División de Reproducción de Documentos de la Administración de Servicios Médicos de Puerto Rico.
12. *Diálogo*. "Guía para un Verano Ecológico". (mayo, 1994), p. 7.
13. Fundación Puertorriqueña de Conservación. "Reciclaje: Alternativa Global para Manejar los Desperdicios que Generamos"
14. ***El Impacto del Hombre en el Ambiente: Manual de Ejercicios, Actividades y Lecturas para el Estudiante.*** Puerto Rico: Departamento de Instrucción Pública, Estado Libre Asociado, 1979.
15. ***El Nuevo Día.*** "Cómo evitar que el agua se contamine". (Domingo, 15 de mayo, 1994), p. 90.
16. Junta de Calidad Ambiental. Oficina del Gobernador. ***Le Aconseja Mantenga Limpio a Puerto Rico.*** San Juan, Puerto Rico: Junta de Calidad Ambiental, Estado Libre Asociado.
17. Junta de Calidad Ambiental. "La Deforestación y sus Consecuencias en el Abastecimiento de Aguas en Puerto Rico" (Hoja Suelta).
18. Junta de Calidad Ambiental. "El Agua Como Vehículo en la Transmisión de Enfermedades". (Hoja Suelta).
19. Junta de Calidad Ambiental. "Calidad de Agua en Puerto Rico, Problemas y Alternativas".
20. Mendoza, Juan Solá. ***Introducción a las Ciencias de la Salud.*** Argentina: Editorial Universitaria de Buenos Aires, 1982.
21. Oficina de Energía. Oficina del Gobernador de Puerto Rico. ***Conservemos Energía...Recuperando Nuestros Recursos Mediante el Reciclaje.*** Puerto Rico: Estado Libre Asociado de Puerto Rico.
22. Olivieri, Félix, ***et al. Cátedra de Medicina Preventiva y Social.*** Argentina: Editorial Universitaria de Buenos Aires, 1982.
23. Programa Sea Grant. "Disfruta y Conserva Nuestras Playas". ***Datos Marinos.*** Dato Marino Núm. 8 (Hoja Suelta)
24. Quiñones, Ferdinan y José Alicea-Ortiz; U.S. Geological Survey, Water Resources Division. "Agua Subterránea en Puerto Rico" (U.S. Geological Survey Open-File Report 85-642).

PRUEBA AUTOEVALUATIVA DEL CAPÍTULO

Cierto o Falso

C F 1. El monóxido de carbono es un contaminante atmosférico que reduce la capacidad del esfuerzo físico.

C F 2. Hirviendo el agua se pueden matar los gérmenes que contenga ésta.

C F 3. Los plaguicidas degradan la capacidad reproductiva del suelo.

C F 4. Las aguas negras causan el crecimiento exagerado de las algas.

C F 5. En una situación en donde el agua de la pluma (potable) sale sucia, se debe evitar purificar químicamente ésta (con cloro ni yodo), aun cuando se imposibilita hervir el agua.

C F 6. Una manera de ayudar a controlar la contaminación del aire es asegurándose de que el aditivo de control de contaminación del automóvil se encuentre funcionando.

C F 7. El arreglar y mantener limpia su vivienda y alrededores ayuda a controlar la contaminación del suelo.

C F 8. Los plaguicidas sólo afectan a los insectos.

C F 9. Para poder controlar la contaminación atmosférica, es conveniente usar el carro continuamente.

C F 10. Los detergentes contaminan el agua y el suelo.

C F 11. Para considerar que el agua sea potable, ésta debe contener muchas sales minerales disueltas.

C F 12. Los aerosoles se consideran contaminantes del aire.

Selección Múltiple

__ 1. El agua para que sea potable debe:

a. Ser limpia e incolora
b. Tener en proporciones superiores a las establecidas el flúor y el yodo
c. Contener 10% de cloro
d. Todas las anteriores

__ 2. Las aguas se contaminan debido a:

a. El desecho de los detergentes domésticos
b. Las aguas residuales (negras) urbanas
c. Los plaguicidas que las lluvias arrastran a los ríos
d. Todas las anteriores

__ 3. Los materiales que pueden ser reciclados son:

a. Aluminio y cristal
b. Los fosfatos y el cloro bio-degradables
c. El mercurio no industrial
d. Todas las anteriores

__4. Los ciudadanos pueden reducir la contaminación que generan las plantas eléctricas si:

a. Utilizan con frecuencia enseres electrónicos de baterías.
b. Mantienen un alumbrado continuo en su hogar.
c. Utilizan en su hogar purificadores del aire.

__ 5. Para evitar la contaminación que provee la basura recogida por los municipios se puede:

a. Quemar, la basura lejos de las urbanizaciones.
b. Enterrar la basura y usarla como abono.
c. Desechar la basura en las quebradas de aguas negras.

Pareo

__ 1. Método de purificar el agua, la cual se deja reposar a fin de que deposite las arenas en el fondo.
__ 2. 20 gotas de tintura de yodo al 2% por cada galón de agua.
__ 3. Elementos atmosféricos afectan la salud y las propiedades.
__ 4. Se remueven de la basura los elementos no compostables.
__ 5. Batir el agua que ha sido hervida con el fin de reintegrar los gases disueltos eliminados.
__ 6. Requiere que se efectúen muestreos periódicos del agua potable.
__ 7. El agua se encuentra turbia.

a. Agua contaminada
b. Aireación
c. "Safe Drinking Water Act"
d. Sedimentación
e. Desinfectación química del agua
f. Compostaje
g. Contaminación atmosférica

Preguntas

1. ¿Cuáles son las enfermedades respiratorias que causa la contaminación atmosférica?

2. ¿Cuáles son los requisitos químicos del agua potable?

3. ¿Qué materiales de la basura se pueden reciclar?

4. ¿Qué efectos contaminantes pueden tener los plaguicidas?

5. ¿Cuáles son los contaminantes del suelo?

CAPÍTULO 6

ENFERMEDADES INFECTO-CONTAGIOSAS

Nuestra sociedad esta viviendo con un temor constante ante la posibilidad de contagio de una enfermedad que ha escalado el cuarto lugar entre las primeras causas de muerte en Puerto Rico (año 1994), nos referimos al síndrome de inmunodeficiencia adquirida (SIDA). No obstante, debemos aclarar muchas de las falacias envueltas con el contagio de este mal. Este capítulo se encargará de arrojar la verdad sobre los vedaderos medios del contagio del SIDA y de otras enfermedades de tipo infeccioso. En adición, habra una sección del capítulo en la cual serán descritas diversas enfermedades infecciones comumes.

I. CONSIDERACIONES PRELIMINARES

A. El Concepto de la Enfermedad Infecto-Contagiosa

En términos generales, una ***enfermedad*** puede ser definida como una función anormal de alguna estructura o sistema dentro de nuestro cuerpo. Más específicamente, una enfermedad ***infecto-contagiosa*** es una forma de enfermedad que es: (1) infecciosa y (2) posee el potencial de ser transmitida. El término "***infeccioso***" se refiere al hecho de que la enfermedad infecto-contagiosa es causada por microorganismos o patógenos (organismos microscópicos de origen animal o vegetal) que pueden auto-reproducirse dentro del cuerpo y multiplicarse hasta un número considerable si no son destruidos.

B. Terminología

1. Enfermedad infecciosa transmisible:

   La reacción del cuerpo ante la invación exitosa en sus tejidos de patógenos bajo tales condiciones que les permitan multiplicar y perjudicar al huésped.

2. Patógenos:

   Microorganismos o substancias capaces de producir una enfermedad.

3. Huésped:

   Es el organismo del cual el parásito obtiene su nutrimento.

4. Reservorio:

   El huésped o "guarida natural" del cual el agente infeccioso depende para sobrevivir, el cual puede ser el mismo hombre o un animal.

5. Portador:

   Es una persona infectada que sin presentar síntomas clínicos de enfermedad, alberga un agente infeccioso específico y puede ser fuente de infección para otras personas.

6. Vector:

   Es el portador viviente, por difusión o inoculación o ambas a la vez, del agente causal de la enfermedad.

7. Artrópodos vectores:

   Artrópodos que transmiten agentes infecciosos de un hombre a otro o de un animal a un hombre.

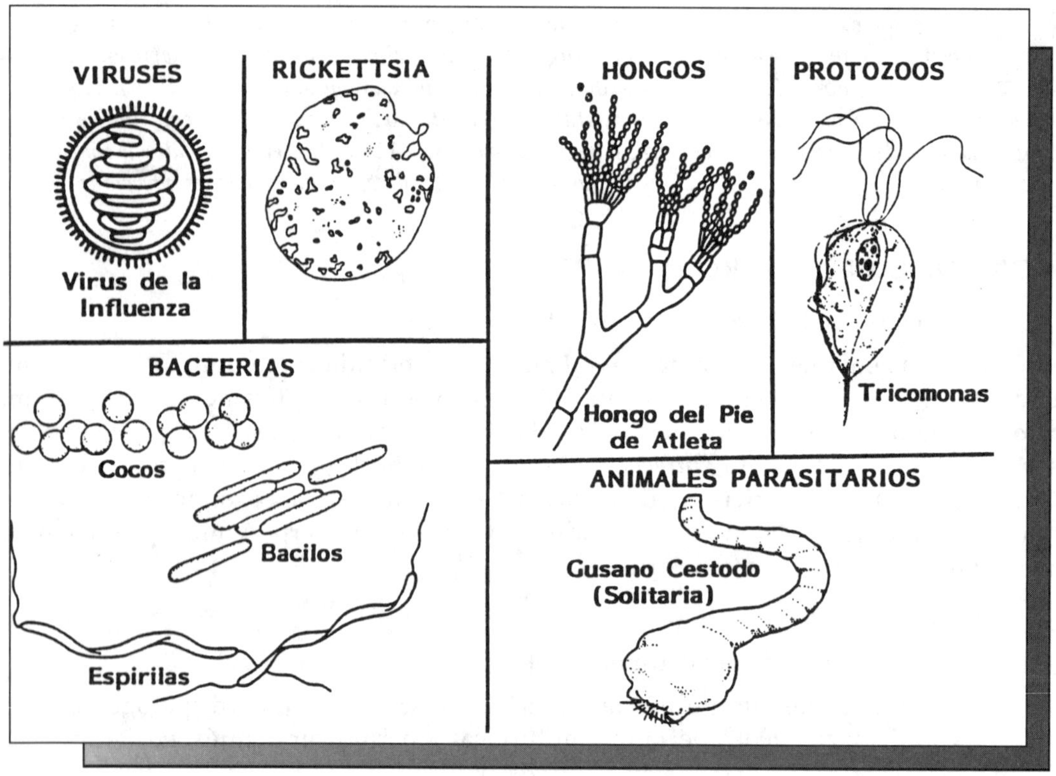

Figura **6**-1
Algunos patógenos causantes de enfermedades infecto-contagiosas

II. CAUSAS

A. Agentes Vivos (Véanse Figura **6**-1, **6**-2 y **6**-3)

   1. Virus:

      Elementos infecciosos submicrocópicos que viven dentro de otras células, las cuales transmiten enfermedades tales como el resfriado común y la influenza.

2. Bacterias:

   Agentes infecciosos unicelulares microcópicos que causan enfermedades, incluso la difteria y tuberculosis.

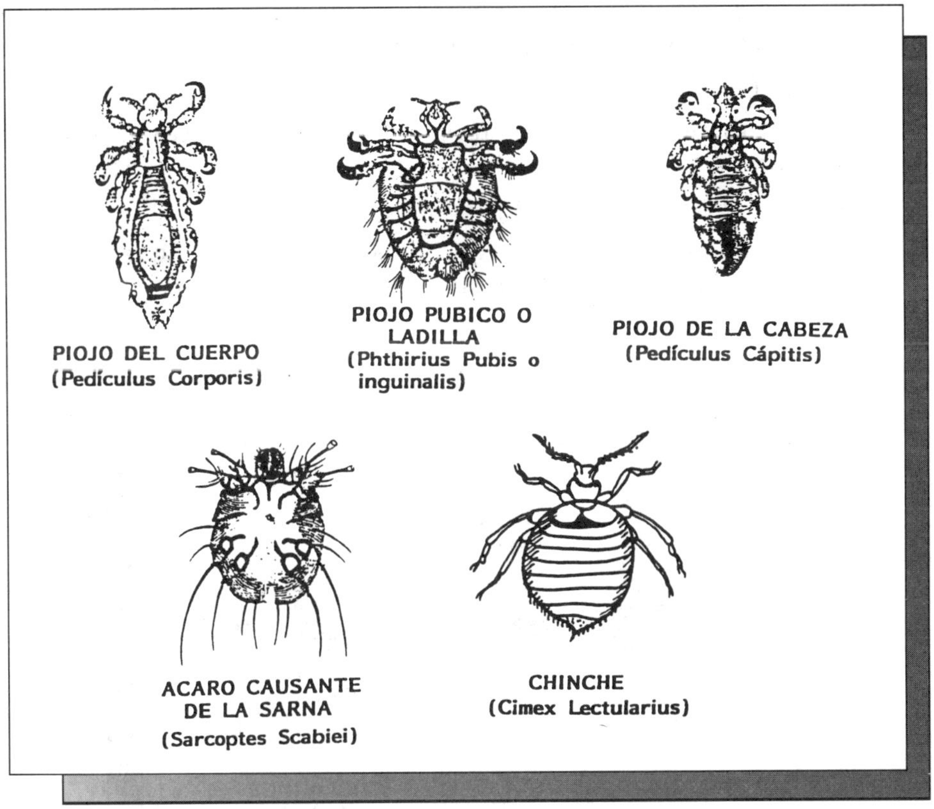

Figura **6**-2
Artrópodos parásitos humanos causantes de diferentes enfermedades dermatológicas

(**Adaptado de:** Vaquero Puerta, José L. ***Salud Pública.*** Madrid: Ediciones, S.A., 1982. P. 386).

3. Ricketsias:

   Son unos microorganismos que se pueden clasificar como aquellos ubicados entre las bacterias y los virus. Las rickettsias requieren la demanda de células vivas, por lo que no pueden ser reproducidas en un laboratorio. Estos organismos crecen en los tractos intestinales de los insectos. Los insectos que transmiten las rickettsias se conocen como *vectores*. Algunas de las enfermedades que inducen las rickettsias son el tifo y la fiebre de las Montañas Rocosas.

4. Protozoos:

   Patógenos unicelulares microscópicos que transmiten enfermedades, como la malaria.

5. Hongos:

   Plantas sin clorofila (sin el color verde) microscópico que producen enfermedades, tales como tiña, pie de atleta, entre otros.

6. Metazoos (vermes o helmintos):

   Son animales multicelulares en forma de gusanos que causan enfermedades tales como solitaria (parásitos intestinales) y bilarzia.

7. Artrópodos: (véase Figura **6**-2 y Figura **6**-3):

   Insectos (pulgas, piojos, garrapatas, mosquitos, moscas) que son portadores del agente causal de la enfermedad o que causan daño directamente (sarna, pediculosis, entre otros.).

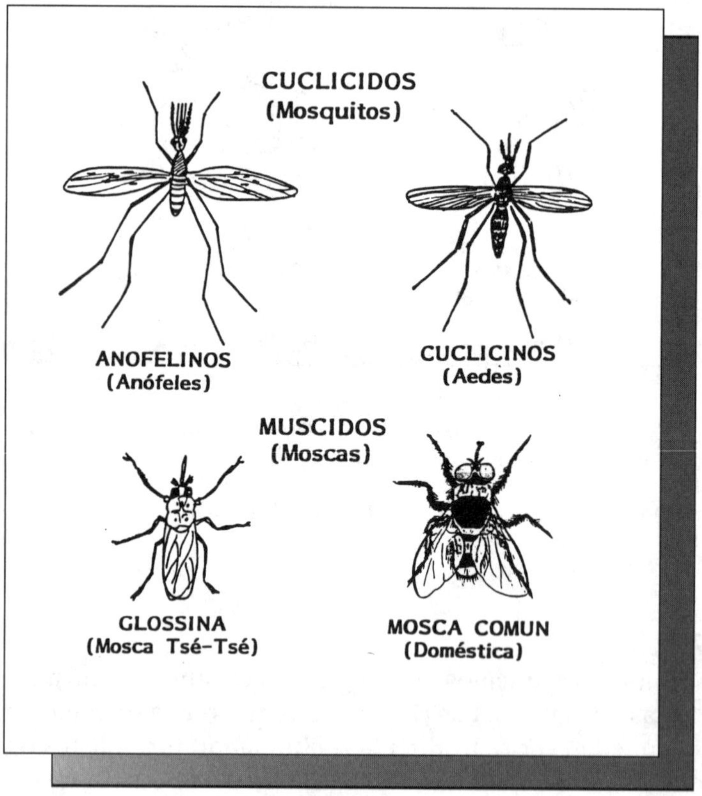

Figura **6**-3
Portadores de agentes patógenos (Agentes transmisores o vectores)

(**Adaptado de:** Vaquero Puerta, José L. ***Salud Pública.*** Madrid: Ediciones, S.A., 1982, p. 128).

B. Vías de Contagio (Véase Tabla **6**-1 y Figura **6**-4)

1. Difusión aérea (el aire):
   a. Gotitas de saliva (al hablar, toser, estornudar).
   b. Polvo.
   c. Tierra.
2. La digestión (oro-fecal o hidro-alimentaria):
   a. Heces fecales y orina
   b. Los alimentos (leche, verdura, fruta, entre otros).
   c. El agua contaminada (ejemplo: aguas negras o mal depuradas).
   d. Las manos infectadas y las deyecciones del enfermo o portador contaminan el agua y los alimentos.
3. Inoculación:
   a. Picadura de insecto.
   b. Inyección infectada.
   c. Herida.

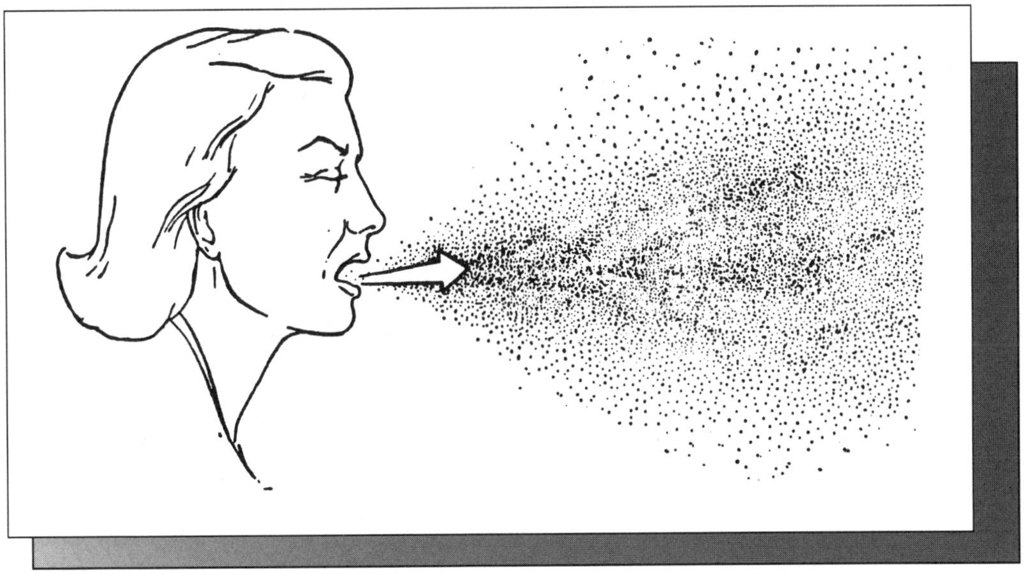

Figura **6**-4
Dispersión de microorganismos en el estornudo (Vía gotitas de flügge)

(**Tomado de:** MIller, Benjamín F. y Burt John J. ***Salud Individual y Colectiva.*** 3ra. ed.; México: Nueva Editorial Interamericana, 1983, p. 399.)

4. Contacto físico directo:
   a. Contacto sexual.
   b. El beso.
   c. Infecciones de la madre transmitidas vía placentaria al feto (ejemplo: rubéola).
   d. Escamas de desprendimiento cutáneo (ejemplo: varicela al secarse).
   e. Mordidas de animales (ejemplo: el perro puede transmitir rabia).
5. Fómites:

   Vehículos inanimados contaminado como lencería, toallas, pomos de puertas, teléfonos, vajillas, ropa blanca, libros, juguetes, pasamanos, jeringuillas y objetos similares.

Tabla **6**-1
MECANISMO DE ADQUISICIÓN DE AGENTES INFECTO-CONTAGIOSOS

MECANISMO	**MODO**	**ORGANISMOS REPRESENTATIVOS**
• Contacto Directo:	Contacto Cutáneo, Membranas Mucosas,	Bacilos Gramnegativos; N. Gonorrhoaea, T. Pallidum.
• Contacto Indirecto:	Gotitas de Saliva, Secreciones	Estreptococos del grupo A. N.Meningitis, Rinovirus
Transmitidos por Vehículos:	• Fómites	• Staphyloccus Aureus
	• Alimentos, Agua	Salmonella, Shigella, Hepatitis A
	• Drogas, Líquidos Intravenosos	Bacilos Gramnegativos
Trasmitidos por Aire:	Ventilación	Tuberculosis, Varicela, Micosis
Transmitidos por Vectores:	• Artrópodos	• Yersinia Pestis, Plasmodios Maláricos, Rickettsiosis, Virus de la Encefalitis
	• Animales	• Rabia, Brucelosis

Adaptado de: Root, Richard K. "Enfermedades infecciosa: mecanismos y respuéstas del huésped". En: Smith Lloyd H. y Samuel O. Thier. ***Fisiopatología: Principios de la Enfermedad.*** 2da. ed.; Buenos Aires: Editorial Médica Panamericana, 1988. p. 141.

III. EL PROCESO DE LA ENFERMEDAD INFECTO-CONTAGIOSA (Véase Figura 6-5)

En primera instancia, la enfermedad infecto-contagiosa se adquiere mediante alguien o algo. Esto se conoce como el ***huésped infectante*** o ***reservorio***, el cual puede ser un ser humano o un animal. Luego, el huésped infectante debe ser infectado por algún tipo de agente u otro huésped.

Esto se conoce como el ***organismo causal*** o ***patógeno***, es decir, el microorganismo viviente que provoca la enfermedad. Existen seis principales microorganismos patógenos que inducen una enfermedad infecto-contagiosa, a saber: virus, bacterias, rickettsias, protozoas, hongos, y parásitos o helmintios. Por lo general, las enfermedades infecto-contagiosas se clasifican a base de estos tipos de organismos. Ahora le sigue una tercera etapa que describe la forma en que el microorganismo o patógeno abandona el huésped infectado. Esto se conoce como el ***modo de salida***. La forma o vía por la cual sale el patógeno del cuerpo incluye: el tracto gastrointestinal, el tracto respiratorio, aberturas en la piel y secreciones / deyecciones mucosas. Le sigue el ***modo de transmisión***. Este proceso o etapa describe la vía mediante el cual el patógeno o microorganismo que se encuentra en el huésped infectado llega a la víctima.

Algunos ejemplos de modos o vías de contagio pueden incluir: el aire, tierra, polvo, alimentos, o el contacto directo con el huésped infectado. La quinta etapa o proceso de la enfermedad infecto-contagiosa consiste en el ***modo de entrada*** del patógeno al cuerpo del nuevo huésped. Estas vías o modos de entrada pueden ser, a saber: el tracto respiratorio, la boca y el tracto gastrointestinal, cualquier abertura en la piel, o entrada directa dentro de cualquier membrana mucosa. La siguiente etapa / proceso describe la ***resistencia*** que el cuerpo posee, de manera que el patógeno invasor puede ser combatido por nuestro sistema inmunológico o el fracaso de este sistema, lo cual implica la adquisición de la enfermedad infecciosa. Finalmente, como resultado de la incapacidad de la resistencia inmunológica del cuerpo ante el microorganismo patogénico, surge la la última etapa conocida como la ***enfermedad del nuevo huésped***.

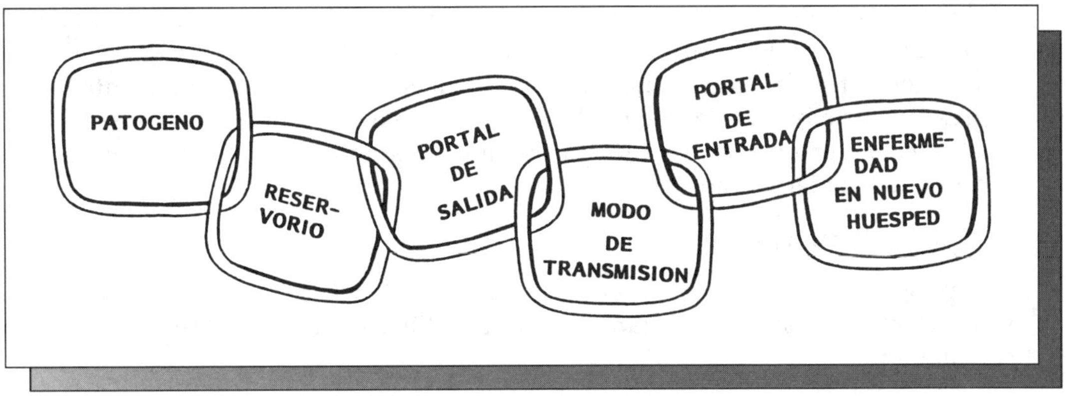

Figura 6-5
La cadena de infección

(**Tomado de:** Payne, Wayne A. y Dale B. Hahn. ***Understanding Your Health.*** St. Louis: Times Mirror / Mosby College Publisher, 1986.)

IV. FASES/ETAPAS DE LA ENFERMEDAD INFECCIOSA (Véase Figura 6-6)

La enfermedad infecto-contagiosa comienza cuando un microorganismo patogénico invade al huésped humano. Las reacciones patológicas que le sigue se pueden dividir en cinco fases generales.

A. Período de Incubación

Este período abarca el tiempo transcurrido entre el comienzo de la infección y la primera aparición de síntomas. El agente infeccioso está ya en el organismo del huésped, pero aún no le ocasiona signos ni síntomas de enfermedad. El período de incubación se caracteriza por un aumento de los patógenos. Estos períodos varían según sea la enfermedad/patógeno que adquiera el huésped. Por ejemplo, el resfriado común puede poseer un período de incubación de aproximadamente veinticuatro horas, mientras que la gonorrea tiene un período de tres a cinco días.

B. Período Prodromal

Consiste del tiempo que abarca cuando el cuerpo comienza a reaccionar al patógeno. Este período es característicamente corto e incluye síntomas, tales como dolor de cabeza, fiebre, secreciones nasales, indisposición/malestar, irritabilidad y molestias. En el período prodromal aún no se manifiestan los síntomas que caracterizan la enfermedad. Durante este período, la enfermedad es altamente contagiosa.

C. Período Clínico

El período clínico incluye el tiempo en el cual aparecen las manifestaciones clínicas (signos y síntomas) que caracterizan la enfermedad; esto es, la reacción del organismo ante el patógeno es aparente. Durante dicha fase, el inicio de los síntomas de la enfermedad ocurren de forma brusca o paulatina.

D. Período de Convalecencia

Incluye el período de tiempo en el cual los síntomas de la enfermadad comienzan a desaparecer. En este período el organismo elimina los patógenos y se reparan los deterioros sufridos. La persona afectada puede sentirse lo suficientemente bien para regresar a su actividad de trabajo diario normal. No obstante, es durante este período que muchas personas regresan a su trabajo antes de tiempo, lo cual conduce a una recaída de la enfermedad.

E. Período de Recuperación

Este período consiste de aquel tiempo donde la evidencia de la enfermedad desaparece y el paciente regresa al funcionamiento normal. Sin embargo, aún la enfermedad puede ser contagiosa.

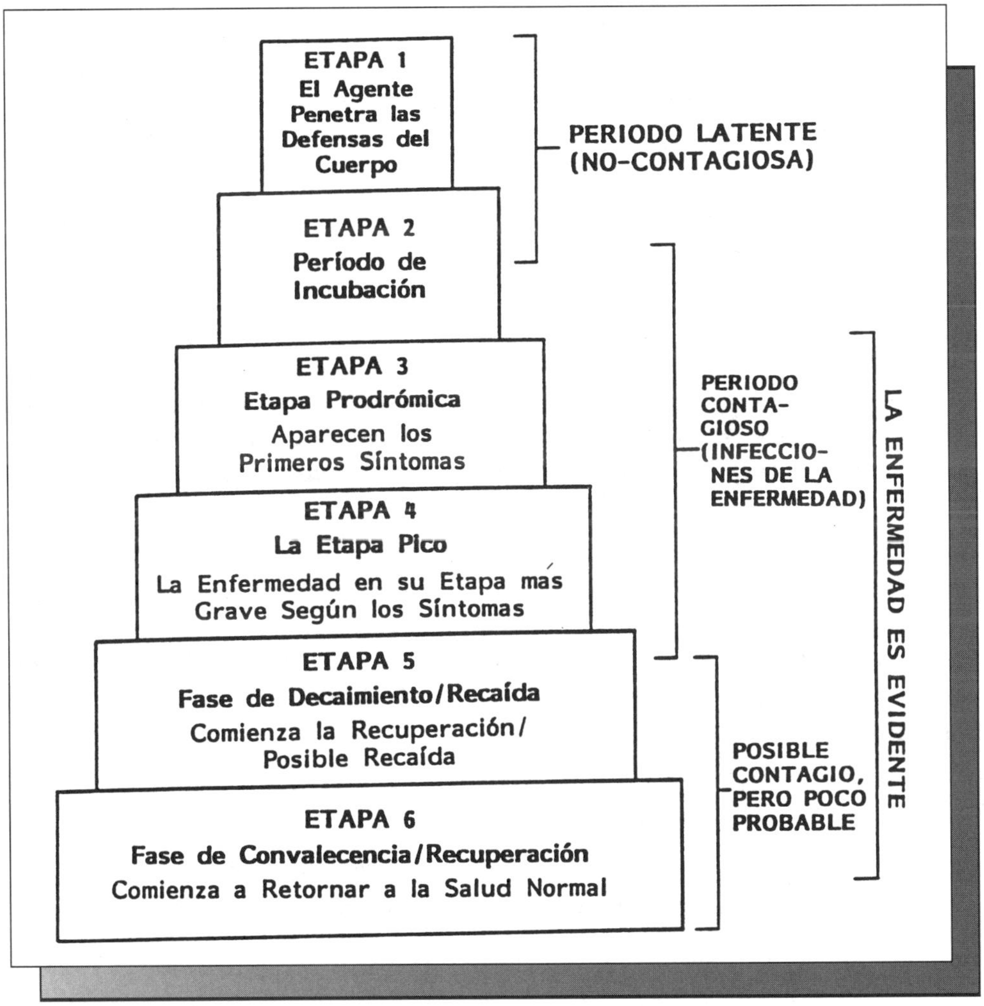

Figura **6**-6

Etapas del curso de una enfermedad y su recuperación

(**Tomado de:** Donatelle, Rebecca J., Lorraine G. Davis y Carolyn F. Hoover. ***Access to Health.*** Inglewood Cliffs, New Jersey: Prentice Hall, 1988.)

IV. CONTROL Y PROFILAXIS DE LAS ENFERMEDADES INFECTO-CONTAGIOSAS

A. Medidas de Control (Véanse Tabla **6**-2 y **6**-3)

1. Medidas frente al *foco*:

   El concepto ***foco*** se refiere al *lugar* donde han aparecido varios casos de una enfermedad, puede ser una familia, una escuela, o un área geográfica específica. Las medidas utilizadas para controlar estos brotes de enfermedades incluyen:

a. Aislamiento del enfermo:

Este procecimiento consiste en confinar al paciente a su habitación. Se debe evitar el contacto con posibles medios de contagio que puedan difundir la enfermedad, tales como pañuelos, toallas, ropas, periódicos, juguetes, entre otros.

b. Tratamiento del enfermo:

Consiste en la terapeútica médica de la enfermedad. El objetivo es eliminar el foco de la infección

c. Desinfectación:

Estos son los procedimientos físicos y / o químicos que se utilizan con el objetivo de destruir los gérmenes en el ambiente que rodea al enfermo. Si dicho procedimiento se lleva acabo en presencia se llama ***desinfección concurrente***. Si el paciente se traslada a un hospital y la desinfectación se lleva a cabo sobre el cuarto, ropas, entre otros, se llama ***desinfección terminal***.

d. Cuarentena:

Esta medida consiste en el período de observación en que se deja a un sujeto sano sospechoso de encontrarse en el período de incubación de una enfermedad transmisible. Cuarentena no son los 40 días clásicos, sino que dependerá de la longitud del período de incubación de la enfermedad de que se trate. Esta medida adquiere especial importancia en la profilaxis internacional.

2. Medidas permanentes:

a. Acción médica preventiva:

1) Inmunizaciones mediante vacunas.

2) Control de los insectos vectores, y de los alimentos.

3) Saneamiento ambiental, educación sanitaria, entre otros.

B. Inmunización

El proceso mediante el cual se induce o aumenta la resistencia inmunológica del organismo contra una enfermedad de naturaleza infecciosa se conoce como ***inmunización***. Este proceso a través del cual el cuerpo aumenta su inmunidad ante los patógenos contagiosos puede conseguirse por vía ***natural*** o ***adquirida***.

1. Tipos / formas de immunidad (véase Figura **6**-7):

a. Inmunidad natural (o inmunidad genética):

Forma innata y permanente de inmundad en relación con una enfermedad específica. Son tipos de la inmunidad natural: la inmunidad individual, la inmunidad racial y la inmunidad de especie.

b. Inmunidad adquirida:

Representa cualquier forma de inmunidad no innata, sino que se adquiere a lo largo de la vida. La inmunidad adquirida puede ser activa o pasiva:

1) Inmunidad activa:

Inmunidad adquirida que se debe a la producción de anticuerpos en las células. Los anticuerpos se desarrollan de forma natural después de una

Tabla **6**-2
PRINCIPIOS GENERALES DE CONTROL
• **Mejorar la Resistencia del Huésped:**
- Inmunización activa - Inmunización pasiva - Mejorar hábitos de nutrición - Máscaras de protección facial
• **Interrumpir la Transmisión:**
- Detectar, tratar casos - Aislar casos (y contactos cuando sea necesario) - Quimioprofilaxis (medicamentos) - Control de vectores - Medidas de sanidad ambiental (ecológicas) - Técnicas asépticas - Saneamiento y suministro de agua potable no contaminada - Higiene alimentaria
• **Medidas Personales:**
- Higiene Personal - Medidas de protección (ejemplo: condones) - Evitar situaciones de riesgo para la transmisión de infección
• **Inactivando el Agente Infeccioso:**
- Medidas físicas (calor, frío, radiación) - Medidas químicas (clorinación, desinfectación)

Tabla **6**-3
RESUMEN DE LAS MEDIDAS DE CONTROL
• **Infecciones Respitatorias:**
- Reducir posiblidad de contacto directo - Aislar en situaciones de infecciones peligrosas - Quimioprofilaxis - Máscaras de protección facial
• **Infecciones Gastrointestinales:**
- Medidas sanitarias - Higiene alimentaria - Control de las moscas - Higiene personal
• **Enfermedades de Transmisión Sexual:**
- Evitar promiscuidad - Condones - Limpieza sexual
• **Enfermedades Causadas por Vectores:**
- Control de vectores (medidas ecológicas, pesticidas, entre otras) - Quimioprofilaxis
• **Zoonosis:**
- Control de los animales huésped
• **Medidas Específicas**
- Aplican para muchas de las Variedades Arriba Mencionadas (ejemplo: Inmunizaciones)

infección (inmunidad activa natural) o artificialmente como consecuencia de una vacunación (inmunidad activa artificial).

2) Inmunidad pasiva:

Inmunidad adquirida que resulta de la acción de los anticuerpos transmitidos de forma natural a través de la placenta de la madre al feto (inmunidad pasiva natural) o artificialmente por inyección de gama-globulinas para tratar una enfermedad (inmunidad pasiva artifical). La inmunidad pasiva no es permanente.

2. Vacunación:

El término de ***vacunación*** y ***vacuna*** se deriva de la palabra ***vaccinia***, que proviene del virus empleado como vacuna para prevenir la viruela. Hoy en día, la ***vacunación*** implica la inyección de microorganismos atenuados (ejemplos bacterias, virus o

Tabla **6**-4

INMUNIZACIONES COMUNES PARA LOS ADULTOS

Vacuna	**Dosis**	**Indicaciones**	**Precauciones**
Sarampión, parotiditis, rubéola	0.5 ml s.c. Inicial y al ingresar en la universidad, ejército, etc.	En cualquier persona nacida después de 1956 que nunca haya estado infectado o que probablemente vaya a exponerse (ejemplo: estudiantes en instituciones de educación superior)	No administrarse a mujeres embarazadas, pacientes inmunodeprimidos ni a individuos con antecedentes de reacciones anafilácticas a la proteína del huevo o a la neumocina
Toxoides tetánico y diftérico (Td)	0.5 ml intramuscular inicial, al mes, a los 6 meses y cada 10 años	En toda persona que nunca se haya vacunado hay que realizar la tanda completa primaria y administrar una dosis cada 10 años	No administrase a mujeres embarazadas durante el primer trimestre
Hepatistis B (HB)	Depende de la vacuna usada: 1.0 ml intramuscular inicial, al mes y a los 6 meses, o bien 1.0 inicial intramuscular, al mes, y luego a los 2 y a los 12 meses	En toda persona con probabilidad de exposición repetida (ejemplo: profesional sanitario, compañero sexual de un portador conocido) o bien en quien haya tenido una exposición (ejemplo: un profesional sanitario que se ha pinchado con una aguja en el hospital)	
Antigripal	0.5 ml intramuscular	Toda persona con riesgo de complicaciones, personal médico y personas que deseen vacunarse	No administrarse a individuos con fiebre alta o con el antecedente de reacciones anafilácticas a la proteína del huevo
Antineumocócica	0.5 ml intramuscular o s.c,	Toda persona con riesgo elevado de enfermedad neumocócica	No administrarse a mujeres embarazadas

Tomado de: Berkow, Robert, y Andrew J. Fletcher (editores). ***El Manual Merck de Diagnóstico y Terapeútica,*** 9na. ed,; España: Editorial Oceano/Centrum, 1994. p. 25

ricketsias) en una preparación líquida con el fin de inducir una forma de inmunidad o reducir los efectos de ciertas enfermedades infecto-contagiosas. Para poder evitar las enfermedades donde existen vacunas para ellas, se debe recibir una dosis particular de vacunas contra la enfermedad específica (véase Tabla **6**-4). En el caso de la Hepatitis B, se requieren tres dosis de la vacuna. Una medida preventiva que debe tomar toda persona que desee vacunarse es de conocer las contraindicaciones y los posibles efectos secundarios de la vacuna. Por ejemplo, las personas alérgicas al huevo no deben de administrarse la vacuna contra la influenza (o gripe), debido a que ésta se incuba en la yema de huevo. En adición, si el individuo posee una infección, no se debe de administarse la vacuna antigripal. Algunas reacciones adversas de las vacunas son fiebre, dolor en el área de la inyección, entre otras. En muy raras ocasones, un efecto secundario de mucho cuidado que puede resultar cuando se inyecta la vacuna para influenza es un shock anafiláctico (alérgico).

C. Las Vacunaciones en Puerto Rico (Departamento de Salud. Programa de Inmunizaciones)

En la actualidad contamos con vacunas efectivas que estimulan el sistema de defensa inmunológico para combatir enfermedades infecto-contagiosas que muchos años atrás eran incurables. Toda persona no importa la edad, debe estar protegida contra ciertas enfermedades, de manera que cuente con protección contra enfermedades que posean el potencial de causar daño físico/incapacidad o provocar la muerte. Es de suma importancia que los niños sean vacunados mucho antes de ingresar a la escuela, de manera que sean protegidos de enfermedades infecto-contagiosas peligrosas, tales como:

1. Polio:
   a. Edad recomendada para vacunación:
      2 meses de edad, 4 meses, 15 meses y 4-6 años.
2. Difteria, Tétano y Pertussis o Tos Ferina (DTP):
   a. Edad recomendada para vacunación:
      2, 4, 6, 15 meses y 4-6 años.
3. Paperas, Sarampión Común y Sarampión Alemán o Rubeola (MMR):
   a. Edad recomendada para vacunación:
      12 meses de edad y a los 4-6 años.
4. Meningitis (producido por *haemophilus influenza tipo B*):
   a. Edad recomendada para vacunación:
      2, 4, 6 y 16 meses de edad.

Al presente se están desarrollando vacunas para combatir el SIDA, la hepatitis A, entre otras (González, Hector. "Vacunas ¿Por qué?" ***Buena Salud.*** Vol VI, No. 2, Marzo/1992 pp. 21-22). No es recomendable administrar las vacunas al infante o niño en las siguientes situaciones (según la: ***Convención Anual de la Sección de Pediatría de la Asociación Médica de Puerto Rico***):

1. Cuando la madre embarazada se encuentre en su primer trimestre.
2. Si el niño ha sido recientemente vacunado con inmunoglobulina:

   En esta situación, debe haber un intervalo de 3 meses para poder administrar la Vacuna MMR.
3. Ciertas vacunas son contraindicadas en niños con enfermedades pirogénicas (que inducen fiebre) de cuidado.

V. MANIFESTACIONES DE LAS INFECCIONES

A. La Fiebre

La ***fiebre*** significa una elevación anormal de la temperatura corporal (mayor de 37.8 °C oral o 38.2 °C rectal) debido a una enfermedad (infecciosa o no infecciosa). En respuesta a una infección grave, algunos pacientes (particularmente las personas de edad avanzada, niños, y alcohólicos) pueden también presentar ***hipotermia*** (baja temperatura corporal). La fiebre es inducida por los ***pirógenos***, los cuales pueden ser ***exógenos*** (fuente externa al cuerpo o ***endógenos*** (producidos dentro del organismo). Comúnmente los ***pirógenos exogénicos*** provienen de microorganismos, productos microbiano o toxinas. Los ***pirógenos exogénicos*** causan la fiebre al inducir la liberación de ***pirógenos endógenos***. Los pirógenos endógenos ocasiona la fiebre al estimular los receptores termoreguladores localizados en el hipotálamo.

B. Respuestas Hematológicas

Las enfermedades infecciosas provocan con frecuencia una ***leucocitosis***, es decir una aumento anormal del número de leucositos (globulos blancos) circulantes. Existe la posibilidad de ***anemia*** (disminución de la hemoglobina sanguínea hasta concentraciones inferiores a los límites normales).

C. Manifestaciones Cardiopulmonares

Las infecciones pueden inducir condiciones cardíacas, tales como ***taquicardia*** (los latidos del corazón sobrepasan más de 100 por minuto), entre otras. Puede observarse ***hipotensión*** (baja presión arterial). Pueden ocurrir también respuestas respiratorias, tales como ***hiperventilación*** (respiraciones rápidas), y otras.

D. Otras Manifestaciones

En numerosas enfermedades infecciosas pueden ocurrir alteraciones en la función normal de los riñones, disfunciones en el hígado, posibles hemorrragias gastrointestinales, alteraciones del estado mental (ansiedad, confusión, delirio, estupor, convulsiones y coma), problemas a nivel del sistema endocrino (ejemplo: aumento en las hormonas estimulantes de la tiroide, insulina, entre otras), y metabólicos. La ***hipoglucemia*** (bajos niveles de azúcar en la sangre) es una manifestación común de las infecciones en pacientes diabéticos.

VACUNACIONES*

VACUNA	EDADES E INDICACIONES (Recomendadas)	DOSIS	VÍA	REVACUNACIÓN (Siempre por vía Oral)
Anti-tuberculosa B.C.G.	Recién nacidos en medio sano	100 mg. al 3er. día y 100 mg 15 días después.	Oral	A los 3 meses si la Mantoux es negativa, 200 mg. si persiste Mantoux negativa 200 mg. cada año.
	Recién nacidos en medio bacilífero	100 mg. al 3er. día y 100 mg 15 días después.	Oral	100 mg. por mes durante 6 meses. Si persiste Mantoux negativa, repetir la serie al año de edad.
	Niños de 1 a 6 años no vacunados: Sin Mantoux Con Mantoux negativa	100 mg. y a los 15 días otros 100 mg. 0.1 cm^3	Oral Intrader.	A los 3 meses si la Mantoux es negativa, 200 mg.
	Niños en edad escolar (Con Mantoux negativa)	100 mg. 0.1 cm^3	Oral Intrader.	A los 3 meses si la Mantoux es negativa, 200 mg.
	Adolescentes con Mantoux negativa	200 mg. 0.1 cm^3	Oral Intrader.	A los 3 meses si la Mantoux es negativa, 200 mg.
	Vacunación indiscriminada (sin reacción de Mantoux)	200 mg.	Oral	

VACUNA	EDAD	DOSIS	VÍA	REVACUNACIÓN	OBSERVACIONES
TRIPLE: **Antidiftérica, Antitetánica, Anticoqueluchosa**	A partir de los 2 ó 3 meses y hasta los 6 años.	Tres dosis de 1 cm^3 con 1 mes de intervalos entre ellas. Ej.: 1ª dosis a los 3 meses 2ª dosis a los 4 meses 3ª dosis a los 5 meses	Subcutánea profunda o intra-muscular	Con una sola dosis: 1ª Un año después de la primovacunación. 2ª Tres años después de la primovacunación. Pasados los 6 años de edad seguir con la doble (antidiftérica antitetánica), cada 3 años. En caso de epidemia aplicar 1 dosis de 1 cm^3.	No aplicar en niños con cuadro febril. Puede aplicarse simultáneamente con la vacuna Sabin o con la antivariólica. Se puede aplicar al mismo tiempo que la vacuna Salk pero no en una misma jeringa. No es necesario régimen alimenticio especial.
DOBLE: **Antidiftérica, Antitetánica**	Después de los 6 años. (Antes de esta edad debe aplicarse la triple anterior).	Tres dosis de 1 cm^3 con 1 mes de intervalo entre ellas.	Idem	**1ª dosis estimulante:** Un año después de la primovacunación (1 cm^3) **2ª dosis estimulante:** Tres años después de la primovacunación (1 cm^3) Luego cada 3 años.	Idem A partir de los 12 años o en personas adultas se aconseja practicar primero la anatoxina-reacción de Moloney para constatar el grado de hipersensibilidad a las proteínas del bacilo diftérico. (inyección intradérmica de 1/25 LF de toxoide diftérico en 0.2 ml. y observación de la aparición o no, a las 24-48 horas, de reacción alérgica en la zona de la aplicación).
Antidiftérica	Todas las edades. (En los niños es de elección la triple: antitetánica, antidiftérica y anticoqueluchosa).	Tres dosis de 1 cm^3 de toxoide diftérico separada por un mes de intervalo.	Idem	**1ª dosis estimulante:** 1 cm^3 al año de la vacunación inicial **2ª dosis estimulante:** 1 cm^3 a los tres años de la vacunación inicial. Luego cada tres años.	Idem

VACUNA	EDAD	DOSIS	VIA	REVACUNACION	OBSERVACIONES
Antipolio-mielítica oral **(Tipo Sabin) (TRIVALENTE)**	LACTANTES: a partir de los 2 ó 3 meses. EMBARAZADAS: a partir del 5to. mes de la gestación. CUALQUIER EDAD: contactos y amenaza de epidemia.	De acuerdo con el laboratorio que la produce. Las gotas se administran sobre un terrón de azúcar o bien mediante gotero individual. LACTANTES: Tres dosis separadas por un intervalo de 2 meses. EMBARAZADAS: Dos dosis separadas por un intervalo de 2 meses. CUALQUIER EDAD: Dos dosis separadas por un intervalo de 2 meses.	Oral	NIÑOS: 1 dosis al año, a los 3, 6 y 12 años. CUALQUIER EDAD: una dosis de refuerzo al año.	**Contraindicaciones:** Pacientes con enfermedades agudas, sobre todo febriles y niños con vómitos o diarreas. En casos de amigdalectomías, extracciones dentarias, apendicectomías, etc. se aconseja un lapso pre o post operatorio de 2 semanas. **Relación con otra vacunas con gérmenes vivos** (antivariólica, B.C.G., etc.) No practicarla simultáneamente con las mismas. Se aconseja esperar un lapso mínimo de 15 días a contar de la última dosis de antipolio oral. Los niños que hubiesen recibido la rimoinoculación antivariólica o la B.C.G. deberán aguardar 30 días para administrarles la antipolio oral.
Antitetánica	Todas las edades (En los niños es de elección la triple: antitet, antidif. anticoqueluchosa).	Tres dosis de 1 cm^3 de toxoide tetánico, separadas entre sí por un mes de intervalo. Durante el embarazo (prevención del tétanos neonatorum) 3 dosis en el 5°, 6° y 7° mes.	Subcutánea profunda o intramuscular	Al año: una dosis de refuerzo (1 cm^3). Luego cada 5 años una dosis. Este lapso puede reducirse a 3 años de existir exposición especial o en regiones de gran movilidad tetánica. En embarazos posteriores 1 dosis al 6° mes.	Toda persona herida que hubiese sido correctamente vacunada deberá ser revacunada con una dosis de 1 cm^3 de toxoide. Si el herido no se hallase vacunado: inyectar 1 cm^3 de toxoide y en otro lugar, después de 1 hora 10,000 U.A. de suero antitetánico. Completar posteriormente la revacunación con toxoide. **Contraindicaciones:** Procesos febriles.

VACUNA	EDAD	DOSIS	VÍA	REVACUNACIÓN	OBSERVACIONES
Antivariólica	Primovacunación: 6 a 12 meses	------------	Percutánea (15 a 20 multipresiones) a nivel de la parte inferior de la región deltoidea previa asepsia con acetona.	Si la reacción es exitosa (vaccinal o acelerada) a los 3 años y repetir cada 3 años. Si es nula: repetirla de inmediato. (Se debe a fallas técnicas o de la linfa).	**Contraindicaciones:** Absoluta: procesos febriles, enfermedad aguda de piel, leucemia Relativa: antecedentes de neuropatía orgánica. Evitar la primovacunación durante embarazo. **Relación de tiempo con la vacunación antipoliomie-lítica:** 1a. Si se ha aplicado previamente la vacuna antipoliomielítica, esperar por lo menos 15 días. 2a. Si la antivariólica es previa, esperar la total evolución de la misma (aproximadamente 30 días), excepto en casos de brotes de poliomielitis. En caso de tratamiento antirrábico no vacunar hasta pasados 10 meses de finalizado. No vacunar durante tratamiento con corticoides, salvo en caso de epidemia.

Tomado de:** Markus, Zalmon. ***El Cuidado de la Salud. Buenos Aires: Editorial Educar, 1979.

Tabla **6**-5	
ITINERARIO DE VACUNACIÓN RECOMENDADO PARA PUERTO RICO	
EDAD RECOMENDADA	**VACUNAS**
2 Meses	DTP-OPV-HbCV
4 Meses	DTP-OPV-HbCV
6 Meses	DTP-HbCV
12 Meses	MMR
15 Meses	DTP-OPV-HbCV
4-6 Años (Cada 10 Años)	DTP-OPV-MMR
14-16 Años	Td

LEYENDA:
DTP = Difteria, Tétano y Tos Ferina
OPV = Vacuna Oral del Polio
HbCV = Haemophilus Influenza Tipo B
MMR = Parotiditis, Sarampión y Rubéola
Td = Tétano y Difteria

Adaptado de: Departamento de Salud, Programa de Inmunizaciones.

VI. ENFERMEDADES INFECTO-CONTAGIOSAS MÁS COMUNES*

ENFERMEDAD	AGENTE PATÓGENO	RESERVORIO	FUENTE DE INFECCIÓN	MODO DE TRANSMISIÓN
SARAMPIÓN Erupción cutánea generalizada, precedida de catarro difuso (nasal y bronquial) Su propósito es bueno, pero siempre existe el peligro de complicaciones (neumonía, encefalitis)	Virus aislado en 1938	EL HOMBRE	Secreciones nasofaríngeas	Desde 1 semana antes del período de erupción, el virus es eliminado por la tos, al hablar o estornudar. También por objetos contaminados. La enfermedad sigue siendo contagiosa hasta 1 semana después del período de erupción.
RUBÉOLA Evoluciona con catarro nasal, poca fiebre, erupción cutánea y ganglios inflamados. Es benigna, pero puede perjudicar al feto cuando afecta a la mujer embarazada.	Virus aislado en 1962	EL HOMBRE	Idem	Solamente por contacto directo. Hay contagio desde 2 días antes del período de erupción.
PAROTIDITIS (Paperas) Inflamación de las glándulas salivares, generalmente la parótida. También puede provocar orquitis, pancreatitis y meningitis.	Virus aislado en 1943	EL HOMBRE	Saliva	Por medio de las gotitas de Flugge. Hay contagio desde 7 días antes de la aparición de los síntomas hasta 10 días después.
VARICELA Erupción de vesículas con predominio en la piel. Habitualmente es benigna, pero puede ocasionar complicaciones como la encefalitis.	Virus aislado en 1957	EL HOMBRE	Gotitas de Flugge	**Directa:** por vía aérea, de persona a persona. Hay contagio desde 7 días antes hasta 7 días después del brote de las vesículas. También puede transmitirse de la madre al niño (1 al 4 mes) y originar malformaciones.
VIRUELA Se inicia con fiebre alta y una erupción de manchas rojas que al 3er. día se transforman en vesículas de líquido claro, y que al 6º día se hace purulento. Al 10º día se deseca.	Virus aislado en 1947	EL HOMBRE	Secreciones del aparato respiratorio	**Directa:** por vía aérea. **Indirecta:** a través de objetos contaminados. Hay contagio desde la aparición de los primeros síntomas y durante las primeras 2 a 3 semanas.
INFLUENZA O GRIPE Estado febril brusco con cefalea, astenia, gran quebrantamiento general y catarro de vías aéreas. Es corriente la exaltación de la viruela de los gérmenes saprófitos de vías aéreas superiores.	Hay 3 tipos de Virus: A-B-C con varios subgrupos. No dan inmunidad permanente.	EL HOMBRE	Gotitas de Flugge. Secreciones del aparato respiratorio.	**Directa: por vía aérea, por la tos, el estornudo, al hablar los desplazamientos humanos regulan su difusión.**

ENFERMEDAD	AGENTE PATÓGENO	RESERVORIO	FUENTE DE INFECCIÓN	MODO DE TRANSMISIÓN
HEPATITIS Es una enfermedad del hígado. Hay náuseas, gran decaimiento general, fiebre, orinas oscuras heces claras e ictericia. Suele ser benigna, pero puede llevar a una lesión crónica del hígado.	Hay 2 tipos: A-B. No dan inmunidad cruzada.	EL HOMBRE	Agua y alimentos contaminados por heces y orina. También por jeringas e inyecciones.	El virus A es el que se transmite por el agua y los alimentos. El B sólo por las inyecciones, trans fusiones y también por el contacto con la sangre menstrual o con cepillos de dientes.
FIEBRE AMARILLA Las lesiones más importantes ocurren a nivel del hígado y los riñones. Es un cuadro infeccioso grave con ictericia y nefritis hemorrágica.	El virus puede aislarse en la sangre durante los 3 primeros días.	En las ciudades EL HOMBRE, en la selva EL MONO.	Mosquito AEDES AEGYPTI	Por la picadura del mosquito.
RABIA Enfermedad aguda, mortal, que comienza con fiebre, cefaleas, gran malestar general, apareciendo luego parálisis de los músculos de la deglución, luego convulsiones, delirio y muerte por parálisis del centro respiratorio. La enfermedad se conoce también con el nombre de hidrofobia.	Virus rábico Pasteur fue el primero que consiguió atenuar la virulencia y de allí, la gran consecuencia práctica: la vacunación.	85% el PERRO También GATO CERDO CORDERO ZORRO y MURCIÉLAGO	Saliva de los animales rabiosos.	Después de la inoculación de saliva a través de una herida, el virus progresa a lo largo de las fibras traumatizadas de los ner vios aferentes hasta llegar a la médula espinal y al cerebro. La sangre y la linfa también pueden transportar el virus. El virus llega del cerebro a las glándulas salivares por los nervios eferentes. El período de incubación varía de diez días a un año.
TUBERCULOSIS La infección primaria suele pasar inadvertida en el 50%, un poco de fiebre y simple catarro bronquial. Luego cura o produce lesiones en los pulmones o en otros órganos: huesos, riñones, meninges, entre otros. Es una enfermedad muy importante como causa de muerte.	Bacilo de Koch. Hay dos tipos: el humano y el bovino. Presentan gran resistencia frente a los agentes físicos y químicos. Para destruirlos hay que someterlos durante 10 minutos a 80°. Después de curada la infección los bacilos no mueren, así le dan inmunidad. Esto se comprueba por la reacción de Mantoux. En las otras enfermedades la inmunidad es consecuencia de la cura total.	undamentalmente EL HOMBRE, aunque puede serlo el ganado vacuno enfermo.	Secreciones del aparato respiratorio de los tuberculosos pulmonares y la leche de vacas enfermas.	Por vía aérea: al toser esparce los bacilos o bien con el polvo del ambiente. Al llegar al pulmón produce una lesión y luego es detenido por los ganglios. La lesión cicatriza y allí quedan alojados vivos, pero atenuados. Por vía digestiva: con la leche de vacas tuberculosas, esta vía es menos frecuente. El paso de la "infección latente" a la enfer medad puede deberse a: 1) Desnutrición y agotamiento psicofísico. 2) Otras enfermedades agregadas: sarampión, coqueluche.

ENFERMEDAD	AGENTE PATÓGENO	RESERVORIO	FUENTE DE INFECCIÓN	MODO DE TRANSMISIÓN
SÍFILIS Lesión inicial "el chancro". En este período la enf. se puede curar total mente. 45 días después aparece una erupción en la piel, a partir de aquí entre 2 y 20 años aparecen lesiones definitivas en el corazón y sistema nervioso.	Germen espirilado el Treponema Pálido. Muere rápidamente por acción del agua y jabón y apenas resiste 42 hrs. a la temperatura ambiente. Chancro Período primario. Erupción en piel: Período secundario. Lesiones definitivas: Período terciario.	EL HOMBRE	Secreciones de las lesiones de piel y de mucosas, del semen y secreciones vaginales del periodo 1 y 2.	Directo: por contacto sexual en el 90% de los casos. El treponema atraviesa la piel y al cabo de 15-30 días aparecen una pequeña úlcera (el chancro) que no duele. Una semana después aparecen ganglios duros que tampoco duelen. Una madre sifilítica contagia al hijo a través de la placenta a partir del 4º mes del embarazo: es la llamada sífilis congénita.
GONOCOCCIA Se caracteriza por flujo purulento a través del meato urinario.	Diplococus Gonorrea de Neisser	EL HOMBRE	Secreciones del meato urinario.	Directo: Por contacto sexual.
BOTULISMO Toxiinfección alimenticia. Después de las 5 horas antes de los 5 días de la ingesta, aparece parálisis de los músculos oculares. Puede matar en 48 horas.	Bacilo Botulinus, es Anaerobio. Segrega una toxina muy poderosa, resistente al jugo gástrico.	Carne de cerdo. Los bacilos crecen en los músculos y alimentos en conserva.	Generalmente las conservas domésticas y en "lata".	Por ingestión de alimentos contaminados.
TÉTANOS Es una toxiinfección mortal en el 50% de los casos. Ocurre en sujetos no vacunados. Produce contractura de los músculos masticadores y luego de todos los demás. El espasmo de laringe lleva a la asfixia.	Bacilo de Nicolaler o Clostridium Tetani. Es anaerobio. La toxina actúa selectivamente sobre el Sistema Nervioso Central y las sinapsis neuro-musculares.	EL HOMBRE Y ANIMALES DOMÉSTICOS SOBRE TODO EL CABALLO.	El polvo de la calle, la tierra, el suelo, entre otros El esporo resiste mucho al medio. Es más peligroso donde se encuentren excrementos de hervíboros.	Los esporos del bacilo penetran a través de una herida cutánea (aguja, clavo, astilla, entre otros) Otras veces por lesiones en el útero (Tétanos post aborto) o más raramente después de una intervención quirúrgica (tétano post-operatorio) No olvidar que puede ser la herida más insignificante.
PESTE (Peste bubónica) Grave enfermedad de alta mortalidad. Cuadro tóxico con fiebre alta, shock, confusión mental y delirio.	Bacilo de la Peste o Pasteurella Pestis	Roedores silvestres y roedores domésticos (ratas)	Pulga, Gotitas de Flugge y esputos en la forma que produce neumonía.	A través de la picadura de la pulga. Los enfermos de neumonía pueden contagiar al hablar o toser.

ENFERMEDAD	AGENTE PATÓGENO	RESERVORIO	FUENTE DE INFECCIÓN	MODO DE TRANSMISIÓN
LEPRA Enfermedad crónica caracterizada por lesiones cutáneas, mucosas y de los nervios que ocasionan anestesia, atrofia de la piel, uñas, caída de los cabellos, entre otros	Bacilo de Hansen. En las células los bacilos se hallan agrupados a manera de "paquetes de cigarrillos".	EL HOMBRE	Exudados de las lesiones. Portadores sanos a través del moco nasal.	Es variable. Se acepta la vía cutánea: el bacilo penetra a través de una herida. Vía mucosa: a través de la mucosa nasal. La contaminación es directa de hombre a hombre (secreciones de lesiones, moco nasal, gotitas de Flugge).
POLIOMIELITIS Enfermedad caracterizada por parálisis de los miembros inferiores. Hay otras formas no paralíticas: respiratorias, meníngeas e inaparentes.	Hay 3 cepas VI-VII-VIII. Se llaman Polivirus. Tienen afinidad por las células motoras de las astas anteriores de la médula.	EL HOMBRE	Las secreciones faríngeas las 3 primeras semanas. La orina y las heces hasta varios meses.	Por contacto directo: A través de las gotitas de Flugge. Indirectamente: Por alimentos y bebidas contaminadas.
ESCARLATINA Es una toxiinfección. Se inicia con dolor de garganta, fiebre de 39-40°C y una erupción en la piel de color rojizo. Una semana después aparece descamación de la piel.	Streptococus pyogenes. Causa también el Reumatismo articular agudo, nefritis y la erisipela.	EL HOMBRE	Por medio de las gotitas de Flugge al hablar o toser. Las escamas no son contagiosas.	Por contacto directo: Con enfermos o portadores Indirecto. Es poco precuente, por la poca supervivencia del estreptococo fuera del organismo.
Tomado de:** Markus, Zalmon. ***El Cuidado de la Salud. Buenos Aires: Editorial Educar, 1979.*				

VII. EL SÍNDROME DE INMUNODEFICIENCIA ADQUIRIDA (SIDA/AIDS)

A. Concepto

1. Definición

   Es una condición en la cual se pierde la capacidad innata que posee nuestro cuerpo para defenderse ante las enfermedades, lo cual hace susceptible a la persona afectada a una serie de infecciones que usualmente no se desarrollan en personas saludables que poseen un sistema inmunológico o de defensa normal.

2. Significado del término "Síndrome de Deficiencia Inmunológica":

   a. Síndrome

      Grupo de infecciones específicas que se desarrollan simultáneamente ("infecciones oportunisticas") en la persona afectada, aprovechándose del desbalance en el sistema inmunológico.

   b. Deficiencia inmunológica:

      La incapacidad del sistema de defensas del cuerpo para defenderse contra infecciones y ciertos tumores.

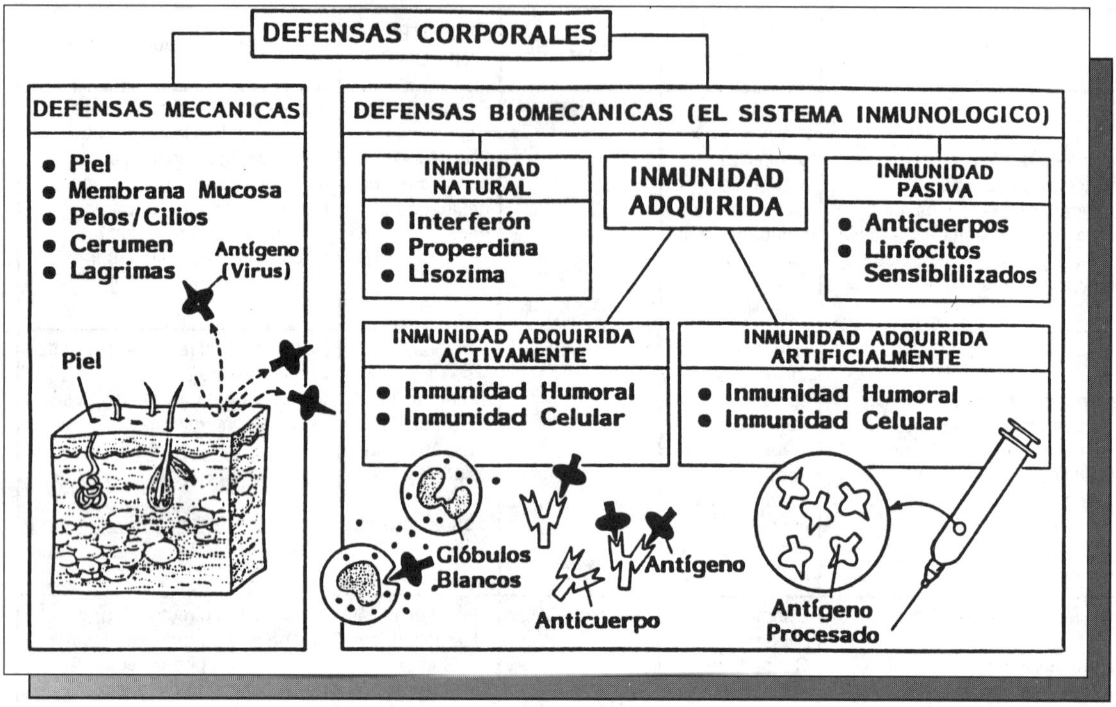

Figura 6-7
Los sistemas de defensa del cuerpo

(**Adaptado de:** Payne, Wayne A. y Dale B. Hahn. ***Understanding Your Health.*** St. Louis: Times Mirror/ Mosby College Publishers, 1986.)

c. Adquirida:

Que no es hereditaria ni provocada por medicamentos.

B. Infecciones oportunistas asociadas al SIDA

Existen varias enfermedades que se desarrollan por causa del debilitamiento y destrucción del sistema de inmunidad en las personas afectadas.

1. Infecciones causadas por protozoarios y helmintos:

a. Pneumocitis carinii pneumonía (PCP):

Una infección parasitaria de los pulmones que sólo se encuentra en pacientes con el sistema de inmunidad debilitado.

b. Estrongiloidiasis:

Infección causada por un helminto que ocasiona pneumonía, infección en el sistema nervioso central o infección diseminada (distribuida a través del cuerpo).

2. Infecciones causadas por hongos:
   a. Candidiasis:
      Infección que afecta las áreas del cuerpo (orofaringe, esófago y recto).
   b. Criptococosis:
      Infección por hongos general que causa meningitis, infecciones pulmonares, en el sistema nervioso central o diseminadas, en los pacientes con SIDA.
3. Infecciones virales:
   a. Herpes simplex:
      Infección del virus de herpe simplex que causa frecuentemente úlceras mucocutáneas, infecciones pulmonares, gastrointestinales o diseminadas.
   b. Citomegalovirus (CMV):
      Virus presente en la sangre en la mayoría de los pacientes con SIDA y que han sufrido una infección oportunista. Causa pneumonía, esofagitis, retinoroiditis e infección diseminada.
   c. Virus de Epstein-Barr:
      Casi todos los pacientes con SIDA padecen de esta infección viral.
4. Cáncer:
   a. Sarcoma de Kaposi:
      Cáncer poco común que produce pústulas en la piel de color violeta, rosa o azul e inflamación de los nódulos linfáticos.
   b. Linfoma cerebral

C. Causas
1. Hipótesis etiológica (origen):
   a. "Human T-Cell Limphotropic Virus-III" (HTLV-III) o "Lymphoadenopathy Associated Virus" (LAV):
      Retrovirus que ataca y desbalancea el sistema de defensa del cuerpo humano.
   b. Citomegalovirus
   c. Virus de Epstein-Barr
2. Factores contribuyentes:
   a. Uso de drogas recreativas o ilícitas:
      1) Nitratos aspirables (Popper):
         Drogas que se utilizan para aliviar el dolor de angina en el pecho entre enfermos del corazón y también se inhalan durante el acto sexual para incrementar el placer del orgasmo (relaja los músculos lisos, como lo es el esfínter anal). Estas drogas contribuyen al derrumbe del sistema de defensas de nuestro cuerpo.
      2) Drogadictos que utilizan drogas intravenosas (heroína y cocaína)
      3) Marihuana o narcóticos

b. El alcohol:

   El alcohol deprime o disminuye el sistema de inmunidad.

c. El esperma / semen:

   Exposición frecuente de la mucosa del intestino al semen puede tener un efecto supresivo en el sistema de inmunidad.

d. El historial de enfermedades crónicas múltiples (amebiasis, gonorrea, sífilis, hepatitis de tipo B, herpes, infecciones por citomegalovirus o por el virus de Epstein-Barr).

e. Preferencias sexuales:

   Ingestión y exposición directa a excremento, orina o semen.

f. Lubricantes sexuales

g. Cremas que contienen asteroides y estrógeno

h. Alimentación no adecuada

i. Predisposición genética.

3. Grupos en alto riesgo para padecer de SIDA

   a. Hombres homosexuales y bisexuales sexualmente promiscuos, con múltiples compañeros.

   b. Adictos, en el presente o en el pasado, a drogas de uso intravenoso que comparten sus jeringuillas

   c. Hemofílicos

   d. Compañeros sexuales de individuos pertenecientes a cualquier otro grupo de los enumerados anteriormente (aquellos en alto riesgo de padecer SIDA)

   e. Los infantes nacidos de personas en alto riesgo de padecer SIDA

D. Medios de transmisión

1. Las relaciones sexuales con personas infectadas:

   a. Varones homosexuales o bisexuales

   b. Transmisión heterosexual entre mujeres

2. El intercambio de jeringuillas o agujas hipodérmicas contaminadas con sangre infectada:

   a. Adictos a drogas intravenosas.

   b. El uso de agujas de acupuntura, tatuajes, agujas de inyecciones no desechables y agujas de electromiografía pueden representar un medio de transmisión si no se toman las medidas de precaución necesarias.

3. Sangre:

   Las transfusiones de sangre o de otros productos sanguíneos (ejemplo: glóbulos rojos) contaminados con el virus. Esto se ha encontrado en los pacientes hemofílicos).

4. Transmisión intrauterina o prenatal:

   El paso del virus desde la madre infectada al bebé durante el embarazo. En estos casos, la madre ha pertenecido a los grupos de alto riesgo de padecer el SIDA.

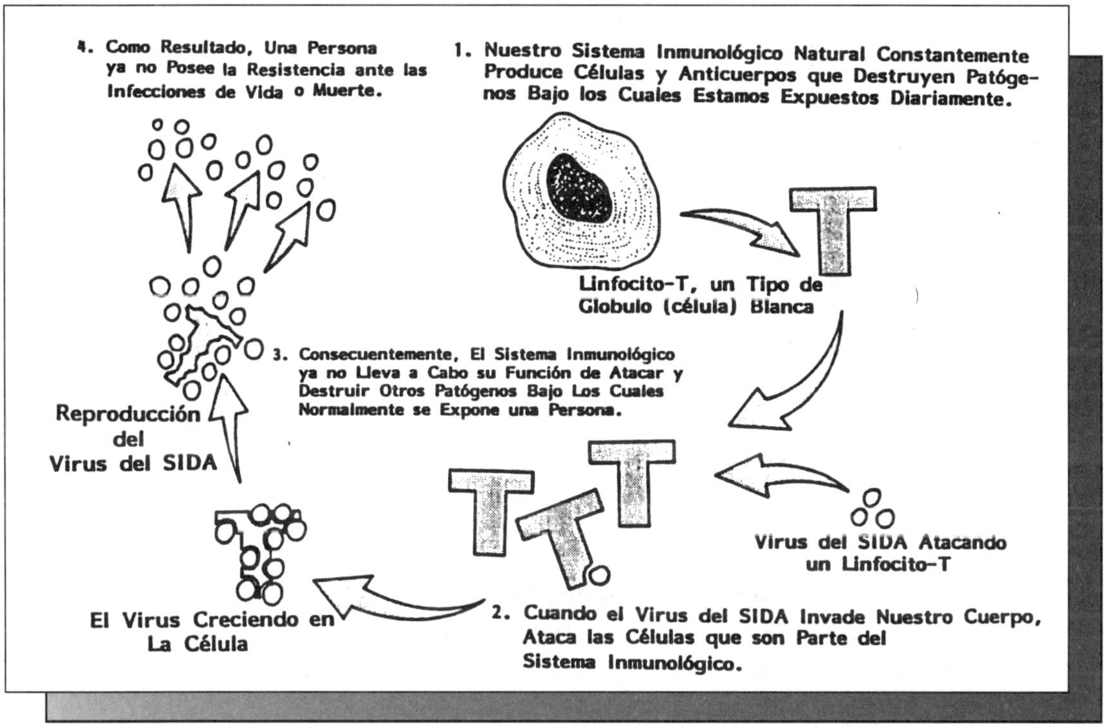

Figura **6**-8
Cómo el virus del SIDA ataca

(**Tomado de:** Meeks, Linda y Philip Heit. ***Aids: Understanding and Prevention.*** Columbus, Ohio: Merrill Pub. Co., 1988, P. 7)

5. Medios no trasmisibles del SIDA:
   a. Sudor
   b. Saliva
   c. Contacto ocasional (no sexual):
      Dar la mano, un abrazo o un beso en la mejilla
   d. Aire
   e. Lágrimas
   f. Picadas de mosquito.
   g. Jabón y agua
   h. Uso de la vacuna para prevenir la hepatitis B
   i. Compartir facilidades del servicio sanitario
   j. Utilizar el mismo bolígrafo o lápiz
   k. Ser un donante de sangre
   l. Toser, estornudar

6. ¿Dónde se ha encontrado el virus del AIDS?:
    a. Sangre
    b. Semen
    c. Lágrimas
    d. Sudor
    e. Saliva
    f. Secreciones vaginales
    g. Heces
    h. Orina
    i. Leche del seno
    j. Células de Langerhans localizadas debajo de la superficie de la piel

E. Diagnóstico
1. Pruebas de laboratorio:
    a. Conteo de glóbulos blancos o linfocitos:

       Muchos de los pacientes con SIDA muestran una reducción del número de ciertos glóbulos blancos llamados "Linfocitos T" y la función de los mismos.
    b. Pruebas subcutáneas de antígenos y mitógenos
    c. Estudios sobre la subpoblación y transformación de linfocitos
    d. Prueba de anticuerpos de HTLV-III:

       La prueba se utiliza para detectar anticuerpos que se han desarrollado en el cuerpo si es que en alguna ocasión se ha estado expuesto al virus HTLV-III. La prueba no indica que se tenga SIDA, ya que se puede estar infectado con el virus sin producir anticuerpos. No obstante, la presencia de dichos anticuerpos debe preocupar a la persona y tomarse las medidas preventivas necesarias.
2. Síntomas y signos asociados al SIDA:
    a. Durante el período de incubación:

       Dicho período puede variar de unos cuantos meses a cerca de dos años; puede que no hayan signos delatadores que indiquen que una persona padece de AIDS.
    b. A medida que avanza la enfermedad:
        1) Fiebres persistentes o sudores inexplicables durante las horas de sueño
        2) Pérdida de apetito
        3) Diarrea persistente
        4) Pérdida de peso (más de 10 libras) sin razón aparente
        5) Cansancio / debilidad profunda que puede ser acompañada de dolores leves de cabeza, no atribuíbles a causas lógicas (ejemplo: el ejercicio)
        6) Fatiga

7) Tos seca y persistente o dolor de garganta, no relacionados con el hábito de fumar o resfriados comunes
8) Nódulos, placas blancuzcas, manchas poco comunes o crecimientos en o debajo de la piel de las membranas mucosas (principalmente en la boca y en el esófago)
9) Manchas obscuras y poco usuales en la piel
10) Hematomas o hemorragias leves por los orificios del cuerpo o por cualquier crecimiento en la piel o las membranas mucosas
11) Adenopatías generalizadas (glándulas persistentemente inflamadas) usualmente en el cuello, axilas o en la ingle

F. Tratamiento

Hasta el momento no se conoce cura para el SIDA. Sin embargo, hay tratamiento para episodios individuales del sacoma de Kaposi y las infecciones oportunas. Algunos de los medios para el tratamiento del SIDA incluyen:

1. Interferón:

   Utilizado con éxito en el tratamiento del sarcoma de Kaposi en algunos pacientes con SIDA.

2. Interieukin-2:

   Otro compuesto químico que combate las enfermedades, se encuentra presente en forma natural en el cuerpo y se ha demostrado prometedor en pruebas de laboratorio.

3. Cirugía
4. Irradiación
5. Fármacos

   Ninguna de las drogas utilizadas ha sido efectiva. *Acyclovir,* utilizado para tratar las infecciones del herpes genital, alivia algunos de los síntomas del SIDA pero no afecta el virus. Una nueva droga, AZT, parece inhibir la habilidad del virus del SIDA para producir nuevas partículas virales. Esta droga no cura el SIDA, pero prolonga la vida de los individuos que sufren de este mal.

6. Fortalecimiento del sistema inmunológico:

   Esto se ha hecho mediante el trasplante de un donante de la médula ósea (el tejido que se encuentra en el centro de los huesos largos donde se forman los glóbulos rojos y blancos) o transfusión sanguínea de glóbulos blancos saludables.

7. Vacunación:

   El descubrimiento de una vacuna ayudaría a desarrollar anticuerpos contra el virus del SIDA. Sin embargo, se cree que esto no será posible hasta dentro de varios años. Además, si una nueva vacuna se desarrolla, ésta no podrá ayudar a las víctimas infectadas con el virus del SIDA.

G. Medidas preventivas

1. Reduzca el número de personas con las cuales tiene contacto sexual, especialmente con aquellas sexualmente promiscuas. (Ej.: prostitutas).

2. Evite el contacto directo e ingestión de secreciones corporales (semen u orina) y las heces fecales.
3. Utilice el condón y las medidas de sexo seguro.
4. Evite el uso de drogas de uso intravenoso:

   No comparta jeringuillas con otras personas.
5. Pídale a su compañero que sea honrado con usted sobre su salud y hábitos sexuales.
6. Mantenga contacto con sus compañeros sexuales para notificarles de síntomas infecciosos.
7. Examínese ante la presencia de síntomas.
8. Consulte a un médico que esté informado sobre enfermedades comunes entre homosexuales y que esté familiarizado con el SIDA.
9. No se pruebe lentes de contacto de otras personas si se posee una pequeña ulceración con sangramiento de la conjuntiva y/o la córnea.
10. Dieta balanceada
11. Ejercicio
12. Bastante descanso, (horas de sueño)

VIII. LAS ALERGIAS

A. Concepto

Representan reacciones del sistema inmunológico a sustancias extrañas, llamadas como ***alérgenos o antígenos***. Estas sustancias producen una reacción de hipersensibilidad en el organismo. Dichas sustancias pueden entrar al organismo a través de la inhalación (vía aérea), la inyección (inoculación), el contacto directo, o al ingerir alimentos o medicamentos (vía oral). Los ***alérgenos*** más comunes son: el polen, las caspa animal, químicos, el polvo doméstico, las plumas y diversos alimentos. Las alergias resultan en la liberación exagerada de ***histamina*** (químico inflamatorio presente en las células de la piel, vías respiratorias, y tracto digestivo) en el cuerpo. Esta sustancia induce una serie de signos y síntomas característicos, tales como estornudos, comezón (picor), lagrimeo, asma, inflamaciones, enrojecimientos del área afectada, rinitis (inflamación de la mucosa de la nariz, acompañada de hinchazón y secreción), conjuntivitis, entre otras. La condiciones alérgicas de la piel incluyen el eczema, urticaria, y dermatitis de contacto. Los problemas respiratorios de naturaleza alérgica son el asma y la fiebre del heno. La hinchazón, vómitos, y diarreas son manifestaciones alérgicas originadas en el tracto digestivo. Las vacunas a base de pequeñas dosis de ***alérgenos*** representa la única opción de prevención y tratamiento para las personas hipersensibles.

CATÁLOGO DE ENFERMEDADES INFECTO-CONTAGIOSAS MÁS COMUNES

I. RESFRIADO COMÚN (Rinitis, Laringitis, Faringitis) (Vease Tabla 6-3)

A. Concepto/descripción

El término médico del resfrío (o refriado) y sus muchas variaciones es ***infecciones de las vías respiratorias altas***.

Tabla **6**-6

EL RESFRIADO COMÚN

CAUSADO POR	Sobre 120 tipos de virus
EDAD COMUN DE INFECCIÓN	Cualquiera
AREA DE APARICIÓN	Global
MODO DE TRANSMISIÓN	Contacto directo o indirecto con secreciones mucosas nasales o gargantas de personas infectadas
PERIODO DE INCUBACIÓN	12 a 72 horas, comúnmente 24 horas
SIGNOS INICIALES	Dolor de garganta, nariz con secreciones mucosas, escalofríos, dolencia general en el cuerpo
DURACIÓN DE LA ENFERMEDAD	3 a 5 días.
PERIODO DE CONTAGIO	Desde las primeras 24 horas antes de manifestarse la infección hasta 3 a 5 días después de su curación
EFECTOS SECUNDARIOS PERMANENTES/COMPLICACIONES	Ninguno
INMUNIDAD	Puede desarrollarse para cada virus específico experimentado
PREVENCIÓN	Evitar personas infectadas; mantener resistencia a través de una dieta adecuada, reposo, y control del estrés

B. Signos y síntomas

1. Nariz tapada o moqueteante (rinitis aguda)
2. Reducción del olfato y gusto
3. Dolor de garganta (faringitis):
   Picor y ardor en la garganta
4. Voz ronca (laringitis)
5. Congestión en las vías respiratorias superiores (bronquitis)
6. Dolor de cabeza moderado

7. Cuerpo dolorido, somnolencia y malestar general
8. Fiebre (más común en niños que adultos)
9. Estornudos y tos
10. Producción de flema espesa y amarillenta con la tos en la fase final

C. El desarrollo del resfrío

La mayoría de los resfríos duran alrededor de una semana. Dos o tres días antes de contraer el virus, empiezan a aparecer, por lo general, sensación de fatiga y cuerpo dolorido. A continuación estornudos, moqueo, ojos llorosos e irritados y garganta seca. La mejoría suele comenzar al cuarto o quinto día y la recuperación total a la semana o a los 10 días.

D. Complicaciones

1. Infección bacteriana de:
   a. Los senos frontales
   b. Oído medio
   c. Vías respiratorias altas

E. Causas

Más de 120 tipos de virus. La mayoría son miembros de la familia de los ***rinovirus***, pero hay otros que también lo provocan (por ejemplo: el ***virus Coxsackie***)

F. Modo de transmisión

Los virus suelen estar en el ambiente y se esparcen en gotitas cuando la persona resfriada tose, estornuda o habla. Se fijan a las células que recubren el conducto nasal y los senos frontales provocando la descarga de mucha mucosidad.

1. El resfrío no es ocasionado por los pies húmedos, por salir a la calle con la cabeza mojada o por coger frío.
2. El estrés y el cansancio hacen a una persona más vulnerable a cualquier infección viral, incluso el resfrío.

G. Diagnóstico

El diagnóstico se basa en una revisión de los síntomas.

H. Tratamiento

1. No hay medicación específica para tratarlo. La mayoría de los resfríos desaparecen por sí solos en 5 a 10 días.
2. La aspirina y el acetaminofeno ayudan a aliviar las molestias que a veces lo acompañan.
3. Existen medicinas sin receta para aliviar otros síntomas, pero deben tomarse siguiendo las instrucciones.
4. Beba mucho líquido.
5. Tómese uno o dos días para descansar y dar al cuerpo la posibilidad de pelear contra la infección viral.

6. Pueden ayudar las gárgaras con una solución de agua caliente y sal para aliviar el dolor de garganta.
7. Un supresor de la tos aliviará la tos seca y un expectorante aumentará el flujo de mucosidad si al toser hay flema.
8. Se recomienda usar un vaporizador o humidificador ambiental, especialmente en el dormitorio.
9. Tomar remedios comunes que faciliten la expulsión de las secreciones nasales y bronquiales

I. La Función del Médico

1. Se recomienda que consulte al doctor en las siguientes situaciones:
   a. Si tiene otras dolencias que pueden ser agravadas por el resfrío. Estas pueden ser enfisema, bronquitis crónica, diabetes y desórdenes inmunológicos.
2. El médico puede recetar antibióticos, si hay evidencia de una infección bacteriana secundaria o algún desorden pulmonar que aumente el riesgo de infección.
3. Si tiene asma, diabetes u otras dolencias crónicas que se puedan agravar con el resfrío, el médico puede aumentar la medicación o recetar medidas preventivas.

J. Medidas de prevención

1. Evitar las aglomeraciones en la casa.
2. Lavarse las manos con frecuencia y no compartir vasos u objetos personales.
3. Mantener una dieta sana y equilibrada que incluya cítricos y otros alimentos altos en vitamina C (el tomar vitamina C en píldoras no está probado que beneficie).
4. Evitar el estrés y la fatiga innecesarios.

K. Grado de severidad

Para la mayoría de la gente, el resfriado común no es peligroso. Las excepciones incluyen bebés, niños pequeños, ancianos, quienes padezcan enfermedades crónicas como diabetes o pulmonares, problema cardíaco y personas cuyo sistema inmunológico, está debilitado por quimioterapia o enfermedad.

II. GRIPE (Influenza) (Véase Tabla 6-4)

A. Concepto/descripción

Enfermedad altamente contagiosa que puede extenderse por toda la comunidad en cuestión de días.

B. Síntomas y signos

1. Fiebre que puede alcanzar hasta 104 grados
2. Dolor de cabeza
3. Dolor y malestar general

4. Debilidad muscular
5. Fatiga extrema
6. Tos, congestión y dolor en el pecho

C. Desarrollo de la gripe

El período de incubación, desde la infección hasta la aparición de los síntomas, es de 2 a 4 días. La fiebre puede alcanzar los 102 ó 104 grados. La gripe es debilitante y en algunas personas precipita la bronquitis y la neumonía. La mayoría de las personas se recuperan en una semana, aunque puede durar unos días más.

D. Causas

Los virus son la única causa de la gripe. Existen tres tipos de virus gripales, a saber:

1. Tipo A:

   Es el más común y el mayor causante de epidemias graves y extensas.

2. Tipo B:

   También causa epidemias, pero en la mayoría de los casos son más leves que las anteriores.

3. Tipo C:

   Causa brotes aislados, pero no epidemias

   Una vez que la persona ha sido infectada por un virus, crea un anticuerpo y queda protegida contra ese virus el resto de su vida. El problema es que los virus de la gripe sufren ***mutaciones***, o cambios y cada año surgen nuevos brotes contra los cuales los anticuerpos son ineficaces.

E. Modo de Transmisión

1. Entre seres humanos:

   El virus se transmite por el aire a través de las gotitas que expulsan al toser, estornudar y quizás hasta al respirar.

2. Los cerdos y aves marinas son portadores del virus (estos animales llevan la infección, pero no padecen los síntomas).

F. Diagnóstico

1. Se establece el diagnóstico a partir de los síntomas, en especial si hay una epidemia de gripe. Los síntomas se parecen a los del resfriado, pero llegan de forma más rápida y son más severos.

2. Función del médico:

   El doctor llevará a cabo un cuidadoso examen físico, tomará la temperatura, examinará la garganta, auscultará los pulmones y comprobará si los ganglios están inflamados.

G. Tratamiento

1. Objetivos generales:

   a. Aliviar los síntomas.

b. Prevenir la aparición de complicaciones.

Vigilar que no aparezcan complicaciones.

2. Se recomienda guardar cama, especialmente si tiene fiebre
3. Beber líquidos en abundancia.
4. Consumir medicamentos que se obtienen sin receta:

Aspirina o acetaminofeno para paliar la fiebre y el malestar. Los menores de 18 años que tengan gripe u otra infección viral, nunca deben tomar aspirinas. La aspirina aumenta el riesgo de sufrir el síndrome de Rey, una rara enfermedad que puede ser mortal.

Tabla **6**-4
LA GRIPE (INFLUENZA)

CAUSADA POR	Muchos tipos de virus gripales; nuevas cepas se desarrollan frecuentemente
EDAD COMÚN DE INFECCIÓN	Cualquiera
AREA DE APARICIÓN	Global, en periodos epidémicos o pandémicos
MODO DE TRANSMISIÓN	Contacto directo o indirecto de secreciones mucosas nasales o gargantas de personas infectadas
PERIODO DE INCUBACIÓN	1 a 3 días
SIGNOS INICIALES	Fiebre súbita, escalofríos, cefalgias, dolor muscular, postración marcada, tos seca.
DURACION DE LA ENFERMEDAD	3 a 5 días.
PERIODO DE CONTAGIO	Desde las primeras 24 horas antes de manifestarse la infección hasta 3 a 5 días después de su curación.
EFECTOS SECUNDARIOS PERMANENTES/COMPLICACIONES	Raros, pero predispone a las poblaciones de edad avanzada o personas débiles a neumonía; la tasa de muerte general aumenta durante epidemias.
INMUNIDAD	La infección produce inmunidad, de duración desconocida, al virus gripal específico, pero no necesariamente a otros tipos de virus gripales
PREVENCIÓN	Inmunización anual con vacunas basadas en la prevención de cepas de virus.

5. El médico:

a. Puede recetar un medicamento llamado ***amantadina*** a las personas con un alto riesgo de sufrir complicaciones: Si se toma a tiempo, este medicamento puede prevenir la gripe del tipo A.

b. Receta medicamentos para aliviar los síntomas.

c. Es posible que las personas con riesgo de padecer bronquitis o neumonía necesiten tomar antibióticos para prevenir una infección bacterial.

H. Función del médico

1. Se recomienda que consulte al doctor en las siguientes situaciones / poblaciones:

   a. Las personas mayores de 50 años de edad y quienes padezcan una enfermedad crónica.

   b. Bebés con gripe

2. Las personas adultas sanas no necesitan acudir al médico. Sin embargo, deberán tomarse la temperatura cada 3 ó 4 horas. Si la fiebre excede los 104 grados, o si la persona posee dificultades para respirar y presenta otros síntomas, se deberá consultar al doctor.

I. Medidas de prevención

1. Vacuna:

   Vacunarse representa la única manera efectiva de protegerse contra la gripe. Debido a que los virus gripales cambian cada año, es necesario volverse a vacunar cada otoño. La vacuna debe ser administrada 2 meses antes de que comience la temporada de gripe. Las vacunas son recomendadas para las siguientes poblaciones:

   a. Personas mayores de 60 años.

   b. Personas con trastornos cardiovasculares, pulmonares o metabólicos de naturaleza crónica.

   c. Residentes y empleados de hogares de ancianos e instituciones similares.

J. Grado de severidad

La gripe no es tan mortal en la mayoría de los casos, pero puede ser debilitante y bastante grave en ciertos pacientes.

III. FARINGITIS ESTREPTOCÓCICA (Infección Estreptocócica de la Faringe)

A. Concepto / descripción

Infección común producida por el desarrollo de ***bacterias estreptocócicas del grupo A*** en la faringe, la parte posterior de la nariz y la garganta. Los niños entre 5 y 15 años de edad son las víctimas más frecuentes, y es rara en niños menores de 3 años.

B. Signos y síntomas

1. Dolor de garganta severo
2. Fiebre y escalofríos
3. Ganglios del cuello inflamados
4. Manchas blancas o amarillas en los tejidos inflamados de la garganta
5. Amígdalas y camoanilla inflamadas
6. Erupción roja formada por manchas diminutas

7. Tos moderada y ronquera
8. Dolor de cabeza
9. A veces, dolor de estómago, náuseas y vómitos

C. Desarrollo de la infección

El trastorno a menudo empieza de manera repentina, con un intenso dolor de garganta, fiebre y otros síntomas que se desarrollan en el curso de unas horas. Alrededor de un día después del inicio del dolor de garganta, se desarrolla en los niños la extensa erupción roja de la fiebre escarlatina. Por lo general, estos síntomas desaparecen en una semana (a veces en sólo 3 días) sin tratamiento. Los antibióticos reducen los síntomas. La faringitis sin tratar puede convertirse en ***fiebre reumática***, una condición grave que afecta el corazón, las articulaciones y el sistema nervioso central. Otra consecuencia posible es la inflamación de los cuerpos filtrantes del riñon (***glomeru-lonefritis***).

D. Causas

La transmisión de bacterias estreptocócicas de una persona a otra.

E. Modo de transmisión

1. Mediante las gotitas que se despiden al toser o estornudar.

   Los lugares públicos con mucha gente facilitan la transmisión y brotes en las casas y también en las escuelas.

F. Diagnóstico

1. Cultivo de garganta:

   Se obtiene una muestra de la mucosidad y los líquidos presentes en la parte posterior de la garganta, para determinar si hay o no bacterias estreptocócicas.

G. Tratamiento

1. Antibióticos orales durante 10 días sin interrupción:

   El tratamiento preferido es la *penicilina*. Las personas alérgicas a la penicilina pueden tomar *eritomicina* en su lugar.

2. Con *aspirina* o *acetominofeno* se bajará la fiebre y se aliviaran los dolores generalizados que suelen acompañar este trastorno.

   A los niños menores de 18 años se les debe administrar sólo *acetaminofeno.*

3. Es posible que se haga dificil tragar, por lo tanto, no consuma las comidas habituales. Los alimentos blandos y frescos como la gelatina y los helados pueden resultar más fáciles de tragar.

4. Gargaras tibias de agua y sal:

   Suelen aliviar temporalmente el dolor.

5. Consumo de mucho líquido:

   Esto es cierto particularmente si los niños experimentan fiebres muy altas. El consumo abundante de líquidos evitará la deshidratación.

H. Función del médico

Cualquier dolor de garganta lo suficientemente severo como para que se sienta dificultad al tragar debería ser investigado por el médico, sobre todo si aparecen manchas blancas o amarillentas en esa parte o dolor en las articulaciones.

I. Medidas de prevención

1. Lávese las manos con frecuencia y pida a los niños que hagan lo mismo.
2. Evite frotarse la cara, especialmente la nariz y los ojos.
3. Enséñeles a los niños a taparse la nariz y la boca al toser o estornudar.
4. Mantenga los cuartos bien ventilados y evite los lugares con mucha gente, especialmente durante los meses de invierno.

K. Grado de severidad

La *faringitis estreptocócica* puede ser peligrosa. Sin embargo, un diagnóstico rápido y el tratamiento con antibióticos elimina el peligro en la mayoría de los casos.

IV. E. coli 0157:H7

A. Concepto

E. coli es una bacteria que comúnmente vive en los intestinos de los humanos y animales. Existen muchas cepas de la bacteria *E. coli*. La mayoría no son peligrosas, Sin embargo, una cepa particular: *E. coli 0157:H7*, puede provocar serios problemas de salud en las personas. La fuente principal de esta cepa de *E. coli* es el ganado vacuno. Por ejemplo, han habido brotes de esta bacteria en la carne molida de res utilizada para preparar hamburguesas. En Estados Unidos han muerto varias personas (particularmente niños) al consumir hamburguesas en restauranes de comida rápida donde la carne no se ha cocinado bien (la bacteria muere a 155° F).

B. Signos y síntomas

Los signos y síntomas aparecen de 1 - 10 días, luego de estar expuestos a la bacteria, y comúnmente de 2 - 4 días

1. Diarrea (por lo regular con sangre).
2. Calambres estomacales.
3. Leve fiebre (generalmente no hay fiebre)

C. Vía de Contagio

1. Alimentaria:
   a. Carne de res:
      Particularmente cuando no se cocina bien (o cruda).
   b. Leche no pasteurizada.
   c. Agua contaminada.
   d. Alimentos contaminados con productos de res crudos.

2. Contacto directo:

   Persona infectada que no se lava las manos bien luego de eliminar sus heces fecales.

D. Diagnóstico:

1. Muestras de heces fecales - cultivo de la bacteria.

E. Tratamiento

1. Consumo de mucho líquido para prevenir deshidratación (pérdida de líquidos) como resultado de la diarrea.

F. Prevención

1. Cocinar bien toda carne, especialmente carne molida de res. La carne contaminada puede poseer una apariencia y olor normal. Recuerde que no hay riesgo de la bacteria *E. coli 0157:H7* si la carne se cocina por completo.
2. Lavarse cabalmente con agua y jabón luego de manejar carne cruda de hamburguesa.
3. Lavar todo utensilio y supeficies de la cocina, luego del contacto con carne cruda.
4. Observar signos de contaminación en las carnes, tales como un aspecto de color gris o marrón (no rosada). Cocine la carne molida a 155° F. La carne no debe de poseer jugos de sangre.
5. Si en un restaurán te sirven una carne de res (particularmente hamburguesas) con el aspecto aún rosado, devuélvelo para que se cocine mejor.
6. Sólo consumir productos lácteos (leche, quesos) que han sido pasteurizados.
7. Lavarse las manos cabalmente; ultilice jabón y agua tibia. Lavarse luego de salir del baño, al cambiar los "pampers" de los infantes, y antes de preparar las comidas.
8. Enseña a los niños buenos hábitos de higiene.
9. Mantener a niños infectados lejos de otros niños y de las personas de edad avanzada.

J. Referencia:

Seattle-King County Department of Public Health, "E. coli 0157:H7". pp. 1 - 2
(HTTP://www.metrokc.gov/health/prevcont/ecoli.htm#What)

EL PROBLEMA DE LOS ANTIBIOTICOS HOY EN DIA

Los antibióticos estan perdiendo su efectividad para el taratamiento de las enfermedades infecto-contagiosas. Esto es el resultado de cepas nuevas mutantes, donde la bacteria patogénica adquiere unos genes nuevos que la hacen resistente contra diversos antibióticos comunes. Por ejemplo, se ha encontrado una bateria mutante de la tuberculosis que es resistente a la terapeútica usual. Las personas que se recetan ellos mismos antibióticos pueden crear nuevas cepas mutantes de bacterias hacia dicho antibiótoco. Además, debido que miles de toneladas de antibióticos han sido liberados a nuestro ambiente como resultado de su uso para alimentar los animales. Los antibióticos en la tierra y cuerpos de agua fomentan la selección de cepas de bacterias resistentes. Como consecuencia, estan surgiendo "superbacterias", y "superviruses" donde los medicamentos actuales no pueden cambatirlos.

REFERENCIAS

1. *AIDS/SIDA:* ***Síndrome de Inmunodeficiencia Adquirida.*** Puerto Rico: Fundación AIDS de Puerto Rico, Inc.
2. *AIDS:* ***Síndrome de Inmuno Deficiencia Adquirida:*** Puerto Rico: Centro Latino-Americano de Enfermedades de Transmisión Sexual.
3. Beeson, Paul B., Walsh McDermott y James B. Wyngaarden, directores, ***Tratado de Medicina Interna De Cecil.*** 15a. ed.; 2 vols., México: Nueva Editorial Interamericana, 1983.
4. Carpenter, Charles C.J. y Kenneth H. Mayer. "Advances in AIDS and HIV infections" In: Stollerman, Genette, et al, editores. ***Advances in Internal Medicine.*** Vol. 33, 1988, pp. 45-79.
5. ***Clendo: Conociendo Algo Sobre Clendo y Conociendo Algo Sobre SIDA (AIDS).*** Puerto Rico: Centro Latino-Americano de Enfermedades de Transmisión Sexual.
6. ***Cuida tu Salud: Síndrome de Inmunodeficiencia Adquirida*** *(S.I.D.A. o A.I.D.S.).* Puerto Rico: Departamento de Salud.
7. De Rosa, Eugenio, director, ***Enciclopedia de Salud: Preguntas y Respuestas***. 5 vols. Bilbao: Editorial Desclee, 19.
8. Ebbesen, Peter, Robert J. Biggar y Mads Melbye, editores, ***AIDS: A Basic Guide for Clinicians.*** Philadelphia: W.B. Saunders Company, 1984. 313 pp.
9. Garib, Jorge y Carmen Garib. ***AIDS: Lo que Todos Debemos Saber.*** República Dominicana: Editora Corripio, C. por A., 1986.
10. Hoeprich, Paul D., editor, ***Infectious Diseases: A Modern Treatise of Infectious Processes.*** 3rd ed.; Philadelphia: Harper & Row Publisher, 1983.
11. ***Lo que Todos Deben Saber Sobre AIDS.*** South Deerfield, MA: Channing L. Bete Co., Ind., 1984 1430B-4-84.
12. Markus, Zaimon. ***El Cuidado de la Salud.*** Buenos Aires: Editorial Educar, 1979.
13. Meeks, Linga y Philip Heit. ***The Merrill Weliness Series. AIDS: Understanding and Prevention.*** Ohio: Merril Pub. Co., 1988.
14. ***Preguntas y Respuestas Sobre Síndrome de Deficiencia Inmunológica Adquirida (AIDS).*** New York: Departamento de Salud de la Ciudad de Nueva York. (julio 20, 1983).
15. "The Case Definition of AIDS used by CDC for Epidemiologic Surveillance". Hoja suelta. (March 15, 1983).
16. Spickett, G.P. y A.G. Dalgleish. "Cellular Inmunology of HIV-Infection" ***Clinical Experimental Immunology***. Vol. 71, (1988), pp. 1-7.
17. Theriault, Richard L. "Acquired Immune Deficiency Syndrome: An Overview". ***Journal of AOA.*** Vol. 88. No. 1 (January, 1988, pp. 109-113).
18. Vaquero Puerta, José Luis. ***Salud Pública.*** Madrid: Ediciones Pirámide, S.A., 1982.

PRUEBA AUTOEVALUATIVA DEL CAPITULO

Cierto o Falso

C F 1. Las bacterias son agentes vivos unicelulares que ocasionan infecciones.

C F 2. La saliva es una fuente de contagio para la parotiditis.

C F 3. El virus B que causa la hepatitis B se puede transmitir mediante el agua y los alimentos.

C F 4. El sarcoma de Kaposi es un tipo de infección que resulta del contacto vía cutánea, por donde penetra el bacilo.

C F 5. Mediante la saliva y el contacto ocasional (un abrazo) se puede adquirir el virus del SIDA.

C F 6. Una prueba positiva de anticuerpo de HTLV-III significa que la persona posee el virus del SIDA.

C F 7. El beso es una vía de contagio directa para una enfermedad infecto-contagiosa.

C F 8. El contagio mediante el contacto con secreciones nasales puede causar que se adquiera el virus del sarampión.

C F 9. Mediante el contacto de los pomos de las cerraduras de las puertas se puede uno contagiar de una enfermedad infecciosa.

C F 10. Utilizar el condón nos ayuda a prevenir el contagio con el virus del SIDA.

Selección Múltiple

___ 1. Las vías de contagio para las enfermedades infecciosas son:

a. El beso y el contacto sexual
b. Las gotitas de saliva y el polvo
c. La picadura de un insecto
d. Todas las anteriores

___ 2. La varicela se puede adquirir:

a. Mediante la madre embarazada al niño
b. Al una persona toser sobre uno
c. Mediante gotitas de saliva al estornudar alguien
d. Todas las anteriores

___ 3. El virus del SIDA se encuentra en:

a. El aire que respiramos
b. La sangre
c. Los pasamanos de una escalera o balcón

___ 4. El virus del SIDA puede eventualmente causar las siguientes infecciones oportunísticas:

a. Herpes simplex
b. Candidiasis
c. Estrongiloidiasis
d. Todas las anteriores

___ 5. La fuente de infección para el tétanos es:

a. La saliva
b. Contacto sexual
c. El polvo de la calle y tierra
d. Todas las anteriores

Pareo

___ 1. Método de adquirir inmunizaciones contra enfermedades infecciosas
___ 2. Microorganismos que causan enfermedades
___ 3. Medio de contagio vía inoculación
___ 4. Virus del SIDA
___ 5. Grupo de alto riesgo para padecer del SIDA
___ 6. Prolonga la vida de los enfermos con SIDA
___ 7. Plantas sin clorofila microscópica

a. La droga AZT
b. Homosexuales
c. Hongos
d. Vacunación
e. Patógenos
f. Heridas
g. HTLV-III

Preguntas

1. ¿Cuáles son los métodos de tratamiento para el SIDA?

2. ¿Qué tipo de cáncer puede adquirir la víctima con SIDA?

3. ¿Cuáles son las vías de contagio que se encuentran en el aire mediante las cuales se puede adquirir una enfermedad infecciosa?

4. ¿Cuál es el peligro patológico de mayor importancia que tienen los adictos a drogas intravenosas?

5. ¿Cuáles son los modos de transmisión para la influenza o gripe?

CAPÍTULO 7

USO Y ABUSO DE SUSTANCIAS NOCIVAS PARA LA SALUD

La inmensa mayoría de nuestra población ingiere algún tipo de **droga**. *Una* **droga** *es una sustancia química que posee el potencial de alterar la estructura y funciones de un organismo viviente. A base de dicha definición, podemos afirmar que la* **cafeína** *constituyente del café, el té y las colas son* **drogas**; *que la* **teobromina** *es una droga que forma parte de la cocoa, de algunos chocolates y de la cafeína. Muchos de los condimentos que le añadimos a los alimentos contienen sustancias que tienen efectos marcados sobre nuestra consciencia y memoria. Muchas otras sustancias nocivas comúnmente utilizadas por los individuos diariamente (ejemplos: alcohol y el tabaco/cigarrillo) no son conocidas como* **drogas**, *aunque contienen ingredientes activos que deben propiamente ser llamados como* **drogas**. *Además, la propaganda publicitaria vía los medios de comunicación nos están constantemente bombardeando de anuncios (muchas veces con mensajes subliminales) que fomentan el uso de drogas de contador (que no requieren receta médica) para ciertas condiciones. El problema es que muchas de estas condiciones pueden ser aliviadas por otros medios que no sean las* **drogas** *(ejemplo: las prácticas de las técnicas de relajamiento pueden ayudar en situaciones donde se experimentan dolores de cabeza). Más aún, cuando compramos estos medicamentos, no leemos las indicaciones, contraindicaciones y los posibles efectos secundarios que pueden afectar la salud y hasta causar la muerte. Mi opinión personal es que vivimos en una época donde se depende de las "píldoras" o "pastillas". Por ejemplo, muchas de las vitaminas que se anuncian en la prensa escrita, televisión y radio no son necesarias para nuestro organismo y en la mayoría de los casos pueden provocar un efecto tóxico en nuestro organismo, en otras palabras, pueden ser considerados como una* **droga**. *En este último capítulo del libro se habrán de introducir estos conceptos y de abundar sobre los efectos adversos que poseen las drogas ilícitas (ejemplo: la mariguana, crack, heroína, entre otras).*

I. INTRODUCCIÓN

A. Definiciones

1. Droga:

   Cualquier sustancia que cuando entra en el cuerpo altera la estructura o función del organismo.

2. Drogas de abuso potencial:

   Sustancias que modifican el humor y comportamiento.

3. Drogas psicoactivas (o psicotrópicas):

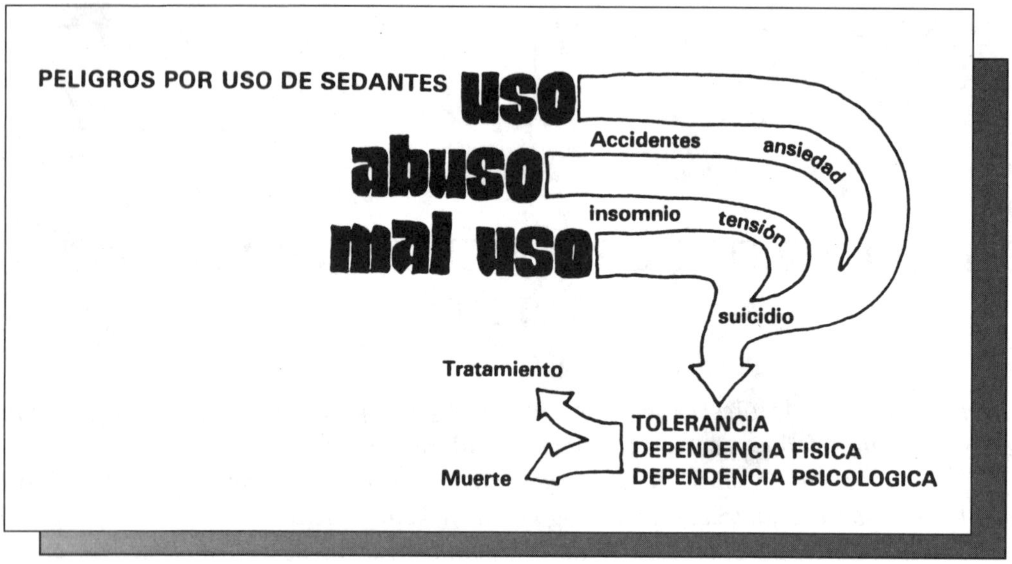

Figura 7-1
Los peligros por el uso de sedantes

(**Tomado de:** Dusek, Dorothy y Daniel A. Girdano, ***Drogas: Un Estudio Basado en Hechos.*** México: Fondo Educativo Interamericano, S.A., p. 156.)

Drogas que tienen la habilidad de alterar los sentimientos, percepciones o humor del individuo (afecta el sistema nervioso central).

4. Medicinas:

   Drogas cuya función principal es sanar un tejido no saludable.

5. Adicción:

   Es el estado de intoxicación periódica o crónica producido por el consumo repetido de una droga (natural o sintética).

6. Dependencia física (adicción):

   El organismo desarrolla una demanda celular por una droga específica. Si el individuo cesa de utilizar la droga, éste puede sufrir malestares y enfermedades (síntomas de retiro o síndrome de abstinencia).

7. Dependencia psicológica (habituación):

   El individuo posee un gran deseo para continuar con el uso de una droga en particular.

8. Tolerancia:

   Una reacción adquirida a una droga en la cual el consumo continuo de la misma dosis (original) posee pocos efectos, ocasionando la necesidad de mayores cantidades de la droga para poder recibir las sensaciones previamente percibidas o experimentar con otros tipos de drogas similares (tolerancia cruzada).

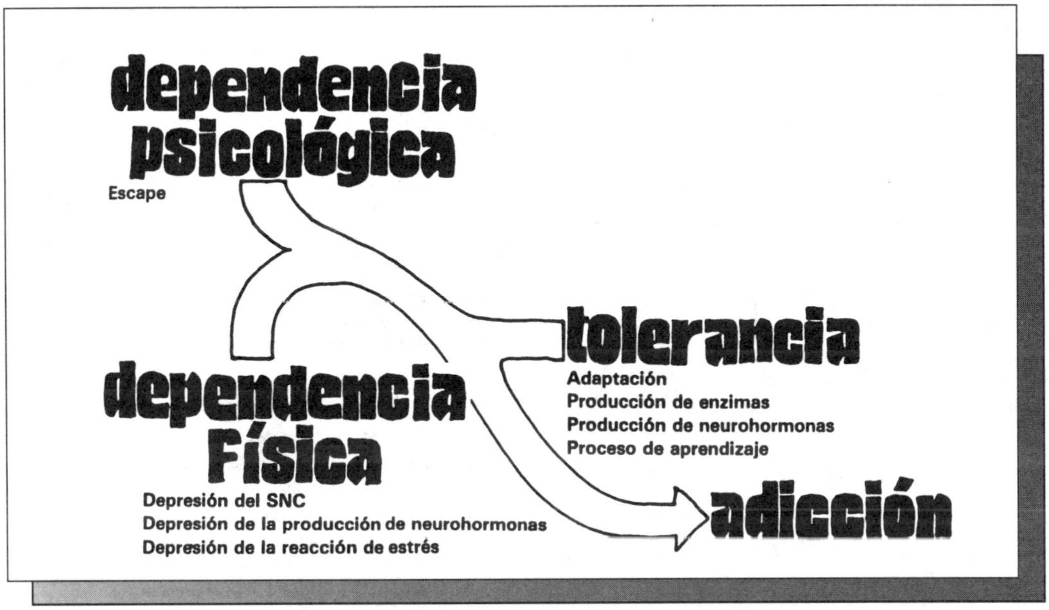

Figura 7-2
El patrón observado en la adicción

(**Tomado de:** Dusek, Dorothy y Daniel A. Girdano, ***Drogas: Un Estudio Basado en Hechos.*** México: Fondo Educativo Interamericano, S.A., p. 161.)

II. EFECTOS DE LAS DROGAS

A. Efecto farmacológico

1. Efecto terapéutico (efecto primario):

   Los efectos positivos / médicos que producen las drogas para tratar una enfermedad o condición, es decir, el efecto deseado por el cual la droga fue introducida en el cuerpo.

2. Efectos secundarios:

   Los efectos negativos o alergias que manifiestan las drogas al tratar la enfermedad.

B. Efecto simbólico (efecto de placebo)

1. Concepto:

   Los efectos psicológicos y emocionales producidos por las expectativas del individuo en cuanto a lo que la droga ocasionará.

C. Terminología que describe los efectos / acciones de las drogas

1. Estimulación:

   La acción de una droga que causa un aumento en la actividad de las células.

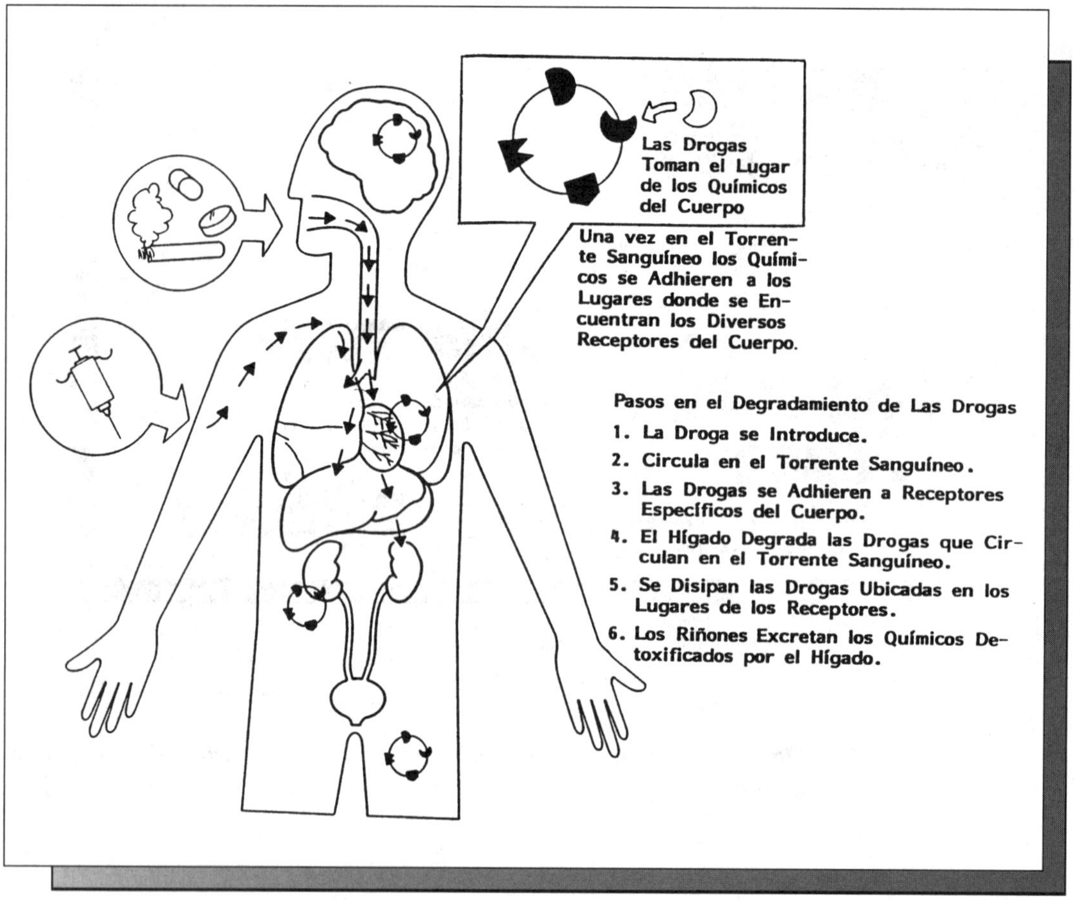

Figura 7-3
Cómo las drogas trabajan

(**Tomado de:** Donatelle, Rebecca J., Lorraine G. Davis y Carolyn F. Hoover. ***Access to Health.*** Englewood Cliffs, New Jersey: Prentice Hall, Inc., 1988.)

2. Depresión:

   La acción de una droga que produce una reducción en la potencia que requiere la célula para funcionar.

3. Acción selectiva:

   La habilidad de una droga para producir un mayor efecto en algún tejido u órgano específico en comparación con otros.

4. Acción acumulativa:

   La acción o efecto que puede producirse cuando las drogas son excretadas o destruidas más lentamente que su acción de absorción, de este modo se acumulan en el cuerpo y pueden ser tóxicas.

5. Hipersensibilidad:

   La respuesta alérgica a una droga.

D. La dosis de la droga

1. Concepto:

   La cantidad de droga que se ofrece o toma en una ocasión dada.

2. Dosis mínima:

   La cantidad más pequeña puede enlazarse con los suficientes receptores para mostrar una reacción "observable".

3. Dosis máxima:

   La cantidad de la droga más abundante que pueda ser dada antes de que el individuo muestre efectos adversos o efectos secundarios severos.

4. Dosis terapéuticas:

   Las cantidades de una droga entre las dosis mínimas y máximas que un médico o dentista administrará para tratar una condición o enfermedad.

5. Dosis tóxicas:

   La cantidad de una droga que se enlaza con tantos receptores que comienza a quebrantar la célula, produciendo síntomas de envenenamiento.

6. Dosis abusiva:

   La cantidad requerida para producir efectos secundarios y efectos adversos.

III. RAZONES PARA UTILIZAR DROGAS

1. Para uso terapéutico (médico)
2. Para aliviar el dolor
3. Curiosidad / experimentar
4. Por placer
5. Pérdida de identidad (baja autoestima)
6. Presiones de grupo / amigos (ejemplo: entre estudiantes)
7. Para calmar los nervios
8. Problemas familiares
9. Para trabajar mejor
10. Para estar en mejor estado de ánimo o aburrimiento
11. Para cometer suicidio
12. Para escapar de problemas
13. Para sentirse "High"
14. Para estar alerta
15. Para sentirse más hombre o adulto

IV. CLASIFICACIÓN DE LAS DROGAS

A. Depresivos
  1. Alcohol (Cerveza, Vino)
  2. Narcóticos (Heroína, Opio)
  3. Sedantes-hipnóticos (Fenobarbital, Seconal)
  4. Tranquilizantes (Librium, Valium)

B. Estimulantes
  1. Anfetaminas (Benzedrine, Dexedrine)
  2. Estimulantes no Anfetamínicos (Ritalin)
  3. Cocaína
  4. Cafeína (Café, Té, Colas)

C. Psicodélicos
  1. Cannabis (Marihuana, Hashish)
  2. Alucinógenos (LSD, Psilocibín)

D. Otras substancias
  1. Inhalantes y solventes (Aerosoles, Gasolina, Cemento Plástico, Pinturas)
  2. Nicotina (Cigarrillos, Tabaco Masticable, Pipa)

V. EL CRACK

A. Concepto

Cocaína vendida en trozos a colores y de material cremoso que simula rocas de sal.

B. Medio de Administración

Se fuma en una pipa de agua.

C. Efectos
  1. A corto plazo:
     a. "Rush" intenso que dura unos pocos minutos (debido a la estimulación inicial del sistema nervioso simpático, similar al estado de "alarma" del estrés), seguido de un estado de menor excitación.
     b. Luego de 5 a 15 minutos, el individuo experimenta irritabilidad, intranquilidad y depresión.
  2. A largo plazo:
     a. El aumento en intoxicación reduce el sueño, provoca anorexia, aumenta los deseos sexuales e induce hiperactividad.
     b. Otros efectos secundarios son agresividad, sentimientos de grandeza, pobre juicio social y malnutrición.

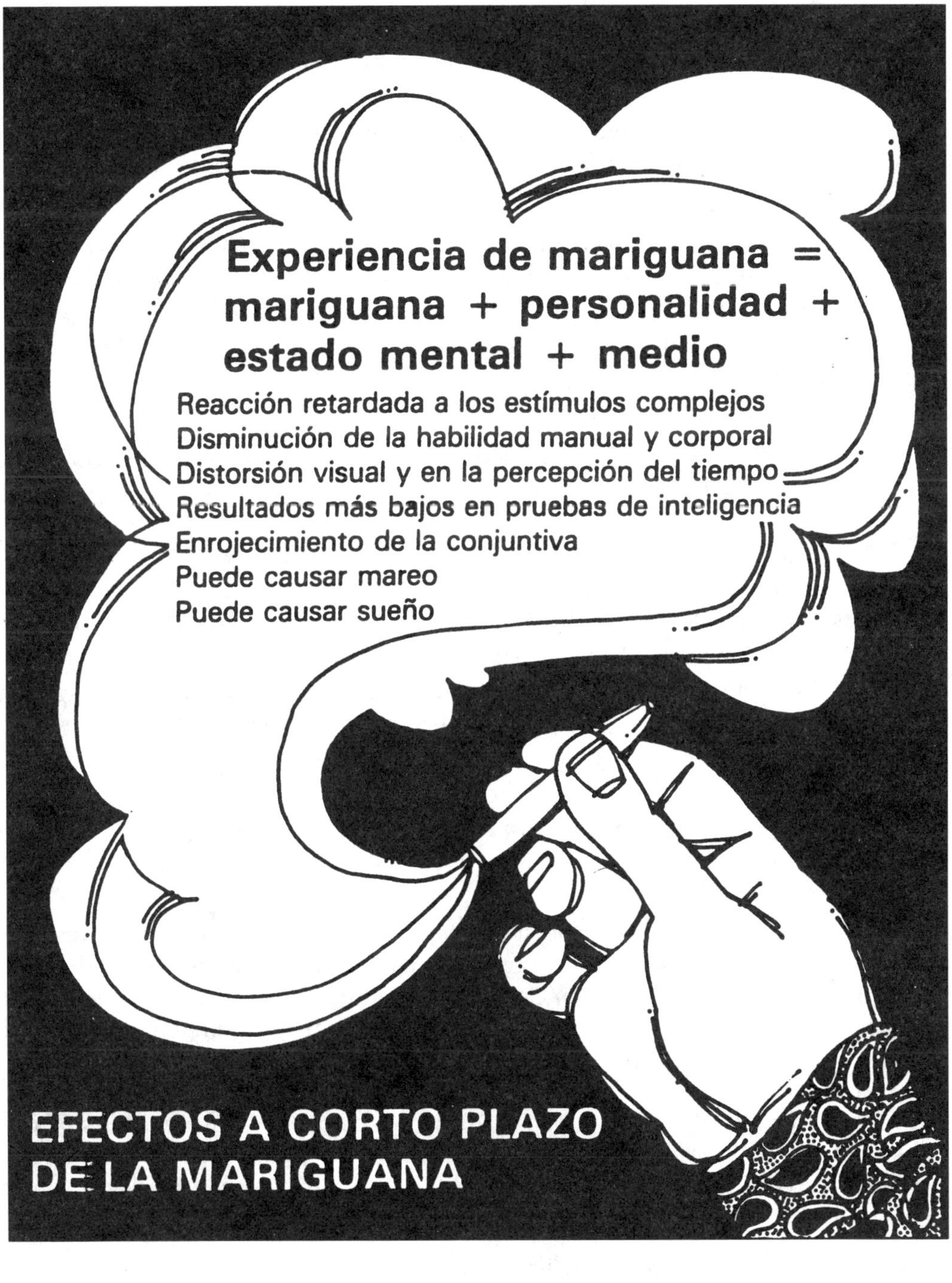

Figura 7-4
Los efectos a corto plazo de la mariguana

(**Tomado de:** Dusek, Dorothy y Daniel A. Girdano, ***Drogas: Un Estudio Basado en Hechos.*** México: Fondo Educativo Interamericano, S.A., p. 77.)

c. Los signos de intoxicación incluyen el aumento en la actividad cardiovascular, perspiración marcada, dilatación de las pupilas y aumento de la temperatura corporal.

d. Los síntomas incluyen letargo, insomnio, irritabilidad, depresión, fatiga, impotencia, y reducción de las habilidades para recordar y de concentración.

3. Riesgos peligrosos:

a. El aumento en la dosis del crack incrementa el riesgo de ataques neurológicos, taquicardia, arritmias, angina, ataque cardíaco, y colapso respiratorio y/o cardiovascular.

c. Otros riesgos incluyen destrucción del tejido nasal, deterioro sinusal y pulmonar, SIDA y hepatitis.

d. Muerte en forma indirecta:

Suicidio, accidentes automovilísticos o en el trabajo, argumentos domésticos y violencia, daño al feto (vía placenta) o al recién nacido (vía lactación).

D. Tratamiento.

1. Fármacos:

En las fases iniciales, la administración de bromocriptina (Parlodel) y agonistas de dopamina se han utilizado para eliminar los deseos de la droga.

2. La abstinencia total de cualquier sustancia química nociva es de vital importancia, con excepción de las drogas utilizadas para mitigar las ansias por el crack (administradas luego del período inmediato cuando se le retiró el crack).

VI. EL ABUSO DE LOS MEDICAMENTOS QUE NO REQUIEREN RECETA MÉDICA

A. Consideraciones preliminares

Vivimos en una época en que las personas dependen de una "píldora" para resolver sus males de salud. Muchas veces estas afecciones pueden ser aliviadas mediante otros métodos (véase sección sobre técnicas de relajamiento en el Capítulo 2). En otros casos, los efectos positivos reclamados de la "pildora" ingerida pueden ser atribuidos a factores psicológicos, es decir, no es el efecto farmacológico que posee la "pildora" lo que resuelve el problema de salud del individuo, sino la fe o creencia arraigada de que dicha "píldora" podrá aliviarlo o curarlo. El otro problema evidente entre los consumidores de medicamentos es que muchas veces almacenan en su botiquín una gran cantidad de medicamentos prescritos y no prescritos que han rebasado su fecha de expiración.

B. El problema del consumo de medicamentos

1. El consumo de antibióticos

Un gran número de personas consumen antibióticos que no han sido recetados por el médico. Esta práctica obstruye el proceso normal del cuerpo de activar sus defensas inmunológicas contra las toxinas que han invadido su cuerpo. Además, a largo plazo, el organismo se adapta al consumo de estos antibióticos, de manera que

USOS Y EFECTOS DE SUBSTANCIAS CONTROLADAS

	Drogas	Catalogación	Nombres comerciales u otros	Usos médicos	Dependencia física	Dependencia psicológica	Tolerancia	Duración del efecto (Horas)
NARCOTICOS	opio	II, III, V	polvo de Dover, paregórico, parepectolina	analgésico, antidiarreico	alta	alta		
	morfina	II, III,	morfina, jarabe, pectoral	analgésico, antitusivo				
	codeína	II, III, V	codeína, compuesto de empirina con codeína Robitussin A-C	analgésico, antitusivo	moderada	moderada		
	heroína	I	diacetilmorfina, "horse", "smack"	bajo investigación			Sí	3-6
	hidromorfona		dilaudid	analgésico				
	meperidina (petidina)	II	demerol, petadol	analgésico	alta	alta		
	metadona		dolofina, metadona, medadosa	analgésico, sustituto de heroína				12-24
	otros narcóticos	I, II, III, IV, V	LAAM, leritina, levodromoran, percodan, tussionex, fentanil, darvon*, talwin*, lomotil	analgésico, antidiarreico, antitusivo	alta-baja	alta-baja		variable
SEDANTES	hidrato de cloral	IV	noctec, somnos	hipnótico	moderada	moderada	posible	5-8
	barbituratos	II, III, IV	Amobarbital, fenobarbitral, butisol, fenoxbarbital, secobarbital, tuinol	anestésico, antiespasmódico, sedante, hipnótico sedante, hipnótico	alta-moderada	alta-moderada	Sí	1-16
	glutetimida	III	doriden	contra ansiedad, antiespasmódico, sedante hipnótico	alta	alta		4-8

	Drogas	Catalogación	Nombres comerciales u otros	Usos médicos	Dependencia Física	Dependencia psicológica	Tolerancia	Duración del efecto (Horas)
SEDANTES	metacualona	II	optimil, parest, quaalude, somnafac, sopor				Sí	
	benzodiazepinas	IV	ativan, azene, clonopin dalmane, diazepan, librium, serax, tranxene, valium, verstran	contra ansiedad, antipasmódico, sedante hipnótico	baja	baja		4-8
	otros sedantes	III, IV	ecuanil, miltown, noludar, placidil, valmid	contra ansiedad, sedante, hipnótico	moderada	moderada		
ESTIMULANTES	cocaína	II	coca, "flake", nieve	anestésico local			posible	1-2
	anfetaminas	II, III	befetamina, delcobese desoxin, dexedrina mediatric					
	fenmetrazina		preludin					
	metilfenidata	II	ritalin	Hipercinesis, narcolepsia, control de peso				
	otros estimulantes	III, IV	adipex, bacarate, cylert, didrex, ionamina, plegina, presate, sanorex, tenuate, tepanil voranil		posible	alta	Sí	2-4
ALUCINOGENOS	LSD		ácido, "microdot"		ninguna			8-12
	mescalina y peyote		mesc, botones, cactus			grado se desconoce		
	variante de anfetaminas		2,5 DMA, PMA, STP, MDA, MMDA, TMA, DOM, DOB	ninguno	Se desconoce			hasta días

	Drogas	Catalogación	Nombres comerciales u otros	Usos médicos	Dependencia Física	Dependencia psicológica	Tolerancia	Duración del efecto (Horas)
ALUCINOGENOS	fenciclidina	II	PCP, polvo de Angel "Hog"	anestésico veterinario	grado se desconoce	alta	sí	variable
	subs. análogas a fenciclidina	I	PCE, PCPY, TCP					
	otros alucinógenos		bufotenina, ibogaina, DMT, DET, silocibina, silocin	ninguno	ninguna	grado se desconoce	posible	
CANNABIS	marijuana		pasto, "acapulco gold", yerba, "reefer", sinsemilla, "thai sitcks"	bajo investigación	grado se desconoce	moderada	sí	2-4
	tetrahidrocannabinol	I	THC					
	hashish		hash					
	aceite de hashish		aceite de hash	ninguno				

No está designada como narcótico por la Ley de Sustancias Controladas.
Designada como narcótico por la ley de Sustancias Controladas.

	Drogas	Métodos habituales de administración	Efectos posibles	Efectos de sobredosis	Síntomas de supresión
NARCOTICOS	opio	Oral, fumado Oral, inyectado, fumado	Euforia, soñolencia, depresión respiratoria, constricción de las pupilas, náusea	Respiración lenta y superficial, piel húmeda, convulsiones, coma, muerte posible	Ojos aguados, secreciones nasales, bostezos, pérdida del apetito, irritabilidad, temblores, pánico, escalofríos y sudores, calambres, náuseas.
	morfina	Oral, inyectada inyectada, inhalada, fumada			
	codeína	Oral, inyectada			
	heroína				
	hidromorfona				
	meperidina (petidina)				
	metadona				
	otros narcóticos				
SEDANTES	hidrato de cloral	Oral	Hablar enredado, desorientación, comportamiento de embriagado sin olor a alcohol	Respiración superficial, piel fría y húmeda, pupilas dilatadas, pulso débil y rápido, coma, muerte posible.	Ansiedad, insomnio, temblores, delirio, convulsiones, muerte posible.
	barbituratos	Oral, inyectados			
	glutetimida				
	metacualona				
	benzodiazepinas				
	otros sedantes				

	Drogas	Métodos habituales de administración	Efectos posibles	Efectos de sobredosis	Síntomas de supresión
SEDANTES	cocaína				
	anfetaminas	Inhalado, inyectado	Mayor estado de alerta, excitación, euforia, aumento en pulso y presión sanguínea, insomnio, pérdida del apetito.	Agitación, aumento en la temperatura del cuerpo, alucinaciones, convulsiones, muerte posible.	Apatía, períodos largos de sueño, irritabilidad, depresión, desorientación.
	fenmetrazina metifenidata	Oral, inyectado			
	otros estimulantes	Oral			
ESTIMULANTES	LSD	Oral	Ilusiones y alucinaciones, poca percepción del tiempo y de la distancia.	"Viajes" más largos e intensos, sicosis, muerte posible.	No se ha informado ningún síntoma de supresión.
	mescalina y peyote variantes de anfetaminas	Oral, inyectado			
	fenciclidina	Fumado, oral, inyectado			
	subs. análogas a fenciclina				
	otros alucinógenos	Oral, inyectado, fumado, inhalado			
ALUCINOGENOS	marijuana	Fumado, oral	Euforia, relajación de las inhibiciones, mayor apetito, comportamiento desorientado.	Fatiga, paranoia, sicosis posible.	Ocasionalmente se ha informado insomnio, hiperactividad y poco apetito.
	tetrahidrocannabinol				
	hashish				
	aceite de hashish				

Nota: Adaptado del Departamento de Servicios Contra la Adicción. ***Substancias controladas: Uso y Efectos***, Estado Libre Asociado de Puerto Rico.

se pierde la efectividad farmacológica de dichos medicamentos. En otras palabras, los microorganismos bacteriales mutan y se vuelven resistentes a estos antibióticos. Muchas veces las personas ingieren estos antibióticos pensando que podrán aliviar su resfriado, pero lo que no saben es que gran parte de estos antibióticos no son efectivos contra el virus causante del resfriado común.

2. Recomendaciones

Nunca mantenga en su botiquín medicamentos expirados. El consumo de estas drogas podría ser peligroso para su salud. Evite el consumo excesivo de medicamentos. Son muchos los efectos secundarios / adversos que ocasionan estas drogas, incluso hasta la muerte. Su médico es el único indicado para recetar aquellos medicamentos que podrán resolver sus afecciones de salud. Muchos medicamentos que se compran en las farmacias sin receta pueden inducir complicaciones médicas peligrosas para ciertas personas. Por ejemplo, los medicamentos para el resfriado pueden ocasionar un incremento en la presión sanguínea al poco tiempo después de haberlos ingerido. Esto es mortal para individuos hipertensos (que poseen una alta presión sanguínea). Trate de no confundirse con la propaganda publicitaria a través de los medios de comunicación. Antes de comprar cualquier medicamento no recetado anunciado en la televisión, radio o prensa escrita, consulte a su médico primero. Nunca altere la dosis original del medicamento recetado por el doctor. Esto podría traer fatales consecuencias. Evite tomar bebidas alcohólicas cuando se encuentre consumiento medicamentos. El alcohol y las medicinas no mezclan. No compre medicinas controladas sin haber consultado previamente con su médico. Cualquier reacción adversa del medicamento debe ser consultada con el médico que lo trata. No dependa del farmacéutico para resolver estos problemas. Deben tener suma cautela los ancianos y niños al consumir medicamentos. Estos dos grupos de edades son muy vulnerables a los efectos adversos de ciertos medicamentos. En el caso de las persona de edad avanzada, su organismo no se encuentra en un estado tan eficiente al compararse con la población más joven. Los niños deben ser tratados con sus pediatras, puesto que muchos medicamentos pueden inducir complicaciones médicas si se recetan sin consulta del pediatra. Por ejemplo, la aspirina administrada a algunos niños puede inducir una condición de sumo peligro conocida como el ***síndrome de Reyes***.

VII. ALCOHOLISMO

A. Concepto

Enfermedad caracterizada por el **consumo no controlado** de bebidas alcohólicas.

B. Etapas en el desarrollo del alcoholismo

1. Etapa sintomática (dependencia psicológica - dura un promedio de 5 años):
   a. Características:
      1) Conflictos sicológicos inconscientes, disturbios de personalidad, tensión y ansiedad:
         a) El alcohol le produce alivio a los conflictos y tensiones.
         b) Inicialmente, el alcohol se asocia con los sitios y lo que se hace.

Tabla 7-1		
INTERACCIÓN DE LAS DROGAS CON LOS ALIMENTOS QUE DEBEN EVITARSE		
Si Consumes:	**Debes de Evitar:**	**Justificación:**
Los antibióticos: eritromiocina, o penicilina	Alimentos acídicos; pepinillos, tomates, vinagre, colas	Estos antibióticos son destruidos por los ácidos estomacales
Antibióticos tetracilina	Alimentos altos en calcio: leche, queso, yogurt, pizza, almendras	El calcio bloquea la acción de la tetracilina
Antihipertensivos (para bajar la presión arterial)	Regaliz natural (artificial se puede)	Un químico que se encuentra en el regaliz natural causa la retención de sal y agua
Anticoagulantes (para diluir la sangre)	Vitamina K: vegetales de hojas verdes, hígado de res, aceites vegetales	La vitamina K promueve la coagulación sanguínea
Antidepresivos (inhibidores de la monoamina oxidasa)	Alimentos ricos en tiramina: colas, chocolate, queso, café, vinos, aguacates	La tiramina eleva la presión arterial
Diuréticos	Glutamato monosódico	El glutamato monosódico y los diuréticos aumentan la eliminación de agua
Drogas para la Tiroide	Repollo, bretones, habichuelas soyas, coliflor	Los químicos que poseen estos vegetales deprimen la producción de la hormonas que segrega la tiroide
Tomado de: Edlin, Gordon, Eric Golanty, & Kelli McCormack Brown. ***Essentials for Health and Wellness.*** Massachusetts: Jones and Barlett Publishers, 1997. p. 235		

2) Frecuenta personas y sitios donde sabe que se va a tomar.
3) Aumenta la tolerancia y adaptación fisiológica de las células del cerebro al alcohol.
4) Amnesia alcohólica (daño a las neuronas cerebrales).
5) Comportamiento que evidencia la necesidad del alcohol:
   a) Bebe rápidamente y con el estómago vacío.
   b) Se preocupa por lo que le queda de bebida.

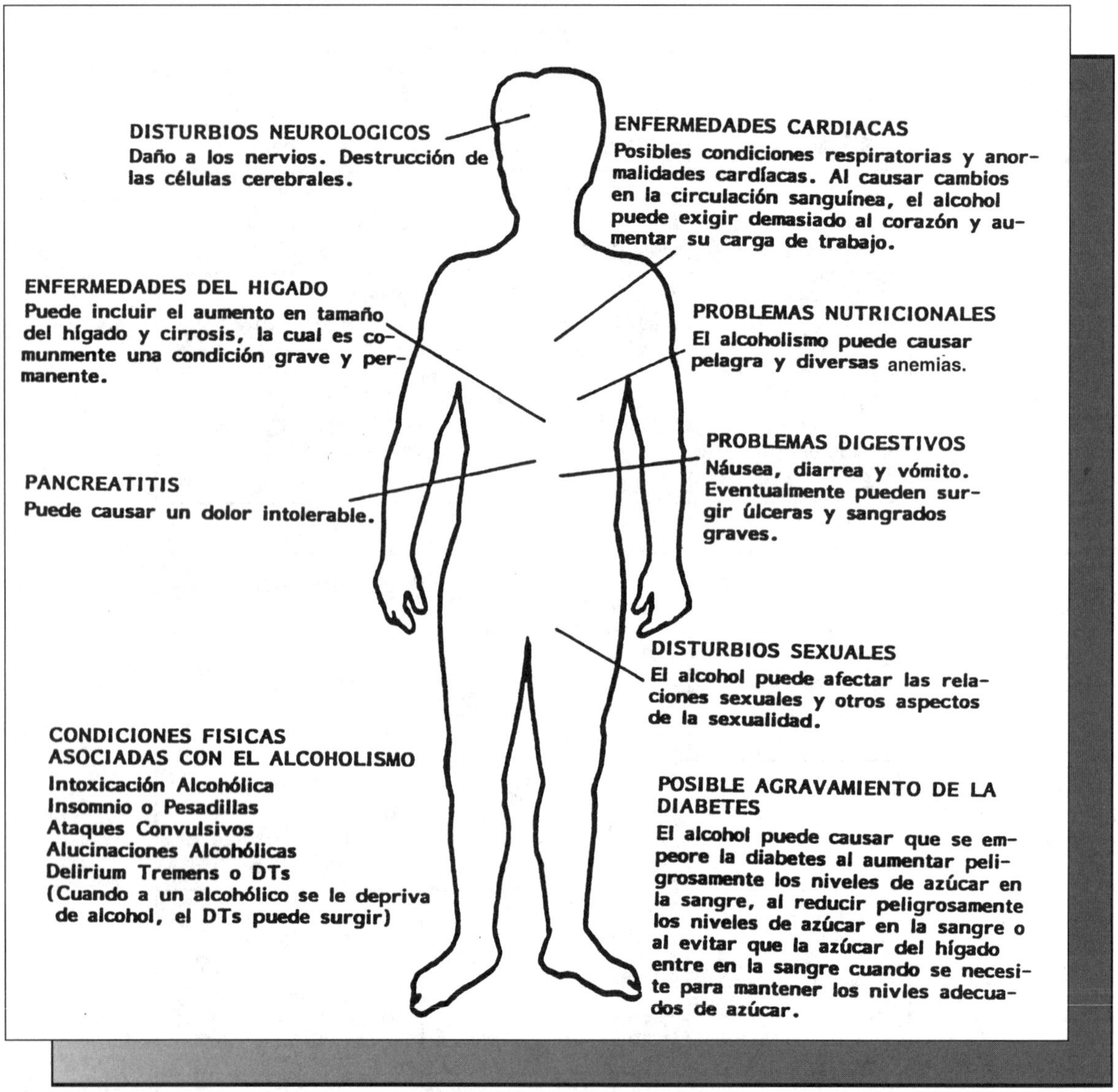

Figura 7-5
Los efectos del alcohol en el organismo

(**Tomado de:** Allen, William A., Nicholas L. Piccone y Christopher D'Amanda. *How Drugs can Affect Your Life: The Effects of Drugs on Safety and Well-Being - With Special Emphasis on Prevention of Drug Use*. Springfield, Illinois: Charles C. Thomas, Publishers, 1983, p. 51.)

c) Bebe a escondidas.
d) Le molesta si le hablan acerca de cómo bebe y se pone hostil.

b. En este etapa el bebedor puede controlar la cantidad de alcohol que va a tomar.

2. Etapa de dependencia fisiológica (etapa adictiva - dura un promedio de 10 a 15 años):
   a. Características:
      1) Incapacidad para parar de beber una vez que empieza.
      2) Desarrolla defensas:
         a) Racionalización:
            Busca excusar su comportamiento
         b) Sentimientos de inferioridad (baja autoestima)
         c) Megalomanía y omnipotencia
         d) Proyección (parece paranoide)
         e) Hostilidad / agresividad ante ataques verbales o físicos
         f) Arrepentimiento y depresión
         g) Aislamiento (sicológico)
      3) Pérdida de amistades y empleos:
         El alcohol es lo más importante en su vida.
      4) Se afectan las relaciones familiares
      5) Se empieza a coger pena a sí mismo
      6) Se muda de vecindario
      7) Descuido de su higiene / salud personal:
         a) Pobre aseo personal
         b) Pobres hábitos alimenticios
         c) Puede ser hospitalario por primera vez

3. Etapa crónica (enfermedad orgánica):
   a. Características:
      1) Bebe desde por la mañana.
      2) Comienzan las intoxicaciones de alcohol prolongadas.
      3) Baja la tolerancia:
         Requiere menos cantidad para intoxicarse.
      4) Deterioro físico y mental:
         Sufre alucinaciones.
      5) Deterioro social:
         El alcohólico aísla completamente.
   b. El alcohólico puede rehabilitarse si el deterioro en las áreas #4 y #5 no es demasiado grave.

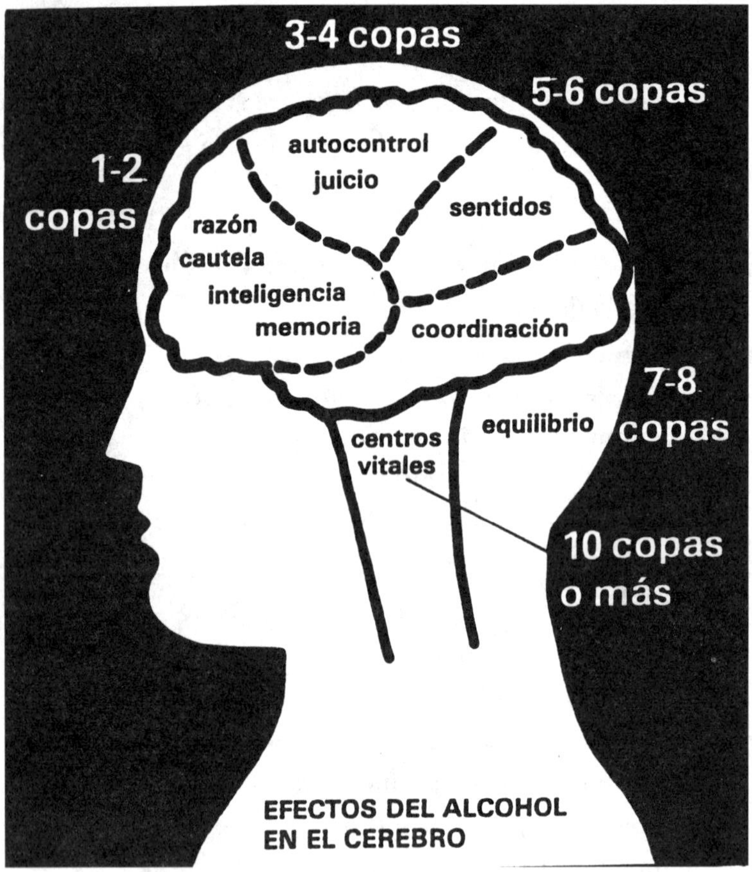

Figura 7-6
Los efectos del alcohol en el cerebro

(**Tomado de:** Dusek, Dorothy y Daniel A. Girdano. ***Drogas: Un Estudio Basado en Hechos.*** México: Fondo Educativo Interamericano, S.A., 1983, p. 39).

C. Tratamiento del alcohólico

1. Confrontación con la realidad:

   Reconocer el problema del alcoholismo y aceptar la necesidad de ayuda.

2. Asistencia sicológica:

   a. Consejería

   b. Programas de rehabilitación

   c. Consejería vocacional

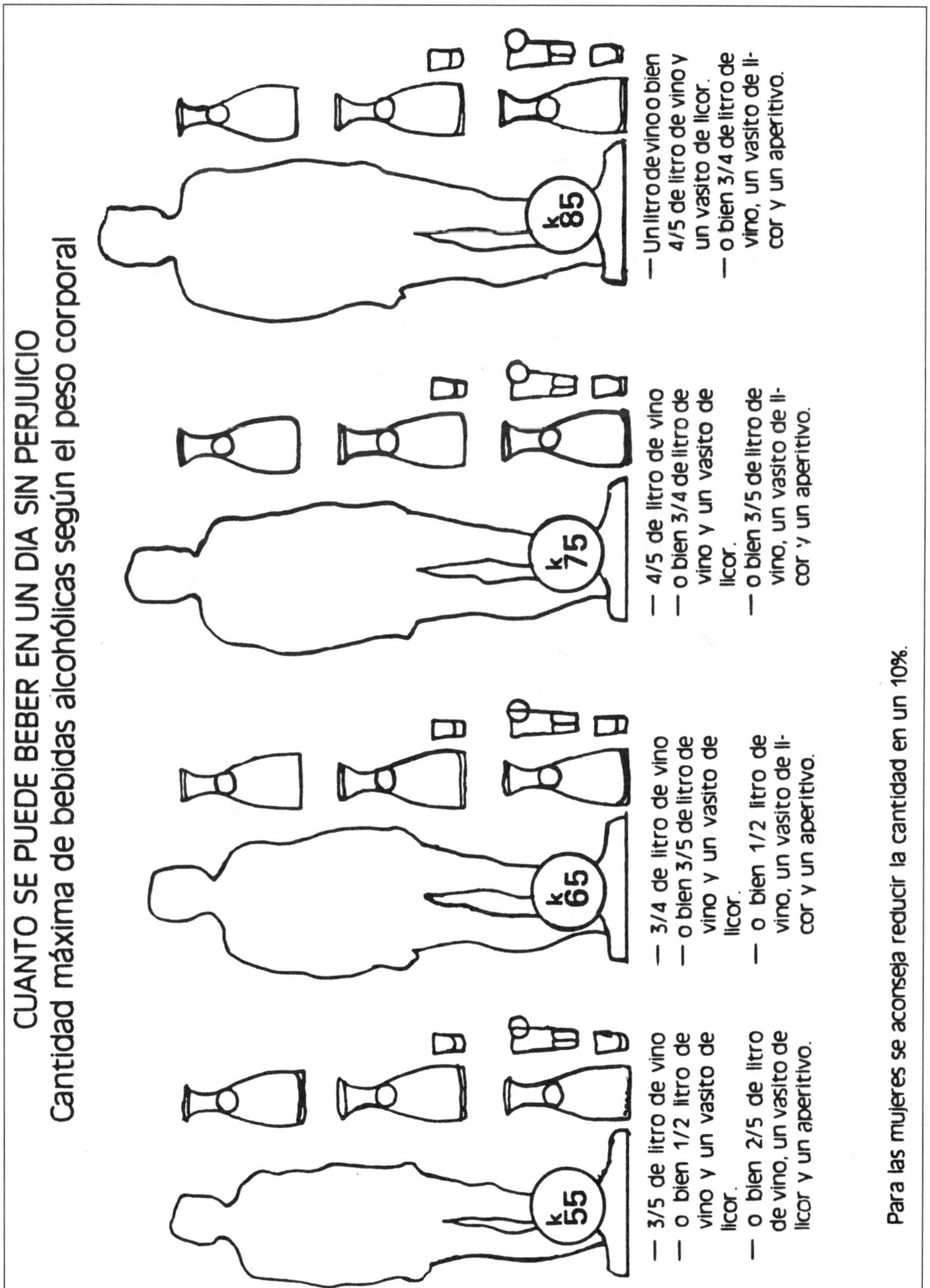
CUANTO SE PUEDE BEBER EN UN DIA SIN PERJUICIO
Cantidad máxima de bebidas alcohólicas según el peso corporal
k 55
— 3/5 de litro de vino
— o bien 1/2 litro de vino y un vasito de licor.
— o bien 2/5 de litro de vino, un vasito de licor y un aperitivo.
k 65
— 3/4 de litro de vino
— o bien 3/5 de litro de vino y un vasito de licor.
— o bien 1/2 litro de vino, un vasito de licor y un aperitivo.
k 75
— 4/5 de litro de vino
— o bien 3/4 de litro de vino y un vasito de licor.
— o bien 3/5 de litro de vino, un vasito de licor 'y un aperitivo.
k 85
— Un litro de vino o bien 4/5 de litro de vino y un vasito de licor.
— o bien 3/4 de litro de vino, un vasito de licor y un aperitivo.
Para las mujeres se aconseja reducir la cantidad en un 10%.

Figura 7-7

3. Asistencia médica:
   a. Corrección de problemas de salud crónicos
   b. Medicación:

      Se pueden prescribir drogas con el fin de reducir la incomodidad y nerviosidad durante la renuncia al alcohol.

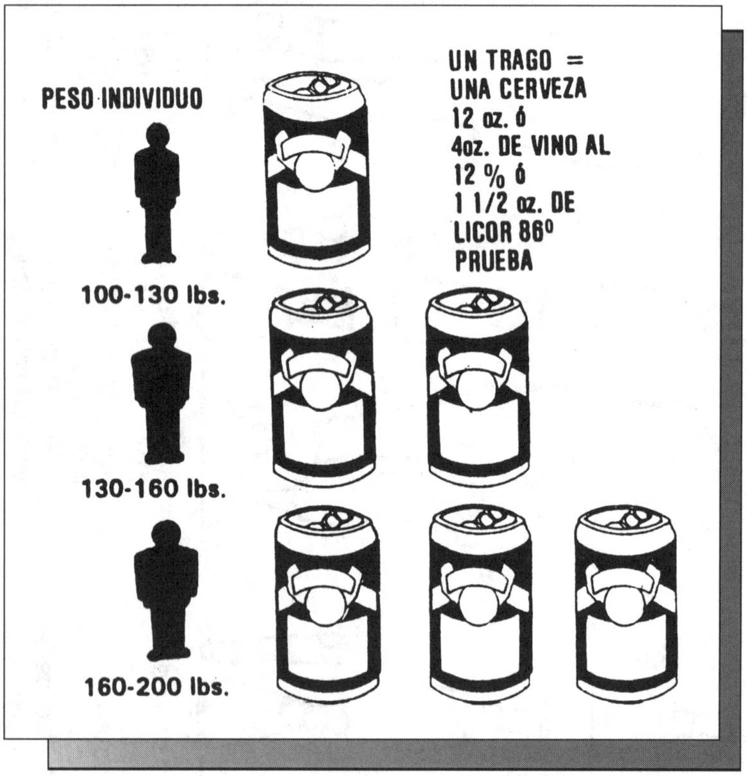

Figura 7-8
La figura muestra, dado el peso de una persona, el número de tragos que pueden alterar el balance, la visión, la coordinación y el juicio de un individuo

(**Adaptado de:** "La Sobria Verdad de la Relación Alcohol-Navegación". ***El Reportero***. 4 de julio de 1983, p. S-6).

D. Medidas de prevención para el abuso del alcohol
   1. La educación (literatura y seminarios).
   2. Modificación del comportamiento (participe en actividades recreativas y deportivas, beba bebidas no alcohólicas en fiestas).
   3. Ser miembro activo de su comunidad en los esfuerzos para prevenir los problemas de alcoholismo, incluso aquellos educativos.

VIII. LOS EFECTOS DEL HUMO DEL CIGARRILLO EN EL FUMADOR PASIVO

A. Cáncer pulmonar y otros disturbios

Recientemente la EPA ("Environmental Protection Agency" o la Agencia Protectora Ambiental) publicó los resultados de un estudio concerniente a los efectos pulmonares del fumador pasivo (United States Environmental Protection Agency. Office of Research and Development. "Respiratory Health Effects of Passive Smoking: Lung Cáncer and Other Disorders". Washington, D.C., December, 1992. Pp. 1-1 a 1-15). Este estudio reveló que la exposición al humo ambiental del tabaco representa un peligro potencial para la salud de **adultos** y **niños**:

1. En adultos:

La exposición al humo ambiental del tabaco representa un carcinógeno pulmonar humano, responsable de aproximadamente 3,000 muertes por cáncer pulmonar anualmente en los Estados Unidos por parte de los no fumadores.

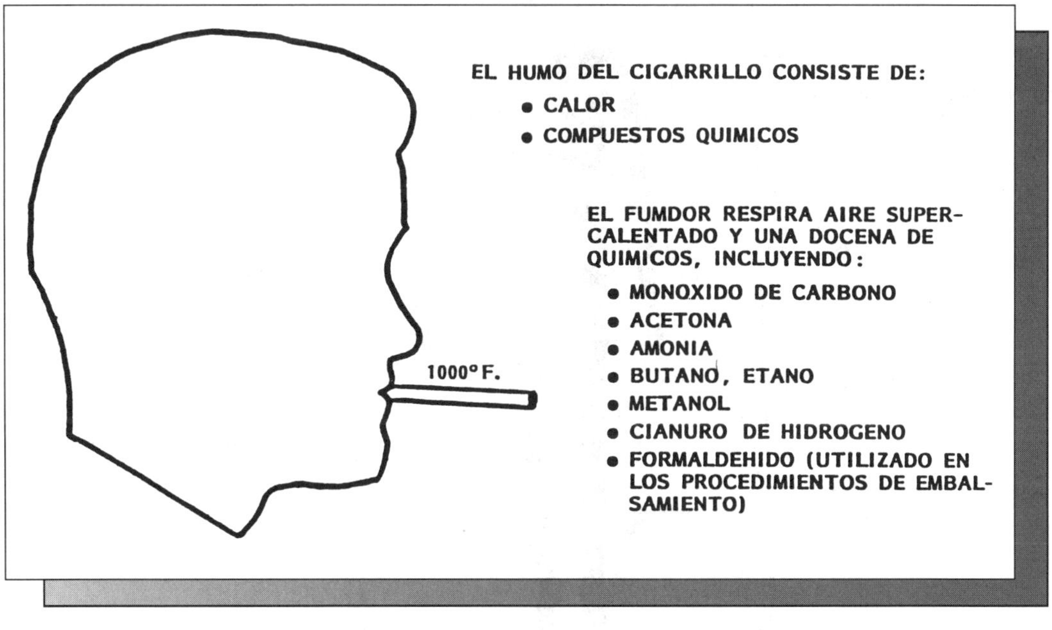

Figura 7-9
Los componentes del humo del cigarrillo

(**Tomado de:** Allen, William A., Nicholas L. Piccone y Christopher D'Amanda. ***How Drugs can Affect Your Life: The Effects of Drugs on Safety and Well-Being - With Special Emphasis on Prevention of Drug Use.*** Springfield, Illinois: Charles C. Thomas, Publishers, 1983, p. 41.)

2. En niños:
   a. La exposición al humo del tabaco se encuentra causalmente asociado con:
      1) Un aumento del riesgo de infecciones en las vías respiratorias superiores, tales como bronquitis y neumonía.
      2) Un aumento de la frecuencia de acumulación de líquido en el oído medio, síntomas de irritación en las vías respiratorias superiores, y una reducción pequeña, pero significativa, de la función pulmonar.

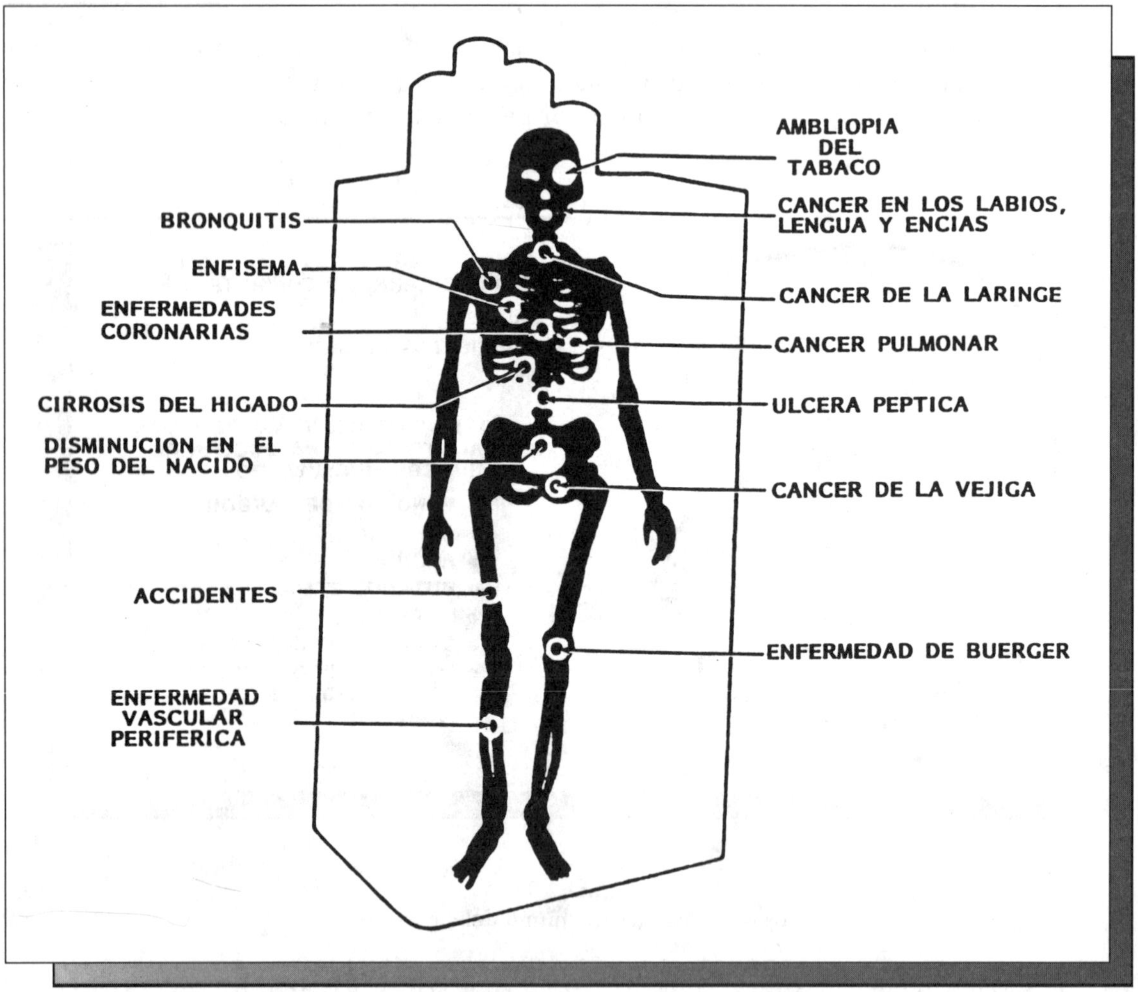

Figura 7-10

Enfermedades y condiciones asociadas con el fumar cigarrillos

(**Tomado de**: National Clearinghouse for Smoking and Health, United States Public Health Service.)

b. La exposición al humo del tabaco representa un factor de riesgo para la aparición de nuevos casos de asma en niños que no hayan previamente evidenciado síntomas.

B. Condiciones cardíacas

Las personas que no fuman y que viven junto a fumadores tienen de 20-30 por ciento de mayor riesgo para morir de enfermedades del corazón en comparación con otras personas que no fuman (Raeburn, Paul. "Riesgoso al Corazón del Ajeno el Humo del Cigarrillo". ***The Association Press***). Según el bioestadístico e investigador Stanton Glantz (Universidad de California, San Francisco) el fumar pasivamente causa 32,000 muertes por ataques cardíacos anualmente en Estados Unidos.

IX. DELINEAMIENTOS/RECOMENDACIONES PARA DEJAR EL VICIO DEL TABAQUISMO

A. Consideraciones preliminares

1. Efectos dañinos del tabaquismo

El tabaco es uno de los principales factores de riesgo para diversas enfermedades y causa de muerte prematura. Además, el tabaco es una de las drogas que crean mayor dependencia. Sabemos que el fumar causa cáncer de los pulmones. También aumenta el riesgo de enfermedades del corazón, infarto y enfisema. Los cigarrillos, los cigarros, la pipa, el rapé y el tabaco de mascar matan a más de 400,000 personas en Norteamérica cada año. En el tabaco se han encontrado más de 3,000 componentes químicos. Los más importantes por sus efectos son:

a. Nicotina:

Representa el constituyente principal que convierte el tabaco en droga.

b. Alquitranes:

Constituyen los agentes cancerígenos del tabaco.

c. Monóxido de carbono:

Provoca trastornos nerviosos y circulatorios

Estas sustancias, de forma directa o indirecta, pueden llegar a producir una serie de trastornos, tales como:

a. Cáncer del pulmón:

La persona que fuma 20 cigarrillos al día, posee 19 veces mayor probabilidad de contraer dicha condición en comparación con los no fumadores.

b. Bronquitis:

El 95% de los bronquíticos son fumadores.

c. Infarto al miocardio (corazón):

Los fumadores poseen alrededor de 6 veces más probabilidades de contraer dicha condición en comparación con los no fumadores.

d. Úlcera gastro-duodenal:

Esto se debe a que el humo de los cigarrillos altera el equilibrio entre las secreciones ácida y alcalina del estómago.

e. Aumento en la presión arterial:

f. Disminución en el impulso sexual.

g. Disminución de la visión y los reflejos.

El tabaquismo produce también los siguientes efectos perjudiciales a la salud:

1) Recuperación lenta:

Los fumadores tardan más en recuperarse después de una lesión o cirugía, porque sus heridas y huesos sanan más lentamente. También están más propensos a las complicaciones después de una operación, como la neumonía (por la debilidad de sus pulmones), y deben quedarse más tiempo en el hospital.

2) Problemas de los ojos:

Fumar duplica el riesgo de cataratas, la causa principal de ceguera en todo el mundo. Las cataratas nublan el lente del ojo, y es necesaria una operación para restablecer la vista.

3) Dificultad de retención de la orina:

Se ha demostrado que fumar tabaco aumenta el riesgo de un problema médico particularmente molesto llamado "incontinencia".

4) Dolor de espalda:

El fumar cigarrillos puede deteriorar los discos intervertebrales que amortiguan la columna vertebral (y cuadruplicar el riesgo de tener dolores de espalda). Esto ocurre al reducirse el suministro de oxígeno y nutrientes hacia dichos discos. La tos del fumador puede en realidad producir un ataque de dolor de espalda.

5) Arrugas profundas:

Los fumadores aparentan ser mayores de la edad que tienen. Un estudio reciente ha confirmado que fumar cigarrillos efectivamente acelera el arrugamiento de la piel.

6) Menor eficacia de los medicamentos:

Fumar puede interferir con la acción de una gran variedad de medicamentos (incluso de vitamina C), lo cual puede reducir la efectividad de éstos.

7) Cáncer de la sangre:

Fumar aumenta el riesgo del cáncer de los pulmones, de la boca, garganta, laringe, pecho, vegiga, páncreas, hígado, riñones y útero. Estudios recientes revelan, también, que el fumar ocasiona leucemia (cáncer de los glóbulos blancos).

8) Presión arterial:

Para la mayoría de las personas, la presión arterial aumenta como reacción a la ligera ansiedad que les produce el hacerla medir. En cambio, en el caso de los fumadores, la presión baja (temporeramente) cuando se la miden. Por lo tanto, las lecturas de la presión de los fumadores ***subestiman*** los verdaderos niveles que, en realidad, tienden a ser altos.

9) Dolor de pecho:

Fumar cigarrillos no sólo constituye el mayor y único factor de riesgo para las enfermedades del corazón, sino que nuevos resultados sugieren que también puede insensibilizar el sistema nervioso, por lo que es más dificil darse cuenta del dolor de pecho, o angina, una señal de alarma importante de una enfermedad cardíaca.

10) Contracción de las arterias:

Las hormonas sexuales en las mujeres normalmente las protegen contra las enfermedades cardíacas antes de la menopausia. Pero, cuando usan tabaco esta gran ventaja "se esfuma". En un estudio reciente se ha descubierto que las mujeres que fuman están sujetas a un alto riesgo de espasmos de las coronarias, o sea, contracción de las arterias del corazón. Si no se trata, este espasmo puede producir un ataque cardíaco (o incluso la muerte).

2. Las recompensas de abandonar el hábito del tabaquismo

Nunca es tarde para dejar de fumar. Los beneficios del abandono del hábito de fumar son evidentes desde el momento en que una persona deja dicho vicio. Cuando el fumador decide alejarse de este peligroso hábito, se reducen los riesgos para contraer enfermedades del corazón, infartos/ataques cardíacos, bronquitis, enfisema y diversos tipos de cáncer. Puede ser algo difícil los primeros días sin fumar. Ciertamente, aparecen varios síntomas, tales como nerviosismo, fuerte deseo de tabaco, más apetito y más tos que de costumbre. Trate de no frustrarse, y piense en los beneficios que se están produciendo en su organismo. Veamos algunos de estos beneficios:

a. Veinte minutos después de la última bocanada, la presión arterial comenzará a bajar hacia un nivel normal, y la circulación en las manos y los pies mejorará.

b. Ocho horas más tarde, el nivel de oxígeno en la sangre habrá subido de vuelta a lo normal, el del anhídrido carbónico habrá bajado.

c. Dentro de las doce horas después de haber fumado el último cigarrillo, su cuerpo comienza a curarse a sí mismo. Los niveles de monóxido de carbono y nicotina en el sistema declinarán rápidamente y el corazón y los pulmones empezarán a reparar los daños causados por el humo de los cigarrillos.

d. En pocos días usted va a advertir cambios notables en su cuerpo. Sus sentidos del olfato y del gusto retornarán. La tos de fumador desaparecerá. El sistema digestivo volverá a la normalidad. Lo que es más importante, usted se sentirá verdaderamente vivo, despejado, lleno de fuerza y energía. Podrá subir una cuesta o las escaleras sin resollar o marearse y se hallará libre del desorden, el mal olor, la inconveniencia, el gasto y la dependencia de los cigarrillos.

1) Un día después comenzará a reducirse el riesgo de un ataque cardíaco.

2) A los tres días de haber dejado de fumar, la respiración será más fácil. El organismo estará desintoxicado de nicotina. El gusto y el olfato serán más afinados.

e. Al mes de una vida libre de tabaco, el exfumador se sentirá con más energía.

f. Beneficios a largo plazo. Ahora que ha dejado de fumar, usted ha añadido un número de días saludables y productivos a cada año de su vida. Lo que es aún más importante, usted ha aumentado sobremanera las posibilidades de vivir una larga vida. Ha reducido de manera significativa los riesgos de morir a causa de enfermedades del corazón, ataques cardíacos, bronquitis crónica, enfisema y cáncer.

   1) Diez años después, el riesgo de morir de cáncer del pulmón será prácticamente igual al de una persona que nunca ha fumado.

g. Síntomas de restablecimiento:

   Al comenzar a sanearse su cuerpo, es posible que en vez de sentirse mejor, usted se sienta peor. Estos síntomas de privación son en realidad señales de su restablecimiento. Inmediatamente después de dejar el hábito, muchos exfumadores experimentan "síntomas de restablecimiento", tales como el aumento temporal del peso corporal causado por la retención de líquidos, irregularidad en los latidos cardíacos y la irritación de las encías o la lengua. Además, es posible que se sienta un poco nervioso o de un humor peor que el acostumbrado. Se debe comprender que estos efectos son pasajeros y que señalan el comienzo de una vida más saludable para usted. Sencillamente, dejar de fumar es la mejor medicina preventiva.

B. Guías para abandonar el hábito de fumar

1. Diez maneras para dejar de fumar ahora mismo

   a. Haga una lista de los motivos por los cuales quiere dejar de fumar, para fortalecer su decisión de abandonar el hábito.

   b. Fíjese cuándo y por qué busca un cigarrillo. Trate de pensar en otras cosas que podría hacer en su lugar. Esto le ayudará a resistir la tentación de fumar.

   c. Hable con su médico sobre la posibilidad de un parche de nicotina:

      Una alternativa más reciente utilizada como método para dejar de fumar es suministrar nicotina, ya sea a través de goma de mascar o de parchos transcutáneos (que absorben la piel). Estos productos disminuyen la urgencia que sienten los fumadores cuando los niveles de nicotina en la sangre bajan.

   d. Escoja una fecha para dejar de fumar definitivamente.

   e. Pida a sus colegas, amigos y familiares que imiten su decisión ese día.

   f. Haga todos los esfuerzos por superar los primeros días, que son siempre los más difíciles.

   g. Mantenga su boca ocupada con goma de mascar ("chicle") sin azúcar y bocadillos saludables.

   h. Manténgase alejado de lugares reservados para fumadores.

   i. Realice ejercicios físicos reguladores (véase Capítulo 4, p. 210) para mantenerse tranquilo y evitar aumentar de peso.

   j. Cómprese un regalo con todo el dinero que ya no gasta en cigarrillos.

2. Método sistemático para abandonar el cigarrillo

   Cuando se tiene la intención de dejar de fumar:

a. Busque a alguien que también quiera alejarse del tabaquismo:

   Apuéstese a un amigo o amiga que usted puede dejar de fumar para la fecha elegida. Todos los días separe una cantidad de dinero igual a la que gasta en cigarrillos, y páguela como multa a quien tomó la apuesta si usted fuma. Invite a su cónyuge o a un amigo a que deje de fumar al mismo tiempo.

b. Cambie de marcas:

   Compre una marca que no le guste. Dos semanas antes de la fecha clave, cambie a una marca que tenga bajo contenido de alquitrán. Esto le ayudará a reducir la dependencia física que tiene de los cigarrillos.

c. Fume menos cigarrillos:

   1) Fume la mitad de cada cigarrillo.

   2) Cada día postergue por una hora el momento de encender el primer cigarrillo.

   3) Decida fumar solamente durante las horas pares o impares.

   4) Decida de antemano cuántos cigarrillos va a fumar al día. Por cada cigarrillo extra que fume, done un dólar a alguna institución de caridad.

   5) No fume inmediatamente al sentir deseos. Espere unos minutos y durante ese tiempo, haga algo diferente de lo que estaba haciendo o, inicie un conversación con alguien.

   6) No compre cigarrillos por caja. Espere a que se le termine una cajetilla antes de comprar otra.

   7) No lleve cigarrillos con usted en la casa o en el trabajo. Póngalos donde sean difíciles de alcanzar.

   8) Fume solamente bajo circunstancias que resulten un poco desagradables. Por ejemplo: si le gusta fumar en compañía, fume solo. Para romper con el hábito automático, tome nota de cada cigarrillo que fuma, usando la otra mano o poniéndolos en un lugar desusado o en un bolsillo diferente.

Cuando se está a punto de dejar de fumar:

1. Diseño de un programa para dejar de fumar en cuatro semanas:

   a. Primera semana:

      1) Haga una lista de las razones positivas por las cuales desea alejarse definitivamente del vicio de fumar. Lea dicha lista diariamente.

      2) Envuelva su cajetilla de cigarrillos en un papel sujetado con una goma. Cada vez que fume, anote la hora del día, lo que está haciendo, cómo se siente, y qué importancia tiene para usted ese cigarrillo, en la escala del 1 al 5. Envuelva nuevamente los cigarrillos.

   b. Segunda semana:

      Continúe leyendo diariamente su lista de razones y añada otras si es posible. No lleve fósforos y mantenga los cigarrillos lejos de su alcance. Todos los días trate de fumar menos cigarrillos, y elimine los más o los menos importantes (según funcione para usted).

c. Tercera semana:

   Continúe las instrucciones de la segunda semana. No compre una nueva cajetilla hasta que termine la que está usando, ni compre nunca los cigarrillos por caja. Cambie de marca dos veces durante la semana, cada vez escogiendo una marca más baja en alquitrán y nicotina. Alguna vez durante la semana trate de dejar de fumar por 48 horas.

d. Cuarta semana:

   Siga con lo anterior. Aumente su actividad física. Evite situaciones que usted asocia con el fumar. Halle algo que sustituya a los cigarrillos. Cada vez que surjan deseos de fumar, lleve a cabo ejercicios de respiración profunda. (véase Capítulo 2, p. 101)

Inmediatamente después de dejar de fumar:

1. Siga las recomendaciones a continuación:
   a. Evite la tentación.
   b. Forme nuevos hábitos.
   c. Celebre el progreso.
2. Cuando las ganas lo vuelvan loco:
   a. Tenga sustitutos a mano para llevarse a la boca:

      Por ejemplo: zanahorias, pepinillos encurtados, nueces, manzanas, apio, goma de mascar sin azúcar, entre otros.
   b. Respire profundamente diez veces, la última vez aguantando la respiración mientras prende un fósforo. Hágase de cuenta que es un cigarrillo, y aplástelo en un cenicero.
   c. Si es posible, dése un baño o una ducha.
   d. Aprenda a relajarse rápida y profundamente:

      Afloje los músculos mientras visualiza una situación agradable y serena y escápese de la realidad por un momento. Concéntrese nada más que en esa imagen serena.
   e. Prenda una varita de incienso o una vela en vez de un cigarrillo.
   f. No tolere el pensamiento de que "uno no le va a hacer daño".

X. LA CAFEÍNA Y LA SALUD

A. Consideraciones preliminares

En la actualidad, la cafeína representa la droga más codiciada por las personas. La cafeína es un estimulante, es decir, estimula el sistema nervioso central, lo cual induce inquietud/nerviosismo, demora de la fatiga y un alto estado de alerta mental. Posiblemente esta sea una de las razones por los cuales muchas persona ingieren café al levantarse por la mañana. Ya sea en el café, té, en las gaseosas de colas (refrescos carbonatados), en la cocoa, o nueces de cola (véase Tabla 7-1) esta sustancia se consume en grandes cantidades. Muchos medicamentos de contador (no prescritos) contienen cafeína (véase Tabla 7-2). En Puerto Rico, el consumo de esta droga es mayor debido a la forma en que se confecciona nuestro café, el cual se prepara mucho más concentrado (particularmente si es ***expreso***) al comparase con otros países (ejemplo: Estados Unidos continentales). Consencuentemente, la gente ha adquirido una adicción a esta sustancia. Para poder saber si se posee una adicción a la cafeína, simplemente no consuma nada de cafeína por uno o dos días y registre si aparecen los siguientes síntomas: dolores de cabeza, nerviosismo, náuseas u otros que experimente. Si esto es positivo, es decir, si aparece uno o más de éstos síntomas luego de haber dejado de ingerir cafeína, es muy probable que usted sea adicto a esta sustancia. Desde una perspectiva global, la cafeína aumenta la frecuencia cardíaca, secreciones digestivas, frecuencia respiratoria, tasa metabólica (metabolismo en reposo o cantidad de energía que requiere el cuerpo para mantener funcionando los órganos durante el reposo), y el volumen de orina que el organismo elimina (lo que se conoce como ***diuresis***). Pero no todo es mala noticia. Por ejemplo, el consumo de café luego de una comida coopera en el proceso digestivo de los alimentos. Además, el consumo de cafeína puede ayudar a los asmáticos a respirar mejor. Además, todavía no se ha evidenciado científicamente que la cafeína sea considerada como un factor de riesgo principal para las enfermedades del corazón. Más aún, no existe una relación científica convincente entre el consumo de cafeína y el cáncer. Aún se investiga si el cáncer de la vejiga puede ser ocasionado por la cafeína. No obstante, siempre existen riesgos para que se afecte negativamente la salud al consumir cafeína diariamente. Los posibles efectos fisiológicos perjudiciales (alteraciones en las funciones normales de los órganos que constituyen el cuerpo humano) ***agudos*** (a corto plazo o inmediatos) y ***crónicos*** (a largo plazo) de esta sustancia serán descritos en los siguientes párrafos.

B. Los efectos negativos de la cafeína en el organismo

Existen varios peligros asociados con la ingesta regular de cafeína. En los próximos párrafos se describirá el efecto dañino de la cafeína en el cuerpo humano durante los siguientes estados: 1) en el momento en que uno ingiere cafeína (efecto agudo), y 2) cuando dicho consumo es constante y regular, lo cual puede originar a largo plazo (efecto crónico) ciertas condiciones patológicas (enfermedades). Es importante aclarar que estos efectos varían de persona en persona (variabilidad biológica), y que muchos de estas consecuencias aún se encuentran bajo investigación, particularmente los efectos crónicos.

A. Efectos agudos

Según fue explicado previamente, los efectos agudos son aquellas consecuencias fisiológicas (que afectan los funciones orgánicas del cuerpo humano), las cuales se manifiestan en poco tiempo luego de haber ingerido cafeína. Algunos de estos resultados agudos de la cafeína requieren ser confirmados por investigaciones científicas adicionales.

1. La cafeína esta asociada con:

   La falta de sueño, contracción de los vasos sanguíneos, aceleración de los latidos del corazón, y la estimulación del estómago, riñones, ovarios y testículos.

Tabla 7-1

CONTENIDO DE CAFEÍNA EN EL CAFÉ, TÉ, COCOA Y EN VARIAS BEBIDAS CARBONATADAS

RENGLÓN	CAFEÍNA (mg)
CAFÉ (Taza de 5 onzas):	
Método de colar/escurrir	110-150
Percolado	64-124
Instantáneo	40-108
Decafeinado	2-5
TE (Taza de 5 onzas):	
Preparado de 1 minuto	9-33
Preparado de tres minutos	20-46
Preparado de cinco minutos	20-50
COCOA (1 onza):	
Leche con chocolate	6
Chocolate para Hornear	35
BEBIDAS CARBONATADAS (12 onzas):	
Mountain Dew	54
Mello Yello	52
TAB	46
Coca Cola	46
Diet Coke	46
Dr Pepper	40
Pepsi Cola	38.5
Diet Pepsi	36
RC Cola	36
Diet Rite	0

Reproducido de: Stamford, Bryant. "Caffeine and Athletes". ***The Physician and Sports Medicine.*** Vol. 17, No. 1 (January, 1989), p. 193.

2. Síntomas y signos asociados con la ingestión excesiva de cafeína:

   a. General:

      Insomnio (falta de sueño), cefalgias (dolores de cabeza), temblores, ansiedad, irritabilidad, hiperactividad, depre-sión, palpitaciones, respiración rápida y entrecortada, dolores de estómago, diarrea, problemas en la vejiga, tensión muscular, entre otros.

Tabla **7**-2

CONTENIDO DE CAFEÍNA EN VARIOS MEDICAMENTOS

CLASIFICACIÓN	CAFEÍNA (mg por tableta de cápsula)
***ESTIMULANTES DE CONTADOR*:**	
No Doz	100
Vivarin	200
***ALIVIADORES DE DOLOR*:**	
Advil	0
Anacin	32
Excedrin Extra Strength	65
Midol Original	32
Nuprin	0
Aspirina sin nada de cualquier marca	0
Vanquish	33
***PREPARACIONES PARA RESFRIADOS*:**	
Contact	0
Dristan Advanced Formula	0
***AYUDAS PARA EL CONTROL DE PESO*:**	
Acutrim	0
Dexatrim	0
***ALIVIADORES DEL DOLOR PRESCRITOS*:**	
Cafergot	100
Darvon Compound	32.4
Feldene	0
Fiorinal	40
Migralam	100

Reproducido de: Stamford, Bryant. "Caffeine and Athletes" ***The Physician and Sports Medicine***. Vol. 17, No. 1 (January, 1989), p. 194.

b. Específicos:

1) Aumento en la frecuencia cardíaca (pulso):

La cafeína estimula al sistema nervioso simpático, el cual envía impulsos nerviosos (y hormonales, tales como la adrenalina) hacia el marcapaso del corazón (éste se encarga de iniciar el impulso nervioso para la contracción del corazón y establece el ritmo de los latidos cardíacos), lo cual resulta en taquicardia (un aumento en la cantidad de latidos por minuto del corazón, específicamente sobre 100 latidos/min). Esto significa que el corazón se encuentra trabajando en exceso. Para individuos que poseen peligrosos factores de riesgo para las enfermedades del corazón dicha consecuencia podría inducir arritmias serias y mortales. Por ejemplo, la cafeína puede producir contracciones prematuras del corazón, debido a que irrita el músculo cardíaco, de manera que pueden inducir marcapasos ectópicos (marcapasos falsos del corazón), ocasionando que se contraiga el músculo cardíaco antes de tiempo. Esto podría desencadenar una taquicardia ventricular y/o fibrilación (un tipo de ataque cardíaco) y eventualmente provocar la muerte. Es importante aclarar que este último resultado fatal es un efecto que no ocurre frecuentemente entre los consumidores de cafeína saludables. Además, se necesitan más investigaciones científicas controladas y con un buen diseño experimental para confirmar estos ***posibles*** efectos agudos.

3. Los estudios son inconclusos y contradictorios en cuanto al efecto de la cafeína sobre el colesterol. Hubo un estudio que no pudo comprobar la hipótesis del efecto sanguíneo. Los resultados de otro estudio mostraron que el grupo experimental (los sujetos que consumían cafeína presentaban altos niveles de colesterol; sin embargo, este resultado fue influenciado por otras variables "contaminantes" presentes en dichos sujetos del estudio (ejemplo: el fumar, obesidad, entre otros), las cuales pudieron también contribuir a incrementar el colesterol sanguíneo.

B. Crónicos

En esta sección se describen las posibles complicaciones patológicas (de enfermedades) a largo plazo del consumo exagerado de cafeína. Muchos estudios que investigan la relación de ciertas enfermedades que resultan de este consumo crónico de cafeína no poseen un diseño experimental adecuado y no poseen controles adecuados. Esto es muy importante tomarlo en consideración para las condiciones que se describen a continuación:

1. En niños, el consumo a largo plazo de las gaseosas de cola puede producir trastornos en el desarrollo del cerebro o en el sistema nervioso central:

   Estos fueron los resultados de un estudio realizado por la ***Food and Drug Administration*** (Departamento de Regulación de Alimentos y Drogas) de los Estados Unidos continentales.

2. El consumo de dos o más tazas de café puede duplicar o triplicar las probabilidades de contraer cáncer en el páncreas en comparación con los que no ingieren café:

Este hallazgo fue el resultado de una investigación efectuada por el Departamento de Epidemiología de la Universidad de Harvard.

3. Defectos físicos congénitos:

   El consumo exagerado de cafeína puede ocasionar defectos físicos en los fetos de las mujeres embarazadas. No obstante, aún se sigue investigando dicha consecuencia. En general, no se recomienda el consumo diario de más de tres tazas de café entre las embarazadas, puesto que el embarazo retarda el metabolismo de la cafeína, lo cual hace más peligroso su efecto. El consumo de una taza de café puede inducir efectos detrimentales corporales que pueden durar hasta 18 horas. Durante el primer trimestre del embarazo, los efectos negativos en el feto derivados del consumo de cafeína pueden perdurar alrededor de tres días. Por otro lado, durante la lactancia del infante no se prohíbe la ingestión de cafeína. Esto se debe a que es insignificante la cantidad de cafeína absorbida por la leche materna y, además, no se han encontrado las toxinas de la cafeína en los infantes lactados.

4. Enfermedades del corazón:

   El problema de las investigaciones científicas que tratan de vincular el consumo de la cafeína con las afecciones cardíacas es que su diseño experimental no provee para el control de otras variables que pueden afectar la variable independiente (o experimental, es decir: el consumo de cafeína). Además, muchas veces no se controla por el ***efecto de placebo*** (el efecto psicológico de las sustancias administradas al sujeto) ni por el efecto que puede tener si el investigador conoce a qué sujetos les ha administrado la dosis de cafeína (en cuyo caso, el diseño del estudio debe ser doblemente ciego, es decir, ni el investigador ni el sujeto saben cuál es la sustancia administrada). Por ejemplo, en un estudio realizado por la Escuela de Medicina de la Universidad de John Hopkins y el Centro Nacional de Estadísticas de Salud (de Atlanta) encontraron que el grupo experimental de sujetos que consumieron altas dosis de cafeína (cinco o más tazas de café o refrescos carbonatados de cola) tenían una mayor probabilidad de sufrir un ataque cardíaco letal en comparación con el grupo control que consumía menos cafeína o no la consumía en absoluto. No obstante, este fue un estudio epidemiológico "cohort" o longitudinal, en el cual no se pudieron controlar otras variables que podían "contaminar" la variable dependiente, me refiero al consumo de otras sustancias (grasas saturadas, azúcares simples) o a estilos de vida inadecuados (falta de ejercicio, estrés, entre otros) que pudieran también contribuir a provocar dichos eventos cardíacos entre los consumidores de mucha cafeína.

5. Ataques al corazón:

   Los que consumen café poseen un 50% más de probabilidades de sufrir ataques al corazón en comparación con los individuos que no beben café. Esta fue la conclusión de un estudio realizado en la ciudad de Boston (de los Estados Unidos continentales).

6. Cáncer:

   Algunos estudios científicos han mostrado que el consumo excesivo de cafeína puede causar cáncer y quistes fibrosos en los senos. Por otro lado, otras investigaciones no han confirmado dicho resultado. Más aún, en un estudio patrocinado y supervisado por la Administración de Drogas y Alimentos de los Estados Unidos, el Instituto Nacional de Cáncer y la Agencia de Protección Ambiental, se evidenció que las mujeres que consumían una mayor cantidad de café eran las menos propensas a sufrir de cáncer de la vejiga.

7. Úlceras sangrantes:

   La ingestión de café (cafeinado o descafeinado) estimula la secreción de los ácidos gástricos. Si el consumo de café es regular, a largo plazo se puede inducir una úlcera gástrica y dolores de la hernia hiatal. Este efecto sobre la acidez estomacal varía de persona en persona.

8. Anemia por deficiencia de hierro:

   Aunque este dato no se encuentra claramente documentado en la literatura científica, siempre existe el riesgo de una anemia, particularmente si se relaciona conjuntamente con una pobre nutrición, anorexia / bulimia o con el uso de otras sustancias nocivas a la salud (ejempo: el alcohol, cigarrillo, entre otras). Lo que sí es evidentemente cierto es que el consumo de cafeína se encuentra relacionado con deficiencias para absorber el hierro.

B. Los efectos positivos del consumo de cafeína

Existen algunos resultados benéficos de la cafeína entre sus consumidores. Sin embargo, la cantidad de consecuencias adversas para la salud es mucho mayor en comparación con los siguientes beneficios derivados del consumo de productos que contienen cafeína.

1. Para la población general y asmáticos

   a. Incremento en el gasto calórico:

      La ingestión de cafeína puede aumentar la tasa metabólica de un tres a cuatro por ciento. Esto implica un déficit calórico (se "queman" más calorías), lo cual puede ayudar a la población obesa, a bajar de peso y grasa.

   b. Prevención de migraña y / o alivio de las cefalgias:

      El posible mecanismo envuelto en este efecto es la vasoconstricción de las arterias cerebrales.

   c. Mejora el proceso digestivo:

      Se ha mostrado que el consumo de cafeína luego de una comida estimula las enzimas digestivas (ejemplo: pepsina) y los ácidos gástricos, lo cual ayuda a la digestión.

   d. El nivel de alerta mental aumenta:

      Los estados de estupor (somnolencia, letargia) son reducidos o eliminados. La coordinación entre la acción de los músculos esqueléticos y la visión se incrementa.

   e. Ayuda a los asmáticos:

      La cafeína estimula el sistema nervioso simpático, y la producción de catecolaminas (hormonas tales como la epinefrina y norepinefrina), y como resultado se dilatan los bronquios del asmático. Consecuentemente, el asmático puede respirar mejor. Sin embargo, este efecto es de corta duración, por lo que los asmáticos tendrían que consumir continuamente cafeína durante su ataque asmático. En dichas situaciones, hay que ser muy cautelosos debido a las consecuencias adversas sobre el organismo de la ingestión de cafeína.

2. En Atletas

Existe un gran número de investigaciones científicas que estudian los efectos de la cafeína en los atletas que practican deportes competitivos, particularmente aquellos que requieren una alta tolerancia cardiorespiratoria o aeróbica (ejemplos: corredores pedestres de larga distancia o maratonistas, ciclistas de carretera, entre otros). Estos estudios tratan de comprobar los posibles ***efectos ergogénicos*** (aquellos efectos que ayuden a la ejecutoria deportiva) para los deportistas de alto nivel competitivo/ rendimiento. Una vez más, los resultados de las investigaciones no son convincentes y son variadas. Mientras algunas investigaciones proveen evidencia para apoyar la teoría de que la cafeína mejora el rendimiento entre los atletas de tolerancia, otras no han podido confirmar dicho efecto ergogénico de la cafeína. Además, existen muchas razones para no justificar el uso de la cafeína entre los deportistas competitivos. En primera instancia, el Comité Olímpico Internacional prohíbe a los atletas el uso de la cafeína. Esta regla se limita a 12 microgramos de cafeína por mililitros de líquidos (que contienen cafeína), lo cual equivale a alrededor de ocho tazas de café consumido dentro de dos a tres horas. La ingestión de esta cantidad de líquido es muy molesta y casi imposible en tan poco tiempo. Es por eso que muchos atletas optan por utilizar supositorios de cafeína. En segunda instancia, los individuos que comúnmente poseen problemas de absorción intestinal, pueden ser hipersensitivos ante los efectos negativos de la cafeína. Además, sabemos que la cafeína puede provocar arritmias cardíacas, lo cual se complica durante el entrenamiento en ambientes calurosos. Consecuentemente, esto resultaría en deshidratación (niveles muy bajos de los líquidos corporales) y pérdida excesiva de electrolitos (particularmente sodio y potasio). Más aún, debido a que la cafeína induce a una excesiva excreción de orina, el proceso de deshidratación es acelerado y se producen situaciones incómodas (por el deseo de orinar) antes y durante el evento deportivo. Los posibles efectos ergogénicos de la cafeína serán descritos en los siguientes párrafos.

a. La cafeína ayuda a ahorrar las reservas de ***glucógeno*** (la forma en que se almacenan los carbohidratos en el cuerpo, particularmente en el hígado y músculos esqueléticos) durante una competencia de tolerancia (ejemplo: maratón):

   El glucógeno representa el combustible metabólico principal durante estas competencias. Si las reservas de glucógeno se agotan, el atleta se ve forzado a disminuir su intensidad, lo cual puede afectar negativamente su ejecutoria deportiva. Si se consume cafeína antes de la competencia, teóricamente es posible inducir un ahorro del glucógeno almacenado debido a que la cafeína estimula la utilización de las grasas como combustible metabólico durante los inicios de la carrera al liberar ácidos grasos hacia el torrente sanguíneo.

b. Aumenta el estado de alerta mental y mejora la reacción al tiempo:

   La cafeína estimula el cerebro, lo cual reduce la fatiga experimentada durante el entrenamiento y competencia prolongados.

REFERENCIAS

1. Craig, Charles R. y Robert E. Stitzel, editores. ***Modern Pharmacology.*** Boston: Little, Brown and Company, 1982.
2. Departamento de Salud. División de Epidemiología. "Guía para dejar de Fumar". ***Informe Epidemiológico***. Año XI (Marzo, 1985).
3. Departamento de Salud. División de Epidemiología. "Guía para dejar de Fumar (continuación)". ***Informe Epidemiológico***. Año XI (Abril, 1985).
4. Departamento de Servicios Contra la Adicción. ***Substancias Controladas: Usos y Efectos.*** Estado Libre Asociado de Puerto Rico.
5. DiPalma, Joseph R., editor. ***Drill's Pharmacology in Medicine.*** 4th ed.; New York: McGraw-Hill Book Co., 1971.
6. Gold, Mark S. "Crack Abuse: its Implications and Outcomes." ***Medical Times*** (1 abril, 1987), pp. 27-32.
7. Goodman Gilman, Alfroil, Lois S. Goodman y Alfred Gilman, editors Goodman and Gilman's. ***The Pharmacological Basis of Therapeutics.*** 6th ed.; New York: Macmillan Publishing Co., Inc., 1980.
8. Goth, Andres. ***Medical Pharmacology.*** 11th ed.; St. Louis: The C.V. Mosby Company, 1984.
9. "Nuevos Métodos para dejar de Fumar". ***Buena Salud***. (Agosto, 1994).
10. The Health Source Corporation. "10 Realidades Sorprendentes Acerca del Fumar". ***Top Health en Español: El Boletín de Salud y Bienestar***. (Noviembre, 1992).
11. The Health Source Corporation. "La Gran Recompensa por Dejar de Fumar". ***Top Health en Español: El Boletín de Salud y Bienestar***. (Noviembre, 1993).
12. Ricks, Delthia. "La Cafeína y los Asmáticos". ***El Mundo***. (martes, 20 de enero, 1987, p. 39.
13. Stamford, Bryant. "Caffeine and Athletes". ***The Physician and Sports Medicine***. Vol. 17, No. 1 (January, 1989), pp. 193-194.
14. Suares, Pedro A. "Qué se sabe sobre la cafeína: ¿Es tan dañina como suponemos?". ***Buena Salud***. (Octubre), pp. 28-30.
15. Sweeney, James P. y Clifford J. Sherry. "La Droga más Usada del Mundo".
16. Vergara, Alicia R. "Los Cocteles de Medicinas son Peligrosos". ***Buena Salud***. (febrero-marzo, 1990), pp. 60-63.

PRUEBA AUTOEVALUATIVA DEL CAPÍTULO

Cierto o Falso

C F 1. La mariguana conduce a una alta dependencia física.

C F 2. El librium se considera un solvente.

C F 3. El uso persistente de la droga LSD puede producir una sicosis y posiblemente la muerte.

C F 4. Una sobredosis de mariguana puede causar paranoia y sicosis.

C F 5. El crack incrementa el riesgo de un ataque al corazón.

C F 6. El aceite de hashish comúnmente se inyecta.

C F 7. Los médicos pueden prescribir las anfetaminas para el control del peso.

C F 8. La bromocriptina se utiliza terapéuticamente para eliminar los deseos del crack.

C F 9. El alcohol es un estimulante.

C F 10. El crack se inyecta.

Selección Múltiple

___ 1. ¿Cuál de las siguientes sustancias NO es un estimulante?:

a. Cafeína
b. Cannabis
c. Benzedrine
d. Cocaína

___ 2. La dependencia psicológica de la cocaína es:

a. Baja
b. Alta
c. No se sabe
d. Moderada

___ 3. La mescalina y el peyote producen:

a. Alucinaciones
b. Pérdida de la noción del tiempo
c. Psicosis
d. Todas las anteriores

___ 4. El uso médico de los barbituratos es:
   a. Anestésico y antiespasmódico
   b. Tratamiento de narcolepsia
   c. Para control de peso
   d. No posee uso médico

___ 5. Los riesgos peligrosos del crack son:
   a. Deterioro sinusal
   b. SIDA
   c. Ataques neurológicos
   d. Todas las anteriores

Pareo

___ 1. Sustancia que altera la estructura o función del cuerpo
___ 2. Aumento en la actividad de las células
___ 3. Alucinógenos
___ 4. Signo que manifiestan los narcóticos
___ 5. Se enlaza con muchos receptores y comienza a destruir la célula
___ 6. Comportamiento embriagado sin olor a alcohol
___ 7. Respuesta alérgica a una droga
___ 8. Sustancia nociva que contienen los cigarrillos y el tabaco

a. Hipersensibilidad
b. Efecto de los sedantes
c. Nicotina
d. Droga
e. Estimulación
f. Constricción de las pupilas
g. LSD, Psilocibín
h. Dosis tóxica

Preguntas

1. ¿Cuáles son las drogas que se clasifican como depresivos?

2. ¿Cuál es el uso médico de la cocaína?

3. ¿Qué es crack?

4. ¿Qué tipo y grado de dependencia puede producir la heroína?

5. ¿Qué son las medicinas?

GLOSARIO

Absorción: Paso de agua y de sustancias en ella disueltas al interior de una célula o de un organismo. Paso de los elementos nutritivos, del intestino al torrente sanguíneo.

Abstinencia: Privación o continencia en el uso de ciertos alimentos, estimulantes o de la relación sexual. La decisión de no ingerir ninguna bebida alcohólica.

Ácido ascórbico (vitamina C): Vitamina indispensable para el ser humano. Soluble en agua. Su deficiencia causa escorbuto. Desempeña un papel fundamental en la formación de colágeno, por ejemplo, para la cicatrización de las heridas. Transporta el hidrógeno; está presente en todos los tejidos del organismo, especialmente en las glándulas endocrinas. Se encuentra en las frutas cítricas, tomate, verdes con hojas, patatas, col, entre otras fuentes. El requerimiento diario es de 75 mg.

Ácido graso: Producto final del catabolismo (degradación) de las grasas.

Ácido graso libre (AGL): Forma usable de los triglicéridos.

Ácido láctico: Un metabolito del sistema del ácido láctico (anaeróbico) que produce fatiga, proveniente de la descomposición incompleta de los carbohidratos (hidratos de carbono). El producto final de la glucolisis anaeróbica.

Ácido linoleico: Ácido graso no saturado, esencial para varios insectos y mamíferos, incluso par el ser humano.

Ácido nicotínico (niacina, nicotinamida, Vitamina B_3 o PP): se halla en la levadura, la carne y el pescado. Forma parte de una coenzima respiratoria. Interviene en el crecimiento y su carencia causa *pelagra,* que se caracteriza por erupciones en la piel y trastornos digestivos y nerviosos.

Ácido pantoténico (vitamina B_5): Forma parte de la coenzima A, enzima maestra, indispensable en todas las reacciones que liberan energía, sobre todo en las de los carbohidratos y los ácidos grasos.

Acné: Erupción cutánea inflamatoria papulopostulosa que se suele asentar en la cara, cuello, hombros y parte superior de la espalda.

Adaptación: Un cambio persistente en estructura o funcionamiento, especialmente causado por choques (estrés) repetidos de ejercicio, factores ambientales, etc. Un cambio duradero en estructura o función que resulta del entrenamiento, el cual, aparentemente, capacita al organismo a responder de forma más fácil a subsecuentes sesiones de ejercicio. Ocurren comúnmente luego de varias semanas de entrenamiento, aunque algunas adaptaciones pueden aparecer pasados cuatro o cinco días de entrenamiento.

Adaptación General, Síndrome de: Respuesta defensiva del cuerpo o de la psique frente a la agresión o el estrés prolongado, descrita por Hans Selye. Consiste en un estadio inicial de shock o reacción de alarma, seguido por una fase de resistencia progresiva o adaptación que utiliza los diversos mecanismos defensivos del cuerpo o de la mente, y culmina en un estado de ajuste y cicatrización o de extenuación y desintegración.

Adenosina de Trifosfato (ATP): Un compuesto químico complejo formado por la energía liberada por los alimentos y que se almacena en todas las células, en especial las musculares. Sólo con la energía liberada por la descomposición de este compuesto la célula puede realizar su trabajo biológico.

Adicción: Dependencia compulsiva e incontrolable de una sustancia, un hábito o una práctica hasta tal punto que su cesación produce reacciones emocionales, mentales o fisiopatológicas graves.

Adiposito: Célula grasa; célula que almacena grasa.

Adiposo, tejido: Tejido compuesto de células de grasa.

Aditivo: Una substancia que se le añade a los alimentos para mejorar algunas de sus cualidades, tales como la frescura, apariencia y sabor.

Adquirido(a): Se aplica a una característica, condición o enfermedad que se origina tras el nacimiento y no responde a factores hereditarios u ontogénicos, sino a una reacción frente a las influencias ambientales ajenas al organismo.

Adrenalina (epinefrina): Una sustancia química (hormona) liberada por la médula de las cápsulas suprarrenales y por las terminaciones de los nervios simpáticos. Entre sus importantes efectos están la estimulación cardíaca y la contracción de los vasos sanguíneos con la consiguiente elevación de la presión sanguínea o tensión arterial.

Aedes: Género de mosquito ampliamente extendido en regiones tropicales y subtropicales. Algunas de sus especies pueden transmitir microorganismos patógenos para el hombre, entre los que se incluyen los productores del dengue y de la fiebre amarilla.

Aeróbico: Que se desarrolla en presencia de oxígeno. Utilización de oxígeno.

Aeróbico, Capacidad: Medida funcional fundamental que establece el criterio de una buena aptitud física; se basa en el volumen máximo de oxígeno que pueda ser inspirado y transportado hacia los tejidos del cuerpo que así lo requieran para su producción energética durante un ejercicio prolongado. En general, es sinónimo de consumo de oxígeno máximo (VO_2máx) y de *tolerancia cardiorespiratoria.*

Aeróbico, Ejercicio: Aquellos ejercicios prolongados (duran más de 5 minutos) de baja intensidad que derivan su energía (ATP) mediante la degradación de las sustancias nutricias (principalmente grasas y carbohidratos) en la presencia de oxígeno (metabolismo aeróbico), e incluyen ejercicios, tales como: correr, trotar, caminar, correr bicicleta, nadar, baile aeróbico, correr patines, subir y bajar escalones, remar, esquí de campo traviesa y brincar cuica. Durante el ejercicio aeróbico se alcanza un *estado estable,* en el cual la producción energética (ATP) es suficiente para satisfacer las demandas de energía que necesita el ejercicio aeróbico para poder continuar.

Aeróbico, metabolismo: Aquella vía metabólica que cataboliza las substancias nutricias (carbohidratos, grasas y proteínas) en la presencia de oxígeno (aeróbico) mediante la glucólisis aeróbica, ciclo de Krebs y sistema de transporte electrónico (o cadena respiratoria), de manera que se suministre energía útil para funciones vitales del cuerpo (principalmente para la contracción de las células/fibras musculares durante el ejercicio), sin la acumulación de altos niveles de ácido láctico.

Aeróbico, Potencia: La cantidad máxima del oxígeno que puede ser consumido por minuto durante un ejercicio/trabajo físico máximo. El volumen de oxígeno consumido por unidad de tiempo.

Agentes patógenos: Microbios, parásitos, etc., capaces de originar o favorecer el desarrollo de una enfermedad.

Agua (H_2O): Compuesto químico cuya molécula está constituida por un átomo de oxígeno y dos de hidrógeno.

Aislamiento: Es el tercer período de la profilaxis (prevención) de las enfermedades infecciosas contagiosas después de su diagnóstico.

Alarma, Reacción de: Primera fase del síndrome general de adaptación en la que se ponen en marcha diversos mecanismos orgánicos y psíquicos destinados a contrarrestar una situación de estrés físico o emocional.

Albúmina: Sustancia hialina, gelatinosa, compuesta de proteína; rodea la yema del huevo de aves y de algunos reptiles; segregada por el oviducto y finalmente absorbida por el embrión.

Alcohol: Líquido incoloro y volátil miscible en agua, obtenido a partir de la fermentación de carbohidratos en presencia de levadura.

Alcoholismo: Dependencia extrema del alcohol asociada con la aparición progresiva de trastornos en el comportamiento. Es una enfermedad crónica de comienzo lento e insidioso que puede aparecer a cualquier edad.

Alergia: Reacción de hipersensibilidad frente a ciertos antígenos inocuos en sí mismos, la mayoría de ellos de origen ambiental.

Alergia, reacción: Respuesta de hipersensibilidad a un alergeno con el que el organismo ha tenido contacto previamente, y frente al que ha desarrollado anticuerpos. La reacción posterior provoca liberación de histamina y diversos síntomas, que incluyen urticaria, eccema, disnea, broncoespasmo, diarrea, rinitis, sinusitis, laringoespasmo y anafilaxis.

Alimentación: Serie de actos voluntarios y conscientes, que consisten en la elección, preparación e ingestión de alimentos.

Alimento: Todo aquel producto o sustancia (líquida o sólida) que, ingerida, aporta materias asimilables que cumplen con los requisitos nutritivos de un organismo para mantener el crecimiento y bienestar de las estructuras corporales.

Almidón: La principal molécula de almacenamiento en los vegetales. Es un polisacárido compuesto de largas cadenas de subunidades de glucosa.

Alucinación: Percepción sensorial que no se debe a un estímulo externo. Puede producirse en cualquiera de los sentidos y tener el carácter auditivo, gustatorio, olfatorio, táctil o visual.

Alucinógeno: Sustancia que produce excitación en el sistema nervioso central caracterizada por alucinaciones, alteraciones de humor, ansiedad, distorsión sensorial, delirio, descorporalización, y aumento del pulso, temperatura, presión arterial y dilatación pupilar. Algunos provocan dependencia física y a veces estados psicóticos depresivos o suicidas.

Alveolitis alérgica extrínseca: Forma inflamatoria de neumonía intersticial debida a una reacción inmunológica en una persona hipersensible. Esta reacción puede ser provocada por diversos polvos orgánicos inhalados que con frecuencia contienen esporas de hongos.

Alveolo pulmonar: Cada uno de los numerosos sacos terminales de la vía aérea del pulmón en los que se produce el intercambio de oxígeno y bióxido de carbono.

Ambiente: Conjunto de factores físicos y psicológicos, sociales, etc., que influyen o afectan la vida y supervivencia de una persona.

Amebiasis: Infección del intestino o del hígado producida por especies patógenas de amebas, en particular Entamoeba histolítica, adquirida por la ingestión de alimentos o de agua contaminados con heces infectantes. La infección grave suele originar diarrea profusa, dolor abdominal agudo, ictericia (coloración del revestimiento externo del organismo [en particular la piel] y mucosas en relación con su impregnación por pigmentos biliares), anorexia y pérdida de peso.

Aminoácido: Compuesto químico orgánico formado por uno o más grupos amino básicos y uno o más grupos carboxilo ácidos.

Aminoácidos esenciales: Aminoácidos no sintetizados en el organismo, esenciales para el equilibrio de nitrógeno del adulto y el crecimiento óptimo del lactante y niño. El adulto precisa de isoleucina, leucina, lisina, metionina, fenilalanina, treonina, triptófano y valina y el lactante, además de esos ocho aminoácidos, requiere también arginina e histadina.

Anaeróbico: Que ocurre en ausencia de oxígeno; sin oxígeno; gasto energético de la contracción muscular cuando el suministro de oxígeno es insuficiente.

Anaeróbico, Ejercicio: Aquellos ejercicios de corta duración (duran menos de 4 minutos) y alta intensidad/explosivos que derivan su energía (ATP) mediante la degradación anaeróbica (sin oxígeno) de los carbohidratos (glucosa), durante los cuales el metabolismo anaeróbico envuelto produce al final grandes cantidades de ácido láctico (que se acumulan en la sangre) y causan eventualmente fatiga muscular. Se incluyen ejercicios, tales como, correr 100 m, salto a lo alto, el servicio en tenis y voleibol, entre otros. Durante los minutos 2 a 4 del ejercicio anaeróbico se incurre en *déficit de oxígeno,* donde la energía (ATP) que produce el metabolismo anaeróbico no es suficiente para satisfacer las demandas que requiere este tipo de ejercicio para poder continuar.

Analgésico: Medicina que alivia el dolor.

Anemia: Trastorno que se caracteriza por la disminución de la hemoglobina sanguínea hasta concentraciones inferiores a los límites normales. La anemia es la consecuencia de: (a) disminución de la producción de hemoglobina o de hematíes, (b) aumento de la destrucción de hematíes o (c) pérdida de sangre.

Anemia drepanocítica (falciforme): Anemia grave, crónica e incurable que se produce en las personas homocigotas para la hemoglobina S. (Hb S). Esta hemoglobina anormal produce distorsión y fragilidad de los eritrocitos.

Anemia ferropénica: Anemia originada por aporte inadecuado del hierro necesario para la síntesis de hemoglobina.

Anemia hemolítica: Trastorno caracterizado por la destrucción prematura de los hematíes (glóbulos rojos o eritrocitos).

Anemia nutricional: Trastorno caracterizado por la producción inadecuada de hemoglobina o eritrocitos debido a deficiencia nutricional de hierro, ácido fólico o vitamiana B_{12} o a otros trastornos nutricionales.

Anemia perniciosa: Anemia progresiva que afecta principalmente a personas de edad y se debe a la falta del factor intrínseco, una sustancia esencial para la absorción de la vitamina B_{12}.

Aneurisma: Dilatación localizada de la pared de un vaso, producida generalmente por aterosclerosis e hipertensión o, con menor frecuencia, por traumatismo, infección o debilidad congénita de la pered vascular. Los aneurismas son muy destacados e importantes en la aorta.

Anfetamina: Una droga sintética que sustituye a la adrenalina. Produce la estimulación del sistema nervioso central.

Angina de pecho: Dolor torácico súbito producido casi siempre por una anoxia miocárdica por aterosclerosis de las arterias coronarias. Los ataques de angina de pecho frecuentemente están relacionados con el esfuerzo, el estrés emocional y la exposición al frío intenso. El dolor puede aliviarse por el reposo y la vasodilatación de las arterias coronarias con medicamentos a base de nitroglicerina.

Anorexia: Falta o pérdida del apetito, lo que ocasiona abstinencia de comer. La afección puede ser consecuencia de un alimento mal preparado o de una comida o un ambiente poco atractivos, una compañía desagradable u otras causas psicológicas diversas.

Anorexia nerviosa: Trastorno psiconeurótico caracterizado por la negativa prolongada a comer, que es causa de emaciación, amenorrea, trastornos emocionales relacionados con la imagen del cuerpo y temor patológico a engordar.

Anoxia: Estado normal caracterizado por una falta relativa o total de oxígeno.

Ansiedad: Estado o sensación de aprehensión,

desasosiego, agitación, incertidumbre y temor resultante de la previsión de alguna amenaza o peligro, generalmente de origen intrapsíquico más que externo, cuya fuente suele ser desconocida o no puede determinarse.

Antibiótico: (a) Relacionado con la capacidad de destruir o impeler el desarrollo de un organismo vivo. (b) Sustancia anticrobiana obtenida por cultivo de un microorganismo o producida semisintéticamente, que se utiliza en el tratamiento de las infecciones.

Anticuerpo: Inmunoglobulina esencial en el sistema inmunitario, producida por el tejido linfoide en respuesta a bacterias, virus u otras sustancias antigénicas. Cada anticuerpo es específico para un antigéno.

Antidepresivo: Una droga psicogénica que eleva el estado de humor de una persona deprimida.

Antígeno: Sustancia, generalmente proteica, que da lugar a la formación de un anticuerpo con el que reacciona específicamente.

Antiséptico: Agente que tiende a inhibir el crecimiento y la reproducción de los microorganismos.

Apetito: Estado consciente caracterizado por el deseo de comida producido por la educación, la vista, el olor, el gusto, o la idea de alimentos. Queda abolido por el consumo de alimentos.

Apnea: Ausencia de respiración espontánea.

Apoplejía: (a) Accidente cerebrovascular que produce parálisis. (b) Hemorragia dentro de un órgano.

Aptitud: Capacidad, tendencia o talento natural para aprender, comprender o adquirir una habilidad en particular; capacidad mental.

Aptitud Física: Aquella capacidad o cualidad potencial que posee una persona para poder llevar a cabo sus tareas diarias físicas, demandas físicas inesperadas, y actividades físicas deportivas y recreativas con suficiente energía y vigor.

Arco de movimiento: La amplitud de movimiento (grado de recorrido) o desplazamiento angular (rotatorio o axial) total permitido por cualquier par de segmentos corporales (o palancas óseas) adyacentes.

Arritmia: Cualquier desviación del patrón normal del latido cardíaco. Algunos tipos de arritmia son la fibrilación auricular, el aleteo auricular, el bloqueo cardíaco, los extrasístoles (prematuros), y la arritmia sinusal.

Arritmia cardíaca: Frecuencia o ritmo anormal de las contracciones miocárdicas auriculares o ventriculares.

Arterias: Vasos elásticos encargados de transportar la sangre oxigenada (alta en oxígeno) desde la bomba izquierda del corazón hacia los tejidos del cuerpo.

Arterias coronarias: Las arterias que suministran sangre y nutrimento al músculo cardíaco (miocardio).

Arteriosclerosis: Enfermedad arterial frecuente que se caracteriza por engrosamiento, pérdida de elasticidad y calcificación de las paredes arteriales, que condiciona una disminución del riego sanguíneo, especialmente del cerebro y las extremidades inferiores.

Artritis: Cualquier trastorno inflamatorio de las articulaciones caracterizado, principalmente, por dolor e hinchazón.

Artritis reumatoide: Enfermedad del colágeno crónica, destructiva y a veces deformante, con un componente autoinmune en su origen.

Artrópodo: Invertebrado perteneciente al filum Artrópodos, grupo muy numeroso del reino animal en el que están incluidos, entre otros, las pulgas, las garrapatas, los piojos y otros parásitos del hombre. Producen mordeduras, picaduras, reacciones alérgicas y son transmisores de virus y otros agentes infecciosos.

Asbesto: Mineral parecido al amianto, pero de fibras más rígidas que éste.

Asbestosis: Enfermedad pulmonar crónica producida por la inhalación de fibras de asbesto que conducen al desarrollo de fibrosis alveolar, intersticial y pleural.

Ascaris: Género de parásitos intestinales pertenecientes al fillum Nemátodos, que comprende a los gusanos cilíndricos entre los que se encuentra la especie *Ascaris lumbricoides*, que produce la ascaridiasis, enfermedad que se encuentra en las regiones templadas y tropicales.

Ascórbico, Ácido: Vitamina hidrosoluble, cristalina y blanca, presente en los tomates, fresas y frambuesas, patatas y vegetales frescos de hoja verde como brécol, coles de bruselas, escarola, lechuga, repollo, espinacas, etc. Es esencial para la formación del colágeno y tejido fibroso, imprescindible para el desarrollo de la matriz o sustancia intercelular normal de los dientes, huesos, cartílago, tejido conjuntivo y piel, y para la integridad estructural de las paredes capilares. También colabora en la lucha contra las infecciones bacterianas e interacciona con otros nutrientes.

Asimilación: Absorción y elaboración de sustancias alimenticias productos de la digestión de los alimentos, convirtiéndolos en constituyentes complejos del organismo.

Asma: Trastorno respiratorio caracterizado por estrechamiento bronquial contráctil (músculo liso), inflamatorio y edematoso que origina episodios repetidos de disnea súbita, sibilancias espiratorias, tos y secreciones bronquiales mucosas viscosas.

Asma, alérgica: Forma de asma causada por exposición de la mucosa bronquial a un antígeno inhalado (transportado por el aire).

Astenia: Falla o pérdida de fuerza o energía; debilidad.

Ataxia: Trastorno caracterizado por la disminución de la capacidad de coordinar movimientos.

Ateroma: Masa anormal de grasa o lípidos como la que se observa en los quistes sebáseos o en los depósitos de las paredes arteriales (placas de ateroma).

Aterosclerosis: Trastorno arterial frecuente caracterizado por el depósito de placas amarillentas de colesterol, lípidos y detritus celulares en las capas internas de las paredes de las arterias de grande y mediano calibre. Con la formación de las placas, las paredes de los vasos se engrosan y aparecen fibróticas y calcificadas y sus diámetros se estrechan con lo que se reduce la circulación en los órganos y regiones normalmente irrigados por la arteria. Las lesiones ateromatosas constituyen una causa importante de cardiopatía coronaria, angina de pecho, infarto de miocardio y otros trastornos cardíacos.

Atrio: Prefijo que significa "relativo a la aurícula cardíaca".

Atrofia: Desaparición o disminución del tamaño o la actividad fisiológica de una parte del cuerpo como consecuencia de una enfermedad o por otras causas.

Aurícula del corazón: Cualquiera de las dos cámaras superiores del corazón. La aurícula derecha recibe sangre deoxigenada de la vena cava superior, la vena cava inferior y el seno coronario, mientras que la aurícula izquierda recibe sangre oxigenada de las venas pulmonares. La sangre de las aurículas se vacía en los ventrículos durante la diástole.

Auriculoventricular, Tabique (Septum Auriculoventricular): Pequeña porción de tabique membranoso que separa las aurículas de los ventrículos del corazón.

Auriculoventricular, Válvula: Cada una de las dos válvulas cardíacas a través de las cuales fluye sangre desde las aurículas a los ventrículos. La válvula existente entre la aurícula izquierda y el ventrículo izquierdo se denomina válvula mitral, mientras que la derecha se denomina válvula tricúspide.

Auscultación: Acción de escuchar los sonidos provenientes del interior del cuerpo para estudiar el estado del corazón, los pulmones, la pleura, el intestino u otros órganos, o para detectar el latido cardíaco fetal. La auscultación puede realizarse directamente, pero la técnica más habitual es con el empleo del estetoscopio (fonendoscopio), para determinar la frecuencia, intensidad, duración y calidad de los sonidos.

Autogenia (Autogénesis): Autoproducción; formación/creación en el interior del organismo.

Autoimagen: Idea, concepto o imagen mental total que una persona tiene de sí misma y de su propio papel en la sociedad.

Autoinmune, Enfermedad: Cualquiera de los componentes de un gran grupo de procesos caracterizados por la degeneración o alteración de las funciones del sistema inmunitario del organismo.

Autoinmunidad: Proceso anormal en el que el cuerpo reacciona contra sus propios tejidos. Algunos investigadores piensan que la autoinmunidad indica la existencia de una incapacidad del sistema inmunitario del organismo para distinguir entre los autoantígenos y las sustancias extrañas, a causa de la existencia de algún cambio en la función de los componentes celulares del sistema inmunitario.

Autónomo, Sistema nervioso: Parte del sistema nervioso que regula las funciones vitales involuntarias, incluso la actividad del miocardio, musculatura lisa y glándulas. Se puede dividir en: sistema nervioso simpático, que acelera la frecuencia cardíaca, produce vasoconstricción y aumenta la tensión arterial, y el sistema nervioso simpático, que disminuye la frecuencia cardíaca, aumenta la peristalsis intestinal y la actividad de las glándulas y relaja los esfínteres.

Autorrealización: Tendencia fundamental al cumplimiento del propio potencial humano en su grado más alto.

Autosugestión: Idea, pensamiento, actitud o creencia sugerida por uno mismo, con frecuencia una fórmula dada, como medio para controlar el propio comportamiento.

Auxilios, primeros: Cuidados inmediatos que se prestan a una persona accidentada o enferma antes de que reciba tratamiento administrado por personal con formación médica.

Avitaminosis (Hipovitaminosis): Proceso resultante de la deficiencia dietética o falta de absorción o utilización de una o más vitaminas.

Ayunar: Abstenerse de ingerir la totalidad o parte de los alimentos.

Ayuno: Acto de abstenerse de ingerir alimentos durante un período específico de tiempo generalmente por razones terapéuticas o religiosas.

Azúcar: Tipo de carbohidrato hidrosoluble. En este libro significa aquella azúcar refinada o de mesa (sacarosa).

Azúcar de la sangre (Glucosa Sanguínea, Glucemia): (a) Cualquiera de una serie de sustancias estrechamente relacionadas, como la glucosa, fructosa y galactosa, que son constituyentes normales de la sangre y esenciales para el metabolismo celular. (b) La concentración de glucosa en la sangre, la cual se mide en miligramos de glucosa por decilitro de sangre.

B, Complejo vitaminico: Extenso grupo de sustancias hidrosolubles formado por vitamina B_1 (tiamina), vitamina B_2 (riboflavina), vitamina B_3 (niacina), vitamina B_6 (piridoxina), vitamina B_{12} (cianocobalamina), vitamina B_8 (biotina), folacina o ácido fólico (vitamina B_6) y ácido pantoténico (vitamina B_5).

Bacillus: Género de bacterias aeróbias, grampositivas y productoras de esporas que pertenecen a la familia *bacilaceal,* del orden *Eubacterialis,* e incluye 33 epecies, tres de las cuales son patógenas y el resto saprofitas.

Bacteria: Cualquier microorganismo unicelular de la clase *Esquizomicetos.* El género presenta variedades morfológicas, y sus componentes pueden ser esféricos (cocos), alargados (bacilos), espirales (espiroquetas) o en forma de coma (vibrios).

Bactericida: Que destruye o lisa las bacterias.

Bacteremia: Presencia de bacterias en la sangre.

Bacteriógrafo: Virus que provoca la lisis de la bacteria huésped, incluidas las "algas" verde-azuladas.

Bajo peso: Peso inferior al normal en relación con la estatura, estructura corporal y edad.

Balance hídrico: Cantidad adecuada de agua en el organismo. El desequilibrio hídrico acarrea en el organismo perturbaciones que pueden ser mortales. Se traduce en la sed. La ración cotidiana indispensable de dos a tres litros de agua es aportada no solamente por las bebidas, sino también por los alimentos sólidos.

Barbitúrico: Derivado del ácido barbitúrico que actúa como sedante o hipnótico.

Basal: Relativo al ritmo metabólico basal, que se refiere a un nivel de metabolismo más bajo.

Bazo: Organo considerado parte del sistema linfático de forma más o menos ovoidea, de consistencia blanda y muy vascularizado situado entre el estómago y el diafragma, el cual interviene en distintas funciones como la defensa, hemapoyesis (síntesis de glóbulos rojos o hematíes), el almacenamiento de sangre y la destrucción de hematíes y plaquetas.

Belladona: Hoja seca y brotes floridos o con fruto de la *Atropa belladonna*, planta perenne común denominada belladona que contiene los alcaloides hioscina o escopolamina y atropina.

Benigno: No canceroso, y por tanto que no implica una amenaza inmediata, aunque en ocasiones es necesario llevar a cabo el tratamiento por razones estéticas o de salud (por la ocupación de volumen puede dañar las estructuras vecinas).

Beriberi: Enfermedad de los nervios periféricos producida por una deficiencia de tiamina o por la incapacidad de asimilar esta vitamina. Suele deberse a la ingestión de una dieta basada exclusivamente en arroz blanco refinado y existente de forma endémica en el este y sudeste de Asia. La administración de tiamina previene y cura la enfermedad.

Beta (b), Células: Células productoras de insulina localizadas en los islotes de Langerhans del páncreas. La función productora de insulina de las células beta consiste en acelerar la circulación de la glucosa, los aminoácidos y los ácidos grasos desde la corriente sanguínea hasta el citoplasma celular, contrarrestando la acción del glucagón producido por las células alfa, también pancreáticas.

Betacaróteno (b-Caróteno): Un compuesto previtamínico-A (precursor de la vitamina A) encontrado en las plantas. El cuerpo convierte el beta-caróteno en vitamina A.

Biliar: Relativo a la bilis o a la vesícula biliar y a los conductos por donde circula la bilis.

Bilirrubina: Pigmento de color amarillo-anaranjado de la bilis formado principalmente por la degradación de la hemoglobina de los hematíes tras la terminación de su período normal de vida.

Bilis: Secreción amarga de color amarilloverdoso producida en el hígado. Se almacena en la vesícula biliar y debe su color a la presencia de pigmentos biliares como la bilirrubina.

Biofeedback, Retroalimentación: Técnica utilizada para controlar los signos y síntomas que produce el estrés, mediante la práctica de un ejercicio de relajamiento utilizado para intentar reducir la intensidad de un signo o síntoma del estrés manifestado por el sistema nervioso involuntario simpático (por ejemplo, el pulso) el cual continuamente percibe el participante.

Biotina: Vitamina hidrosoluble, cristalina e incolora, perteneciente al complejo B, que actúa como coenzima en la producción de ácidos grasos y en su oxidación con formación de carbohidratos.

Bióxido de carbono: Gas de desecho liberado durante la descomposición de los nutrientes en las células, el cual es transportado en la sangre hasta los pulmones, y de ahí expulsado (vía la exhalación).

Bocio: Glándula tiroides hipertrófica que generalmente se manifiesta como una tumoración pronunciada a nivel del cuello. El crecimiento tiroideo puede asociarse con hipertiroidismo, hipotiroidismo o normofunción tiroidea.

Bolo (Bolo Alimenticio): Masa redondeada compuesta por alimentos masticados preparados para ser deglutidos.

Botulismo: Forma de toxiinfección alimentaria, con frecuencia fatal; causada por una exotoxina de *Clostridium botulinum.* Intoxicación producida por la ingestión de alimentos enlatados.

Bradicardia: Contracción regular del miocardio con una frecuencia inferior a 60 latidos por minuto.

Braquial, Pulso: Pulso de la arteria braquial que se palpa en el espacio antecubital.

Bromocritina: Tipo de droga ilegalmente utilizada por adictos. Se deriva de las *ergolinas,* las cuales han demostrado actividades dopaminérgicas en modelos de animales con parkisionismo e imitan los efectos neuroendocrinológicos de la dopamina en la secreción de prolactina y hormona de crecimiento. La bromocriptina induce a una excitación no específica del sistema nervioso central, lo cual puede ser efectivo en el tratamiento de pacientes en estado comatoso.

Bronquiectasia: Afectación del árbol bronquial que se caracteriza por la dilatación y destrucción irreversible de las paredes bronquiales, causada comúnmente por una infección bronquial u obstrucción de carácter tumoral o a la aspiración de un cuerpo extraño. El paciente manifiesta tos constante y productiva con abundante expectoración purulenta (que forma / contiene pus), hemoptisis (expectoración de sangre proveniente de los bronquios o pulmones), sinusitis crónica, dedos en palillo de tambor, entre otros signos.

Bronquio: Uno de los grandes conductos pulmonares a través de los cuales penetra el aire inspirado y se exhalan los gases de desecho.

Bronquiolos: Ramificaciones menores de cada bronquio de los pulmones.

Bronquitis: Inflamación aguda o crónica de las membranas mucosas del árbol traqueobronquial.

Bulimia: Deseo insaciable de comer que suele caracterizarse por episodios de ingestión continuada de alimentos seguidos por otros de depresión nerviosa y autodeprivación. Hambre experimentada luego de un período corto de tiempo después de la comida.

Bulimia nerviosa: Ingestión excesiva de alimentos seguido de su eliminación vía el vómito.

Cafeína: Estimulante del sistema nervioso central.

Calambre: Contracción espasmódica y, casi siempre, dolorosa de uno o más músculos.

Calciferol (vitamina D): Alcohol no saturado, cristalino, liposoluble, que se produce mediante la irradiación ultraviolenta del ergosterol y se utiliza como suplemento dietético en la profilaxis y el tratamiento del *raquitismo,* la osteomalacia y otros trastornos hipocalcémicos. Se encuentra en forma natural en la leche y en los aceites de hígado de pescado. La utilidad principal de la vitamina D es favorecer la absorción intestinal del calcio y del fósforo. Se encuentra en el aceite de hígado de pescado, la leche entera / fresca, la yema de huevo y la mantequilla. Su deficiencia ocasiona el *raquitismo.*

Capilares: Vasos sanguíneos finos (microscópicos) que surgen de pequeñas ramificaciones de las arterias, encargados de llevar nutrientes y oxígeno a la célula y traer de ésta productos de desecho y bióxido de carbono.

Colitis: Inflamación del colon producida bien por un colon irritable episódico y funcional o por una enfermedad inflamatoria crónica y progresiva. El colon irritable se caracteriza por brotes de dolor cólico y diarrea o estreñimiento coincidentes con estrés.

Caloría: Cantidad de calor requerido para elevar un kilogramo de agua destilada a un gramo centígrado (de 15 a 16 grados centígrado), a nivel del mar. Se emplea para medir la conversión o ciclo de la energía en los animales; por ejemplo, la producción de energía diaria realizada por una persona en actividad es, en promedio, equivalente a cerca de 3,000 calorías, y para mantener dicha producción es necesario proveerse de los alimentos que producen esa cantidad de calor que se ha quemado.

Cáncer: Crecimiento anormal de un tejido maligno. Crecimiento incontrolado de células tumorales malignas que tienden a invadir el tejido y a diseminarse hacia puntos distantes del organismo circundante.

Candidiasis: Infección producida por una especie de Candida (género de hongos levaduriformes), por lo general *Candida albicans,* que se caracteriza por prurito (picor) un exudado (eliminación líquida) blanco, erosión cutánea y sangrado fácil. La erupción de pañales, el intertrigo, la vaginitis, y el "muguel" son manifestaciones tópicas de la candidiasis. Micosis (infecciones producidas por hongos microscópicos) debida a *Candida albicans.*

Carbohidrato: Compuesto cuya fórmula general es $C_x(H_2O)$ por ejemplo, azúcares, almidón y celulosa. Los carbohidratos desempeñan un papel esencial en el metabolismo de todos los organismos. No se hallan presentes en los animales en tan grandes cantidades como en las plantas, en las que la celulosa es un componente estructural fundamental, y el almidón el principal alimento almacenado.

Carbono, óxido de (monóxido de carbono): Gas invisible e inodoro. Es venenoso debido a que se combina con la hemoglobina de la sangre, y produce una sustancia llamada carboxihemoglobina, que incapacita a la sangre de transportar oxígeno.

Cardiopatía: Nombre genérico de las enfermedades del corazón.

Cardiopatía coronaria (aterosclerosis coronaria): Enfermedad cardíaca por engrosamiento de la pared de las arterias coronarias del corazón. La lesión esencial resulta de la formación de placas desarrolladas a nivel de la íntima y de la media de la arteria coronaria. La placa sufre desde el inicio una sobrecarga de colesterol. La placa se desarrolla en el interior de la pared arterial de las coronarias, se necrosa (muerte de tejido) en su centro donde el colesterol es remplazado por colágeno, fibras elásticas y calcáreas. Eventualmente esta condición puede generar isquemia, angina de pecho, y por último un infarto al miocardio, el cual puede producir la muerte.

Caróteno (vitamina A): Vitamina liposoluble que se encuentra abundantemente en vegetales verdes, como la lechuga, las espinacas y la col, así como las zanahorias, la mantequilla, la yema de huevo y el aceite de hígado de bacalao o de tiburón. Influye en el crecimiento, además de proteger de infecciones en los ojos y en el aparato respiratorio. Su falta origina una serie de trastornos en el organismo, especialmente en la piel y las mucosas, cuya estructura se altera. Además, su deficiencia perjudica la función visual, ocasionando lo que se llama "ceguera nocturna". Su requerimiento diario es de 5,000 U.I.

Cefalea (cefalgia): Dolor de cabeza debido a múltiples causas.

Cefalea migrañosa (jaqueca): Dolor de cabeza crónico (prolongado) e intenso. Se caracteriza por comenzar bruscamente (generalmente por la mañana) con un dolor opresivo, pulsátil e intermitente que dura más de una hora (entre 6 y 12 horas como máximo), durante el cual el paciente puede experimentar trastornos visuales, náuseas, vómitos, depresiones, entre otros síntomas y signos. Comúnmente el dolor se localiza en la mitad de la cabeza (región frontoparietal) y aumenta cuando se está de pie. El tratamiento indicado es reposo en la cama, oscuridad y aquel que el médico prescriba.

Células T: Sistema inmunológico celular encargado de combatir virus, hongos e infecciones bacterianas crónicas.

Caseína: Principal proteína de la leche y base del queso.

Cereal: Planta con flores de la familia de las gramíneas, cuyas semillas se utilizan como alimento, por ejemplo, trigo, avena, cebada, centeno y maíz.

Cetoacidosis: Acidosis que se acompaña de una acumulación de cetonas en el organismo, resultado de un metabolismo defectuoso de los glúcidos o carbohidratos. Sucede fundamentalmente como complicación de la diabetes sacarina y se caracteriza por el olor a frutas de la acetona en el aliento, confusión mental, disnea, náuseas, vómitos, deshidratación, pérdida de peso y, si no se trata, coma.

Cilio: Filamento vibrátil inserto en una célula o en un microorganismo.

Circulación de la sangre: Flujo de sangre por vasos dispuestos para formar un circuito o círculo.

Cirrosis hepática: Enfermedad degenerativa crónica del hígado en la que los lóbulos se convierten en tejido fibroso, el parénquima degenera y se produce una infiltración grasa. La mayoría de las funciones hepáticas se deterioran, entre ellas la producción de glucosa, la detoxicación de fármacos y alcohol, el metabolismo de la bilirrubina, la absorción de vitaminas, las funciones gastrointestinales y el metabolismo de hormonas. Neogénesis.

Citomegalovirus (CMV): Uno de los virus de DNA, el cual puede ocasionar herpes, hepatitis, neumonía, hemorragias, adenopatía y baja resistencia contra enfermedades. Este virus se encuentra en la sangre de la mayoría de los pacientes con SIDA que han sufrido de una infección oportunista. El virus también puede invadir el intestino grueso en estos pacientes y producir colitis por CMV.

Coco (cocci, cocco): Bacteria de forma redondeada, esférica u oval, como los gonococos, neumococos, estafilococos y estreptococos.

Colesterol: Sustancia orgánica, relativamente compleja, formada por carbono, hidrógeno y oxígeno. Alcohol de elevado peso molecular (cercano a 400), presente en todos los seres vivos, excepto en bacterias. Muchas otras moléculas de interés biológico tienen la estructura básica del colesterol, por ejemplo, las hormonas esteroídicas.

Complejo vitamínico B: Constituye un grupo de vitaminas, cada una de las cuales tiene efectos fisiológicos peculiares; por ende, su carencia origina trastornos diferentes. Soluble en agua.

Contracción isométrica: Una contracción en la cual el músculo ejerce una fuerza, pero no cambia en longitud.

Corazón: Organo hueco muscular, compuesto de cuatro cámaras (o cavidades), el cual se encarga de bombear la sangre por las arterias y venas del cuerpo.

Corticoide: Hormona, natural o sintética, relacionada con la corteza adrenal, que interviene en la regulación de procesos orgánicos claves como son el metabolismo de carbohidratos y proteínas y el equilibrio hidroelectrolítico, y en el funcionamiento del sistema cardiovascular, músculo esquelético, riñones y otros órganos.

Criptococosis: Enfermedad infecciosa producida por el hongo *Cryptococcus neoformans,* que se disemina desde el pulmón hacia el cerebro y sistema nervioso central, piel, sistema esquelético y vías urinarias. Se caracteriza por la formación de nódulos o tumores con un contenido gelatinoso en los tejidos viscerales y subcutáneos.

Chancro: Lesión papular (cutánea pequeña, sólida y acuminada) o zona ulcerada de la piel que marca el punto de una infección.

Chancro blando: Infección venérea localizada en forma de una ulceración del pene, dolorosa, no indurada, aparecida tres días después del contacto.

Chancro sifilítico: Nombre dado a la ulceración que aparece en el punto de inoculación y que constituye la primera manifestación de la sífilis.

Deshidratación: Pérdida excesiva de agua de los tejidos corporales, que se acompaña de un trastorno en el equilibrio de los electrólitos esenciales, particularmente el sodio, potasio y cloro.

Desnutrición: Trastorno de la nutrición caracterizado por el exceso de desasimilación sobre la asimilación. Cuando la alimentación es insuficiente en contenido calórico y el organismo consume más calorías para realizar sus funciones que las que recibe en la dieta, el faltante tiene que obtenerlo de las sustancias de su propio organismo.

Dextrina: Carbohidrato polisacárido formado en la hidrólisis del almidón a glucosa.

Diabetes: Enfermedad caracterizada por la emisión de gran cantidad de orina cargada de glucosa, produciendo sed y enflaquecimiento progresivo. Glucosuria.

Diabetes mellitus (diabetes sacarina): Trastorno complejo del metabolismo de los carbohidratos, grasas y proteínas debido fundamentalmente a una falta relativa o absoluta de secreción de insulina por parte de las células beta del páncreas.

Diarreaenteritis: Aquella diarrea que se acompaña de la inflamación de la cubierta mucosa del intestino delgado, la cual se debe a diversas causas, a saber: agentes bacterianos y víricos, o factores funcionales o inflamatorios.

Dieta: Régimen alimenticio. Todas las sustancias alimenticias consumidas diariamente en el curso normal de vida.

Dieta normal: Una dieta que tiene como fin mantener al individuo en un estado de suficiencia nutritiva, satisfaciendo sus necesidades en la etapa particular del ciclo de vida en que se encuentra.

Dietética: Ciencia que estudia los regímenes alimenticios en la salud o en la enfermedad (dietoterapia), de acuerdo con los conocimientos sobre fisiología de la nutrición en el primer caso y sobre la fisiopatología del trastorno en cuestión en el segundo. Estudio higiénico de la alimentación, que permite establecer, de modo científico, la ración alimenticia o dieta conveniente para una persona, según su trabajo o estado de salud.

Digestión: Rompimiento físico y químico de los alimentos ingeridos, para transformarlos en materia asimilable.

Diplococus (diplococo): Coco asociado en parejas.

Disacárido: Carbohidrato, formado por dos azúcares simples.

Disfunción: alteración en la función de un organismo.

Diuresis: Excreción aumentada de orina por los riñones. Se presenta después de la ingestión de grandes cantidades de agua.

Diurético: Que aumenta la función urinaria.

Duración del ejercicio: Se refiere a la cantidad o intervalo de tiempo de la sesión de ejercicio.

Ejercicio agudo (ejercicio): Una simple sesión de ejercicio.

Ejercicio crónico (entrenamiento): Sesiones repetidas de ejercicio durante varios días o meses.

Ejercicios de flexibilidad: Término general utilizado para describir ejercicios ejecutados por una persona para elongar los tejidos blandos (músculos, aponeurosis, tejido conectivo, tendones, ligamentos, cápsulas articulares y la piel) de forma *pasiva* (aplicación manual o mecánica de una fuerza externa para estirar los tejidos blandos) o *activamente* (el estiramiento de los tejidos blandos se lleva a cabo por el mismo individuo).

Endemia: Persistente, en una región, en forma de casos poco numerosos, espaciados en el tiempo, de una enfermedad determinada.

Endocrina, glándula: Glándula que vierte su producto (hormona) directamente en la corriente sanguínea.

Enfermedad cerebrovascular: Bloqueo de la corriente sanguínea en una arteria cerebral, debido a aterosclerosis o aneurisma (tumor producido por la dilatación de la pared de un vaso); la necrosis (muerte) del tejido cerebral hace que una o varias funciones orgánicas queden deterioradas en forma parcial o total.

Enfisema: Distensión patológica de los tejidos debido a gas o aire atrapado en los intersticios (espacios o brechas en un tejido o estructura de un órgano).

Enfisema pulmonar: Trastorno pulmonar crónico caracterizado por insuflación (aumento más alla del tamaño normal de los espacios de aire distales al bronquio terminal) con alteraciones destructivas de las paredes alveolares que conduce a la pérdida de elasticidad pulmonar y disminución del intercambio gaseoso.

Enzimas: Sustancias que en cantidades mínimas producen ellas mismas cambios químicos, sin que éstos intervengan propiamente en la reacción. Catalítico producido por organismos vivos. Existen muchos tipos, cada uno de los cuales actúa solamente sobre una limitada cantidad de reacciones químicas. La mayoría de las reacciones del metabolismo no serían perceptibles en ausencia de las enzimas. De este modo, el metabolismo depende por completo de las enzimas.

Erisipela: Enfermedad infecciosa de la piel caracterizada por la formación de lesiones enrojecidas, vesículas y ampollas que se acompañan de fiebre, dolor y linfadenopatía. El agente causal es una especie de *estreptococo betahemolítico* del grupo A. El tratamiento consiste en la administración de antibióticos, analgésicos y aplicaciones locales de apósitos con medicación.

Escorbuto: Enfermedad debida a la carencia en la alimentación de la vitamina C (véase Acido ascórbico) contenida en las legumbres y en las frutas frescas. El escorbuto puede revestir una forma endémica. Se manifiesta por cansancio, debilidad, resequedad de la piel, predisposición a las hemorragias, encías hinchadas, ulceradas y sangrantes y pérdida de los dientes.

Esofagitis: Inflamación aguda o crónica de la mucosa del esófago, debido a una infección, irritación (ocasionada por una sonda, i.e. un instrumento utilizado para evaluar el estado interno del estómago) o por reflujo del jugo gástrico procedente del estómago.

Estiramiento: Descripción de una actividad que aplica una fuerza deformadora a lo largo del plano de un movimiento.

Estrés: Cualquier estímulo que origine un desequilibrio del medio ambiente interno (líquido extracelular).

Estrongiloidiasis: Infección del intestino delgado producida por el gusano redondo *Stromgyloides stercoralis* que se adquiere por penetración de las larvas procedentes del suelo a través de la piel intacta, lo cual determina la aparición de una erupción pruriginosa (sensación/picor en la piel que incita a rascarse). Las larvas llegan a los pulmones a través de la corriente sanguínea produciendo a veces una infección neumónica. A continuación migran hacia la laringe, son deglutidas y desarrollan su forma adulta en el intestino delgado produciendo en algunos casos diarreas sanguinolentas.

Excreción: Función por medio de la cual los organismos expulsan sustancias que no utilizan después, y que en ocasiones les son nocivas.

Extensión: Un movimiento que aumenta el ángulo entre partes corporales adyacentes.

Factores de riesgo: Cualquiera de los factores que intervienen en la aparición de las enfermedades coronarias.

Fatiga: Estado de alteración homeostática severa que resulta en la disminución de la capacidad para el trabajo/ejercicio o que ocurre cuando un individuo no puede continuar un ejercicio. Un estado de malestar, y reducida eficiencia originado por un esfuerzo prolongado excesivo.

Fermentación: Reacción o descomposición de una sustancia orgánica por la acción de una enzima o fermento.

Fermento: Enzima

Flexibilidad: El alcance total (dentro de los límites de dolor) de una parte del cuerpo a través de su arco de movimiento potencial. La habilidad de un músculo para relajarse y producir una fuerza de estiramiento. La extensibilidad de tejido periarticular (estructuras que circundan y cruzan las articulaciones) para permitir un movimiento normal o fisiológico de una articulación o extremidad corporal.

Flexión: Un movimiento que reduce el ángulo articular entre partes corporales adyacentes.

Frecuencia cardíaca: El número de latidos ventriculares por minuto, tal como se determina en los registros del electrocardiograma o curvas de presión sanguínea; también se puede determinar mediante la auscultación con un estetoscopio o por medio de la palpación sobre el corazón.

Frecuencia del ejercicio: Se refiere al número de sesiones de ejercicio por semana.

Fructosa: Levulosa. Azúcar de seis átomos de carbono (hextrosa). Combinada con la glucosa, constituye la sacarosa.

Fuerza muscular: La fuerza máxima que puede generar un músculo (o grupo muscular) a una velocidad específica.

Galactosa: Azúcar hextrosa; componente de la lactosa y presente en los polisacáridos vegetales (muchas gomas, musílagos, pectinas, etc.).

Genética: Ciencia que se ocupa del estudio de los fenómenos de la herencia.

Glucógeno: Polisacárido que se encuentra en diversas células animales, como el hígado y los músculos. Formado por numerosas moléculas de glucosa. Almidón animal.

Glúcido: Término con el cual se designan los hidratos de carbono (azúcares simples). Están constituidos por C.H.O. básicamente y representados por las féculas de cereales, como el arroz, el maíz, el trigo y la avena, que pueden consumirse condimentados, en su forma original o convertidos en harinas con las que se confeccionan panes, tortillas, pastas y atoles. También se encuentra este tipo de sustancia en azúcares diversos, como la glucosa o azúcares de uva, la sacarosa de la caña, la lactosa de la leche o la fructosa de diversos frutos. También pertenecen a este grupo las sustancias celulósicas, presentes en todos los tejidos vegetales y muy abundantes en las plantas, como la col, la lechuga, los espárragos y muchas más.

Glucosa (dextrosa): Azúcar de seis átomos de carbono (una hextrosa) ampliamente distribuida en vegetales y animales, sobre todo en compuestos como los disacáridos (sacarosa) y como los polisacáridos (almidón, celulosa y glucógeno). La división de la glucosa, hasta llegar a CO_2 y agua, con pasos intermedios en los que se combina con el fosfato, constituye importante fuente de energía para los procesos metabólicos. En los vegetales/plantas verdes, la glucosa se produce por la fotosíntesis a partir de CO_2 y agua. Se almacena como almidón. En los animales, se obtiene principalmente por la digestión de los disacáridos y los polisacáridos y por la desasimilación de los aminoácidos. Se almacena como glucógeno.

Grasa (lípidos): Compuesto de glicerina y ácidos grasos. Constituida básicamente por C.H.O. o lo que se denomina también elemento ternario, puede ser de origen vegetal o animal y presentarse en la forma líquida a la temperatura ordinaria, como los aceites de oliva, de cártamo, ajonjolí, o en forma sólida o semisólida, como la manteca, la mantequilla, la margarina o el sebo.

Hambre: Estado corporal caracterizado por ciertas actividades específicas producidas, independientemente de la educación, por la abstención de alimentos y suprimido con la absorción de éstos.

Hemofilia: Trastorno hereditario caracterizado por la tendencia hemorrágica patológica.

Hemoglobina: Pigmento respiratorio que le da el color rojo a la sangre, contenido en los *hematies* (glóbulos rojos), el cual se encarga de transportar el oxígeno mediante el torrente sanguíneo.

Herencia: Transmisión de los rasgos/características corporales o de las enfermedades de los padres a la prole.

Hernia: Protrusión de un órgano a través de una abertura anormal en la pared muscular de la cavidad que lo rodea. Las hernias pueden ser congénitas, deberse a la falta de cierre de determinadas estructuras tras el nacimiento o desarrollarse en un momento posterior de la vida por la obesidad, debilidad muscular, una intervención quirúrgica o alguna enfermedad.

Hexosa: Azúcar (monosacárido) con seis átomos de carbono, glucosa, fructosa y galactosa. Las combinaciones de hexosas forman la mayoría de los disacáridos y polisacáridos.

Hipertensión: Tensión o tono que es mayor de lo normal. Se refiere a *presión sanguínea alta,* tanto sistólica como diastólica. Trastorno/condición en la cual el paciente posee una presión sanguínea más alta que la juzgada como normal. En adultos se define como aquella presión excediendo 140/90 mm. Hg.

Homeostasia: Estado de equilibrio o constancia relativa del ambiente interno (líquido extracelular) del cuerpo, principalmente respecto a su composición química, su presión osmótica, su concentración de iones de hidrógeno y su temperatura. Persistencia de condiciones estáticas o constantes en el medio interior del organismo que se mantiene mediante un proceso dinámico de retroalimentación y regulación.

Hormonas: Sustancias producidas en pequeñas cantidades por algunos órganos animales o vegetales y que, transportadas por la circulación, estimulan o regulan el funcionamiento de otros órganos o influyen en su metabolismo.

Homosexual: Individuo cuyas preferencias sexuales se orientan hacia personas de su mismo sexo.

Huevo de ave: especialmente de gallina, se compone de cáscara exterior, formada por carbonato de cal, una membrana interior, la clara o disolución acuosa de albúmina, la yema, formada a su vez por agua, ovovitelina y grasas. Los huevos de gallina son un alimento muy completo (12.5% de proteínas y 12% de grasas).

Infección: Invasión del organismo por un microbio patógeno.

Ingle: Zona en que el abdomen se une con el muslo.

Inmunidad: resistencia del organismo al ataque de los gérmenes patógenos.

Inmunológico: Que produce inmunidad.

Inoculación: Introducción por una herida del principio material de una enfermedad. Procedimiento de bacteriología que consiste en inyectar a los animales productos patógenos con fines diagnósticos.

Insulina: Hormona de los vertebrados que controla el nivel de azúcar sanguíneo. Segregada por el páncreas, se vierte en la sangre. La falta de secreción apropiada de insulina es una de las causas de la diabetes.

Intensidad del ejercicio: Se refiere al por ciento de la capacidad máxima del ejercicio a practicarse.

Juego en velocidad ("fartlek"): Programa de ejercicios que implica alternar carreras rápidas y lentas en terrenos naturales.

Jugo gástrico: Jugo digestivo producido por el estómago; contiene ácido clorhídrico, enzimas digestivas (especialmente pepsina) y sustancia mucosa.

Kilocaloría: Unidad de trabajo o energía igual a la cantidad de calor necesaria para elevar la temperatura de un kilogramo de agua en un grado centígrado (de 14.° C a 15 ° C), a la presión de la atmósfera y la nivel del mar. La kilocaloría se utiliza para medir el metabolismo de los organismos vivos (ciclaje de energía).

Kilogramo: Unidad métrica de peso. Es igual a 2.2 libras (1000 g).

Kilojoule: Unidad de energía en el Sistema Internacional de Unidades; 1 kilojoule equivale a 4.2 kilocalorías.

Kwashiorkor: Enfermedad por carencia proteínicocalórica, que se presenta en niños pequeños. Es endémica en muchas partes del mundo. Puede ser una incapacidad de adaptarse fisiológicamente a la inanición.

Lactosa: Azúcar disacárido con doce átomos de carbono. Presente en la leche de los mamíferos.

Lácteo: Perteneciente a la leche.

Lecitina: Sustancia grasa (lípido) que contiene glicerol, ácido graso, colina y ácido fosfórico, presente en todas las células animales y vegetales.

Leucocito: Glóbulo blanco; los dos tipos principales son granulosos y no granulosos.

Levaduras: Masa constituida por microorganismos del grupo de hongos, capaces de producir fermentación en algunas sustancias orgánicas. Las industrias cervecera y del pan dependen de la capacidad de las levaduras para secretar enzimas que conviertan a los azúcares en alcohol y bióxido de carbono. Las levaduras también se usan en el comercio como fuente de proteínas y vitaminas.

Linfocito: Uno de los dos tipos de leucocitos no granulosos; son de dos clases, células B y células T, y participan en la respuesta inmunológica.

Linfoma (linfoadenopatía): Neoplasia (crecimiento anormal) de tejido linfoide (del tejido/glanglio linfático), la cual puede ser benigna, pero por lo general de naturaleza maligna.

Linfoma cerebral: Tumor o neoplasia del tejido linfoide localizado en el cerebro.

Líquido extracelular: Es el líquido que se halla por fuera de las células (las rodea), e incluye el *líquido intersticial* (el líquido que llena los espacios microscópicos entre las células y los tejidos) y el *plasma* (la porción líquida de la sangre).

Lisis: Disolución, destrucción.

Maltosa: Azúcar disacárido con doce átomos de carbono, formado en el desdoblamiento del almidón. Se presenta en las semillas en germinación y durante la digestión. Una molécula de maltosa está formada por dos de glucosa.

Médula: Porción central de un órgano, en contraste con su corteza.

Médula ósea: Sustancia blanda especializada que rellena los espacios (cavidades, conductos y canalículos) del hueso esponjoso de las epífisis (extremos de los huesos largos), la cual tiene las funciones de producir glóbulos rojos, glóbulos blancos y plaquetas (todas las células de la sangre)

Metabolismo: La suma/conjunto de todos los cambios/reacciones físicas y químicas de los nutrimentos/substratos absorbidos en el aparato gastrointestinal que tienen lugar en las células de los organismos, mediante el cual ocurre la oxidación de dichas substancias alimenticias con el fin de proveer energía para el mantenimiento de la vida. Incluye el desdoblamiento de los compuestos orgánicos/nutrimentos, desde su forma compleja hasta la simple (catabolismo), con liberación de energía, de la que dispondrá el organismo para sus actividades, así como para la formación de compuestos orgánicos, desde la materia simple hasta la compleja (anabolismo), utilizando la energía liberada por el catabolismo.

Metabolismo basal: Cantidad del gasto energético de un animal durante el descanso, expresada generalmente por unidad de peso. En el ser humano, el metabolismo basal se expresa como la pérdida de calorías por metro cuadrado de superficie corporal y por hora. Se mide en forma directa o indirecta por el cálculo de la cantidad de oxígeno consumido o de bióxido de carbono liberado.

Mitógeno: Agente que desencadena la mitosis.

Mitosis: División celular que da por resultado dos células hijas con el mismo número de cromosomas de la célula progenitora.

Modo de ejercicio: Se refiere a los diferentes tipos de ejercicio que pueden ser utilizados.

Monosacárido: Carbohidrato, formado de un azúcar simple.

Morbilidad: Número proporcional de personas que enferman en una población y en un tiempo determinado.

Nefritis: Amplio grupo de enfermedades renales caracterizadas por inflamación y alteración de la función renal.

Nefrosis (síndrome nefrótico): Anomalía renal caracterizada por acentuada proteinuria (presencia de proteínas en la orina), hipoalbuminemia (disminución de los niveles sanguíneos de albúmina, proteína hidrosoluble) y edema (aumento en el líquido extracelular, manifestado por una hinchazón/inflamación). Se debe a enfermedad glomerular, trombosis de la vena renal o complicación de enfermedades sistémicas diversas, como la diabetes sacarina, amiloidosis, lupus eritematoso diseminado y mieloma múltiple.

Neumo: Prefijo que significa "perteneciente o relativo a los pulmones, el aire o la respiración".

Neumocitis carinii neumonía: Enfermedad infecciosa pulmonar causada por un protozoo (animal microscópico unicelular) extracelular conocido como *P. carinii,* el cual crece lentamente en su trofozoito (un esporozoario que se alimenta mediante su huésped durante su etapa de crecimiento) y se forma un quiste dentro del alveolo del ser humano y de ciertos animales. En pacientes comprometidos inmunológicamente el organismo consolida (lo convierte en sólido) el alveolo de los pulmones y provoca hipoxemia (insuficiencia en la oxigenación de la sangre) y disnea (dificultad para respirar).

Neumonía: Inflamación aguda de los pulmones, en general causada por la inhalación de neumococos de la especie *Diplococcus pneumonie,* que hace que los alveolos y bronquios pulmonares se taponen con sustancias fibrosas eliminadas de las células. La neumonia puede deberse a otras bacterias, así como virus, rickettsias y hongos, pero en el 85% de los casos la causa es una enfermedad neumocócica.

Nódulo: Término utilizado para designar una pequeña formación firme, redondeada, bien delimitada, perceptible en un tejido cualquiera.

Nódulo linfático: Múltiples formaciones pequeñas, redondeadas que forman parte de un sistema de filtrado (linfático) que permite el paso de los componentes no proteínicos del plasma sanguíneo hacia los túbulos renales para ser excretados por la orina.

Nutrición: Conjunto de funciones por medio de las cuales la célula toma alimentos del medio externo, los transforma, los incorpora a su protoplasma, y de esta manera repone las pérdidas materiales y energéticas que tiene durante sus funciones vitales. Ciencia o disciplina que estudia las reacciones del organismo a la ingestión de los alimentos y nutrientes.

Nutrición deportiva: Rama de la nutrición que estudia los nutrientes según éstos se relacionen con la actividad física, con el fin de establecer recomendaciones y programas dietéticos para un óptimo rendimiento deportivo.

Nutrición humana: La ciencia que trata de la nutrición del hombre: sus necesidades nutricionales, hábitos y consumo de alimentos, la composición y valor nutricional de esos alimentos y la relación entre la nutrición, la salud y la enfermedad.

Nutriente: Aquellos compuestos orgánicos (que contienen carbono) o inorgánicos presentes en los alimentos los cuales pueden ser utilizados por el cuerpo para una variedad de procesos vitales (suplir energía, formar células o regular las funciones del organismo).

Nutrimento: Sustancia alimenticia que puede ser asimilada directa y completamente, sin necesidad de sufrir la acción digestiva.

Obesidad: Cantidad excesiva de grasa o la condición de ser demasiado gordo.

Osteomalacia: Proceso anormal del hueso laminar, caracterizado por la pérdida de calcificación de la matriz ósea, que da lugar a un reblandecimiento del hueso, y que es acompañado de debibilidad, fracturas, dolor, anorexia y pérdida de peso. Es consecuencia de una cantidad inadecuada de calcio y fósforo disponible en la sangre para la mineralización de los huesos. Esta deficiencia puede estar causada por una dieta pobre en estos minerales o en vitamina D, o por un trastorno metabólico que produce una mala absorción.

Osteoporosis: Proceso caracterizado por rarefacción anormal del hueso, que sucede con mayor frecuencia en mujeres posmenopáusicas, en personas sedentarias o inmovilizadas y enfermos en tratamiento prolongado con corticosteroides.

Oxígeno (O_2): Un elemento no metálico que ocurre libremente en la atmósfera como un gas incoloro, inodoro y sin sabor, el cual es necesario para la respiración y oxidación/ combustión.

Oxígeno, consumo de (VO_2): La cantidad o volumen de oxígeno extraído del aire inspirado y utilizado por las mitocondrias de las células del cuerpo durante cada minuto. Normalmente se expresa en términos *absolutos*, i. e., litros (L) de oxígeno consumido por minuto (VO_2, L/min), y en términos *relativos*, i.e., mililitros (ml) de oxígeno consumido por kilogramo del peso corporal por minuto (VO_2, mL/kg/min).

Oxígeno, sistema de transporte de: El sistema cardiorespiratorio compuesto por el volumen de eyección sistólica (VES), la frecuencia cardíaca (FC) y la diferencia arteriovenosa de oxígeno (Dif a-vO_2).

Pediculosis: Infestación por piojos, parásitos hematófagos (que viven en la sangre).

Pelagra: Afección debida a una carencia de vitamina PP, asociada a la falta de otra vitamina del grupo B. Se traduce por un eritema de las partes al descubierto (cuello, cara y manos) y por trastornos digestivos e incluso mentales.

Peso: El resultado o medida para la fuerza/ atracción gravitatoria que el campo gravitatorio del centro de la superficie del planeta tierra ejerce sobre la masa de un cuerpo u objeto.

Pituitaria: Conocida como la "glándula maestra" situada dentro del cráneo, es responsable del apropiado funcionamiento del resto de las glándulas, especialmente de las sexuales (gónadas), tiroides y suprarrenales.

Polisacárido: Carbohidrato, formado por tres o más azúcares simples. Polímeros o cadenas de azúcares.

Presión diastólica: Representa la presión más baja obtenida. Mientras drena la sangre desde las arterias durante la diástole ventricular, la presión disminuye a un mínimo. Los límites normales de la presión diastólica se encuentran entre 80 y 90 mm. Hg.

Presión sanguínea: La fuerza motríz que tiende a mover la sangre a través del sistema circulatorio. La fuerza de la sangre que distiende las paredes arteriales.

Presión sistólica: Representa la presión más alta obtenida. Mientras la sangre es impulsada hacia las arterias durante la sístole ventricular, la presión aumenta a un máximo. Los límites normales de la presión sistólica se encuentran entre 120 y 140 mm. Hg.

Profilaxis: Arte de conservar la salud y prevenir alguna enfermedad. Tratamiento preventivo.

Progresión del ejercicio: Se refiere al aumento gradual en intensidad, duración y frecuencia del ejercicio a lo largo de un período de tiempo.

Pulso: La expansión y la disminución de calibre por rebote elástico de una arteria, que ocurren alternadamente.

Quimiorreceptores: Terminaciones nerviosas sensoriales, sensibles a los cambios químicos en su medio interno. Tales receptores están localizados en el cayado de la aorta, bifurcación de la carótida, y otros vasos del organismo.

Quiste: Formación patológica constituida por una bolsa rellena, en general, de líquido más o menos denso.

Raquitismo: Enfermedad del período de crecimiento que se manifiesta por deformaciones del esqueleto, acompañadas de trastornos gastro-intestinales y del estado general. Es consecuencia de una carencia de vitamina D (véase Calciferol) y de una falta de asolearse.

Respuesta al ejercicio: Los cambios funcionales, inmediatos / súbitos y temporeros (desaparecen rápidamente después de finalizado el período de ejercicio) que ocurren durante una sola sesión de ejercicio.

Retinoroiditis: Inflamación de la retina.

Retrovirus: Tipo de virus que produce una diversidad de enfermedades en animales, tales como linfomas, neumonía, inmunodeficiencia, entre otras. En el ser humano en particular y único retrovirus (virus linfotrópico T humano tipo III [HTLV-III]) es el causante del síndrome de inmunodeficiencia adquirida (SIDA). Se han descrito retrovirus similares relacionados con el SIDA y se conoce como virus de la linfaadenopatía (LAV) (del inglés, AIDS-related virus).

Riboflavina (Vitamina B_2): Se encuentra en el hígado y riñones del ganado, en la yema de huevo y en ciertas verduras, como la col y espinacas. Es factor esencial para el crecimiento y la nutrición normal en todas las edades. Su carencia produce caída del pelo, cataratas, opacidad del cristalino y las lesiones en la comisura de los labios denominadas "boqueras".

Sarcoma: Tumor maligno desarrollado en los tejidos blandos (nervioso, muscular, óseo, sinovial, cartilaginoso, tendinoso, fibroso, conjuntivo, vascular, linfoide y graso). Suele iniciarse como una hinchazón dolorosa.

Sarcoma de Kaposi: Tumor maligno localizado en la piel de las extremidades inferiores de varones adultos, multinodular con zonas quísticas y hemorrágicas.

Sarna: Enfermedad contagiosa producida por un ácaro (arácnido pequeño, plano, casi transparente con cuatro pares de patas), conocido como *Sarcoptes scabiei.* Se caracterizada por intenso picor de la piel y excoriaciones consecutivas al rascado. El ácaro se transmite por contacto directo o a través de utensilios contaminados con huevecillos.

Septicemia: Infección sistémica caracterizada por la aparición de patógenos en la sangre circulante procedentes de una infección localizada en cualquier parte del organismo. Se diagnostica por hemocultivo y debe tratarse enérgicamente con antibióticos. Típicamente, la septicemia produce fiebre, escalofríos, postración, dolor, cefalea (dolor de cabeza), náuseas o diarrea.

Síndrome: Grupo de síntomas y signos que al presentarse juntos, señalan la existencia de una causa común.

Síndrome de inmunodeficiencia adquirida (SIDA): Estado de progresiva vulnerabilidad a formas desacostumbradas de cáncer e infecciones debidas a la perturbación de las defensas inmunológicas del organismo. Un elevado porcentaje de casos ha afectado a la población homosexual masculina.

Sistémico: Que pertenece o afecta al cuerpo como un todo.

Strongiloides estercoralis: Tipo de parásito del intestino que ocasiona anemia, diarrea e infecciones peligrosas en pacientes caquécticos (con deficiencia nutricional) o con baja resistencia inmunológica contra toxinas.

Taquicardia: Frecuencia cardiaca acelerada, igual o mayor de 100 latidos por minuto.

Tiamina (vitamina B_1): Se encuentra en la cascarilla del trigo, del arroz, del maíz y de la cebada, en la yema de huevo, en la leche, en el hígado y en las levaduras. Influye en el crecimiento, la digestión y la reproducción, y protege contra ciertos trastornos nerviosos. Su carencia origina la enfermedad denominada *beriberi,* común en algunas regiones de Oriente, cuyos habitantes se nutren de arroz descascarado, y que se caracteriza por gran debilidad, a la que siguen parálisis muscular, postración y alteraciones digestivas, nerviosas y cardíacas, que pueden originar la muerte.

Tiña: Grupo de enfermedades de la piel producidas por hongos. Se caracterizan por picor, descamación y, a veces, lesiones dolorosas.

Tocoferol: Véase Vitamina E.

Tolerancia: La capacidad/habilidad del organismo humano para poder mantener el rendimiento de alguna actividad física, ejercicio o evento deportivo de larga duración (e.g., maratón) el mayor tiempo posible. La facultad para sostener un esfuerzo/trabajo o ejecutoria deportiva eficientemente por períodos prolongados de tiempo.

Tolerancia cardiorespiratoria o cardiovascular: La capacidad del corazón, vasos sanguíneos, sangre y sistema respiratorio para transportar y abastecer de nutrimentos/combustibles metabólicos y oxígeno a los tejidos activos musculoesqueléticos y la habilidad de estas células musculo-esqueléticas para utilizar el oxígeno y así satisfacer las demandas energéticas (ATP) específicas que se requieren para poder mantener por un tiempo prolongado una actividad corporal/ejercicio rítmico o de sostener una ejecutoria efectiva de un evento deportivo por períodos extendidos de tiempo.

Tolerancia aeróbica: La habilidad de mantener una actividad física que demanda una considerablemente alta cantidad de oxígeno para producir energía. La capacidad para TOMAR (respiración) TRANSPORTAR (cardiovascular) y UTILIZAR (enzimas aeróbicas) OXÍGENO necesario para el aporte suficiente de energía (ATP) que un ejercicio prolongado (aeróbico) requiere.

Toxemia: Presencia de toxinas en la sangre.

Treponema: Género de espiroquetas (bacterias móviles y en forma de espiral), entre las cuales se cuentan algunas patógenas para el ser humano, como las causantes de la sífilis, entre otras.

Tricomonas: Género de protozoos parásitos de algunos animales y del ser humano.

Trombosis: Proceso de formación o desarrollo de un trombo o coágulo.

Varicosa, vena: Vena dilatada de curso tortuoso, con incompetencia valvular. Sus causas más importantes son los defectos congénitos de las válvulas, la tromboflebitis, el embarazo y la obesidad.

Venas: Vasos que transportan la sangre pobre en oxígeno de los tejidos al corazón.

Vitaminas: Compuestos que influyen de modo decisivo en el aprovechamiento de los alimentos, en el funcionamiento correcto de los órganos y, en consecuencia, en la conservación de la salud.

Vitamina B_{12} (cianacobalina): Se encuentra en el hígado, el huevo, la leche, los gérmenes del trigo y las levaduras. Es factor importante en el crecimiento y en la formación de glóbulos rojos y de la hemoglobina contenida en los mismos, por lo que su carencia causa la anemia perniciosa y megaloblástica, ademas de dañar las células de los nervios.

Vitamina E (tocoferol): Se encuentra especialmente en el germen del trigo, y también en los aceites vegetales naturales, la lechuga, la col, la yema de huevo y en la miel de abeja. Su carencia afecta las funciones reproductorias.

Vitamina K (Konakión): Se encuentra en ciertos cereales, el tomate, la col, el hígado de cerdo y, en pequeñas cantidades, en la yema del huevo. Tiene propiedades antihemorrágicas. En el ser humano no falta esta vitamina, aunque no se consuman alimentos que la contengan, porque sus bacterias intestinales son capaces de sintetizarla; pero si la absorción intestinal se altera por alguna causa, pueden originarse graves hemorragias.

Virus Epstein Barr: Virus de DNA que provoca la mononucleosis infecciosa (enfermedad del beso), el cual puede ser transmitido mediante transfusión de sangre o vía relaciones sexuales. Puede causar hepatitis y adenopatía y se encuentra vinculado con neoplasias (tumores) malignos.

Watt (w) o vatio (v): Unidad de medida utilizada para expresar la potencia generada por un grupo muscular durante un movimiento, ejercicio o deporte de caracter explosivo/anaeróbico. El trabajo realizado durante un segundo capaz de producir la energía de un julio.

Xantosis: Coloración amarillenta reversible de la piel que suele deberse a la ingestión de grandes cantidades de vegetales amarillos ricos en el pigmento caróteno (vitamina A).

Xeroftalmia: Estado de resequedad y de falta de brillo en la conjuntiva, como consecuencia de una deficiencia de la vitamina A.

Yodo: Mineral micronutriente presente en mariscos, algas y en la sal yodada responsable de generar las hormonas tiroides (e.g., tiroxina) que controlan el nivel del metabolismo de la células.

Yogur: Leche cuajada, semisólida y ligeramente ácida, que se prepara con leche íntegra o descremada y sólidos lácteos, por fermentación con microorganismos del género *Lacto-bacillus*. El yogur es rico en vitaminas del complejo B y constituye una buena fuente de proteínas. También establece, en el tracto gastrointestinal, un medio que inhíbe el crecimiento de bacterias patógenas y favorece la absorción de minerales.

Zinc (Zn, o cinc): Mineral micronutriente presente en todos los seres vivos, el cual juega un papel importante en la composición de numerosas encimas (casi el 80%), por lo que es importante en todos los grandes procesos metabólicos. También se requiere para el crecimiento, la reproducción, la cicatrización, la agudeza gustativa y la actividad de la insulina.

Zoonosis: Enfermedad de los animales que es transmisible al ser humano a partir de su huésped animal primario. Entre las zoonosis se destacan la zoonosis equina, la leptospirosis, las rabia y la fiebre amarilla.